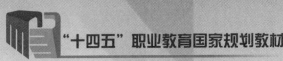

"十四五"职业教育国家规划教材

全国卫生职业教育康复治疗类应用技能型
人才培养"十三五"规划教材

供康复治疗类专业使用

康复工程技术

主　编　肖晓鸿　肖　源

副主编　雷靳灿　赵　彬

编　委（以姓氏笔画排序）

肖　源　南京特殊教育师范学院

肖晓鸿　武汉民政职业学院

赵　乐　太和医院

赵　彬　重庆三峡医药高等专科学校

雷靳灿　重庆城市管理职业学院

蔡　涛　湖南环境生物职业技术学院

U0193819

华中科技大学出版社
http://press.hust.edu.cn
中国·武汉

内 容 提 要

　　本书是"十四五"职业教育国家规划教材,是全国卫生职业教育康复治疗类应用技能型人才培养"十三五"规划教材。

　　本书系统地讲解了康复工程技术人才所必需的基本知识、基本理论和基本技能。本书知识覆盖面广、通俗易懂、图文并茂,是目前国内难得的一本系统化康复工程技术方面的学习和培训教材、工具书和参考书。本书可供康复治疗类专业使用。

图书在版编目(CIP)数据

康复工程技术/肖晓鸿,肖源主编. —武汉:华中科技大学出版社,2019.1(2025.1重印)
全国卫生职业教育康复治疗类应用技能型人才培养"十三五"规划教材
ISBN 978-7-5680-4129-4

Ⅰ. ①康…　Ⅱ. ①肖…　②肖…　Ⅲ. ①康复医学-医学工程-高等职业教育-教材　Ⅳ. ①R496

中国版本图书馆 CIP 数据核字(2019)第 014745 号

康复工程技术　　　　　　　　　　　　　　　　　　　　　　肖晓鸿　肖　源　主编
Kangfu Gongcheng Jishu

策划编辑:史燕丽
责任编辑:车　巍　史燕丽
封面设计:原色设计
责任校对:刘　竣
责任监印:周治超
出版发行:华中科技大学出版社(中国·武汉)　　　电话:(027)81321913
　　　　　武汉市东湖新技术开发区华工科技园　　　邮编:430223
录　　排:华中科技大学惠友文印中心
印　　刷:武汉市洪林印务有限公司
开　　本:880 mm×1230 mm　1/16
印　　张:26
字　　数:740 千字
版　　次:2025 年 1 月第 1 版第 10 次印刷
定　　价:77.00 元

全国卫生职业教育康复治疗类
应用技能型人才培养"十三五"规划教材
编委会

网络增值服务使用说明

欢迎使用华中科技大学出版社医学资源服务网yixue.hustp.com

1.教师使用流程

（1）登录网址：http://yixue.hustp.com （注册时请选择教师用户）

注册　　登录　　完善个人信息　　等待审核

（2）审核通过后，您可以在网站使用以下功能：

管理学生

建立课程　　　　　　　　　　布置作业

下载教学　　　　教师　　　　查询学生学习
资源　　　　　　　　　　　　记录等

2.学员使用流程

建议学员在PC端完成注册、登录、完善个人信息的操作。

（1）PC端学员操作步骤

①登录网址：http://yixue.hustp.com （注册时请选择普通用户）

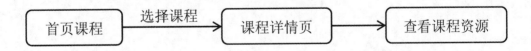

注册　　登录　　完善个人信息

②查看课程资源

如有学习码，请在个人中心-学习码验证中先验证，再进行操作。

首页课程 →选择课程→ 课程详情页 → 查看课程资源

（2）手机端扫码操作步骤

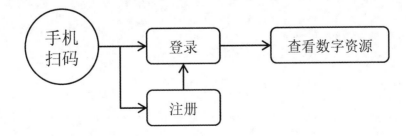

手机扫码 → 登录 → 查看数字资源

注册

个人简介

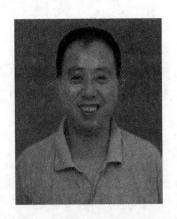

　　肖晓鸿,男,湖北省孝昌县人,硕士,康复医学教授,早年赴德国图宾根大学学习(进修)假肢矫形技术,是中国首批"国际高级假肢矫形技师"和国家首批"假肢师与矫形器师"考评师,2007年入选国家特殊人才库名录,2010年参与国家"千人计划"项目,全国康复治疗技术专业教材建设与评审委员会委员,中国康复辅助器具协会教育委员会委员,湖北省"师德标兵"先进个人,受聘为多家企业的高级技术顾问和多所高等院校的客座教授。

总　序

Introduction

　　随着我国经济的持续发展和教育体系、结构的重大调整,职业教育办学思想、培养目标随之发生了重大变化,人们对职业教育的认识也发生了本质性的转变。我国已将发展职业教育作为重要的国家战略之一,高等职业教育成为高等教育的重要组成部分。作为高等职业教育重要组成部分的高等卫生职业教育也取得了长足的发展,为国家输送了大批高素质技能型、应用型医疗卫生人才。

　　康复医学现已与保健医学、预防医学、临床医学并列成为现代医学的四大分支之一。现代康复医学在我国发展有30多年历史,是一个年轻但涉及众多专业的医学学科,在我国虽然起步较晚,但发展很快,势头良好,在维护人民群众身体健康、提高生存质量等方面起到了不可替代的作用。

　　2017年国务院办公厅发布的《关于深化医教协同进一步推进医学教育改革与发展的意见》中明确指出,高等医学教育必须坚持质量为上,紧紧围绕人才培养质量要素,深化教育教学改革,注重临床实践能力培养,"以基层为重点,以岗位胜任能力为核心,围绕各类人才职业发展需求,分层分类制定医学教育指南,遴选开发优质教材"。高等卫生职业教育发展的新形势使得目前使用的教材与新形势下的教学要求不相适应的矛盾日益突出,加强高职高专医学教材建设成为各院校的迫切要求,新一轮教材建设迫在眉睫。

　　为了更好地顺应我国高等卫生职业教育教学与医疗卫生事业的新形势和新要求,贯彻落实《国家中长期教育改革和发展规划纲要(2010—2020年)》中"以服务为宗旨,以就业为导向"的思想精神,以及国家《职业教育与继续教育2017年工作要点》的要求,充分发挥教材建设在提高人才培养质量中的基础性作用,同时,也为了配合教育部"十三五"规划教材建设,进一步提高教材质量,在认真、细致调研的基础上,在全国卫生职业教育教学指导委员会专家和部分高职高专示范院校领导的指导下,我们组织了全国近40所高职高专医药院校的近200位老师编写了这套以医教协同为特点的全国卫生职业教育康复治疗类应用技能型人才培养"十三五"规划教材,并得到了参编院校的大力支持。

　　本套教材充分体现新一轮教学计划的特色,强调以就业为导向、以能力为本位、以岗位需求为标准的原则，按照技能型、服务型高素质劳动者的培养目标，坚持"五性"（思想性、科学性、先进性、启发性、适用性）和"三基"（基本理论、基本知识、基本技能）要求，着重突出以下编写特点：

（1）紧扣最新专业目录、教学计划和教学大纲，科学、规范，具有鲜明的高等卫生职业教育特色。

（2）密切结合最新高等职业教育康复治疗技术专业教育基本标准，紧密围绕执业资格标准和工作岗位需要，与康复治疗师资格考试相衔接。

（3）突出体现"医教协同"的人才培养模式，以及课程建设与教学改革的最新成果。

（4）基础课教材以"必需、够用"为原则，专业课程重点强调"针对性"和"适用性"。

（5）内容体系整体优化，注重相关教材内容的联系和衔接，避免遗漏和不必要的重复。

（6）探索案例式教学方法，倡导主动学习，科学设置章节（学习情境），努力提高教材的趣味性、可读性和简约性。

（7）采用"互联网＋"思维的教材编写理念，增加大量数字资源，构建信息量丰富、学习手段灵活、学习方式多元的立体化教材，实现纸媒教材与富媒体资源的融合。

这套新一轮规划教材得到了各院校的大力支持和高度关注，它将为新时期高等卫生职业教育的发展作出贡献。我们衷心希望这套教材能在相关课程的教学中发挥积极作用，并得到读者的青睐。我们也相信这套教材在使用过程中，通过教学实践的检验和实际问题的解决，能不断得到改进、完善和提高。

全国卫生职业教育康复治疗类应用技能型人才培养
"十三五"规划教材编写委员会

随着党的二十大胜利召开,党中央统筹中华民族伟大复兴战略全局和世界百年未有之大变局,人们的生活环境、生活方式发生巨大变化,慢性病、老年病、肥胖症以及亚健康等趋于增多。但我们深入贯彻以人民为中心的发展思想,始终坚持"人民至上""生命至上"的理念,踔厉奋发,锐意进取,不断改革传统的医疗模式,逐步朝向"防、治、养"模式转变,人们开始更多地追求个体生理、身体健康,也追求心理、精神和社会功能等各方面健康。目前,"生理-心理-社会-环境"的综合医学模式日渐完善,已形成了跨学科的复合体系,其中,康复医学作为医学的重要分支,已与保健医学、预防医学、临床医学并列,成为现代医学的四大体系。康复辅助器具隶属于康复工程产品,是改善、补偿、替代人体功能和实施辅助性治疗以及预防残疾的产品。康复工程技术是指进行康复辅助器具产品制造、配制服务、研发设计等业态门类的新兴技术,它是医工结合,以解决康复医学中所遇到的工程和技术问题为核心任务,它是一个国家康复医学发展水平的重要标志,若康复医学没有康复工程的介入,将很难有所作为,很难健康发展,很难形成独特的学科体系。

2016 年 10 月,国务院印发了《关于加快发展康复辅助器具产业的若干意见》,并为此召开了加快发展康复辅助器具产业部际联席会议,说明党中央、国务院高度重视康复辅助器具产业发展。《党的二十大报告》《"健康中国 2035"规划纲》要等一系列政策文件,都促进了康复辅助器具产业发展。加快发展具有中国特色的康复辅助器具产业,为改善和提高广大老年人、残疾人、伤病人生活质量提供优质的辅助器具产品,是一项十分重要和紧迫的任务。

我国康复工程技术起步较晚,迫切需要大量的专业技术人才从事该领域的研究与开发,而培养从事康复领域教学与科研的专业技术人才又迫切需要高等职业院校开设康复工程技术专业课程。为此,我们联合全国高等院校的专业教师和专家学者共同编写了本书,其目的是努力促进康复工程技术知识和教学资源共享平台的形成,使康复工程技术的相关理论知识、技术技能以及康复工程治疗技术新理念尽快在我国得到普及。本书系统地讲解了康复工程技术人才所必需的基本知识、基本理论和基本技能,全书共分为五章:第一章为康复工程技术概述;第二章为假肢技术;第三章为矫形器技术;第四章为其他康复辅助器具技术;第五章为康复工程新技术。为了贯彻党的二十大报告提出的"科教兴国战略、创新驱动发展战略"的精神内涵,全体编写人员在时间紧、任务重的情况下,坚持精益求精、严谨治学的科学态度,倾力打造精品教材。本书具有"五性"(思想性、科学性、先进性、启发性和适用性),可满足人才培养"三特定"(特定学制、特定专业方向和特定对象)的要求。衷心感谢为这本教材付出辛勤劳动和心血汗水的同行们和朋友们,同时也感谢武汉民政职业学院的领导为这本书的编写提供的支持。本书的知识覆盖面广、通俗易懂、图文并茂,是目前国内难得一见的系统化康复工程技术方面的学习和培训教材、工具书和参考书。

由于康复工程技术是康复医学领域最年轻而发展最迅速的领域之一,许多理念、概念、模式和方法也处在不断实践、不断更新过程中,因此,要想囊括当今康复工程技术的所有科研成果是很困难的。同时,由于时间仓促,加之编者水平有限,本书的内容和形式都难免有不妥和尚待商榷之处,欢迎广大读者朋友们给予批评指正。

编　　者

目 录

MULU

第一章　康复工程技术概述

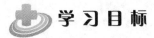

学习目标

熟练掌握：康复工程技术及康复器具技术的概念；康复治疗技术的四大核心技术及康复工程技术的地位。

掌握：康复治疗技术的分类及相互关系；康复辅助器具的 ISO 分类和我国对康复辅助器具的分类；康复辅助器具产品的适配与评估。

了解：康复工程技术的主要工作内容；康复工程的发展状况；我国康复辅具产品的现状及发展前景。

第一节　康复工程的基本概念

一、康复工程技术的定义

康复工程（rehabilitation engineering，RE）的全称为生物医学康复工程，是生物医学工程领域中一个重要的分支。康复工程技术是一门医学与工程学相结合而产生的应用型技术，是一门集医学、机械学、材料学、生物学、生物力学、电子学、社会学、控制论与信息科学等于一身，并与康复事业相结合的跨学科的综合性的新型的边缘性的技术。康复工程技术主要针对的人体的功能障碍有肢体运动障碍、脑功能障碍、视听觉障碍、语言交流障碍等。随着康复工程技术的不断发展，它在康复医学中的应用范围不断扩大。对脑血管意外损伤和脊髓损伤，以及意外损伤造成的肢体伤残者，主要以康复工程技术为手段对其进行康复治疗，甚至有时康复工程技术是唯一有效的康复治疗方法。如对于截肢的患者而言，他们肢体功能的恢复和代偿只能依靠康复工程技术的方法来实现。

康复治疗技术包涵许多治疗技术，其中，物理治疗技术（PT）、作业治疗技术（OT）、言语治疗技术（ST）、康复工程技术（RE）是现代康复治疗技术的四大技术，尤其是康复工程技术在康复医学中占有极其重要的地位，起着不可替代的作用，它是康复治疗技术的核心技术，它是代表一个国家康复治疗技术水平高低的一个主要标志。在康复工程技术领域，其核心内容有假肢、矫形器和康复器具，目前使用较为广泛的是假肢、矫形器、轮椅、自助具、助行器及其他康复器具。

目前，我国缺乏大量具有康复治疗技术专业知识的专门人才（我国现有各类康复治疗技术人员不足 2 万人），尤其是缺乏从事康复工程技术领域的研究、知识传授、产品研发和康复辅具产品个体性适配服务工作的康复工程技术人员（我国现有假肢师不足 2000 人，矫形器师不足 1000 人）。近年来，我国康复事业发展快速，开办康复治疗技术专业和康复工程技术专业的高等职业

Note

院校不断增加,但康复治疗技术人才培养条件仍然存在很大缺口,尤其是康复辅具产品和产品的适配服务存在巨大市场需求。我国存在 8296 万残疾人(2006 年残疾人普查),七大类残疾人占总人口的 6.3%,截至 2016 年 12 月底,我国 60 岁以上的老年人为 2.3 亿,占总人口的 16.7%,每年康复工程产品(假肢、矫形器和其他康复器具)的销售额以 40% 以上速度在增长,据统计:未来 10 年,我国至少需要 5 万以上的康复治疗师(除康复工程技术人员以外)和 10 万以上的康复工程技术人员(包括假肢师、矫形器师和其他康复工程技术辅助及服务人员),但目前我们极其缺乏具有多学科交叉知识结构的康复工程技术的师资和人才队伍。

二、康复工程技术的主要工作内容

1. 运动病理学工作 这方面工作包括正常步态分析、病理学步态分析等,目标是找出残疾人运动病理学规律,指导康复工作和作为康复工作的指标。这是康复工程学中的应用性基础科研工作,当然也是重要的临床评价手段。

2. 电刺激器的研究工作 功能性电刺激应用于残疾人始于 20 世纪 60 年代南斯拉夫的芦比尔亚那(Lubiljana)。目前许多康复机构都在致力于使用微信号电道刺激器,经过皮肤电极或埋藏电极刺激肌肉辅助截瘫患者站立、步行。这种步行实际意义尚不能代替轮椅,而对患者克服长期卧床、坐轮椅,改善全身情况,减少泌尿系感染意义很大。

3. 康复工程技术的服务工作 康复工程技术的服务工作近年来发展很快,主要内容包括:①康复工程技术的信息收集、交流与咨询;②康复工程产品的供应;③康复工程产品的生产;④康复工程产品的技术开发和研究;⑤康复工程产品的标准化和检测等。

三、康复工程技术的发展

康复工程技术是一门新型的学科,但工程师参与康复治疗工作由来已久,众所周知,在医学的各个领域,如临床诊断、治疗仪器、外科器械等都是由工程师根据医生的要求设计、制造的。但那个时期的医生与工程师之间的合作常忽略患者的作用,工程师也很少能深入到临床实际工作中去,一般来讲:懂工程技术的不太懂医学,懂医学的又不太熟悉工程技术。

在第二次世界大战结束后,由于战争中留下了相当多的残疾人而促进一些工程师参加了残疾人康复事业。他们在战后首先是推动了康复工程技术的发展,使工程师能与医生、假肢师与矫形器师、理疗师、作业治疗师共同工作。在内容上,不仅包括假肢与矫形器,还包括感应装置、环境控制、康复护理、神经康复、功能评价等许多方面,康复工程设施的科技水平也从 60 年代以后日趋科学化、现代化。总的来说,社会的需求与科技的进步带来了康复工程技术的发展。由此可知,康复工程技术是现代科学技术与人体康复要求相结合的产物。它的理论基础是人-机-环境系统和工程仿生,在此基础上形成了服务于各种康复目的的设施与装置,发展成康复工程技术产业。

20 世纪后半期是康复工程技术向现代化发展迅速的时期。美国是世界上第一个成立康复工程研究所的国家,它于 1967 年成立了国家康复工程研究所,随后法国、英国和日本相继建立了各自的康复工程研究中心。康复设备服务工作的出现对残疾人康复工作起了很大推动作用。我国的康复工程技术水平与世界发达国家的水平有一定的差距,但我们在不断努力奋进。民政部假肢科学研究所是 1979 年经国务院、国家科委批准成立的,中国康复研究中心所属的康复工程研究所是 1983 年底作为中国康复研究中心的重要组成部分同时开始筹建的,随后我国相继成立了北京民政部假肢研究所(现国家康复辅具研究中心)、清华大学康复工程研究中心、上海交通大学康复工程研究所、上海民政工业研究所、重庆第四军医大学康复工程研究室、中山医科大学康复工程研究室。在它们的支持下,清华大学、上海交通大学与中国假肢研究所合作研制了我国第一代肌电假手产品。20 世纪 90 年代初,清华大学与中国康复研究中心合作,在国家自然科学基金和中残联的支持下,研制了我国第一只用复合材料制成的下肢运动假肢,我国伤残人运动员曾用它打破了跳远世界纪录。针对盲人的需求,全国残疾人用品开发供应总站开发了盲文打字机、盲文油印机及盲人扑克等。北京航空航天大学帅梅教授带领着科研团队历时 6 年艰苦拼搏,终于在 2017 年 1 月将"大艾机器人"推向市场,让重症肢体残疾人从轮椅上站起来。目前,大艾机器人在北京市科学技术委员会的支持下,已经完成科研成果转化,进入企业化运营阶段。目前我国在假肢、矫形器和其他康复器具等领域已形成产业,制定和发布了不少相关国家标准和行业标准,科研院所和大专院校研究的相关课题,包括假肢接受腔技术、假肢零部件技术、矫形器技术和其他康复器具等方面均能达到同期国际先进水平。

(肖晓鸿)

复习思考题

1. 康复工程技术的定义是什么?
2. 什么是现代康复治疗技术的四大技术?
3. 康复工程技术的主要工作内容有哪些?

第二节　康复辅助器具产品

一、康复辅助器具产品的分类

康复辅助器具(rehabilitation assistive product)是指为帮助功能障碍患者改善功能、最大限度地提高生活自理能力,改善生活质量,回归社会参与社会而开发、设计、制造的特殊产品或现成产品,又简称为康复辅具。

"康复辅具"是 2006 年原民政部副部长姜力为"民政部北京假肢科学研究所"更名为现"国家康复辅具研究中心"时提出和确定的,考虑用"残疾人辅助器具"会使服务对象的群体缩小,使用"辅助器具"概念外延大,太宽泛,不明确,容易引起歧义,经反复推敲,认为用"康复辅具"较为准确,指向明确,从此之后,"康复辅具"就在我国各类文件中得到广泛使用和认可。为此,我国许多相关单位和企业也纷纷更名为"××康复辅具研究中心""××康复辅具质量监督检验中心""××康复辅具有限公司",行业联盟也称为"康复辅具产业技术创新战略联盟",行业会议也称为"全国康复辅具工作会议",行业博览会也称为"国际康复辅具展览会"。

康复辅具产品的主要作用如下。①替代失去的功能:如假肢能使截肢患者重新站立、行走、骑车和负重劳动。②补偿减弱的功能:如助听器能使具有残余听力的失聪患者重新听到外界声音。③恢复和改善缺失和减弱的功能:如偏瘫患者可以借助康复训练器具的不断训练,重新站立行走。因此,康复辅具产品可以使功能障碍患者最大限度地改善功能、提高生活自理能力,改善生存质量,融入社会生活。随着我国老年人口的不断增多,功能障碍患者独立意识的增强,以及人们对生活质量的追求,康复辅具产品正逐渐被认知和关注,如残疾人、老年人、慢性病患者和一些急性病患者会因为生活不便,需要使用辅助器具来改善功能,提高生活自理能力,同时一些辅助器具也会给健全人带来方便,如卫浴间加装扶手,地板上铺防滑垫等。

1. 康复辅具产品的分类　按使用目的可以分为以下两大类,具体如下。

(1)康复评定、康复功能训练及康复治疗的器具和设备:①康复诊断和检查器具:如量角器、肌力测定器、强度-时间曲线测定仪、肌电图仪等。②功能康复训练器具：如上肢、下肢、综合、其他康复训练器等。

（2）残疾人康复辅具：改善、补偿、替代人体功能和实施辅助性治疗以及预防残疾的任何产品、器械、设备或技术系统均称为残疾人康复辅助器具。

国际标准化组织(ISO)在 1992 年首次颁布了国际标准 ISO-9999《残疾人康复辅助器具分类》，2011 年又修订和颁布了新的国际标准 ISO-9999《残疾人康复辅助器具分类与术语》(表 1-2-1)，将康复辅具分为 12 个主类、130 个次类、781 个支类，有上万个品种(注：这些品种在我国市场上能见到的还不足 1/5)。具体如下。

表 1-2-1 康复辅具的 ISO 分类

序号	主类	"次类、支类"数目
1	用于个人医疗的康复辅具	18 个次类,64 个支类
2	技能康复训练器具	10 个次类,49 个支类
3	矫形器和假肢	9 个次类,102 个支类
4	个人生活自理和防护康复辅具	18 个次类,128 个支类
5	个人移动康复辅具	16 个次类,103 个支类
6	家务康复辅具	5 个次类,46 个支类
7	家庭和其他场所使用的家具及其适配件	12 个次类,72 个支类
8	沟通和信息康复辅具	13 个次类,90 个支类
9	产品和物品管理康复辅具	8 个次类,38 个支类
10	用于环境改善、工具和机器的康复辅具与设备	2 个次类,17 个支类
11	就业和职业训练辅助器具	9 个次类,44 个支类
12	休闲娱乐康复辅具	10 个次类,28 个支类

2014 年 6 月 4 日，民政部正式发布了《中国康复辅助器具目录》，这是我国首次发布国家层面的康复辅具目录，填补了康复辅具业空白，对康复辅具业发展具有重要意义。我国根据自己的国情和现状并与国际接轨的原则，将康复辅具大致分为 12 个主类，93 个次类，产品涉及功能障碍人士的工作、学习、生活和社会交往等各个方面，并将国内市场已普遍使用、并能保证供应和配置的产品定义为"普适型产品"，充分考虑了功能障碍人士的实际需求。12 个主类依次是：假肢和矫形器、个人移动辅助器具、个人生活自理与防护辅助器具、家庭和其他场所使用的家具及其适配件、沟通和信息辅助器具、个人医疗辅助器具、技能训练辅助器具、操作物体和器具的辅助器具、用于环境改善和评估的辅助器具、家务辅助器具、就业和职业训练辅助器具、休闲娱乐辅助器具。

2. 康复工程产品、康复辅具与医疗器械的区别

康复工程产品、康复辅具和医疗器械三者既有联系又有区别，康复工程包括康复工程学和康复工程产品两个方面，前者是后者的基础，后者是前者的归宿。医疗器械的目的是用于看病，使用对象是患者；康复辅具的目的是用于治疗、预防、克服功能障碍和恢复健康，使用对象包括各种有功能障碍的老弱病伤残及亚健康的人群等。可见康复辅具和部分医疗器械都属于康复工程产品的一部分，只是目的和对象有所不同，既是康复辅具，也是医疗器械的有人工耳蜗、植入式仿生眼、内植入式骨整合式假肢、种植牙等，它们都是康复工程产品。属于康复辅具，但不是医疗器械的有助听器、助视器、假眼、假肢、假牙等。无障碍环境控制系统所需要的硬件是康复工程产品，它们既不是医疗器械，也不是康复辅具。总之，学术界把康复医学中的工程技术称作"康复工程",如"中国康复工程学会"和"中国康复工程研究所",行业现在则改称为"康复辅助器具"或"康复辅具",如原"民政部北京假肢科学研究所"2006 年更名为"国家康复辅具研究中心",全国各地的假肢矫形技术中心也随之纷纷更名为"××康复辅具中心"。因此,根据学科分类,康复辅助器具技术是康复医学领域的分支学科,又称为康复工程技术,它是利用辅助技术(assistive technology)将辅助器具(assistive product)因人而异地配置于功能障碍者,用于其居家生活、社会交往、教育就业和休闲娱乐等生存发展,以帮助其改善功能状况、提高社会适应能力、实现自我价值为目的。

在行业上,康复辅具既同医疗器械相互交叉,又是一个由一些相对独立的生产厂家及销售渠道构成的新兴行业。随着现代科学技术的发展及各学科领域的相互渗透,这一行业也得到了相当快的发展。许多发达国家将康复辅具纳入医疗器械的范畴,并将其纳入医保范围。我国根据本国的国情和康复辅具的市场需求,已将部分康复辅具纳入医疗器械的范畴,并作为 20 个分领域中的第 16 大类。这样既满足了人民群众的迫切需要,又极大地推动了康复辅具行业的健康发展。

它们之间的区别见表 1-2-2。

表 1-2-2 康复辅具与医疗器械的区别

区别	康复辅具	医疗器械
服务对象	老弱病伤残等功能障碍患者	疾病患者
服务目的	改善功能、辅助生活自理、提高生存质量、回归社会	治病救人
服务性质	福利服务	医疗服务
使用方式	多为个人专用	多为公用
使用时间	长期个人使用	短期轮流使用
设计特点	人性化	通用化
安装特点	多为体外装置	体内、体外均有
选配方式	多为个人选配	多为机构选配
价格特点	经济适用	价格较为昂贵

目前,康复辅具产业,包括其辅助技术服务业,正在全世界范围悄然兴起。个性化的康复辅具的研制开发、公共环境无障碍设施的建设,以及辅助技术服务三者的结合,形成了康复工程技术工业的发展模式。这些特殊界面/接口装置,再加上无障碍设施,已构成了身体功能障碍者回归社会的全方位、多层次的康复辅具框架体系。目前已经建立了覆盖全国的省地(市)县(区)级康复辅具服务体系,全国有 31 个省级康复辅具服务中心,200 个地(市)级服务中心,及全国县(区)级残联的综合服务机构,都面向社会的残疾人、老年人和慢性病患者等开展康复辅具知识普及、信息咨询、产品供应、适配指导等多项服务,并为贫困残疾人减免费用配置康复辅具,但目前实际配置率却很低,在城市配置率为 8.06%~12.37%,在农村仅为 1.51%~7.3%。随着我国经济的快速发展和对康复辅具及其技术的深入研究,将会出现大量高新技术产品来满足功能障碍患者日益增长的需求。

二、康复辅助器具产品的适配与评估

(一)康复辅具产品的适配

1. 康复辅具产品选配的原则 具体如下。

(1)最适合就是最好 对每个康复辅具需求者来说,选配康复辅具不是技术越高越好,功能越全越好,价格越贵越好,而是适合使用者的需求,有利于发挥残存的功能和更好地改善其功能。如脊髓损伤患者能够使用手动轮椅,这样有助于锻炼和增强上肢功能,就不适合选择电动轮椅,这样会减少上肢功能的锻炼;年龄大的截肢患者需要稳定性较好的假肢,适合他们的假肢配置是机械膝关节和普通假脚,而不是运动的气压关节和储能脚;居住在山区、年龄较大的大腿截肢患者,拐杖比假肢更适合;上臂截肢或肩离断的患者,装饰性假肢(美容手)比肌电手更实用。

(2)适时适用　康复辅具的选配不仅要适用,而且适时。如矫形器配置一般越早越好,如先天性马蹄内翻足要早发现、早治疗;失禁和防压疮的康复辅具也要及早配置,晚了就会带来更多伤痛和溃疡;假肢的装配原则上应当在截肢3个月后待残肢消肿定型之后进行,在这之前一般为患者装配临时假肢。适时还指不同时期采用不同的康复辅具,如骨折的患者,第一时间需要复位和固定,矫形器是最好的选择,下肢骨折的患者还可以借助轮椅和拐杖及早下地活动,以促进骨折愈合;截肢患者可以根据截肢部位的不同选择不同的假肢,但是对双侧大腿及以上部位截肢、年龄偏大、全身状况差的患者,最能够解决问题的选择应当是轮椅和拐杖。

(3)因人适配　康复辅具的选配不是单纯买卖,而是因人适配。每个功能障碍患者的功能缺失情况各不相同,对康复辅具产品的要求也各不相同。康复辅具产品的选配就如同配假牙和眼镜一样,应由专业的康复工程技术服务人员对患者进行功能评估,选配最合适的康复辅具产品。

2. 选配康复辅具产品的程序　选择适合的康复辅具产品最重要的原则是因人而异,具体程序如下。

1)观察　观察患者的残障程度。

2)询问　询问患者的病史、生活环境和经济情况等。

3)了解　了解患者的需求和期望值。

4)评估　评估患者的障碍程度、潜在功能等。康复辅具的评估适配是在康复辅具服务专业机构中,由医工结合的专业人员组成的团队对患者进行评估适配。评估内容如下。

(1)患者的功能状况:选配康复辅具时,首先要考虑患者的身体功能状况和潜在的机能。如在选择轮椅时,截肢患者应使用重心靠后的轮椅,而偏瘫患者应使用单臂驱动的轮椅或椅座距地面较低能用足驱动的轮椅。

(2)患者的身体数据:选择某些康复辅具时,要考虑患者的身高、体重、体宽等尺寸。如长时间使用不适宜的轮椅,会造成身体变形及压疮的产生。

(3)患者的使用环境:选择某些康复辅具时,有必要考虑患者的使用环境。如在室内外使用的康复辅具,功能和材质都有所不同。

(4)患者的个人需求:如针对烹调饭菜和操作计算机的不同需求,选配不同的康复辅具。

(5)患者的经济条件:根据患者的经济承受能力选择力所能及的最必需的康复辅具。

5)处方　确定适合患者的康复辅具的处方。

6)适配　为患者配置最适合的康复辅具。

7)训练　让患者进行试用,并教会患者正确使用的方法。

8)评价　对为患者配置的康复辅具进行最后的效果评价。

9)跟踪　对患者的使用效果和新的需求进行跟踪服务。

3. 选配康复辅具产品的注意事项　具体如下。

1)相信专业机构　尽量到专业服务机构选配康复辅具产品,拒绝三无产品(无中文标明的产品名称、无厂名和厂址、无产品合格证)。还可以通过 http://samr.saic.gov.cn 网了解质检总局组织的对产品质量国家监督抽查的结果,查询您要选择的产品是否被判为不合格。

2)检查外观质量　连接螺钉不能凸出过长并有螺钉帽防护,各连接件和配合件紧密不松动,各调节装置可在不使用任何工具的条件下进行操作,电池工作正常,表面加工不应有毛刺、锐边等突起,橡胶件、塑料件和涂层处理表面应光滑平整、色泽均匀。

3)试用产品　在正常使用情况下,产品不应产生异响,如轮椅要保持直线行驶,制动装置安全可靠,带电机的产品噪音不应过大,操作显示功能处于正常状态等。

4)清点配件和相关资料　附带的各种配件、说明书和保修卡要齐全。

5)确认产品的有保修保换服务　注意该产品是否在本地区拥有售后服务点,以及对选配者的服务承诺,要索取发票或收据,并妥善保管。遇到康复辅具有质量问题时则应进行如下处理。

(1)交涉维权:应先向经销者或生产者反映问题。发生权益争议的,可以通过下列途径解决:①与经营者协商和解;②请求消费者协会调解;③向有关行政部门申诉;④根据与经营者达成的协议提请仲裁机构仲裁;⑤向人民法院提起诉讼;⑥通过新闻媒体维护自身权益等。

(2)动作迅速:如经过交涉得不到合理解决,应立即通过有效途径维权,切不可拖延。

(3)实事求是:存在产品质量和不良服务问题,一定要根据实际情况维权,切不可夸大事实,也不该隐瞒自己使用不当的行为。

(4)合理合法:无论是要求修、退、换或要求赔偿,都应合理合法。

(5)证据确凿:证明材料要完备,商品存在质量问题时,应提供购货发票或购货凭证等,若有双方交涉的文字材料或权威部门的质量鉴定则更好。

(6)地址详细:通过其他机构维权时要写清商家和投诉人的联系方式,以保证问题顺利解决。

(二)康复辅具产品的评估

康复辅具产品有三个层次评估,具体如下。

1. 工程学评估　国家技术监督局会同民政部和残联组成中国康复辅具产品国家级的标准化检测委员会,在中国康复研究中心的康复工程研究所和国家康复辅助器具研究中心内建立了两个标测室,他们主要负责全国康复治疗、训练、检测设备和除假肢、矫形器、轮椅以外的残疾人用品用具的标测工作,这是保证产品质量,维护残疾人利益的重要措施。

2. 生物力学评估　我国做得很少,我国康复辅具所生物力学室也刚起步,刚做了些正常人、偏瘫和穿假肢者步态的生物力学分析。这方面工作是应用科学中的基础性科研工作,对新产品设计,假肢、矫形器装配,临床康复评估是很有意义的。

3. 临床评估工作　这方面我国差距很大,由于医工结合上的问题,我们的产品很少做临床评估和认真的随访工件。目前英、美、法的假肢安装都是由专门的门诊对假肢、矫肢器装配做临床评估的。中国康复研究中心正在积极开展此项工作。

三、我国康复辅助器具产品的现状

(一)我国康复辅具产品存在的问题

我国的康复辅具产品无论是从品种和数量上,还是从科技含量上与发达国家仍然有一定差距,总体水平落后 20～30 年。制约康复辅具产业发展的原因如下。

1. 康复辅具产品供给　我国目前康复辅具产品种类少,空白点很多,档次低,性能单一,缺乏创新、产品老化等;生产厂家和社会对康复辅具产品的认知程度不高,设计开发思路狭窄等,无法与国际同领域竞争。我国高档康复辅具产品市场几乎全被国外公司垄断,我国具有自主知识产权的产品较少,自主研发的产品主要停留在技术含量较低的中低档产品,有些甚至只是简单的仿造,产品种类少、技术含量低,无法形成康复辅具产品的规模化、标准化生产。

2. 缺乏持续的经费支持渠道　康复工程技术领域的科研项目立项难,其根本原因在于国家科技支持的行业分类上,康复工程技术尚未开辟出一条常规的科研立项途径,导致科研项目申报困难。

3. 产学研"脱节",科研成果难以产业化　我国许多重点工科院校和科研机构具有丰富的人力资源和技术储备,完全有能力完成康复工程技术领域高水平产品的研发任务。但是,将科研成果转化为产品并实现产业化,需要经过十分重要的中间试验环节,而用于这样的投入一般是研发费用的 8～10 倍,高校和一般科研单位不具备这样的能力和条件,中小企业多重视短期效应,也没有能力进行风险投资,因此造成许多科研成果滞留在研发单位,从而制约了成果向产品的转化。

4. 加工技术水平整体落后于工业发达国家　由于我国康复工程技术装备的独立制造能力不足,中档及以上产品市场基本上被国外品牌垄断,制造技术与发达国家相比仍然存在阶段性差距,加工技术水平整体落后于工业发达国家。我国康复工程技术生产装配的专用设备目前大部分依靠进口,自主研发的设备虽已投入生产,但是产量低、质量不稳定,尚未形成系列化。

5. 康复辅具高新技术产业体系尚未形成　由于历史的原因,我国生产康复辅具产品的企业分属不同部门多头分散管理,更多的小型企业没有明确的归口管理单位。根据不完全统计,目前我国生产康复辅具产品的企业有 1000 多家,从业人员 1 万多人,专业技术人员不足 2000 人,除少数外商独资、中外合资和国营假肢与矫形器生产企业外,多数是集体和个体经营的小型企业。由于尚未建立康复辅具产品市场的准入制度,没有国家或集团的支持,高技术含量的新产品研发成果很难进行转化,导致了中国康复辅具产品市场比较混乱、产品质量参差不齐、商业价值不高等问题。

6. 康复工程技术创新型人才匮乏　康复工程技术研究是一个涉及面广,与人体特点息息相关,技术要求高的新兴交叉学科。自 1994 年来,我国只有中国假肢矫形技术学校每年培养 30～50 个假肢与矫形器专业的毕业生,高水平创新型人才极度匮乏。近年来,虽然相继有十几所高等职业院校开办了康复工程技术专业,也有的大学开办了与康复工程技术类似的专业,但由于专业设立时间晚,受师资力量、实践场地等所限,此领域培养出的高水平技术人才非常匮乏。

(二) 我国康复辅具产业的发展机遇

随着我国经济发展、社会进步,国家政策法规为康复工程技术的发展提供了契机。特别是近几年来党中央、国务院采取了一系列重大措施来发展残疾人事业:2007 年 3 月 30 日我国政府签署了《残疾人权利公约》;根据国家发展规划纲要的精神,到 2015 年我国康复事业的基本目标是实现残疾人"人人享有康复服务";国务院第 375 号令《工伤保险条例》,已于 2004 年 1 月 1 日施行。该条例是我国现行因工伤害社会保险制度的完善和加强,这意味着,人们因工伤害将获得保障行为的医疗救治(包括康复辅具的配置和经济补偿);2008 年 3 月 28 日中共中央政治局专门召开会议对促进残疾人事业发展作出部署;2004 年,卫生部(现为卫计委)要求"二甲"以上的康复医院/康复中心必须设置"矫形器室",这一举措极大地推动了矫形技术的临床应用和发展;我国从 2012 年开始实施"健康中国 2020"战略,为了实现"人人健康"的"健康中国梦",对康复辅具产业主要提供三个方面的政策支持:一是工伤人员的康复辅具已经纳入工伤保险范围,今年出台的工伤保险辅助器具配置管理办法对支付的范围、标准做了明确规定;二是部分经济发达地区(北京、上海、深圳、宁波等)已建立贫困残疾人康复辅具补贴制度;三是一些地区已将部分康复辅具纳入医保和新农合报销范围,最重要的是轮椅、假肢与矫形器等常规康复辅具产品,有望纳入我国医保范围,从而会出现许多物美价廉的康复辅具产品"供不应求"的供需矛盾。2016 年 10月国家颁布了《国务院关于加快发展康复辅具产业的若干意见》,这是 1949 年以来首次以国务院名义对康复辅具产业进行顶层设计和谋篇布局,意味着在国家层面首次将康复辅具产业作为一个独立的业态,这有利于产业的持续、健康发展,也有利于积极应对人口老龄化,满足老年人、残疾人康复服务的需求,助推健康中国建设和增进人民福祉。根据"意见",到 2020 年,我国康复辅具产业规模将突破 7000 亿元,基本上形成布局合理、门类齐备、产品丰富的产业格局;2017 年 1

月为贯彻落实《国务院关于加快发展康复辅助器具产业的若干意见》,进一步加强组织领导,强化统筹协调和协作配合,推动康复辅具产业加快发展,经国务院同意,建立了《加快发展康复辅助器具产业部际联席会议制度》。2017年7月1日,我国《残疾预防和残疾人康复条例》(以下简称《条例》)正式施行,《条例》首次从立法层面对残疾预防和残疾人康复工作作了系统性规范,特别突出了对重度残疾人、贫困残疾人和残疾儿童的保障,扩大康复辅具应用,协调推进康复辅具研发和生产,完善配置服务网络,推动民政直属康复辅具机构建设和发展,普及残疾人急需的康复辅具,协调落实康复辅具支付保障制度,开展康复辅具租赁和回收再利用服务。总之,这些相关的政策法规的出台极大地扩大了对康复辅具产品的需求,为康复工程技术的发展提供了释放巨大潜能的舞台。

(三) 我国康复辅具的未来发展趋势

通过对2017年中国康复辅具行业发展现状的分析,在"十九大"确定的"大健康"的思想指导下,中国康复辅具未来发展主要有以下八大趋势。

(1)康复辅具的市场将持续扩大。随着我国经济社会的快速发展,到2020年我国康复辅具的年销售总额预计将超过7000亿元人民币,未来10年我国康复辅具行业发展速度将继续保持在年均两位数以上的增幅。

(2)我国中低端康复辅具市场将快速扩张。目前我国基层医疗机构康复辅具配备水平较低,缺口大;亟须"更新换代"和"填补缺口"。十三五医改将把康复辅具纳入医保范围,发展基层康复机构康复辅具的配备成为2017年的重要工作内容,中低端的康复辅具将会出现快速增长。

(3)国产自主创新康复辅具将不断涌现。随着科学技术的进步,特别是国家鼓励创新康复辅具研发生产政策的实施,以及大健康需求的拉动,我国自主创新的康复辅具将会加速涌现。国产高端康复辅具在市场的占有比例将逐步提高,跨国公司产品在国内高端康复辅具市场的主导地位将被逐步打破。国内康复辅具产品将从中低端市场向高端市场突破。同时,技术升级也将引领医疗机构的高值耗材消费升级。

(4)康复辅具的进出口将继续增加。从我国康复辅具进出口的趋势判断,进出口总额将进一步增加。其中进口康复辅具将继续稳定增加,并将继续以高端影像类产品为主;出口额将继续增加,且高端康复辅具的占比将继续增加,出口康复辅具的品种结构将逐步改善。

(5)康复辅具行业的兼并、重组将加速。我国康复辅具行业间的横向和纵向一体化的兼并、联合、重组都将出现,生产将加快向大型康复辅具企业集中,中小企业将集中精力专注某种辅具或者某种辅具零部件的研发工作,或者被大型康复辅具生产企业兼并、重组。

(6)家用康复辅具将蓬勃发展。在康复辅具"小型化、智能化"的发展趋势下,人们将康复中心里面"大的设备做小,傻的设备做聪明",然后带回家使用。因此,中国康复辅具领域迎来了一个新风口:智能家用辅具设备。

(7)基于康复辅具的第三方服务将加速兴起。在很多国家,一般采取社会服务的集中养老模式,而在我国现阶段,由于各种原因所限,社会集中养老服务又很难被大众所接受。因此,发展康复工程技术,利用科技的力量来减轻家庭护理的负担,将是我国很长一段时间内家庭护理的发展趋势。另外,康复辅助器具产业的发展,也会推动人类生活方式的改变。越来越多适用于社会集中养老康复辅助器具产品的出现,也将改善社会养老的条件,减轻护理人员的负担,使集中养老成为一种家庭和护理人员双方都可接受的方式,必将推动我国集中养老事业的发展。因此,可以说,发展康复辅具产业是残疾人、老年人社会供养的技术基础,是推动社会集中养老理念发展的技术保证,是我国未来第三产业(服务业)发展的新支点。

(8)康复辅具的核心领域发展潜力巨大,未来或有重大突破。康复辅具的核心领域是康复机器人、家用康复辅具产品和设备、3D打印技术和人工智能技术。

我国康复辅具产业总体水平落后于发达国家 20～30 年,市场上能见到的高端康复辅具产品多被国外公司所垄断,还有很多国外的高端产品根本就不销往中国,只有大力发展我们自己的康复辅具民族产业,提升原始创新能力,使我国康复辅具的科技水平实现一个跨越式的突破和发展,才能改变这种状况。另外,缺少自主知识产权的产品,是康复辅具产品价格居高不下的重要原因,提升我国康复辅具产业的技术创新能力,大力发展康复辅具的民族产业,也是满足我国广大残障者实际利益的需要。

总之,我国有人口众多的残障者,康复辅具产业必将面临巨大的刚性需求,作为民族工业的一分子,发展我国的康复辅具的民族产业不仅是基本民生科技的一个重要组成部分,同时也是发展民族工业的必然需要。

(肖晓鸿)

复习思考题

1. 简述康复辅具的 ISO 分类和我国对康复辅具的分类。
2. 简述康复工程产品、康复辅具与医疗器械的区别。
3. 简述康复辅具产品的适配与评估内容。
4. 简述我国康复辅具的未来发展趋势。

第二章 假肢技术

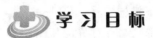 **学习目标**

　　熟练掌握：残肢的日常护理和训练技术；下肢假肢的种类和特点；下肢假肢的使用和训练方法；上肢假肢的种类和特点；上肢假肢的使用和训练方法。

　　掌握：截肢的原因、截肢术的要点、良好的残肢条件；截肢者康复步骤及内容；下肢假肢基本要求、下肢假肢的分类；假脚的种类和特点；下肢截肢者的功能检查内容；下肢假肢处方内容；上肢假肢基本要求、上肢假肢的分类；假手的种类和特点；上肢截肢者的功能检查内容；上肢假肢处方内容。

　　了解：截肢的定义、常见的截肢平面、截肢后的功能障碍；下肢假肢的制作步骤和方法；上肢假肢的制作步骤和方法。

第一节　截肢者的康复

一、截肢的概述

（一）截肢的定义

　　截肢（amputation）是指用手术切除患者身体上没有生机和功能、危及生命和健康的肢体，以挽救患者生命的方法，它包括截骨术和关节离断术两种，在关节部分的切除称为关节离断（disarticulation）。其中上肢截肢男女之比为 3.5 : 1；下肢截肢男女之比为 4.9 : 1；截肢高峰期的年龄段为 18～24 岁。

（二）截肢的原因

　　一般而言，截肢最常见的原因是周围血液循环障碍，其次是外伤性截肢、恶性肿瘤及先天性肢体残缺等其他因素。常见的截肢原因如下。

　　1. 周围血管性疾病　动脉硬化性闭塞症、血栓闭塞性脉管炎、动脉瘤、动静脉瘘和糖尿病等。其中因糖尿病而截肢的约占下肢截肢的 51%。

　　2. 创伤　肢体血运或组织受到不可修复的破坏，包括机械损伤、电击伤、冻伤、烫伤、烧伤、化学腐蚀伤、动物毒素致伤、枪伤、交通事故致伤等。

　　3. 肿瘤　多为恶性肿瘤，少数为良性肿瘤，其中良性肿瘤破坏范围很大时也要考虑截肢。恶性肿瘤如细胞瘤、纤维瘤、尤因氏瘤、骨转移癌等。

　　4. 严重感染　包括药物、切开引流不能控制，甚至危及生命的感染及某些长期反复发作无法根治，已引起肢体严重畸形、功能丧失，甚至可能诱发恶性肿瘤的慢性感染。如骨髓炎、气性坏

Note

疽、破伤风、肺结核、骨结核、麻风病等。

5. 神经疾病 神经损伤之后，麻木的肢体发生营养性溃烂，肢体功能丧失，并成为累赘或经常感染危及患者的健康。

6. 肢体畸形 只有在截除无用的异常肢体，安装假肢后可以改善功能时才考虑截肢手术。

（三）截肢术的要点

近十多年来，随着假肢新型接受腔的应用，传统的截肢方法所造成的圆锥状残肢显然已不适合现代假肢接受腔的装配，它要求残肢要有合理的长度，圆柱状的外形，良好的肌力和功能。因此，截肢技术也相应有了很大的改进。截肢是破坏性手术，但又是重建和修复手术，为佩戴理想的假肢创造良好条件，需要采取以下措施。

1. 皮肤的处理 主要是为了使残端有良好的软组织覆盖，残肢皮肤适当的活动性、良好的伸缩性和正常的感觉。

（1）上肢截肢皮肤的处理：原则上残肢的前后侧皮瓣一般等长。①上臂和前臂截肢：前后皮瓣一般等长；但是，有时对于前臂长残肢，为了使瘢痕移向背侧，屈侧的皮瓣要长于背侧；②腕关节离断：由于掌侧的皮肤厚实与耐磨，因此，掌侧的皮瓣要长于背侧的皮瓣（图 2-1-1）。

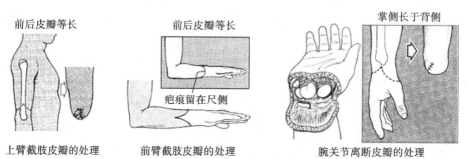

图 2-1-1 上肢截肢皮肤的处理

（2）下肢截肢皮肤的处理：由于下肢主要用于承重，残肢末端要求有良好的软组织覆盖，同时，人体的屈肌一般较伸肌强大，因此，屈肌侧的皮瓣一般长于伸肌侧的皮瓣。①小腿截肢：后侧的屈肌皮瓣长于前侧的伸肌皮瓣。②大腿截肢：前侧的屈髋肌群的皮瓣长于后侧的伸髋肌群的皮瓣。③膝关节离断：股四头肌肌腱强大，所以要长于腘窝肌的皮瓣。④踝关节离断：跟部的皮肤是人体最厚实的皮肤，因此要长于足背的皮瓣。这样不仅使残肢的皮瓣血液循环好，而且可以为残端负重部位提供良好耐用的软组织垫（图 2-1-2）。

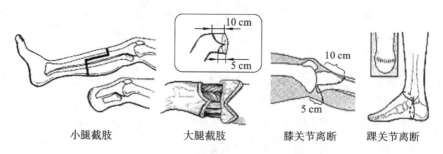

图 2-1-2 下肢截肢皮瓣的处理

2. 神经的处理 主要是预防神经瘤的形成和伴行血管出血。①要轻拉神经，在距离骨端断面 3～4 cm 处，用锋利的手术刀一刀切断。②对于粗大的神经，要进行结扎。

3. 血管的处理 主要是为了防止血肿、感染和异位骨化。①进行截肢手术时，即便是细小的血管也应完全止血，以免形成血肿，并防止感染。②粗大的血管必须双重结扎。③动脉和静脉要分开结扎。④结扎完成后，要彻底地清洗伤口。⑤术后必须引流。

Note

4. 骨的处理　主要是为了防止骨刺。①一般骨与骨膜在同一水平切断,将截骨端锐利的骨缘锉钝。②通常是在预计切断骨骼的部位剥离骨膜,进而施以骨成形术。这是利用骨膜以提高残肢功能的方法。③在骨切断处的更远部位剥离骨膜,用以封闭骨切断后开放的骨髓腔。④为达到残端承重的目的,可采用骨膜和骨皮质在两骨之间架桥的方法,称为骨成形术(osteoplasty)。

5. 肌肉的处理　主要是为了防止肌肉萎缩,减少局部血液循环障碍甚至退化变性,使残肢形成圆锥状,以便于假肢的穿戴。具体方法如下。①肌膜缝合术:相对骨轴成直角方向切断肌肉,皮肤与肌膜之间不剥离而缝合肌膜的方法。这种用残肢肌膜包住骨断端的方法,因肌肉本身固定性差,肌肉的收缩会导致肌肉向残肢近端聚集,而骨端部则凸出于皮下,影响假肢适配,只适用于紧急和手术条件不充足的情况,所以,应尽量避免实施此种手术。②肌肉缝合术(myoplastic):又称肌肉成形术,是将肌肉按截肢前相同的拉紧状态分别把主动肌与相应的拮抗肌缝合,然后再进行肌膜和皮肤的缝合,这样术后就可以减轻肌肉萎缩,其残肢的血液循环状况也较好,适用于血液循环障碍患者的截肢。③肌肉固定术(myodesis):肌肉固定缝合于骨端部的方法。将肌肉在截骨端远侧方至少 3 cm 处切断,形成肌肉瓣,在保持肌肉原有张力情况下,经由骨端部钻孔,将肌肉瓣与骨相邻侧通过骨孔缝合固定,使肌肉获得新的附着点,防止肌肉在骨端滑动和继续回缩。采用这种方法,肌肉的拉紧状态与截肢前相近,残肢可以得到良好的功能,适用于儿童青少年患者的截肢,但对于因血液循环障碍而截肢的患者,易引起残肢末端的坏死,故不宜使用此种手术(图 2-1-3)。

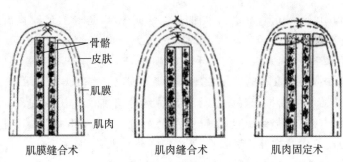

图 2-1-3　截肢时肌肉的处理方法

肌肉固定术和肌肉成形术将会使残肢肌肉功能和循环得到改善,对防止幻肢痛是有益的。为了获得良好的圆锥状外形和不太臃肿的残肢,必要时可将残肢端的肌肉进行修整,如肌肉的残端可能要斜形切除一部分。

6. 关节离断的处理　其目的主要是为了便于假肢的穿戴与悬吊。①关节离断(踝关节除外):必须保留关节离断端的膨大部分,这样有利于假肢悬吊和防止假肢的旋转。②踝关节离断:要去掉内外踝膨大的部分,是为了便于假肢的穿戴。③膝关节离断:可选择剔除髌骨,有利于假肢的穿戴和良好的外观;但也可以保留髌骨,最好是将髌骨固定在股骨的髁间窝处。④肩关节和髋关节离断:要有利于假肢能更好地悬吊。

(四)截肢后的功能障碍

1. 身体方面　截肢者身体带来的影响可分局部性的和全身性的。

(1)局部性影响:残肢由于截断了皮肤、血管、肌肉、神经、骨骼而可能常出现的问题有如下几种。①残肢肿胀:由截肢后血液、淋巴液回流障碍引起。②残肢的疼痛:如骨刺、神经瘤和幻肢痛等。③残肢关节畸形:一般来讲,人体的屈大于伸,下肢的外展大于内收,大腿内旋大于外旋;上肢的内收大于外展,前臂的旋前与旋后相同;肌力较大的肌肉的止点较近,肌力较小的肌肉止点较远,因此它们能够保持相对平衡,从而使人体处于一种相对平衡的状态,一旦截肢,这种平衡被打破,从而出现关节畸形,不过下肢比上肢肌力更为强大,所以表现出来的畸形更明显,具体如下(表2-1-1)。

表 2-1-1　残肢关节畸形

截肢部位		残肢关节畸形
上肢截肢	腕关节离断、前臂截肢	肘关节屈曲畸形
	肘关节离断	肩关节屈曲和内收畸形
	上臂截肢	肩关节屈曲和内收畸形
下肢截肢	足部截肢	马蹄内翻畸形
	踝关节离断	膝关节屈曲畸形
	小腿截肢	膝关节屈曲和外展畸形
	膝关节离断	髋关节屈曲和外展畸形
	大腿截肢	髋关节屈曲、外展和内旋畸形

(2) 全身性影响:①截肢后患者运动量突然减少,常引起体重快速增加,特别是女性患者的残肢皮下脂肪过多、体重过大会严重地影响使用假肢。②全身性的肌力下降、体力减弱。

知识链接

幻肢痛(phantom limb pain)是指部分肢体截除后,患者感到被截除的肢体仍在,且在该处发生疼痛的现象。50%以上的截肢患者术后伴有幻肢痛,出现幻肢痛的概率是膝上截肢高于膝下截肢,上肢截肢高于下肢截肢,而6岁以下的儿童截肢很少出现幻肢痛。此疼痛多在截除的肢体远端出现,疼痛类型繁多,多数患者先出现刀割样痛、针刺样痛,后期为烧灼样痛或挤压样痛。疼痛的持续时间可以是数秒,也可以是数小时。有些患者在截肢后的早期可能出现轻度、短暂的幻肢痛,其中多数穿戴合适的假肢后可以自行消失。幻肢痛常伴有焦虑、抑郁、食欲下降和失眠等,然而,至今幻肢痛原因尚不明确,也无缓解幻肢痛的有效手段和方法。

2. 心理方面　截肢者是从一个正常人走向残疾人的行列,跟先天残疾者不同的是它是后天形成的,所以跟先天性残疾的患者比较起来承受能力较弱,容易产生冷漠、孤僻、懦弱、自卑,从此怨天尤人,在自哀自怜中度过。其心路历程一般有如下特点。①否认:不承认和接受不利的情景和截肢的现实。②抑郁:逐渐在心理上接受了现实,也会产生抑郁。轻度的抑郁表现为沉默寡言、不愉快、气馁,对周围环境没有兴趣。严重的抑郁表现为闷闷不乐的紧张、忧虑、沮丧、失望、注意力不能集中、记忆力减退,有的会产生自卑、自罪、自责现象。③焦虑:对未来独立生活、学习、工作、经济收入、婚姻、家庭、子女等需要面对的现实问题的过度考虑而形成焦虑。焦虑的截肢者可以出现心悸、心动过速、烦躁不安、头昏头痛、脸色苍白、口干舌燥等症状。④易暴:易怒和暴躁是一种对截肢现实情绪上的反应,截肢者当合并有残肢痛或幻肢痛时会加重这种反应。⑤悲观:患者截肢后普遍低估自己的能力,在健全人中间经常有被人看不起,受歧视的感觉,因此容易消极悲观。这种自悲、自卑心理,时重、时轻,有时外露,有时被截肢者藏而不露。⑥接受:接受现实和自我,能够面对残酷的现实和重新认知自我,开始思考并步入新的生活。

(五) 常见的截肢平面及截肢率

一般截肢平面的选择取决于肢体受伤的程度及该处血液循环的情况,作为外科医生将尽量保留残肢的关键功能与适合于装配假肢的残肢长度。截肢按截肢的部位可分为:上肢截肢和下肢截肢。其中下肢截肢占 84%,上肢截肢占 16%,截肢率由高到低的分别为小腿截肢(47%)、大腿截肢(31%)、前臂截肢(8%)、赛姆(Syme)截肢和足部截肢(3%)(图 2-1-4)。

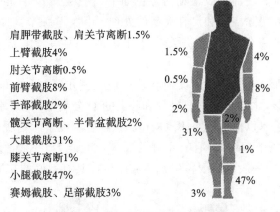

肩胛带截肢、肩关节离断1.5%

上臂截肢4%

肘关节离断0.5%

前臂截肢8%

手部截肢2%

髋关节离断、半骨盆截肢2%

大腿截肢31%

膝关节离断1%

小腿截肢47%

赛姆截肢、足部截肢3%

图 2-1-4 常见的截肢平面及截肢率

1. 上肢截肢 包括肩胛带截肢、肩关节离断、上臂截肢、肘关节离断、前臂截肢、腕关节离断、手部截肢(腕掌关节离断、掌骨截肢、指骨截肢)。具体如下(图 2-1-5)。

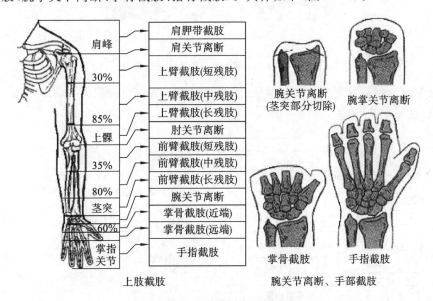

图 2-1-5 上肢截肢平面示意图

(1) 肩胛带截肢:其截肢的范围包括肩胛骨和锁骨组成的上肢带及上肢所有组成部分。

(2) 肩关节离断:肩关节离断要尽量保留肱骨头。这样可以保持肩关节的正常外形和便于假肢的悬吊。

(3) 上臂截肢:经过肱骨的截肢。上臂残肢长度有时用残肢的长度与上臂长度的百分比来表示。上臂长度是指从肩峰到尺骨鹰嘴之间的距离。上臂残肢长度可分为上臂短残肢(30%以下)、上臂中残肢(30%~85%)和上臂长残肢(85%以上)。

(4) 肘关节离断:肘关节离断时,一般保留肱骨内外上髁隆起部位,便于利用这些骨凸起部位进行假肢的悬吊和接受腔的回旋。

(5) 前臂截肢:经过桡和尺骨的截肢。前臂残肢长度有时用残肢的长度与前臂长度的百分比来表示。前臂长度是指尺骨鹰嘴至尺骨茎突之间的距离,前臂残肢长度可分为前臂短残肢(35%以下)、前臂中残肢(35%~80%)、前臂长残肢(80%以上)。

(6) 手部截肢:过去禁忌选择腕关节离断,因为腕关节离断的残肢缺少安装腕关节的空间。

Note

15

从解剖学角度来看,残肢和接受腔不能得到良好的适配状态,但是腕关节离断几乎保存了完整的前臂回旋机能。这一机能可以通过残肢和接受腔的合适配合得到充分利用。现在腕关节离断被认为是较适当的截肢部位。手部截肢常见的部位如下。①腕关节离断:有时为了更好地与前臂接受腔适配而进行必要的切除桡骨和尺骨隆起的处理。②腕掌关节离断:保留了部分腕关节动作机能。③掌骨截肢:可以保留部分腕关节动作机能。④指骨截肢:尽可能保留大拇指和食指。

（7）Krukenberg成形术:1917年由奥地利外科医生赫尔曼（Herrmann）首次用外科手术使前臂截肢的残端做成钳形,此成形术是把尺骨和桡骨进行分离,并将残端做成钳状,把持力量来自旋前圆肌。他将此种手术以他的家乡Krukenberg命名。该手术前提条件是残端到尺骨鹰嘴的长度大于10 cm,无肘关节挛缩,并且有良好的心理承受能力,一般适用于双前臂截肢或双目失明的前臂截肢患者,他们一般不需要再佩戴假肢就可以具有很好的功能（图2-1-6）。

图2-1-6　Krukenberg成形术术后的患者

2. 下肢截肢　包括骨盆或半骨盆截肢、髋关节离断、大腿截肢、膝关节离断、小腿截肢、赛姆（Syme）截肢、足部截肢（图2-1-7）。

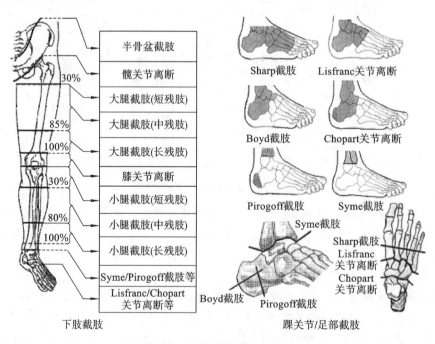

图2-1-7　下肢截肢平面示意图

（1）骨盆或半骨盆截肢:骨盆或半个骨盆的切除。髂嵴对接受腔的适配及悬吊非常重要,由于缺少坐骨结节,对负重非常不利,所以半骨盆截肢应根据条件设法保留髂嵴和坐骨结节。

（2）髋关节离断:髋关节离断时应保留股骨头和股骨颈,在小转子下方截肢,而不做纯粹的髋关节离断。这样,既保持臀部的美观,又有助于假肢接受腔的适配和悬吊,增加假肢的侧方稳定性和负重面积。

（3）大腿截肢：截肢平面经过股骨的截肢。大腿残肢长度有时用残肢的长度与大腿长度的百分比来表示。大腿长度是坐骨结节至膝关节间隙之间的距离。大腿残肢长度可以分为大腿短残肢（30%以下）、大腿中残肢（30%～85%）、大腿长残肢（85%以上）。对假肢装配而言，大腿的最佳截肢位置在坐骨下 5 cm 到膝关节间隙上 10 cm 的范围。

（4）膝关节离断：一种从膝关节离断的手术以及在膝关节远端或者近端做过处理的手术。膝关节离断的优点是截肢手术可以最大限度地控制出血量，适合危险性较大的老年人。股四头肌、大腿后肌群肌腱、十字韧带和关节囊重新缝合后，可以保留大腿拮抗肌的等长收缩机能。儿童的骨骺线也被保留了，不影响儿童的骨骼生长。缺点是伤口治愈时间较长或者很难治愈。

（5）小腿截肢：截肢平面经过胫、腓骨的截肢。小腿残肢长度有时用残肢的长度与小腿长度的百分比来表示。小腿长度是膝关节外侧间隙至外踝尖之间的距离。小腿残肢长度可以分为：小腿短残肢（30%以下）、小腿中残肢（30%～80%）、小腿长残肢（80%以上）。对假肢装配而言，小腿截肢是以中下 1/3 截肢为佳，最理想截肢范围为髌韧带下 10 cm 到踝关节上 10 cm。小腿远端因软组织少、血运不良，故不适合在此处进行截肢。

（6）赛姆（Syme）截肢：一种踝关节离断的特殊手术处理方法。它是 1842 年英国 Syme 教授为患有跟骨结核骨疽的 16 岁男孩切除足跟后将足跟皮瓣包覆在小腿下部的手术。它为理想的截肢部位，虽然截肢水平是相当于踝关节离断，但残端被完整、良好的足跟皮肤所覆盖，稳定、耐磨、不易破溃，故残肢端有良好的承重能力，行走能力良好，有利于日常生活活动，其功能明显优于小腿假肢，然而，纯粹的踝关节离断是不可取的。赛姆截肢有两种方法，具体如下。①赛姆截肢Ⅰ：踝关节离断，去掉内外踝。②赛姆截肢Ⅱ：踝关节离断，去掉内外踝，保留整个跟骨，将跟骨立起来与腓骨、胫骨进行骨融合。这样既可以保证健侧与患侧的肢体等长，又可以保证残肢末端的完全承重，甚至有时候还可以不用穿假肢就能够保持平衡和行走。

（7）足部截肢：足部截肢分为足趾截肢，跖骨截肢。足部截肢同样要尽量保留足的长度，也就是尽量保留前足杠杆力臂的长度，当前足杠杆力臂的长度缩短时，将对快步行走、跑和跳跃造成极大的障碍。同时足部截肢容易出现残肢足的畸形，给安装假肢带来困难。足部截肢的具体方法如下。①Pirogoff 截肢：踝关节离断，去掉内外踝，将距骨切除，保留部分跟骨，并将此跟骨上移至胫骨下端与胫骨、腓骨进行骨融合术，这样可以保证残肢末端的完全承重。②Chopart 关节离断：中跗关节离断，只保留距骨和跟骨。此种截肢术会使残肢足呈尖足畸形。③Boyd 截肢：中跗关节截肢，只保留距骨和跟骨及部分舟骨。此种截肢术会使残肢足呈尖足畸形。④Lisfranc 关节离断：即跖跗关节离断。此种截肢术会使残肢足呈现马蹄内翻足畸形，故应慎用，如果需要进行此截肢手术，同时还要进行肌腱移位术以平衡肌力和跟腱延长术，以防止出现马蹄内翻足畸形。⑤Sharp 截肢：跖骨远端截肢。此种截肢术会使残肢足呈现马蹄内翻足畸形。⑥足趾截肢或跖趾关节离断：要尽量保留大蹬趾，第二足趾截肢易出现大蹬趾外翻。其他足趾截肢一般不需要安装假肢。

【注】残肢长度：由于对于残肢的测量点不同，残肢长度的表达方法有许多，残肢长度越长对假肢的控制能力就越好，同时，残肢的宽度对假肢的控制能力有很大的影响。因此，国际标准化组织（international standard organizations，ISO）最近对残肢长度发表了试行草案。草案规定：残肢长度为残肢的长与残肢的宽之比，把残肢长度分为长残肢、中残肢和短残肢，比值大于 2 的为长残肢，比值介于 1～2 的为中残肢，比值小于 1 的为短残肢。这样残肢长度就能够更加准确表达残肢对假肢的控制能力了（表 2-1-2）。

表 2-1-2　ISO 关于残肢长度规定的草案

残肢长度		测量方法		残肢长度的分类
		残肢长	残肢宽	
下肢	小腿残肢长度	髌韧带中点—小腿残肢末端	髌韧带处宽度	长残肢:比值 > 2
	大腿残肢长度	坐骨结节—大腿残肢末端	坐骨结节处宽度	中残肢:比值为 1~2
上肢	上臂残肢长度	肩峰—上肢残肢末端	肩峰处宽度	短残肢:比值 < 1
	前臂残肢长度	肱骨外上髁—前臂残肢末端	肱骨外上髁处宽度	
残肢长度公式		残肢长度 $= \dfrac{残肢长}{残肢宽}$		

(8)小腿旋转成形术:又称为范氏旋转骨成形术(Vanness rotational osteotomy)。在某些股骨或大腿软组织肿瘤病例,髋关节、转子区正常,小腿正常,而股骨转子下部的广泛股骨需要切除时,可以在广泛股骨和软组织肿瘤切除的同时行小腿向上翻转成形术,而避免了髋关节离断。当整个股骨需要切除时,小腿向上翻转后,可以将外踝置入到髋臼形成关节。手术的原则是保护好全部大血管和神经,并保存髋部的肌肉,尤其是髋部屈、伸和外展的肌肉。小腿翻转可能是矢状面,也可能是冠状面,小腿翻转方向的选择决定于皮肤和肌肉切除的部位,假如进行完全翻转成形,必须选择冠状面翻转(图 2-1-8)。

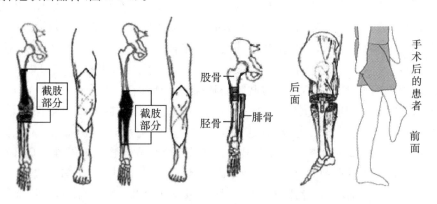

图 2-1-8　小腿旋转成形术示意图

进行小腿旋转成形术的适宜条件:①股骨远端肿瘤可以全部切除;②血管神经正常;③小腿旋转截骨后踝关节与健侧膝关节在同一水平;④术前踝关节要有良好的主动屈、伸功能;⑤踝关节的肌力应接近正常,腓骨发育不良或缺损不是手术禁忌证;⑥足趾应完整;⑦一般手术者年龄在 12 岁以上。

小腿旋转成形术后可能出现的并发症:①小腿旋转后缺血;②截骨部位不愈合;③下肢的再旋转,造成新的膝关节对线不良。

(六) 良好的残肢条件

良好的残肢是现代假肢对截肢平面的要求,具体如下(图 2-1-9)。

1. 长度适宜　残肢越长其悬吊能力越强,因为任何假肢都得依附在残肢上才能发挥作用。如果残肢过短,假肢的杠杆力就会减弱,假肢就难以发挥作用。又由于假肢关节部分需要一定空间,残肢太长也不适当。当然不能片面强调长度要求,而要尽可能保留。

2. 残肢"五无"　残肢无感染、无肿胀、无关节挛缩、无瘢痕、无痛(无骨刺、无神经瘤和幻肢痛等)等。

3. 残肢"五好"　残肢肌力好(在 3 级以上),软组织条件好(残端有良好的软组织覆盖),残

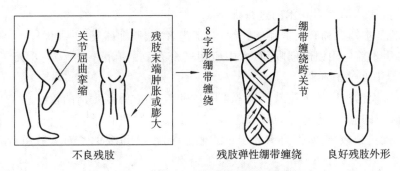

图 2-1-9 良好的残肢条件示意图

肢的骨组织、神经组织、肌组织处理得好(残端不应有压痛、骨刺、神经瘤),残肢表面皮肤好(皮肤健康平整、瘢痕粘连少、无窦道溃疡),残肢承重能力和全身状况良好。

二、截肢者的康复

(一)截肢者的康复概述

现代康复理论认为,截肢者的康复是一个复杂的系统工程。理想的康复模式是成立以截肢者为中心的康复小组对截肢者进行全面的康复。截肢者的康复通常分期进行,在不同的阶段康复的重点是不同的,其中主要有心理康复,安装假肢前的残肢训练,安装假肢时的训练,以及穿戴假肢的应用训练。截肢者康复的主要步骤具体如下。

1. 假肢装配前的准备工作 具体如下:①心理上的鼓励;②保持良好残肢位置;③促进残肢定型;④保持残肢和假肢清洁卫生;⑤全身性功能训练;⑥残肢的康复训练;⑦装配前必要的保守治疗和手术治疗。

2. 假肢装配 具体如下:①假肢的处方与选择;②临时性假肢装配与正式假肢装配;③假肢装配后的穿戴和使用训练;④假肢的试样检验与最后检验。

3. 全面康复 具体如下:①职业再教育或入学;②协助和安排再就业;③截肢者追踪服务及复查等。

截肢患者传统康复治疗方法与现代康复治疗方法的区别见表 2-1-3。

表 2-1-3 截肢患者传统康复治疗方法与现代康复治疗方法的区别

步骤 \ 方法	传统治疗方法	现代治疗方法
第一步	卧床休息	心理康复→临时假肢或术后即装假肢
第二步	弹性绷带应用	临时假肢步行训练
第三步	残肢训练→残肢定型	残肢定型
第四步	假肢处方	正式假肢处方
第五步	假肢安装	正式假肢安装
第六步	假肢训练	正式假肢训练
第七步	终检→回归社会	终检→回归社会

(二)下肢截肢者的康复

1. 心理康复 它是截肢康复不可缺少的组成部分。它贯穿在截肢康复的各个阶段中,为了减轻患者在手术前后的心理障碍,临床工作中常采用如下措施。

(1)术前谈话:介绍疾病的严重性、截肢的必要性,使患者早有心理准备,择期手术者应在术

Note

前 3 天进行,急症手术清醒者在术前进行。

（2）假肢的基本知识和有关资料的介绍:打消患者"截肢即残废"的顾虑。

（3）镇静:手术前应用镇静催眠药,术中应用安全有效的麻醉,术后 2～3 天应用止痛疗法,使患者在无痛苦中度过手术期。

（4）激励:用模范榜样的事迹鼓励患者克服自卑感,树立重新生活的信心。

（5）临时假肢的应用:尽早地为截肢患者安装上临时性假肢,早期下地,不仅能防止卧床并发的许多疾病,促进残肢定型,而且有利于正式假肢装配,更重要的是对截肢患者心理康复十分有利。

（6）关怀:让患者家属、同事和社会多给予患者关怀、支持、同情、鼓励。重点采用支持疗法,供给适当的"支持",调整对"挫折"的看法。目前我国各地区残疾人联合会的残疾人之家,各地社区康复机构都经常组织一些残疾人活动。全社会应该尊重、理解、支持和关心残疾人,每个残疾人也应该发扬自强、自立、自信、自尊的精神。

（7）善用各种资源:排除外在困难,鼓励"功能性的"适应,鼓励截肢患者积极参加物理治疗、作业治疗、文体活动,能分散对某些困难问题的过分注意,能改善截肢患者郁闷和焦虑的情绪。

每位截肢者因年龄、性别、性格、职业、家庭、文化程度及社会交往等方面的不同,其心理表现也不同,因此,心理康复要因人而异有针对性地进行。总之,截肢患者的心理治疗绝不只是心理学工作者的事,也是康复小组全体成员、患者亲友和社会的共同责任。

【注】美国心理学家 Shiplep 归纳出针对截肢者的心理康复的八种基本方法:①提供有关信息;②示范;③暴露脱敏法;④行为应付法;⑤家庭支持;⑥认识矫正;⑦分心法;⑧催眠法。

2. 保持残肢正确的姿势和良好体位　防止残肢关节挛缩和畸形。截肢后由于原动肌与拮抗肌的不平衡致使残肢容易关节畸形,对安装假肢造成不良影响,为日后假肢安装和正常的活动带来了一定的麻烦,所以维持良好的姿势是非常重要的。手术后 24 小时以内,为了避免残肢出现水肿现象,可在残肢下方垫枕头来抬高肢体,以促进血液回流。24 小时后则应撤掉枕头,以免造成关节挛缩变形。同时教育患者保持良好残肢体位及姿势。

（1）下肢截肢者不正确的姿势及体位:①小腿截肢患者卧床时,保持膝关节屈曲;②长时间坐位:髋和膝关节保持屈曲;③卧床时残肢下垫枕头,造成髋和膝关节屈曲;④在背下垫枕头,造成脊柱弯曲;⑤长时间卧床保持髋和膝关节屈曲;⑥将残肢放在拐杖的手柄上,造成髋和膝关节屈曲;⑦两腿间夹枕头造成髋和膝关节外展;⑧大腿截肢患者,保持髋关节屈曲、外展等（图 2-1-10）。

（2）下肢截肢者正确的体位和姿势:为了预防关节屈曲、变形而延迟假肢装配时间,应在假肢装配前维持正确体位和姿势（图 2-1-11）。

3. 促进残肢定型

1）弹性绷带包扎　这种方法简便有效。伤口拆线后在不穿假肢的前提下,立即进行弹性绷带包扎,目的是预防或减少残肢肿胀及过多的脂肪组织,尽量使残肢状态稳定,加速残肢定型,为装配假肢创造有利条件。当然还有专用的弹力袜套,有极强的收缩能力,目前国内市场主要有两个品种:一种是通用的弹力尼龙残肢袜套,这种袜套弹力差,不吸汗,效果不如弹力绷带;另一种是棉纱包绕橡皮筋所组成的弹力袜套,其效果较好,但价格较贵。

（1）不正确的包扎方法:环状缠绕类似止血带的作用,容易引起残肢血液循环障碍,甚至坏死;同时还容易把肿胀的残肢缠绕成葫芦形,而不是倒锥形（图 2-1-12）。

（2）小腿残肢弹性绷带的包扎方法:如图 2-1-13 所示。

（3）大腿残肢弹性绷带包扎方法:如图 2-1-14 所示。

【注意事项】①弹性绷带的尺寸:小腿和上肢残肢采用 10 cm 宽、大腿残肢采用 15 cm 宽的弹性绷带,长度为 2～5 m。②缠绕顺序:先由上至下,再由下至上,先顺沿残肢长轴方向包绕 2～3

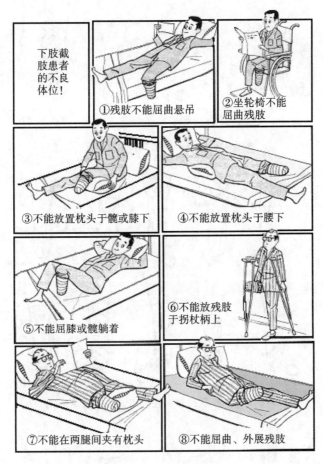

图 2-1-10　下肢截肢者不正确的姿势及体位示意图

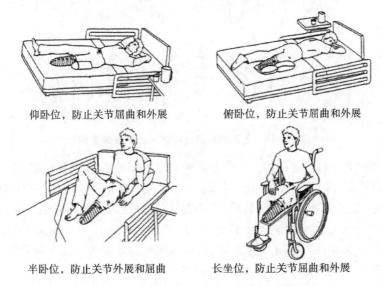

仰卧位，防止关节屈曲和外展　　　　俯卧位，防止关节屈曲和外展

半卧位，防止关节外展和屈曲　　　　长坐位，防止关节屈曲和外展

图 2-1-11　下肢截肢者正确的体位及姿势示意图

次，然后再尽可能使绷带呈"8字形"来回缠绕直至残肢皮肤完全覆盖，绷带在稳固加压的情况下完全覆盖住残肢至少需两层。避免顺一个方向环绕残肢末端，这样容易导致瘢痕处产生皱褶。③缠绕力度：先紧后松，越往残肢末端部缠得越紧，以能耐受为佳，不可环行缠绕绷带，容易引起血液循环障碍。④缠绕部位：为了防止绷带脱落，跨关节缠绕，如对于大腿截肢的残肢，应缠绕至

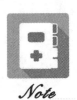

21

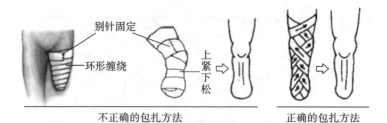

图 2-1-12　不正确的包扎方法示意图

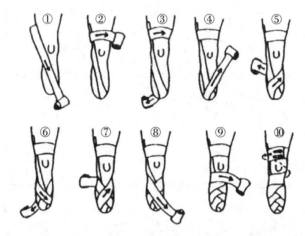

图 2-1-13　小腿残肢弹性绷带包扎方法示意图

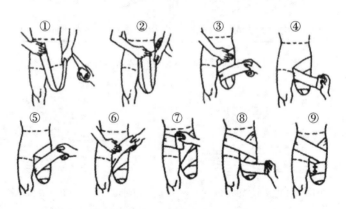

图 2-1-14　大腿残肢弹性绷带包扎方法示意图

骨盆部；小腿截肢的中、短、长度残肢，需缠绕至膝上部。⑤缠绕时间和频率：全日包扎（除洗澡时、按摩残肢时或锻炼时），甚至夜间也不可除去，但每天应换缠 4～5 次。缠绕绷带处不应产生疼痛，如感觉疼痛，应移动绷带或重新缠绕，当绷带滑脱、打褶时需重新缠绕。弹性绷带使用应持续半年或直到残肢稳定至适合装置假肢的形状。⑥末端固定：绷带末端成斜形，用胶布或尼龙搭扣固定于残端，不要使用别针，防止扎伤患者，同时也不牢固。⑦弹性绷带的保养：当弹性绷带使用超过 48 小时即应进行清洗，手洗弹性绷带，使用中性肥皂及温水，并用清水彻底清洗，不要用力拧绷带，而是用手挤干摊平于阴凉处晾干，避免直接的热辐射及阳光曝晒，不要放置于干燥器中，不要悬挂晾干，以免损坏其弹性。

　　2）石膏绷带包扎　手术后，如果截肢者没有条件及时装配临时假肢，残肢要用石膏绷带包扎。硬石膏绷带包扎是截肢手术后在手术台上用石膏绷带作为主要材料缠绕在已用敷料包扎好的残肢上，一般方法是用"U"形石膏固定。它可以有效地预防血肿和减少肿胀，促进静脉回流，固定肢体，确保肢体体位正确，对施以肌肉固定术和肌肉成形术者将有利于肌肉组织愈合，使残肢尽早定型,为尽早安装正式假肢创造条件。小腿截肢的"U"形石膏应该在残肢的前后方,石膏夹板超过膝关节,将膝关节固定在伸直位;大腿截肢的"U"形石膏应该是在残肢的内外侧,外侧石膏夹板应该加厚并且超过髋关节,保持髋关节伸直、股骨置于 15° 的内收位,避免髋关节发生屈曲外展挛缩畸形。硬石膏绷带包扎的时间与截肢手术的方法有关,没有应用残端肌肉固定和肌肉成形的残肢一般应包扎 2 周到伤口拆线为止;应用残端肌肉固定和肌肉成形的残肢一般应用硬石膏绷带包扎 3 周,以使肌肉达到愈合;小腿截肢进行胫腓骨远端骨成形的残肢一般应用硬石膏绷带包扎 5～6 周,以确保骨愈合。经验证明这种方法提高了截肢者的康复效果,因为此方法比较简单,是目前被普遍推广、应用的好方法(图 2-1-15)。

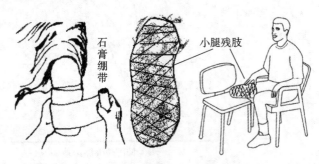

图 2-1-15　石膏绷带包扎示意图

3) 穿戴硅胶或弹性残肢套　对没有感染、运动协调性较好的患者截肢手术后,开始的 5～7 天中先使用弹性绷带,然后穿戴硅胶或弹性残肢套,对残肢进行压缩。这种方法可以减轻残肢疼痛和水肿程度,促使残肢体积稳定,还可以缩短住院时间。残肢穿戴上硅胶或弹性残肢套后,有一定弹力的残肢套被拉伸会产生一种回弹力,可以起到保护缝合伤口部位的作用。硅胶或弹性残肢套的厚度越到近端部位就越薄,压力也是越到近端部位就越小。所产生的远端压力可以预防残肢水肿。通过穿戴硅胶或弹性残肢套所得到的对残肢表面的压力,不会因不同的操作者或反复穿戴造成较大的差别。穿戴硅胶残肢套时应注意从残肢远端滚动式向上穿戴到残肢近端,穿戴弹性残肢套时要在残肢末端拧上几圈后再上拉(图 2-1-16)。

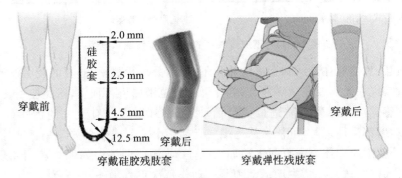

图 2-1-16　穿戴硅胶或弹性残肢套示意图

穿戴硅胶或弹性残肢套的时间呈阶段性延长:第一天使用时,上午穿戴 1 小时,下午穿戴 1 小时;第二天时,上午穿戴 2 小时,下午穿戴 2 小时;这样根据使用天数,顺延增加使用时间,最长使用时间为上午 4 小时,下午 4 小时,合计不超过 8 小时,不穿戴硅胶或弹性残肢套时可以使用弹性绷带。

4) 其他方法　伤口愈合后,残肢表面要保持清洁。同时为了使残肢血液循环正常,每天要进行 20～30 分钟的温水浴疗法。对于截肢者而言,游泳疗法不仅对残肢而且对调整全身状态都有明显效果。在残肢皮肤与皮下组织或者骨发生粘连时,应当对残肢进行按摩,其他情况下原则上不需要按摩,当残肢有疼痛或者有感染时禁忌按摩。对残肢皮肤的粘连,有时也可以使用超声波疗法,对幻肢痛和残肢痛有时可以使用低频电疗法。

4. 功能训练　主要包括残肢肌力和耐力的训练、残肢关节活动度、健肢功能训练、躯干功能训练及轮椅的转移训练等。

（1）残肢关节活动度训练：所有截肢者应该尽量保持各关节的正常活动范围,截肢术后应尽早对残肢关节进行关节活动度的训练。关节活动度训练的目的是运用多种康复训练的方法增加或维持关节活动范围,提高肢体运动能力。对残肢关节进行被动、主动和牵张运动,可保持残肢关节的活动范围,避免关节发生挛缩畸形,以满足穿戴假肢所需的良好的残肢条件（图 2-1-17）。

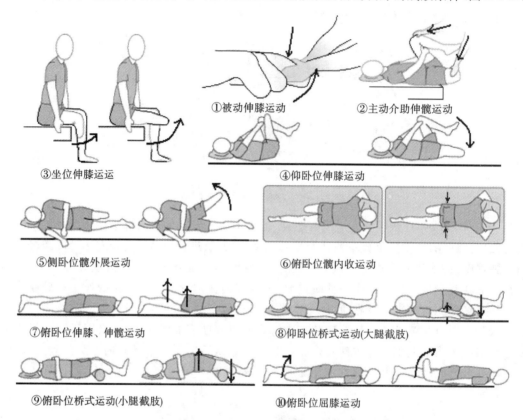

①被动伸膝运动　②主动介助伸髋运动
③坐位伸膝运运　④仰卧位伸膝运动
⑤侧卧位髋外展运动　⑥俯卧位髋内收运动
⑦俯卧位伸膝、伸髋运动　⑧仰卧位桥式运动(大腿截肢)
⑨俯卧位桥式运动(小腿截肢)　⑩俯卧位屈膝运动

图 2-1-17　下肢残肢关节活动范围训练示意图

【注意事项】①患者应在舒适和正确的体位下进行,并尽量放松,必要时脱去妨碍运动治疗的衣物或固定物;②应在无痛或轻微疼痛、患者能忍受的范围内进行训练,避免使用暴力,以免发生组织损伤;③有感觉功能障碍者需进行关节活动度训练时,应在有经验的治疗师指导下进行;④数个关节活动度都需训练时,可依次从远端向近端逐个关节或数个关节一起进行训练;⑤运动强度及关节活动范围应随体力恢复而逐渐加大;⑥关节活动训练中如配合药物和理疗等镇痛或热疗措施,可增加疗效;⑦被动、主动运动须每一动作每次重复 10～30 遍,2～3 次/天,牵张运动须牵张后维持 10 秒,放松 5 秒为一个动作单位,每一动作每次重复 5～10 遍,2～3 次/天。

（2）残肢肌力和耐力训练：训练残肢肌力和耐力对于日后熟练控制假肢尤为重要。增强残肢肌力和耐力训练在术后第 1 天即可在床上开始。肌力和耐力训练都以抗阻训练为主,不过肌力训练的抗阻重量大,训练次数少,耐力训练刚好相反,它抗阻重量小,训练次数多,一般训练时,多以两者并行,不过是以肌力训练为主,耐力训练为辅。对小腿截肢者而言,残肢有屈曲和外展的趋势,应该训练伸膝肌和伸髋肌,同时屈膝肌的耐力对于步行也是必需的;对大腿截肢者而言,残肢有屈曲、外展和外旋的趋势,应该训练伸髋肌、髋外展肌和髋内旋肌,尤其是髋关节的伸肌的训练很重要,这块臀肌部最大的肌肉在穿戴假肢时往后伸的力越大,当足跟着地时,假肢的膝关节就越稳,越不容易打软腿而跌倒（图 2-1-18）。

Note

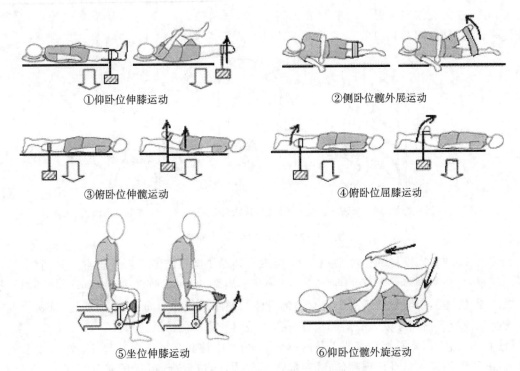

①仰卧位伸膝运动　　　　　②侧卧位髋外展运动

③俯卧位伸髋运动　　　　　④俯卧位屈膝运动

⑤坐位伸膝运动　　　　　⑥仰卧位髋外旋运动

图 2-1-18　下肢残肢肌力和耐力训练示意图

【注意事项】①在石膏固定或弹性绷带固定下，取正确肢位进行残肢肌肉的等长收缩运动；②大腿截肢者与小腿截肢者，分别做臀大肌和股四头肌的最大收缩，上肢前臂截肢患者做肱三头肌的最大收缩；③指示患者全力或接近全力收缩肌肉，保持 5～10 秒，然后放松 5 秒为一个动作单位，每个动作每次重复 10～20 遍，2～4 次/天；④训练以臀大肌、臀中肌、股四头肌和肱三头肌为主；⑤训练中以患者主观感觉很轻松、无疼痛为宜；⑥若中途伤口疼痛或感觉疲劳可暂停训练，以后运动强度适当减小；⑦若患者出现以下情况之一则不可进行抗阻训练：肌肉或关节炎或肿胀、关节不稳定、24 小时后仍感关节肌肉痛、2 期以上高血压或其他心血管并发症等。

知识链接

　　肌力与耐力训练：肌力是肌肉收缩的能力，而肌肉耐力是肌肉进行持续收缩和反复收缩的能力。前者是像举重运动员那样在短时间内把肌肉力量爆发出来，后者是像跑马拉松那样训练肌肉长时间用力。根据训练的目的不同，训练的方法也不同，当训练的目的为增加肌力时，应加大负荷量（负荷大于最大负荷的 80% 以上），加快运动速度及缩短训练时间（时间最多不得超过 15 分钟），而以增强耐力为目的时，则负荷量应相对减少（负荷介于最大负荷的 50%～80% 之间），重复次数应增加，训练时间应延长（时间最少不得少于 15 分钟）。

　　（3）健肢功能训练：其目的是维持平衡和代偿能力。如下肢截肢后不及时接受站立平衡训练，会导致截肢者患侧骨盆下垂，脊柱侧弯，若这一变形稳定下来的话，会妨碍截肢者穿戴假肢的步行和步行能力。具体如下：①站立位的膝关节屈伸运动：对于蹲起及上下台阶的稳定性及转换姿势等都十分有用的一种训练。训练目标是至少能连续屈伸膝关节 10～15 次。②健腿跳跃训练：对于一侧下肢截肢的患者，日常生活中经常会遇到单腿跳的动作。增强健侧腿的肌力，获得健侧支撑的平衡感和稳定性，对于穿戴假肢步行是很重要的。训练中，为避免单调枯燥，若以排球、乒乓球、跳绳等运动方式结合进行，则收效更好。③镜前站立训练：主要着眼于矫正姿势、保

Note

持平衡,并以在无支撑的情况下能平衡站立 10 分钟,平衡被破坏(如治疗师有意的推动)后能迅速恢复平衡为目标(图 2-1-19)。

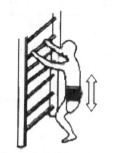
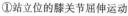
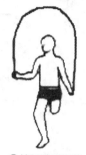

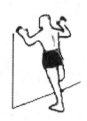

①站立位的膝关节屈伸运动　　②健腿跳跃训练　　③镜前站立训练

图 2-1-19　健肢功能训练示意图

有关研究表明,以同样的速度平地行走,穿戴假肢的小腿截肢者一般比正常人多消耗 10%～40%的能量,大腿截肢者一般多消耗 65%～100%的能量,双侧截肢者多消耗 110%的能量。对这样大的能量消耗,要求截肢者有强健有力的身体和健康的体魄。而且,单腿站立、跳跃等训练,对于维持身体的平衡和穿戴截肢后的步行平衡也是十分重要的。

【注意事项】①训练必须在专业人员的指导下进行;②注意强度适中,安全有效,循序渐进,动作准确到位,由局部到全身再到整体;③一般术后 2 周,伤口愈合,运动量要有所加大,以患者主观感觉稍费力较为适宜;④体弱长久卧床者,特别要加强呼吸运动,实施呼吸肌的收缩锻炼,以防止可能发生的并发症。

(4)躯干功能训练:某些年长的患者或长期卧床的患者,其躯干肌肌力减退十分明显,为了获得佩戴假肢步行的耐力和保持良好的步态,增强躯干肌肌力的训练十分重要。躯干功能的训练主要以躯干肌力训练为主,并辅以躯干旋转及骨盆上提等动作(图 2-1-20)。

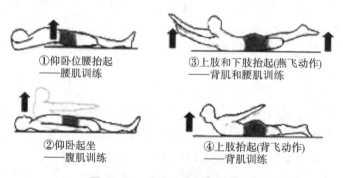

①仰卧位腰抬起　　　　　　　③上肢和下肢抬起(燕飞动作)
——腰肌训练　　　　　　　　——背肌和腰肌训练

②仰卧起坐　　　　　　　　　④上肢抬起(背飞动作)
——腹肌训练　　　　　　　　——背肌训练

图 2-1-20　躯干功能训练示意图

(5)转移训练:包括坐位时由患侧至床的转移、由健侧至床的转移及使用助行器步行训练等(图 2-1-21)。

①由患侧至床的转移:将轮椅与床调整成约 45°的角,在患侧的轮椅扶手和床之间放置一个滑板,滑板插入患侧的臀下,患者双手扶住轮椅扶手撑起身体坐在滑板上,移动身体重心转移到床上。反之亦然。

②由健侧至床的转移:将轮椅与床调整成约 45°的角,患侧的手扶住靠床一侧的轮椅扶手,健肢一侧的手扶住床,转动身体至床上。反之亦然。

③使用助行器步行训练:使用助行器如拐杖,一般采用摆至步或摆过步;使用助行架,一般是先助行架,再健肢跟上。

5. 临时假肢的应用　下肢截肢一般在伤口 14 天拆线后就可以安装临时假肢,充气式临时

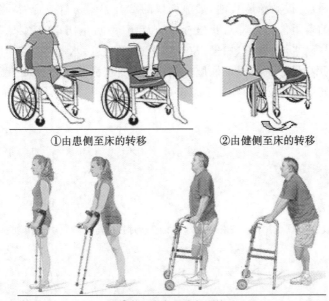

①由患侧至床的转移　　②由健侧至床的转移

③使用助行器步行训练

图 2-1-21　转移训练示意图

假肢在手术后 24 小时即可以佩戴,即装临时假肢直接在手术台上就已完成,正式假肢的安装是在术后 3～6 个月;上肢截肢残肢肿胀消失后即可安装正式假肢,不需等 3 个月后;但对于恶性骨肿瘤截肢患者,应在刀口愈合后半年至 1 年,肿瘤无转移时再装配假肢。也就是说在截肢的前 3 个月装配的假肢一般为临时假肢。临时假肢可以实现"五减一促":①减轻残肢肿胀;②减轻残肢痛和幻肢痛;③减轻患者心理障碍;④减少并发症;⑤减少残肢定型时间;⑥促进残肢功能改善和截肢患者早日康复(图 2-1-22)。

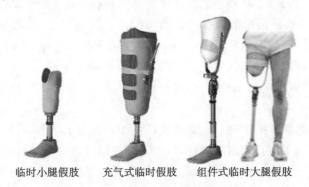

临时小腿假肢　　充气式临时假肢　　组件式临时大腿假肢

图 2-1-22　临时下肢假肢示意图

　　6. 残肢的日常护理　　截肢后,为了促使残肢消除肿胀,早日定型,使截肢后的各种并发症得以治疗,残存关节的活动范围得以增加,肌肉得以强化,以满足装配假肢所需的良好的残肢条件,及时对残肢进行护理和训练是非常必要的。这也是截肢患者康复治疗中必不可少的一个环节。对于穿戴下肢假肢的截肢患者而言,被紧紧包在假肢接受腔内的残肢,由于随时受到压力和摩擦,再加上温度、湿度的变化,尤其是承重部位,如坐骨结节、髌韧带以及内收肌肌腱部等处的皮肤等特别容易发生异常,且当接受腔的适配不良时更易发生。残肢一旦受到损伤,便会严重影响假肢的穿戴,因此,截肢患者一定要注意残肢的日常护理。残肢护理的常识如下。①按摩残肢:每日数次轻柔按摩残肢,这将有助于减轻残肢的敏感性而增加残肢的耐压性。②拍打残肢末端:起到脱敏和减轻幻肢痛的作用。③酒精棉球擦拭伤口及周围皮肤:防止残肢皮肤溃疡和炎症等。④干毛巾擦拭伤口:起到按摩和脱敏效果,注意避免使劲摩擦刺激皮肤。⑤伤口愈合前按摩伤

Note

口:促进残肢的血液循环,提高新陈代谢,加速伤口的愈合。⑥伤口愈合后,将伤口的瘢痕组织推离负重面:提高残肢的负重能力。⑦自我检查残肢及伤口:防止伤口的感染、溃疡不良现象等,当发现残肢皮肤发生湿疹、水泡、囊肿、白癣、皮炎以及残端变色、水肿等异常时,应及时对症治疗,以防感染。⑧残肢定型:只要是不佩戴假肢的情况下,残肢都需用弹性绷带包扎,并保持良好的体位和姿势,以防止残肢变形、水肿和关节挛缩(图 2-1-23)。

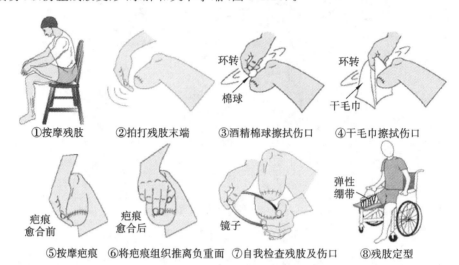

①按摩残肢 ②拍打残肢末端 ③酒精棉球擦拭伤口 ④干毛巾擦拭伤口

⑤按摩疤痕 ⑥将疤痕组织推离负重面 ⑦自我检查残肢及伤口 ⑧残肢定型

图 2-1-23 残肢的日常护理示意图

(三) 上肢截肢者的康复

上肢截肢患者在假肢装配前康复训练与下肢假肢截肢患者基本相同。只是下肢的主要功能是站立、行走等粗大运动,而上肢的主要功能是抓、握、捏、捻、掐等精细运动,因此其主要区别在于两者的功能训练略有区别,上肢截肢患者的康复训练具有一定的特点,具体如下。

1. 上肢截肢患者在假肢装配前训练的目的　①使残肢肌肉发达,增加肌力,以获得足够的力量来操纵、控制假肢。肌肉发达后,还可增加残肢在接受腔内的压力,增加假肢的稳定。②扩大上肢关节的活动范围,以取得操纵索控式假肢所需要的牵引位移。③防止和矫正截肢后肢体不平衡和肌力分布不均所引起的不良姿态,如脊柱侧弯等。④增大肌电信号源强度,促进截肢患者的残肢肌电传送。

2. 上肢残肢弹性绷带包扎方法　上臂残肢弹性绷带的包扎方法基本与大腿残肢弹性绷带的包扎方法要领相同,为了防止绷带的脱落,应该将弹性绷带缠绕在对侧的腋下。前臂残肢弹性绷带的包扎方法基本与小腿残肢弹性绷带的包扎方法要领相同,为了使肘关节的活动不受限制,应该将肘关节暴露在外面(图 2-1-24)。

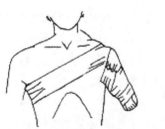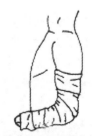

上臂残肢弹性绷带的包扎　　前臂残肢弹性绷带的包扎

图 2-1-24 上肢残肢弹性绷带包扎方法示意图

3. 功能训练　对上肢截肢者而言,残肢主要有屈曲趋势,应该训练残肢的伸肌,同时还要对健肢进行力量训练,对于使用和装配索控式上肢假肢的患者要重点训练背阔肌和胸大肌。上肢

Note

截肢手术后的功能训练特点具体如下(图 2-1-25 和图 2-1-26)。

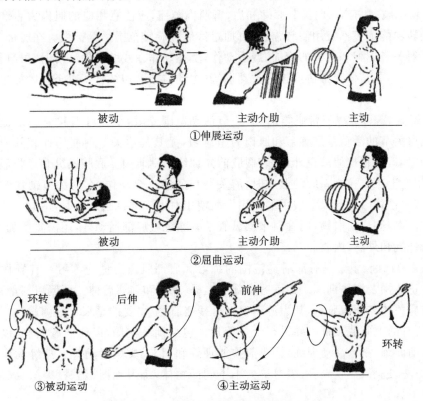

图 2-1-25　上肢残肢关节活动范围训练示意图

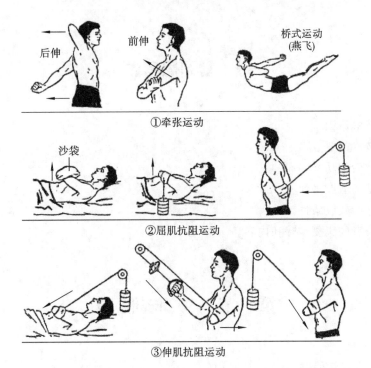

图 2-1-26　上肢残肢肌力和耐力训练示意图

　　(1)手部截肢:手指功能精细、灵巧而复杂,是人区别于其他动物的主要特征之一。一旦手部截肢(尤其是拇指),应尽可能进行再植术。但断指或截指再植固定后,常导致肌肉萎缩、挛缩,关节僵硬,严重影响功能。针对性的肌肉力量锻炼包括主动和抗阻力对指、对掌、抓握和手指分

Note

合;活动范围练习在肌肉力量练习之后进行,包括被动活动、关节功能牵引等。

（2）前臂截肢:常有肩、肘关节挛缩和肩、臂肌肉萎缩,应注意相应的肌肉力量和活动范围练习。前臂旋转功能损害不宜用假肢弥补,可通过锻炼使旋转范围尽量扩大。在肩部、上臂训练的基础上增加肘关节屈伸和前臂的旋前、旋后动作,上述动作在残肢条件许可时,可自行练习;如果残肢条件不许可,应请体疗师协助进行被动训练（主动与被动相结合）,直至患者能进行主动训练为止。

（3）上臂截肢:可造成肩带肌萎缩,肩关节活动范围受限,小儿可引起姿势改变及发育不对称。应强调肩关节的活动范围练习和肌肉力量练习,尤其是肩关节前屈后伸和耸肩等动作。拟用肌电手的患者,应根据假肢设计,在装假肢前先训练个别肌肉。假肢操纵和穿戴假肢的类别有关,如在使用肘上二维控制系统的假肢时,肩关节前屈的这个动作,在肘关节锁住时起屈肘的作用,在肘关节未锁住时则起操纵假手的作用。而使用肘上三维控制系统时,用肩关节前屈起屈肘作用,肩关节后伸则启闭肘锁,用耸肩来操纵假手。除练习肩部运动外,还需要增加上臂的前屈、后伸,内旋、外旋和外展、内收。

（4）肩关节离断:主要是肩部活动范围的练习和肩部肌肉力量的练习。有脊柱侧弯倾向者应早期做矫正体操及姿势训练。如练习肩部的上提、下沉和前屈后伸。两侧肩部都需要进行,这是因为安装肩关节离断假肢后,其力源不仅来自残侧肩,更主要的是来自健侧肩。

此外,所有的上肢截肢都需要进行专业治疗。包括训练健侧,以代偿截肢侧,以及戴假肢的日常生活活动训练、家务活动训练、就业前技能训练和园艺、文娱活动等。训练动作由简单到复杂,如练习盥洗、进餐、穿脱衣服,练习持大小不同的物体,练习画图、刺绣、编织、缝纫及使用刀、剪、刨、钳等工具。

（肖晓鸿）

复习思考题

1. 截肢的定义。
2. 简述截肢的原因。
3. 简述截肢术的要点。
4. 简述截肢后的功能障碍。
5. 简述常见的截肢平面。
6. 简述良好的残肢条件。
7. 简述截肢者的康复步骤和内容。

第二节　下　肢　假　肢

一、下肢假肢的概述

（一）下肢假肢的定义

假肢（prosthesis）是用工程技术的手段和方法,为截肢者或肢体不全者弥补肢体残损和代偿其功能而设计、制造和装配的人工假体,又称"义肢"。有关假肢制造、装配、临床应用的系统知识被称为假肢学。从事假肢装配工作的技术人员被称为假肢师。假肢分为下肢假肢和下肢假肢。

下肢假肢(lower extremity prosthesis)：为了弥补截肢患者下肢的缺损、代偿其失去的下肢的部分功能而设计、制作和装配的人体假体。

人体下肢主要功能是站立、行走、奔腾、跳跃。安装下肢假肢的目的在于使截肢患者尽可能地恢复失去的正常外形，重建已失去的站立与行走等功能。下肢假肢能代偿人体下肢的主要功能，特别是小腿假肢，经过一定的康复训练，可达到以假乱真的效果，通常可以与常人步态基本无异。因此，对于下肢截肢患者来而言，装配下肢假肢是必不可少的。

(二) 下肢假肢的基本要求

对下肢假肢的基本要求是安全、稳定、省力、步行节律正常，达到在穿戴假肢行走时，支撑阶段稳定，摆动阶段自然。具体如下。

1. 较好的功能　能支撑人体站稳、步行、坐、转身、上下楼梯等。

2. 舒适方便　有良好的承担体重的功能，戴时不应产生不适感，残肢应无压痛，穿脱假肢方便、卫生，易于清洗。

3. 仿真的人工关节　有类似正常关节功能的人工关节及正确的假肢承重力线，以保证截肢患者步行时稳定，步态近于正常。

4. 合适的长度　一般以与健肢等长为原则。若假脚踝关节无主动背屈动作，提腿时足尖易碰地，故大腿假肢可比健侧短 1 cm 左右。

5. 经久耐用　假肢零部件的工作寿命长，减少材料和工艺造成的早期失效和偶然失效，安全系数大。

6. 重量适中　小腿假肢小于 2.5 kg，大腿假肢小于 3.5 kg，但同时要避免假肢过轻产生的飘浮感。

(三) 下肢假肢的分类

1. 按结构分类 (图 2-2-1)

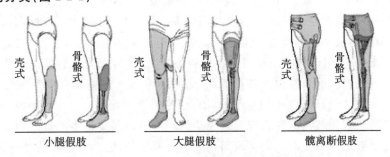

图 2-2-1　壳式与骨骼式下肢假肢示意图

(1) **壳式假肢**　亦称外骨骼假肢(exoskeletal prosthesis)，它是用外壳来承重和传导力量，外壳的形状是根据人体的形状制作的，使用的材料一般为木材、铝合金、塑料板材或合成树脂等。传统假肢一般采用的是壳式假肢结构，现代假肢也有时采用壳式假肢结构。

(2) **骨骼式假肢**　亦称内骨骼假肢(endoskeletal prosthesis)，它里面是由连接管、连接件、关节等作为假肢的中心轴来承重和传导力量，外面是装饰性的泡沫，这种结构与人体的骨骼结构类似，因此称为骨骼式假肢。骨骼式假肢可以容易地实现组件式、系列化、批量化的生产与加工，也便于组装与维修，是现代假肢的主流结构。其优点：①可任意选择符合患者要求的各种假肢零部件，从而达到最佳的使用效果；②可以在假肢安装好之后，或根据患者的实际情况进行对线与调整；③可以实现假肢的标准化与批量化；④可以大大延长假肢的使用寿命，便于维修与制作；⑤可以使假肢更加人性化、科学化。其缺点：①零部件价格偏高，容易造成以次充好；②外面的装

Note

饰性的泡沫容易破损。

2. 按功能分类（图 2-2-2）

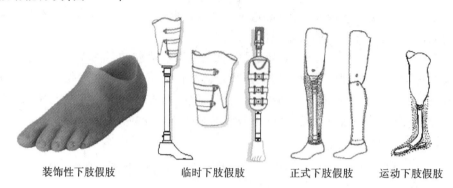

装饰性下肢假肢　　　　临时下肢假肢　　　　正式下肢假肢　　　运动下肢假肢

图 2-2-2　下肢假肢按功能分类示意图

（1）装饰性下肢假肢：如为足趾截肢患者制作假足趾，尽管它是属于装饰性下肢假肢，但还是有一定的功能。

（2）临时下肢假肢：术后早期安装的下肢假肢，它是用临时接受腔和其他基本假肢部件组装的简易式假肢。临时假肢主要用于截肢术后早期安装，其接受腔是临时的，而假肢零部件还可以作为后来的正式假肢的零部件使用。一般用于残肢功能训练、促使残肢尽早定型或检查假肢的对线情况及功能。在残肢逐步达到定型的过程中，有时需更换一个或一个以上的接受腔。临时假肢的优点在于它不仅可以加快残肢伤口的愈合，促进残肢的定型，而且可以减少残肢的肿胀，减轻残肢痛和幻肢痛，减少患者因长期卧床而产生的并发症，同时还可以减轻患者的心理障碍，提高患者康复的自信心，加快患者康复出院的进程。

临时下肢假肢有如下几种。①术后即装临时假肢：截肢者在截肢手术结束后马上安装的假肢即为术后即装临时假肢。②充气式临时假肢：它是由一个固定的框架和一个可以充气的袋子组成，下面连接假肢零部件，将充气袋子套住残肢，放在框架内，然后开始充气，这样残肢就可以固定在这个临时假肢上。一般充气式临时假肢是在截肢 24 小时后开始使用。③组件式临时假肢：它一般由塑料板材或树脂做成的接受腔与假肢零部件组装而成，塑料板材可以是低温塑料板材，也可以是高温塑料板材。其装配一般是在截肢 14 天后，即患者的残肢伤口拆线后进行。

（3）正式假肢：为长期正常使用而制作的定型假肢，也称为永久性假肢。安装永久性假肢的条件是经过包括安装临时假肢在内的各种截肢术后处理，残肢已基本定型后安装的假肢。一般截肢患者的残肢要在 3 个月以后才基本定型，因此，这时需要制作一个能够主要从事日常生活、工作和其他需要的正式假肢。这种假肢安装完毕后一般不再需要过多的修改和调整。除材料选用、制作工艺、接受腔适合以及对线调整均需达到一定要求外，还具有较好的外观。

（4）特殊用途下肢假肢：用于特殊目的的下肢假肢，如运动假肢、沐浴假肢、游泳假肢、滑雪假肢、登山假肢等。

3. 按截肢部位分类　从骨盆以下趾关节以上的任何部位截肢所装配的假肢，都称为下肢假肢。下肢的主要功能是站立、步行、跑、跳。目前大多数下肢假肢还仅能弥补下肢缺陷，完成支持和行走。下肢假肢的基本结构是由假足、关节、接受腔和悬吊装置等组成（图 2-2-3）。

（1）髋离断假肢：它包括三个方面的截肢：①半骨盆截肢；②髋关节离断；③大腿截肢：大腿短残肢，残肢长度小于 30%。

（2）大腿假肢：大腿截肢，大腿中残肢，残肢长度为 30%～85%。

（3）膝离断假肢：它包括三个方面的截肢：①大腿截肢：大腿长残肢，残肢长度大于 85%；②膝关节离断；③小腿截肢：小腿短残肢，残肢长度小于 30%。

（4）小腿假肢：小腿截肢，小腿中残肢，残肢长度为 30%～80%。

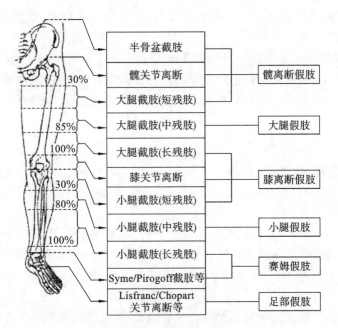

图 2-2-3　下肢假肢按截肢部位分类示意图

（5）赛姆（Syme）假肢：它包括四个方面的截肢：①Syme 截肢；②Pirogoff 截肢；③踝关节离断；④小腿截肢：小腿长残肢，残肢长度大于 80%。

（6）足部假肢：它包括两个方面的假肢：①假半脚：Lisfranc 关节离断、Boyd 截肢、Chopart 关节离断等；②假足趾：足趾的截肢。

4. 按材料分类

（1）按接受腔材料分类：理想的接受腔材料应该是比重小、坚固耐用、容易加工成型、不易变形、散热好、透气性好、对皮肤没有刺激性、物美价廉，但目前还没有这样十全十美的材料可供选择，我们只能根据具体情况有所取舍。按接受腔材料进行假肢分类如下。①合成树脂假肢：其接受腔材料一般采用的是丙烯酸树脂、不饱和聚酯树脂等。合成树脂接受腔一般采用抽真空成型制作工艺，其特点为，能够制作出符合人体生物力学的全接触式接受腔，其接受腔经久耐用、不易变形、支撑效果好，但透气性较差，制作工艺较复杂，加工制作有一定的毒性，需要有一定的劳动保护。它可以采用玻璃纤维、碳纤维作为增强材料。②塑料板材假肢：利用聚乙烯（PE）和聚丙烯（PP）板材，采用抽真空成型制作工艺制作的接受腔假肢。其特点是比重小，强度好、易加工成型、易保养维修，加工制作对人体没有危害，对皮肤没有刺激。但在抽真空成型时易出现板材回弹情况，对模型的干燥程度要求较高，因此，可能出现接受腔与原模型之间有所偏差，它还存在散热和透气性较差，易老化变质等问题。③皮假肢：接受腔采用皮革制作而成。其特点是弹性好、柔软舒服、保暖透气。但其加工制作难以保证其精度，易吸汗变形、防水性差、易腐蚀发霉、重量较重、支撑性较差、制作成本较高等。④木假肢：接受腔采用木材制作而成。其特点是具有对皮肤没有刺激、皮肤感觉良好、透气性好、吸汗性能好、重量较轻、易于雕刻等优点，但也有防水防潮性差、怕虫蛀等缺点。⑤铝假肢：接受腔采用铝合金制作而成。其特点是加工制作工艺简单、重量轻，但透气性差、强度差、易变形等。

（2）按假肢主要零部件材料分类：①合金钢假肢：假肢主要零部件采用合金钢材料制作而成，如大腿假肢的连接管、膝关节、连接盘为合金钢时，此大腿假肢称作合金钢大腿假肢。②不锈钢假肢：假肢主要零部件采用不锈钢材料制作而成，如小腿假肢的组件采用不锈钢材料时，此小腿假肢称作不锈钢小腿假肢。③钛合金假肢：假肢主要零部件采用钛合金材料制作而成，如膝离断假肢的组件采用钛合金材料时，此膝离断假肢称作钛合金膝离断假肢。④塑料假肢：假肢主要零部件采用塑料材料制作而成,如大腿假肢的连接件、膝关节为塑料时,此大腿假肢称作塑料大腿假肢。

5. 按假肢制作技术水平分类 ①传统假肢:采用一般金属材料(钢铝合金)、木材、皮革等传统材料与技术制作的各种假肢,其接受腔多为开放式的,假肢较笨重,但比较经久耐用,价格也较便宜。②现代假肢:采用现代材料,如塑料、合成树脂、碳纤维、硅橡胶等制作的各种假肢接受腔,其接受腔一般具有密封、全面接触、全面承重、功能好、外观漂亮、重量轻等特点,但其价格较昂贵。

二、下肢假肢的种类和特点

(一)足部假肢

足部假肢(foot prosthesis)包括假足趾与假半脚,主要用于因创伤、疾病造成足部不同部位截肢的患者,包括大踇趾、部分或全部足趾截肢、跖部截肢(Sharp 截肢)、跖跗关节离断(Lisfranc 关节离断)、中跗关节离断(Chopartr 关节离断)和中跗骨截肢(Boyd 截肢)等患者的假肢。

1. 假足趾 一种装饰性足趾套,适用于部分或全部足趾截肢患者,尤其是大踇趾截肢患者。假足趾一般可以采用硅橡胶或聚氯乙烯树脂模塑成型,还可以用皮革缝制而成制作的假足趾套,套在残足上进行装饰性补缺。失去足趾的截肢患者,如果足底不疼痛,一般戴上假足趾都能穿用普通鞋步行(图 2-2-4)。

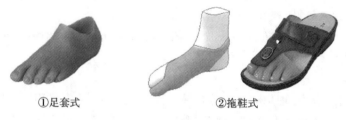

①足套式　　②拖鞋式

图 2-2-4　假足趾示意图

2. 假半脚 用于跖部截肢、跖跗关节离断(Lisfranc 关节离断)、中跗关节离断(Chopartr 关节离断)和中跗骨截肢(Boyd 截肢)等截肢患者的假肢。其形式多种多样(图 2-2-5),一般有以下的形式。

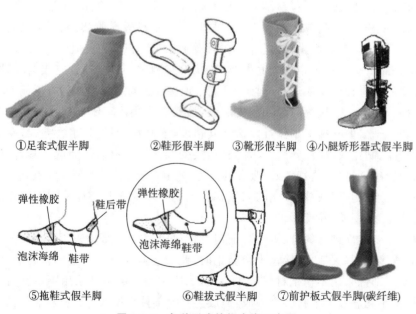

①足套式假半脚　②鞋形假半脚　③靴形假半脚　④小腿矫形器式假半脚

⑤拖鞋式假半脚　⑥鞋拔式假半脚　⑦前护板式假半脚(碳纤维)

图 2-2-5　各种形式的假半脚示意图

（1）足套式假半脚：适用于跖部截肢或跗跖关节离断的患者，其作用主要是补缺。传统假半脚是按照石膏型用皮革制作残足接受腔，再与带底革垫的橡胶足端部和海绵（代偿跗跖关节）等材料黏合而成，在后面或侧面开口，用尼龙搭扣或带子固定。现代假半脚多采用聚氨酯树脂或聚氯乙烯树脂模塑制作，不仅重量轻，易清洁，而且外形好，更便于配穿各种鞋。

（2）鞋形假半脚：外形和鞋一样，有时还附带小腿部分的套筒，以增加力量的传递效果和稳固性。适用于跖部截肢、跗跖关节离断。

（3）靴形假半脚：又称鞋式假半脚，是与矫形鞋配合使用的部分足假脚。多用于跖部截肢、跗跖关节离断，伴有足底疼痛或足部畸形的患者，也可根据患者（特别是穿惯皮靴的患者）的要求专门定做。它与普通补缺矫形鞋的不同之处在于，这种鞋要有跗跖关节的代偿功能，而且当穿用这种鞋步行中难以后蹬时，可在鞋底加装船形底（摇掌）或跖骨条。

（4）小腿矫形器式假半脚：是与小腿矫形器或假肢结合起来的产品，多用于足部截肢后残肢末端承重功能差和伴有足部畸形的截肢患者。如跖跗关节离断、中跗关节离断的截肢。这种截肢易产生马蹄内翻足畸形，残肢的承重功能不好（残肢踩地疼、皮肤易破）。

（5）拖鞋式假半脚：适用于跖部截肢、跗跖关节离断，外形似拖鞋，踝关节动作自由，穿戴方便，但强度不够，只适合较小范围的行走。

（6）鞋拔式假半脚：外形像鞋拔，前足部采用聚氨酯或橡胶制的假半脚，整体多采用热塑板材制作而成。它的特点是重量较轻，易于清洗，而且防止跖跗关节截肢或离断所造成的尖足趋势。

（7）前护板式假半脚：其外形像足球运动员的小腿前护板，一般采用热塑板材成型或树脂成型。它的特点是坚固耐用，而且还可以利用地面的反作用力，为患者跟着地时提供伸膝的稳定性和趾离地时提供加速度。

（二）赛姆假肢

赛姆（Syme）假肢的最高位置在膝关节以下，其残肢末端和残肢表面一般有良好的承重功能，锤状残肢有利于假肢的悬吊，它由假脚和小腿部分的接受腔（外接受腔和内衬套）组成（图 2-2-6）。

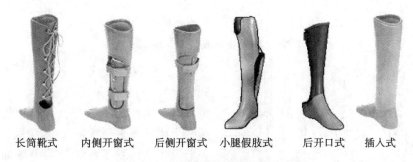

| 长筒靴式 | 内侧开窗式 | 后侧开窗式 | 小腿假肢式 | 后开口式 | 插入式 |

图 2-2-6　各种形式的赛姆假肢示意图

（1）长筒靴式的赛姆假肢：接受腔采用皮革、塑料或金属板制成，并连接橡胶足，外壳用皮革装饰，用鞋带固定，它属于传统的赛姆假肢。

（2）内侧开窗式赛姆假肢：也称为美国式的赛姆假肢，内侧开窗，接受腔分为内外两层，内层一般是 PE 泡沫板材制作的内衬套，外层为树脂真空成型的硬接受腔。

（3）后侧开窗式赛姆假肢：也称为加拿大式的赛姆假肢，后侧开窗，接受腔分为内外两层，内层一般是 PE 泡沫板材制作的内衬套，外层为树脂真空成型的硬接受腔。

（4）小腿假肢式赛姆假肢：其外形和小腿假肢类似，但没有要求像小腿假肢一样需要股骨内外髁悬吊，在踝关节上面后侧的接受腔壁用软树脂成型，带有弹性，使假肢的外形有所改观，保持接受腔为整体，并且为了便于穿戴，在后侧开口，并用弹簧或弹性带固定。

Note

35

（5）后开口式赛姆假肢：用树脂真空成型的接受腔与假脚相连而成，其后侧开口，后侧上端用尼龙搭扣固定。

（6）插入式赛姆假肢：接受腔分为内外两层，内层一般是 PE 泡沫板材制作的内衬套，外层为树脂真空成型的硬接受腔。为了便于穿戴，在制作内衬套时，在残肢细小的部位用泡沫板材加厚，将内衬套打磨制成圆锥状，然后再进行硬接受腔的制作，并在制作完成的内衬套加厚的前后左右部分划开四道口子。这样便于穿戴，且其接受腔强度较高，但踝足上部显得过于肥大，外观不美。

（三）小腿假肢

小腿假肢（below knee prosthesis）用于胫骨和腓骨截肢的假肢，适用于从膝关节间隙下 8 cm 至踝关节上 5 cm 范围内的截肢患者。理想小腿假肢的小腿残肢长为 12～15 cm。小腿假肢通常由假脚、踝关节、小腿部分、接受腔及悬吊装置组成。按照假肢接受腔的形式和结构特点，小腿假肢可以分为传统小腿假肢和现代小腿假肢两大类型（图 2-2-7）。

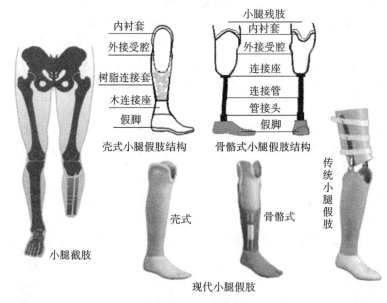

图 2-2-7　小腿假肢结构示意图

1. 传统小腿假肢　传统小腿假肢采用插入式接受腔，假肢为壳式结构，带有金属膝关节铰链和皮革制作的大腿皮上靿。股骨髁周围和大腿皮上靿是其主要承重部位，两侧的金属铰链膝关节及支条增强了患者膝关节侧向稳定性。根据接受腔材料不同，传统小腿假肢可分为铝小腿假肢、皮小腿假肢、木小腿假肢等。其优点如下。①大腿皮上靿悬吊与负重，对残肢要求不高，假肢的适用范围较广，如残肢瘢痕多、软组织过分

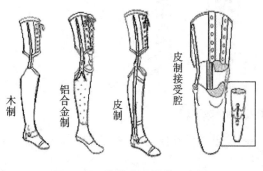

图 2-2-8　传统小腿假肢示意图

萎缩、残端粗大等患者都适宜。②接受腔采用皮革和木材，保温性较好，适宜气温较寒冷的地区的患者使用。木小腿假肢透气性好，不易变形，便于清洗。③金属膝关节铰链和大腿皮上靿具有悬吊假肢、稳定关节、承担部分体重的作用。④经久耐用，易于维修，价格便宜。其缺点如下。①笨重，穿戴不方便，且膝关节铰链易磨损衣裤。②用皮革制作的接受腔，易变形，不易清洁，不利于残肢均匀承重。③大腿皮上靿影响残肢的血液循环使大腿肌肉萎缩（图 2-2-8）。

2. 现代小腿假肢　按照其发展顺序和小腿假肢接受腔的结构分类如下。

（1）PTB(patellar tendon bearing)小腿假肢：髌韧带承重式小腿假肢，也称为髌上环带式小腿假肢。其接受腔是封闭式的，悬吊装置为髌上环带，残肢承重主要依靠髌韧带、胫骨嵴两侧、腘窝和小腿后方的软组织。PTB假肢接受腔有两层，外层是用热固性树脂与增强纤维织套，通过石膏阳型真空成型而成，内层由聚乙烯泡沫板材制作而成内衬套，与残肢形状十分吻合。由于接触面积大，改善了承重功能，增加了患者支配假肢的能力和稳定性。这种假肢的出现和发展是近代假肢制作的重要成就，是现代小腿假肢的启蒙，它与传统小腿假肢的区别是取消了膝关节铰链和大腿皮上靿，完全由残肢自身承重，靠髌上环带悬吊。比较适用于小腿中残肢的患者。其优点如下：①PTB小腿假肢相对传统小腿假肢而言，重量减轻、穿戴方便；②减轻了大腿血液循环障碍而造成大腿肌肉萎缩。其缺点如下：①髌上环带加重了膝过伸，不适用于膝关节过伸的患者；②髌上环带对膝关节的稳定性差，不适用于膝关节有异常活动的患者（图2-2-9）。

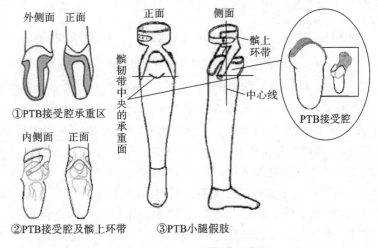

图 2-2-9　PTB 小腿假肢示意图

（2）PTES(prosthese tibiale emboitage supracondylie)小腿假肢：也称为包髌式小腿假肢或PTS小腿假肢。其接受腔是封闭式的，前壁延伸到髌骨上缘，包裹住髌骨，接受腔两侧亦延伸到股骨内外髁上缘，包容了髌骨和股骨内外髁，于膝关节屈曲位穿假肢，主要依靠髌骨上缘悬吊假肢，因此，它是完全的自身悬吊，残肢的承重和PTB小腿假肢一样。其优点如下：①悬吊性能好，不仅适合于中残肢患者，而且还可用于小腿残肢过短的患者；②包膝式结构有利于保护膝关节，加强膝关节的稳定性和可防止膝过伸；③穿戴较PTB小腿假肢方便。其缺点如下：①屈膝90°时，接受腔前缘支起裤子，影响外观；②从屈膝到伸膝或从坐到站立，易夹裤子，引起尴尬（图2-2-10）。

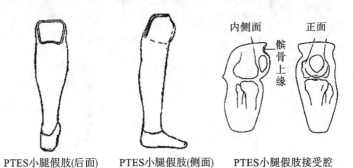

图 2-2-10　PTES 小腿假肢示意图

（3）KBM(kondylen bettung munster)小腿假肢：也称为插楔式小腿假肢，最先应用于德国明斯特矫外科医院。其特点是接受腔内，外侧缘高至股骨内，外髁上方，内上壁有一可拆卸的楔形块,扣住内髁,悬吊假肢。这种小腿假肢只是采用了与 PTES 不同的悬吊方式,它主要依赖于股骨内外髁的楔子进行悬吊。其优点为:穿着外观好于 PTES 小腿假肢。其缺点如下:①由于 KBM 小腿假肢的包容面较 PTES 小腿假肢少,只适用于小腿中残肢或残肢长于膝关节间隙下 11 cm 的截肢患者;②楔子携带和保管不方便,易遗失(图 2-2-11)。

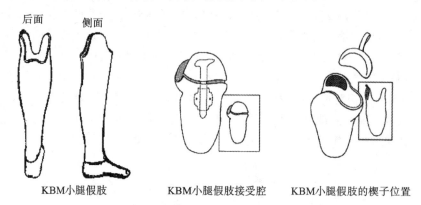

图 2-2-11 KBM 小腿假肢示意图

（4）TSB(total surface bearing)全接触式小腿假肢:也称为全面承重式小腿假肢。TSB 全接触式小腿假肢的主要特点是在专门的承重取型架上残肢承重状态下取型,封闭式残肢接受腔与残肢全面接触、全面承重。另外,全面承重型小腿假肢还采用硅橡胶作为内衬套,这样增加了内外接受腔之间附着力,从而悬吊效果更好。这样不但扩大了承重面积而且可以预防由于残肢末端不接触、不承重、负压而造成的残肢末端的红肿及炎症。另外全面承重型小腿假肢也增加了悬吊假肢的力量。TSB 全接触式小腿假肢接受腔的两侧面适当向上延伸,依靠股骨内外髁进行悬吊,能适用于各部位小腿截肢的患者。其优点如下:①由于残肢的承重面积增大,压强减小,因此,穿着舒适;②残肢有触地的感觉,消除了残肢末端由于负压而造成的红肿与炎症。其缺点如下:要求高,即对残肢要求高、对制作工艺要求高、对制作水平要求高、对材料性能要求高(图 2-2-12)。

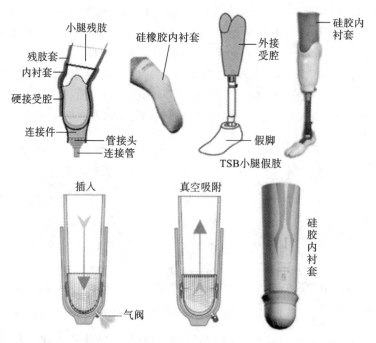

图 2-2-12 TSB 全接触式小腿假肢示意图

(5) PTK(prosthese fibiale kegel)小腿假肢：PTK 小腿假肢又称髁上悬吊式小腿假肢，它是在 TSB 全接触式小腿假肢的基础上发展起来的，它综合了 PTES 小腿假肢和 KBM 小腿假肢的特点并进行改良而成，依靠股骨内外髁进行悬吊，并在接受腔取石膏模型时，要用专门的压块紧紧地压住股骨内髁。PTK 外接受腔的形式类似于 KBM 小腿假肢，前壁向上延伸到髌骨上缘，但在髌骨处开槽；两侧壁向上延伸到股骨内髁且具有一定弹性，在股骨内上髁上缘有一向内凸起楔状突起，起悬吊作用；接受腔的内衬套似 PTES 小腿假肢，做成整体包膝式。其优点如下：这种小腿假肢承重合理，悬吊力强，活塞作用小，穿脱方便，能适用于各部位小腿截肢（包括残肢过短）的患者。其缺点如下：要求较高，即对残肢要求较高，对制作工艺要求较高，对制作水平要求较高，对材料性能要求较高（图 2-2-13）。

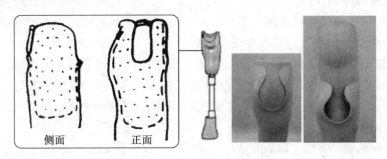

侧面　　　正面

图 2-2-13　PTK 小腿假肢示意图

（四）膝离断假肢

膝离断假肢(prosthesis for knee-disarticulation)用于膝关节离断的假肢，也适用于大腿残肢过长（距膝间隙上 8 cm 以内或大腿残肢长度大于 85%）和小腿残肢过短（距膝间隙下 5 cm 以内和小腿残肢长度小于 30%）的截肢患者。该假肢是由假脚、踝关节、小腿部分、膝铰链或膝关节、接受腔组成。传统膝离断假肢接受腔由皮革制作，前面开口系带子，膝关节为侧方膝关节铰链，该假肢悬吊性能良好，但外观不美，笨重。现代膝离断假肢按结构分为壳式和骨骼式膝离断假肢两种。壳式的一般采用木材制作接受腔，膝关节采用横轴式膝关节铰链。骨骼式的一般采用两层接受腔、全接触式结构，膝关节采用四连杆机构，并具有自身悬吊功能。现代膝离断假肢的主要特点如下：肢末端承重，与大腿假肢相比，残肢末端承重比坐骨结节承重更符合人体的生理特点；髋部肌肉较完整，有较长的杠杆臂，残肢支配假肢的作用好；残肢长，装配一般假肢膝关节比较困难，需采用多连杆（如四连杆）机构的膝关节（图 2-2-14）。

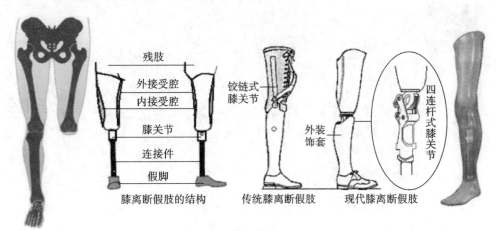

残肢
外接受腔
内接受腔
膝关节
连接件
假脚

膝离断假肢的结构

铰链式膝关节
外装饰套

传统膝离断假肢

四连杆式膝关节

现代膝离断假肢

图 2-2-14　膝离断假肢示意图

（五）大腿假肢

大腿假肢（above knee prosthesis）用于大腿截肢的假肢,适用于从坐骨结节下 10 cm 至膝关节间隙上 8 cm 范围内的截肢患者。大腿假肢由假脚、踝关节、小腿部分、膝关节、接受腔、悬吊装置等几部分组成。由于大腿假肢的结构比较复杂,可采用不同的接受腔和膝、踝等关节零部件,故假肢的品种较多。由于丧失了正常膝关节,大腿截肢后功能丧失较多,但装配上合适的假肢后,经过系统的使用训练,完全能以较好的步态步行。如果装配高性能的假肢,不但能骑自行车,而且能跑步和参加适当的体育运动。

1. 按整体结构类型分类

（1）传统大腿假肢:采用外壳式结构,接受腔为开放性插入式,需用肩吊带和腰带进行悬吊。根据接受腔的材料,传统式大腿假肢主要有铝大腿假肢、皮大腿假肢和木大腿假肢。目前国内多用铝大腿假肢。铝大腿假肢的残肢内接受腔用皮革制作,接受腔是开放的和插入式的结构,假肢的大腿部分、小腿部分都是用薄铝板制成;膝、踝关节为单轴关节,膝关节分带锁、不带锁两种;假脚多用橡胶制成,依靠腰带、肩吊带或髋部金属铰链进行假肢悬吊。这种假肢适用于各种残肢长度的大腿截肢患者,价格便宜。缺点是重量较重,难以做到良好的坐骨承重,而且易造成腹股沟、会阴处的磨损（图 2-2-15）。

（2）现代大腿假肢:现代大腿假肢既可以是壳式大腿假肢也可以是骨骼式大腿假肢,它们一般是组件化的大腿假肢,接受腔为封闭全接触式结构。①骨骼式组件化大腿假肢:组件式假肢普遍采用骨骼式结构,即标准组件化的关节、连接件、连接管呈内骨骼状,外加装饰泡沫海绵和针织袜套,外形更加逼真。随着膝关节等组件的不断向多功能、高强度和轻量化的改进,假肢的性能也大有提高。②壳式组件化大腿假肢:壳式组件化大腿假肢是在 20 世纪 80 年代以后发展起来的,初期多为壳式大腿假肢,膝关节采用块状结构。这种假肢采用树脂复合材料抽真空成型接受腔,全面接触,重点部位承重;膝、踝、足及其连接件采用标准件,便于组装、调整和维修。接受腔的口型按生理解剖要求制作,承重合理;接受腔下端装有排气阀,利用接受腔与残肢间的负压悬吊假肢（又称为吸着式大腿假肢）,不用腰带等悬吊装置,穿脱方便。对于残肢状况太差或患者穿不惯吸着式接受腔的情况,也可做成不完全接触（尤其是残肢末端）的接受腔,再加以肩吊带和腰带进行悬吊（图 2-2-15）。

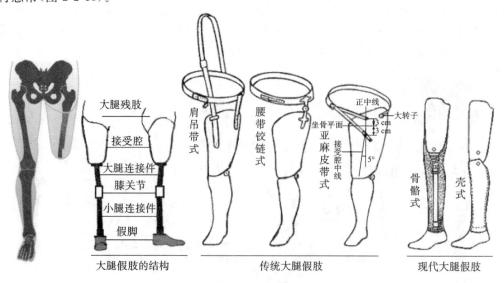

图 2-2-15 大腿假肢示意图

2. 按接受腔的形式分类

（1）插入式接受腔大腿假肢:其接受腔是开放插入式的,并配有肩吊带和腰带通过髋铰链进行假肢悬吊。传统大腿假肢一般都是这种结构,它悬吊性能好,对残肢要求不高,并且适合于残肢过短、软组织过少、不能使用全接触吸附式的大腿假肢的患者,但它往往不能保证坐骨承重,常用加橡胶圈的方法减轻耻骨联合部位的压迫,但仍然常引起该处皮肤损伤。

(2) 四边形全接触式接受腔(total contact quadrilateral socket)大腿假肢:又称坐骨承重式大腿假肢。由于它的接受腔内外(ML)径大,前后(AP)径小,所以又称为横向椭圆形接受腔大腿假肢。它是一种早期较为常规的吸附全接触式大腿假肢,采用全面接触的四边形接受腔,坐骨结节承重,坐骨承重点在接受腔后上缘坐骨平台处。一般在接受腔的内外下侧装有排气孔和气阀,利用接受腔与残肢间的负压悬吊假肢。由于前后径小,在其前壁相当于股三角部位适当压力可以保证坐骨结节落在后壁上缘的坐骨平台上。由于接受腔有四个凹陷而不会引起内收长肌、股直肌、臀大肌、腘绳肌过分压迫和限制肌肉的收缩。由于这种大腿假肢采用了封闭和全面与残肢接触的接受腔技术,一方面可以保证坐骨承重,另一方面又可起到良好的悬吊作用,适用于中等体型的患者,因此,应用较为广泛(图 2-2-16)。

(3) ISNY(icelandic swedish-new york socket)接受腔大腿假肢:ISNY 接受腔又称框架式软接受腔,形状上采用四边形全接触接受腔技术,只是接受腔结构分内、外两层。内接受腔为透明柔软聚乙烯(PE)制成,外层接受腔为碳纤维复合材料制成的承重框架。这种大腿假肢由于内接受腔柔软、富有弹性,同时不妨碍某些肌肉运动,也符合支撑体重传递力的要求,患者穿着较舒适、轻便,适用于运动型患者(图 2-2-16)。

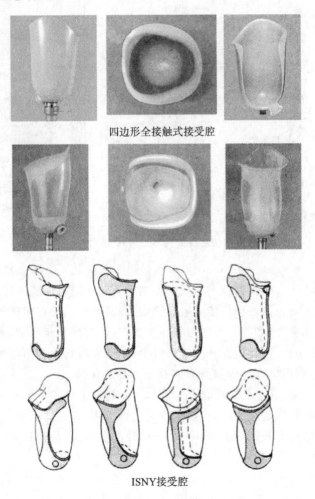

四边形全接触式接受腔

ISNY接受腔

图 2-2-16　四边形全接触式接受腔和 ISNY 接受腔示意图

Note

（4）CAT/CAM(contoured adducted trochanter/controlled alignment method)接受腔大腿假肢：其接受腔称为坐骨包容式接受腔，由于它的接受腔内外径小，前后径大，所以又称为纵向椭圆形接受腔。20 世纪 70 年代已发现四边形接受腔的缺点，如当承重时由于残肢外展的力量使坐骨承重点位置外移；当屈髋位，足跟着地时坐骨又不能坐在坐骨平台承重。为此美国 J. Sabolich 提出内外径小而前后径大，坐骨内侧面与大粗隆下部同时承重的接受腔，并命名为CAT/CAM 接受腔。CAT/CAM 接受腔与常规的四边形大腿接受腔即横向扁方形接受腔在形状和取型方法上都有很大区别。它是通过股骨内收和适当压迫残肢软组织并将其包容在接受腔内，增加了软组织（臀肌）和股骨的承重分量。这样既可以保证瘦弱型患者的坐骨充分坐在接受腔内而不至于难受，又可以保证软组织较多的患者的松软的软组织能够充分地包容在接受腔内而不至于被挤到外面，因此，CAT/CAM 接受腔大腿假肢适用于体型较瘦弱和软组织较多如肥胖型患者（图 2-2-17）。

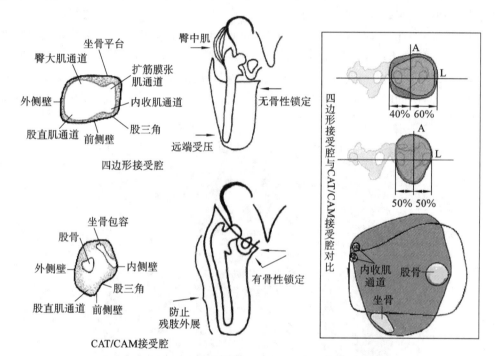

图 2-2-17　四边形接受腔与 CAT/CAM 接受腔示意图

（5）IRC(ischial ram containment socket)接受腔大腿假肢：又称为坐骨支包容式接受腔大腿假肢，它是采用 CAT/CAM 口型技术与软框架结构相结合组合而成的接受腔大腿假肢。它对制作工艺和制作水平要求较高。IRC 接受腔大腿假肢的特点：①没有明显的坐骨平台，接受腔从内侧和后侧包容和支撑坐骨；②接受腔的内外径相当窄，而前后径相当宽，成纵向椭圆形，股三角处的血管、神经避免了受压；③接受腔外侧缘高过大转子，使股骨保持内收位，增加了接受腔的横向稳定性；④接受腔除利用坐骨包容和外侧大转子下部支撑外，还主要利用软组织和股骨承重，使力分布于整个残肢表面；⑤接受腔受到合力的作用点趋近于髋关节中心，使之更接近于自然生理状态。所以这种接受腔穿戴更为舒适，比较容易控制假肢，适用于运动型的任何患者，尤其适合老年和因血液循环障碍而截肢的患者。但由于此种接受腔包容面积过大，虽然稳定性较好，但灵活性较差，限制了患者髋关节的运动（图 2-2-18）。

（6）马洛解剖式接受腔（Marlo anatomical socket，MAS），它是由墨西哥一位名叫 Marlo Ortiz 的假肢制作师于 1999 年发明。这种接受腔实际上是坐骨包容式（ischial containment，IC）接受腔的一种改进型，它根据人体解剖学结构进行精确定位，接受腔的横截面呈多边形，前内侧

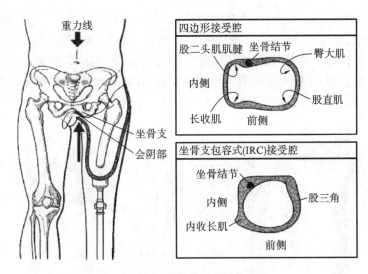

图 2-2-18 髋关节及相关接受腔

向后推压,同时适度放松接受腔的后壁,加高外壁且向内作较大的挤压倾斜,紧紧抱住大转子,从而使整个残肢"固定"在接受腔内。其特点如下。改善步态:不产生外展步态。完美的装饰效果:后壁较低,接受腔与肢体间无缝隙。活动范围较大:其后壁低于坐骨水平面,使大腿活动范围不受限制,患者可以做高抬腿和盘腿动作(图 2-2-19)。

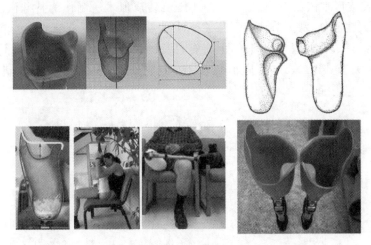

图 2-2-19 马洛(Marlo)解剖式接受腔示意图

(六)髋离断假肢

髋离断假肢适用于半骨盆截肢,髋关节离断和大腿残肢过短的截肢患者(坐骨结节下 5 cm 以内或大腿残肢长度小于 30%)。世界各地当前使用的髋离断假肢基本上属于同一类型,即加拿大髋离断假肢,按结构不同分类,髋离断假肢主要有壳式和骨骼式的两种。主要由骨盆接受腔、髋关节、膝关节、踝和假脚构成。接受腔用皮革或增强塑料制成,包容着全部截肢端。半骨盆切除者的接受腔上缘向上延至胸廓之下部,辅助承重。髋关节有带锁、不带锁之分。前一种多用于年老体弱者,支撑稳定而步态较差。

(1)壳式髋离断假肢:一种典型的外壳结构髋部假肢,采用合成树脂抽真空工艺制作接受腔,其特点如下:①接受腔的前下方装有髋关节铰链;②在接受腔底部装有髋伸展辅助弹性带,一直延伸到膝部,并有限制屈髋的作用;③膝关节采用壳式结构组合件。

(2)骨骼式髋离断假肢:假肢整体为内骨骼式结构,接受腔采用硬、软树脂复合材料制作;髋关节采用带伸展辅助装置的组件式髋关节,膝关节也为高稳定性的组件式膝关节。其特点如下:

①接受腔的形式为加拿大式,但改用硬、软两种树脂复合材料制作(承重部分由硬树脂制作,腰带部分由软树脂制作),承重作用好,并且容易穿脱;②髋关节、膝关节采用标准组件式结构,便于对线调整,且具有良好的稳定性;③髋关节固定在接受腔的前面,当患者坐位时可达最大的屈曲状态,且能避免骨盆的倾斜;④髋关节带有伸展辅助装置,并可对髋关节的运动范围加以限制;⑤外面包覆柔软的装饰套,外形美观(图 2-2-20)。

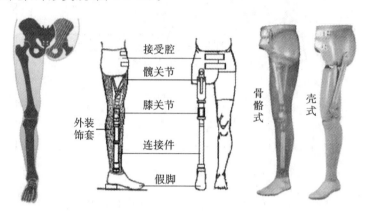

图 2-2-20 髋离断假肢示意图

(七) 特殊下肢假肢

(1) 小腿旋转成形术假肢:主要是指专门小腿旋转成形术所制作的特殊假肢。由于该手术将小腿部分代替大腿部分,踝关节代替了膝关节,因此,尽管是大腿截肢或髋关节离断,但它的残肢结构非常特殊:第一,看似膝关节离断,但它有自身的关节,只不过这种关节不是膝关节,而是旋转了 180°的踝关节;第二,说它是小腿假肢,但它又不是小腿假肢的制作与取型方法(图 2-2-21)。

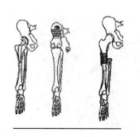

小腿旋转成形术　　小腿旋转成形术后的残肢　　小腿旋转成形术的假肢

图 2-2-21 小腿旋转成形术假肢示意图

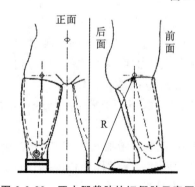

图 2-2-22 双大腿截肢的短假肢示意图

(2) 双大腿截肢短假肢:专门为双大腿截肢患者设计和制作的特殊假肢。对双大腿截肢患者而言,用普通的假肢早期很难进行行走与康复训练,为了使此类患者尽早行走,并进行康复训练,必须降低身体的重心,增加患者站立与行走的稳定性,并使患者平稳、安全和自由行走,为此,需制作一种特殊的下肢假肢。这种双下肢以髋关节为圆心,以到地面的距离为半径制作一个类似反向摇掌底的靴形接受腔。此种假肢结构简单,但非常实用。此类假肢可以作为家用假肢与早期训练用假肢(图 2-2-22)。

Note

三、下肢假肢处方

假肢处方是指参与假肢制作的人员在对患者进行残肢诊断后,对患者所需假肢的品种及结构等作出的书面处理意见。假肢处方的目的在于让患者得到满意的适合自己需要的假肢。假肢处方涉及很多方面,其重点是确定假肢产品,包括假肢的类型、结构、材料、控制、主要功能、使用训练等方面内容。

制定假肢处方需要对患者进行全面科学的康复评定,是截肢者安装假肢实现全面康复的第一步,要在了解截肢者需求的基础上,根据截肢者的条件选择适合截肢者的假肢产品,这需要康复小组成员的共同参与来完成。

(一) 下肢截肢者的功能检查

1. 患者基本资料　患者基本资料记录了患者的一些基本信息。性别、年龄、地址、截肢侧和截肢时间、截肢原因,以前安装假肢的时间和穿戴假肢的类型,在假肢的穿戴中出现的问题。从这些基本资料中可以获得患者对假肢的认知程度。第一次穿戴假肢的患者和曾经穿戴过假肢的患者从心理上、假肢的使用技巧上、对假肢的认知程度上都有很大的不同。如果是第二次穿戴假肢的患者,对现有假肢的类型和穿戴过程中出现的问题需要格外注意。一些"老"患者已经对现有的假肢类型比较熟悉。尽管假肢类型已经落后,但是贸然给患者更换新的假肢类型可能并不能获得患者的认可。有些假肢穿戴问题在新的设计中可以进行修改,有些则无法修改或者需要经过一个较长的时间进行修改。

2. 患者全身状态　患者全身状态是假肢处方中容易忽略的问题。假肢是一种人体功能的替代品。功能发挥的高低需要患者进行控制。站立和坐位的平衡、运动协调性、上肢肌力、躯干肌力、视力以及其他可能的障碍等都可能对患者使用假肢造成困难。在设计假肢时需要考虑到这些因素。

3. 截肢者居住、生活、工作环境　患者的假肢装配和患者的居住、生活、工作环境有密切关系。现代的组件式假肢零配件种类很多,每种零配件都有它的使用范围。如果你超出了它的使用范围,轻者缩短假肢的使用寿命,严重的可能在使用中会对患者的残肢造成严重的损伤。

4. 残肢功能检查　从安装假肢的角度,残肢的检查是重中之重。残肢的检查和评估内容如下。①残肢外形:残肢形状以圆柱形为佳。②关节活动度:关节活动受限直接影响假肢的代偿功能。③残肢畸形:如膝上截肢伴有髋关节的屈曲外展畸形,膝下截肢伴有膝关节屈曲畸形等。④皮肤情况:皮肤条件的好与坏直接影响假肢的佩戴,如皮肤瘢痕、溃疡、窦道、游离植皮,以及残肢皮肤松弛、臃肿、皱褶等都影响假肢的穿戴。⑤残肢长度:残肢长度不同,承重和控制假肢的杠杆功能差异很大,且安装假肢的种类也不同。残肢长度一般分为短、中、长三种。残肢长度对假肢种类选择、残肢对假肢的控制能力、对假肢的悬吊能力、稳定性、步态、代偿功能和行走过程中的能量消耗等都有直接的影响。⑥肌力:肌肉力量强弱对假肢佩戴和功能发挥十分重要。如前臂截肢的残存肌肉的多少和产生的肌电信号的强弱,是判断能否佩戴肌电假手的重要依据。对于下肢截肢者,肌力不良会导致佩戴假肢后出现异常步态或不安全。⑦残肢血运:可利用超声多普勒或红外热像仪等进行检查。假肢装配不应阻碍残肢的血液循环。⑧皮肤感觉:如果残肢皮肤感觉不良,穿戴假肢后皮肤很容易发生破溃、溃疡,且很难治愈。⑨残肢痛与幻肢痛:残肢疼痛的程度各有不同。引起残肢痛的原因也多种多样。在进行残肢痛的检查时,一定要认真和详细地了解疼痛的程度,疼痛发生的时间,什么诱因可以造成或加重疼痛,确定引起残肢痛的原因。如残肢端骨凸出或骨刺,残肢端皮肤紧张,残肢端血液循环不良,神经瘤等都是造成残肢痛的原因。幻肢痛也是比较常见的。尤其是在截肢前就存在有肢体严重疼痛的患者,如肢体的恶性肿瘤,血栓闭塞性脉管炎,截肢后患者可能仍然感觉到原有肢体的疼痛。它们都会影响假肢的装配技术和使用效果。检查与评估应该使用统一的量表进行(表 2-2-1)。

Note

表 2-2-1　下肢截肢者临床检查表

1. 截肢者基本资料

姓名＿＿＿＿＿＿＿＿性别 □男 □女　出生年月＿＿＿年＿月

地址＿＿＿＿＿＿＿＿＿＿＿＿＿＿＿＿＿＿邮编＿＿＿＿＿＿＿＿电话＿＿＿＿＿＿

截肢平面:□部分足截肢 □踝离断 □小腿截肢 □膝关节离断 □大腿截肢 □髋离断 □半骨盆及半体截肢

截肢侧:□左 □右

截肢时间＿＿＿＿＿年＿月 截肢原因:＿＿＿＿＿＿＿＿＿ 第1次安装假肢时间＿＿＿＿年＿月 本次为第＿＿次安装　现穿戴假肢类型＿＿＿＿＿＿＿＿ 穿戴假肢过程中的问题＿＿＿＿＿＿＿＿＿ 其他情况＿＿＿＿＿＿＿

2. 截肢者全身状态

(1) 身高体重:身高＿＿＿＿＿＿＿ cm 体重＿＿＿ kg　(2)站立和坐位平衡:□良好 □较差 □非常不好　(3)运动协调性:□良好 □不好　(4)上肢肌力:□良好 □弱　(5)躯干肌力:□良好 □弱　(6)视力:□良好 □低下　(7)行走欲望:□良好 □不足 □无　(8)影响假肢装配、使用的合并疾病、损伤和非截肢侧下肢运动功能障碍:＿＿＿＿＿＿＿＿＿＿＿＿＿

3. 截肢者居住、生活、工作环境

(1) 居住地面环境:□平坦 □不平坦 □其他＿＿＿＿＿＿＿＿＿　(2)日常生活:□自理 □护理

(3) 职业:＿＿＿＿＿＿＿＿， 业余爱好与活动:＿＿＿＿＿＿＿＿　(4)工作及生活中假肢的主要用途:□坐 □站 □行走 □其他＿＿＿＿＿＿＿　(5)工作及生活中的主要交通:□步行 □自行车 □轮椅 □公共交通　(6)影响假肢装配使用的其他情况:＿＿＿＿＿＿＿＿

4. 残肢检查

(1) 残肢长度类型:□短 □中 □长　残肢形状:□圆柱形 □圆锥形 □球根形

(2) 骨凸出和骨刺:□骨末端有骨刺 □无明显骨突起 □有明显骨突起,部位＿＿＿＿＿＿

(3) 皮肤状况:□瘢痕＿＿＿＿＿＿＿(位置);□骨粘连＿＿＿＿＿＿＿＿＿(位置);□色素沉着＿＿＿＿＿＿＿(位置);□皮肤疾病＿＿＿＿＿＿＿(位置);□未愈合伤口＿＿＿＿＿＿＿(位置)

(4) 皮肤痛觉:□正常□消失□减退□过敏 □其他＿＿＿＿＿＿＿＿

(5) 皮下组织:量:□普通 □少 □过多　硬度:□普通 □软 □硬

(6) 残端承重:□不可接触 □可接触、轻度承重 □中度承重 □良好承重

(7) 残肢水肿:□无 □轻度 □明显

(8) 残端软组织下垂/赘肉:□无 □有,长度＿＿＿cm

(9) 血运:□正常 □差

(10) 疼痛:□自发痛 □运动痛　压痛:□无 □轻度 □明显,部位＿＿＿＿＿＿＿　神经瘤:□无 □可触及 □伴有放射性疼痛　部位＿＿＿＿＿＿＿　幻肢痛:□无 □轻度 □严重

(11) 理疗:□没有,□有　方法:＿＿＿＿＿＿＿＿

(12) 关节活动、畸形与功能障碍:

检查内容	ROM(角度)		肌力(级)		检查内容	ROM(角度)		肌力(级)	
	左	右	左	右		左	右	左	右
髋关节	屈				膝关节	屈			
	伸					伸			
	外展				踝关节	背屈			
	内收					跖屈			
关节畸形与功能障碍说明									

(13) 残肢其他情况:＿＿＿＿＿＿＿＿＿＿＿＿＿＿

5. 患者的心理状态:＿＿＿＿＿＿＿＿＿＿＿＿＿

6. 其他:＿＿＿＿＿＿＿＿＿＿＿＿＿

检查人:＿＿＿＿＿＿＿　检查日期:＿＿＿＿＿＿＿

（二）下肢假肢处方内容

假肢处方可以通过填写处方单的形式来完成,具体如下。

1. 患者资料 患者的基本资料,以及患者装配假肢的支付方。

2. 残肢尺寸 残肢尺寸与假肢的接受腔和悬吊有必然的联系。以小腿假肢来说,短残肢靠股骨髁上悬吊恐怕是不行的,还需要髌骨上方包容悬吊。那么假肢接受腔的类型就由普通的PTK式变成了PTES式或者PTB式。

3. 假肢的安装目的和功能等级 实际上就是指患者希望穿戴假肢达到什么水平或者做什么样的事情。当然这不光需要患者心理上的预期,还需要其自身的身体条件配合。首先确定患者运动功能等级。运动功能等级是客观的评价指标之一。它不以患者、家属、假肢师等人员的主观意志为转移。通过对患者截肢前运动能力的了解,截肢后运动行为的观察,检查患者身体、残肢的状况做出正确的等级划分。现在假肢的功能等级一般分为5级,从0级到4级。这种功能等级最早是由美国医学界提出的。创建这套系统是确保假肢的组件能够被正确地使用。①0级:有或没有辅助器具情况下没有能力或潜力移动,假肢不能安全地行走并提高患者的生活质量。②1级:使用假肢可以行走在较平坦的地面上,但运动范围局限于家里。如果患者有潜力在住宅周围行走,但没有足够的肌力或者能力通过不平路面或者路面上管道和楼梯,其运动能力就接近于1级。③2级:使用假肢可以穿越一定的障碍物(例如楼梯、水管等)以及不平整的路面。运动范围局限于自身所住村镇或社区。④3级:使用假肢可以行走于各种路面,通过作业治疗师的指导或通过简单的练习,利用假肢可以做一些活动性大的运动。⑤4级:完全掌握使用假肢运动的基本技巧,具有较好的运动效果和等级。这种假肢主要是针对运动能力较强的青年人或运动员。确定了患者运动功能等级就像为患者的康复确定了一个大方向。在这个大方向的指引下需要进一步确定假肢的接受腔类型、假肢材料、假肢结构和假肢零配件。

4. 假肢接受腔描述 接受腔(socket)是指假肢上用于容纳残肢与假肢间的作用力、连接残肢与假肢的腔体部件。接受腔是残肢和假肢之间的纽带,主要起支撑体重、悬吊假肢并控制假肢运动的作用,对于假肢的舒适性、安全性及使用效果具有直接影响,因此,假肢接受腔是假肢中最重要的一部分,假肢的质量很大程度上取决于因人而异的接受腔。传统假肢的接受腔是插入式和开放式的,其残肢与接受腔的接触面和承重面都很小,并易产生活塞运动,导致残肢容易磨破和萎缩。现代假肢接受腔在设计上更符合人体解剖学和生物力学原理:小腿假肢采用髌韧带承重,大腿假肢采用坐骨承重,残肢与封闭式的接受腔全接触。因此,残肢承重合理、穿戴舒适、悬吊能力强,减少了活塞运动,提高了假肢的稳定性和支配假肢运动的能力。在接受腔的制作技术上,新型材料应用和接受腔技术的不断推陈出新,提高了接受腔制作的精确性,减轻了重量。总之,一定要重视接受腔的制作与技术,从取型、修形到最后制成接受腔,每一步都认真去做,做一个适合残肢的接受腔是提高接受腔穿戴舒适性的关键。常见接受腔具体如下。

（1）赛姆假肢接受腔:赛姆假肢接受腔的类型有夹板式、后开窗式、侧开窗式、插入式、长筒靴式等(图2-2-23)。

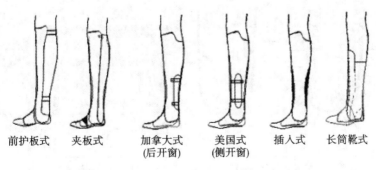

前护板式　夹板式　加拿大式　美国式　插入式　长筒靴式
　　　　　　　　　(后开窗)　(侧开窗)

图2-2-23　几种常见的赛姆假肢接受腔形式示意图

Note

（2）小腿假肢接受腔：小腿假肢接受腔类型分为传统小腿假肢（带大腿皮上鞘和膝关节铰链、侧支条的假肢）、PTB（髌上环带式）、KBM（插楔式）、PTK（股骨髁上悬吊式）、PTES（包髌式）、TSB（全面承重式）小腿假肢。接受腔类型决定了假肢装配技术的选择。接受腔类型受残肢长度、形状、承重能力、关节稳定性等因素影响（图2-2-24）。

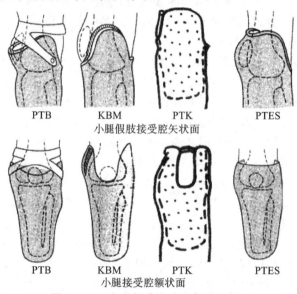

图 2-2-24　小腿假肢接受腔类型示意图

（3）膝离断假肢接受腔：膝离断假肢接受腔有传统膝离断假肢接受腔和现代膝离断假肢接受腔两大类。膝关节离断的残肢可以完全承重，所以接受腔一般不需要坐骨承重，其上缘位置在会阴下2～4 cm，接受腔的上1/4～1/3可以制成软性接受腔，以适应行走与坐下时的肌肉的变化形状，避免引起压痛点。股骨的髁间窝形状一定要精确。尽管膝离断残肢可以全面承重，但其末端较膨大，可以在末端上开窗，还可以在细小的部位用泡沫海绵进行修补成圆锥状，将接受腔制作成插入式的接受腔（图2-2-25）。

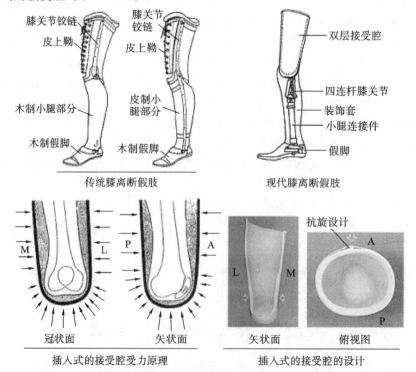

图 2-2-25　传统膝离断假肢接受腔和现代膝离断假肢接受腔示意图

（4）大腿假肢接受腔　大腿假肢接受腔随着假肢技术的发展也出现了很多变化,基本上可分为传统插入式、坐骨承重式（四边形）、框架式（ISNY 接受腔）、坐骨包容式（CAT/CAM）接受腔大腿假肢（图 2-2-26 和表 2-2-2）。

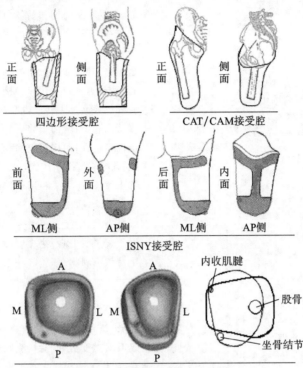

图 2-2-26　大腿假肢接受腔示意图

表 2-2-2　大腿假肢接受腔对比

大腿假肢接受腔	接受腔形式	悬吊装置	特点	适应证
传统插入式接受腔	开放式接受腔,采用木材、皮革、铝合金等制作	腰带或肩吊带悬吊	价格便宜。缺点是重量较重,难以做到良好的坐骨结节承重	适用于各种残肢长度和残肢状况不好的截肢患者
四边形全接触式接受腔	封闭式接受腔,横向椭圆形接受腔,即内外径大于前后径,主要采用塑料、树脂真空成型	自身悬吊:主要是真空负压吸附	使用方便,但当残肢周长减小时会引起假肢脱落,且不适合于软组织过多或过少的患者	适合于中残肢和残肢状况较好的中等体型的截肢患者
ISNY 接受腔	四边形接受腔,内层采用柔性塑料,外层采用增强材料真空成型并制作成框架结构	自身悬吊:主要是真空负压吸附	内接受腔柔软,穿着舒适,不妨碍某些肌肉运动。这种接受腔富有弹性,同时也符合支撑体重传递力的要求,患者穿着较舒适、轻便	适合于爱好运动和活动量大的截肢患者

Note

续表

大腿假肢接受腔	接受腔形式	悬吊装置	特点	适应证
CAT/CAM 接受腔	纵向椭圆形接受腔，即前后径大于内外径，采用塑料、树脂真空成型	自身悬吊：主要是真空负压吸附	①没有明显的坐骨支撑平面，接受腔从内侧和后侧包容和支撑坐骨；②接受腔的内外径相当窄，而前后径相当宽，成纵向椭圆形，股三角处的血管、神经避免了受压；③接受腔外侧缘高过大转子，使股骨保持内收位，增加了接受腔的横向稳定性；④接受腔除利用坐骨包容处和外侧大转子下部支撑外，还主要利用软组织和股骨承重，使力分布于整个残肢表面；⑤接受腔受力点趋近于髋关节中心，使之更接近于自然生理状态	这种接受腔穿戴更为舒适，比较容易控制假肢，尤其适合体型瘦弱和软组织较多或较少的截肢患者以及老年和有循环障碍的截肢患者
IRC 接受腔	纵向椭圆形接受腔，前后径大于内外径，内层采用柔性塑料，外层采用增强材料真空成型并制作成框架结构	自身悬吊：主要是真空负压吸附	CAT/CAM 接受腔技术再加 ISNY 接受腔框架结构，即成 IRC 接受腔，其对接受腔材料、制作工艺和制作水平要求较高	适合于中残肢各种体型和年龄的截肢患者

　　坐骨承重四边形接受腔现在仍然是我国主要的大腿假肢接受腔的形式之一。随着人们生活水平的提高，患者对假肢接受腔穿戴的舒适程度的要求也提高了很多。坐骨包容接受腔的制作技术和要求均高于四边形接受腔。现在国内基本上还是以四边形接受腔为主，坐骨包容接受腔为辅。只有一些技术力量比较强的假肢厂和假肢公司有实力制作合格的坐骨包容接受腔。

　　（5）髋离断假肢接受腔：髋离断假肢的接受腔形状特别要考虑接受腔内的四个受力点或力量传递面，具体如下。坐骨部分：采用坐骨承重取型。患侧的髂嵴：悬吊假肢，接受腔的上缘高出髂嵴 3 cm，圆滑向外凸出，不接触下侧的肋骨，这样有益于身体的外侧运动，不会引起边缘的压力。耻骨面：在摆动期（屈髋），通过骨盆屈曲，借助耻骨，将力量传递到假肢上。健侧的髂嵴：与患侧的髂嵴一样，起悬吊假肢的作用（图 2-2-27）。

　　5. 接受腔材料　接受腔材料决定了假肢接受腔的制造工艺。接受腔材料分为硬性和软性接受腔材料。硬性接受腔有两大类：一类是热塑板材接受腔；另一类是合成树脂接受腔。合成树脂接受腔常用的材料有树脂、碳纤、玻璃纤维等。热塑板材接受腔常用的材料有 PP（聚丙烯）、PE（聚乙烯）。软性接受腔（内衬套）常用的材料有硅胶、EVA 等。随着科学的日新月异，新材料的发展也进入了快速发展时期，越来越多的新材料用在假肢的装配中。树脂和 PP、PE 板材一般用来制作常规的小腿、大腿假肢接受腔，例如 PTB、PTK、四边形接受腔、坐骨包容接受腔。木材、皮革、铝材用来制作传统小腿、大腿假肢。硅胶适合于 TSB 小腿假肢和坐骨包容式接受腔大腿假肢。软内衬套用来制作小腿假肢，是患者残肢和接受腔之间的一种压力缓冲材料。柔性板材主要用于在双层接受腔技术中制造柔性接受腔，满足患者残肢皮肤感觉的舒适性。碳纤合成树脂材料具有较高强度，使用较少的材料便可以得到坚固耐用、质量轻的接受腔，符合假肢轻量

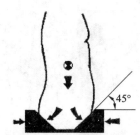

加拿大式髋离断假肢接受腔取型方法

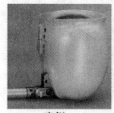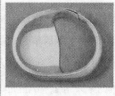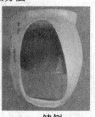

患侧　　　　　　俯视图　　　　　　健侧
髋离断假肢接受腔

图 2-2-27　髋离断假肢接受腔示意图

化的原则。下肢假肢接受腔制作材料的类型及适用范围见表 2-2-3。

表 2-2-3　下肢假肢接受腔制作材料的类型及适用范围

序号	接受腔类型	适用范围
1	木制接受腔	①标准装配 ②儿童装配 ③体质皮肤过敏患者
2	树脂接受腔	①标准装配 ②防水防潮装配 ③出汗较多的患者
3	保温（皮革）接受腔	①血液循环较差和怕冷的患者 ②老年患者
4	透明（塑料板材）接受腔	①标准装配 ②较难达到准确适配的患者 ③临时假肢装配
5	双层（框架式）接受腔	①接受化疗的肿瘤患者 ②肥胖患者 ③运动型患者 ④要求高的患者

　　6. 假肢结构　分为壳式和骨骼式两种结构。顾名思义，壳式假肢就像甲壳虫一样利用外面坚硬的壳体来承受身体重量，骨骼式假肢和人体结构一样利用中心部位的支撑结构（骨骼）承受身体重量。现在除了防水假肢、游泳假肢和特殊要求假肢外基本上都是骨骼式假肢了（图 2-2-28）。

Note

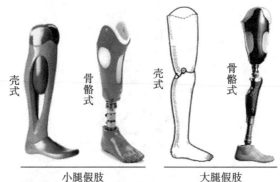

图 2-2-28　假肢结构示意图

7. 假肢主要零部件　分为连接件、对线调节部件和功能部件。连接件、对线调节部件包括连接盘、连接座、连接管、管接头、双向管接头等。功能部件主要指假脚、踝关节、膝关节、髋关节等。其中功能部件的选择尤为重要,它与患者的运动功能等级是紧密联系的。总之,假肢零部件的选择,不仅会影响患者将来的步行能力,还会直接影响患者日常生活及职业能力。特别是近年来假肢零部件开发成果日新月异,如何为患者选择假肢部件,对康复医生、假肢师来说责任重大。

1) 假脚　常用的有四种类型。

(1) 木制静踝脚:主要用木头制作,没有踝关节,假肢的小腿部分和假脚直接相连,在前脚和后跟装有弹性橡胶,有时它还没有脚的形状,只是高跷的形式,这种假脚简单实用,由于假脚整体有一定的弹性,所以可以做轻微的跖屈和内外翻。优点:①物美价廉、结构简单,基本上不需要维修;②重量轻,降低了运动时的能量消耗;③特别适用于农村和捕鱼区的截肢患者和作为游泳专用假肢的假脚。缺点:①不可以调节和维修,假脚的橡胶一旦老化,其功能就基本丧失;②不适合不平的路面行走,只适合于较为平坦的路面(图 2-2-29)。

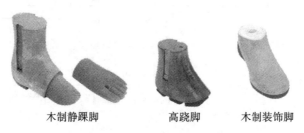

木制静踝脚　　　　高跷脚　　　木制装饰脚

图 2-2-29　木制静踝脚示意图

(2) SACH(solid ankle cushion heel)脚:SACH 脚的全称为静踝软后跟脚。SACH 脚没有活动的踝关节,是静踝脚中的常见假脚,假肢的小腿部分和假脚是用螺栓固定在一起的。假脚内有一块木头芯,外体用聚氨酯(PU)橡胶制成,后跟有一个楔形的弹性极好的软垫。在行走时,这一软垫起到跖屈作用,而且,由于假脚的整体都具有一定的弹性,SACH 脚也能做轻微的内翻、外翻和水平转动。优点:①SACH 脚由于结构简单,基本上不需要维修、重量轻、能耗少、外观美,它甚至可以做得像真实的脚一样,在脚和小腿之间没有动踝脚那样的缝隙;②由于采用工业化的大批量生产降低了成本,SACH 脚的价格也很便宜。缺点:①不能像单轴脚一样调整跖屈和背屈,如果截肢患者换一双跟高不同的鞋,假肢需重新对线调整,否则,穿上假肢后就无法正常行走;②聚氨酯(PU)橡胶尽管耐磨、耐腐蚀,但易老化,在跖趾关节处易断裂;③不适用于不平坦的路面环境上的行走;④SACH 脚装在小腿假肢上很好,但装在大腿假肢上不利于膝关节的稳定性(图 2-2-30)。

(3) 单轴脚(single foot):单轴脚是一种动踝脚,其主要机械部件是一根垂直于矢状面的旋

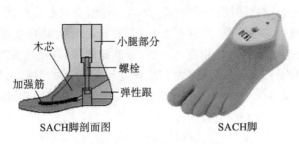

图 2-2-30　SACH 脚示意图

转轴。假肢的小腿部分和脚之间可以围绕这根旋转轴做相对转动,从而实现假脚的跖屈和背屈。在旋转轴的前后各有一块用硬橡胶制作的前后缓冲块,以适应假脚踝关节所受的跖屈力和背屈力。按照孔的不同分为单孔单轴脚和双孔单轴脚,双孔单轴脚相对单孔单轴脚而言,侧向更加稳定,但相对较重。优点:①可以做较大的跖屈和背屈运动;②其动踝后方的跖屈缓冲块刚度较低,使得脚跟落地时的冲击力大部分被吸收,因此有助于提高膝关节的稳定性;③通过调节前后缓冲块的弹性,可以使假脚适应不同截肢患者的需要;④脚趾部分的橡胶在受力时弯曲变形,使得行走较为自然、舒适。缺点:①各部分的橡胶件很容易损坏或磨损,这样就会影响截肢患者的步态,因此需要较多的调整和维修;②另外单轴脚只能有跖屈、背伸运动,很难实现内外翻及水平转动,不适用于斜坡路面环境上行走;③与静踝脚相比,单轴脚较重,其外观也不如静踝脚美观(图 2-2-31)。

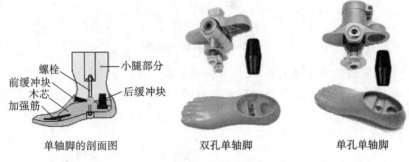

图 2-2-31　单轴脚示意图

（4）多轴脚（multi-axis foot）:也称为万向脚,通常是用一块可以任何方向运动的弹性块作为假肢小腿部分和脚之间的连接件,最早的多轴脚是德国的 Greissinger 脚。其优点是能够减少假肢其他部件在侧向和水平面上的受力,实现假脚的内外翻、跖屈和水平转动,适合于截肢患者在任何路面环境上的行走。其缺点是结构复杂、重量大、维修率高、价格较贵(图2-2-32)。

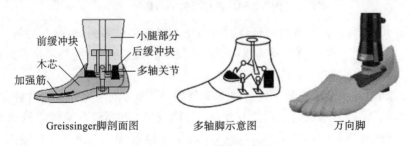

图 2-2-32　多轴脚示意图

（5）储能脚:储能脚是近些年来为了适应截肢患者运动需要而发展起来的一类新型假脚,其样式多种多样。最早的储能脚（Seattle 脚）基本上属于静踝类的假脚,大多数人认为它是 SACH 脚的变种。其主要特征是脚内有一个用高弹性的尼龙材料做的脚芯,称为"龙骨","龙骨"的外面

Note

53

用聚氨酯(PU)橡胶铸造成型。使用弹性"龙骨"是为了让假脚具有良好的弹性或储能性,它就像一个弹簧一样,在跟着地时储存能量,起到缓冲作用,在趾离地时释放能量,起到助推作用,部分地代偿截肢患者所失去的腿部肌肉的功能。当然,新型的储能脚的"龙骨"由弹性更好、强度更大的碳纤维材料所代替,其形式也各种各样,尤其能满足爱好运动的截肢患者的需要,其中最具有代表性的运动储能脚就是 flex foot,俗称飞毛腿假脚。随着社会的进步,科技的发展,各种各样高性能的储能脚不断涌现,它们既有储能脚的弹性,又有万向脚的特性,即储能万向脚(图 2-2-33)。

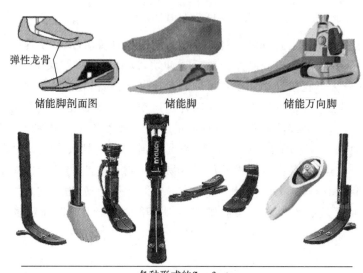

储能脚剖面图　　　　储能脚　　　　储能万向脚

各种形式的flex foot

图 2-2-33　储能脚示意图

2)关节　下肢假肢关节有踝关节、膝关节和髋关节。具体如下。

(1)踝关节:踝关节有静踝关节和动踝关节、动踝关节有单杆式和双杆式,有可调式和固定式等(图 2-2-34)。

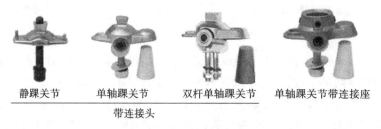

静踝关节　　单轴踝关节　　双杆单轴踝关节　　单轴踝关节带连接座

带连接头

图 2-2-34　几种踝关节示意图

(2)膝关节:下肢假肢膝关节机构是到目前为止人们研究最多的,也是其品种类型最多的假肢关节机构。这是因为人在行走中及其他活动中,对膝关节运动性能的要求是多方面的,比对脚的性能要求要复杂得多。

【膝关节要求】对膝关节除了要求能屈曲 135°伸展 0°,活动范围达到与正常膝关节基本一致外,还有如下要求。①稳定性要求:膝关节在站立期要稳定、安全,不能打弯造成截肢者跌倒。②助伸要求:迈步时要能够带动小腿向前摆动,不能使小腿落后于大腿。③控制要求:在摆动中期要能使小腿加速,摆动结束时要能使小腿减速。不让腿伸直时有过大的冲击,引起膝关节的碰撞声。④其他要求:另外还有坐立时位置的要求,对膝关节还有体积小、重量轻、强度大、寿命长要求等。

【膝关节种类】为了满足上述种种要求,人们设计出了各式各样的膝关节机构。按膝关节结构类型分为单轴、四轴、七轴膝关节;按膝关节的控制方式分为带锁、机械式摩擦控制、气压控制、液压控制和计算机芯片控制膝关节;按关节的主要材料不同分为木制、塑料、铝合金、不锈钢、钛合金和碳纤维膝关节等。具体如下。①机械膝关节:有自由摆动的单轴和可调式摩擦摆动控制膝关节。这种关节结构和功能较为简单,一般适合于对假肢功能要求较低,活动量较少或经济承受能力受限制的截肢患者。②瞬时转动轴心变化的多连杆机构膝关节:有四连杆、五连杆和七连杆膝关节。这种膝关节与单轴膝关节相比,可以确保假肢的站立期稳定性,可达到理想的摆动期控制功能,膝关节一般最大可屈曲角度约为110°。一般适用于体重在100千克以下、对功能性要求中等的佩戴大腿假肢和髋离断假肢的患者。③带锁的膝关节:有手动锁和承重自锁膝关节。具体如下。手动锁膝关节:步行中锁住,直腿走,坐下时需打开,适合年老、体弱、残肢短者使用。承重自锁膝关节:步行中每一步假肢承重时假肢膝关节自动锁住,保证膝关节不会突然弯曲(俗称打软腿),迈步时会自动打开锁,可以屈膝,这样走,样子比较自然。④液压膝关节:这种关节采用了液压装置,这种装置多采用在液压缸壁上开许多小孔,当活塞移动后,回流油路逐渐减少,从而使阻力增加。另外,当活塞压下后,在液压缸底部的螺旋弹簧受到压缩,这样可以得到相应的伸展压力。⑤气压膝关节:这种关节采用了气压装置,气压装置与液压装置相同,采用活塞将气缸分为上下两腔,气缸内的空气通过一侧通道向另一腔流动。在侧通道上设置的调节阀可以改变屈伸阻力。由于空气压缩后起到弹簧的作用,所以当活塞快速上下运动时,反作用力也会加大。这样,除了能够获得与步行速度相应的阻力外,还具有比液压装置结构更加简单而且重量轻的优点。气压膝关节和液压膝关节的假肢能消除机械膝关节在行走过程中产生的撞击而造成的不舒服感及假肢步行速度跟不上健肢的缺点;这种膝关节每走一步不但能保证假肢承重时不打软腿,而且这种膝关节可以调整假肢的步行速度,可以做到想慢走就可以慢走,想快走就可以快走,这种性能叫"步频的跟随性",是气压膝关节、液压膝关节的特点。缺点是这类膝关节比较重,价格很贵。⑥智能膝关节:微机控制的膝关节机构等。智能膝关节内装有计算机处理器,它能够精确检测健肢的步速和步态,依据来自患侧脚部和膝部传感器的反馈信息,控制膝关节的运动形式,使假肢接近人体的自然状态,患者可以随心所欲地像正常人那样行走、站立、坐下,并且能够有效地减少体力消耗,从而使患者真正体会到高科技使假肢更精密、更科学、更舒适和更人性化(图 2-2-35)。

【膝关节的控制方式】一般分为站立期控制和摆动期控制。①站立期控制:在站立期膝关节处于伸直状态保持稳定。②摆动期控制:在摆动期膝关节具有活动的灵活性,容易屈曲保证膝关节能够打弯跟随患者步行。站立期控制和摆动期控制可以通过不同的机械结构来实现。例如使用锁定装置、摩擦装置、气压装置、液压装置、连杆机构实现站立期稳定和摆动期的灵活。膝关节的选择同患者身体素质、活动度的大小、残肢的长短、控制假肢的能力相关。残肢越长控制假肢的能力就越强,患者稳定性较高,可以采用摆动期控制的膝关节。假肢对线也可以影响膝关节的稳定性和灵活性(图 2-2-36)。

【选择膝关节的原则】①对不经常活动的高龄大腿截肢者,可选择不用担心打软腿的锁定式膝关节(主要考虑摔倒的危险);②对长残肢等可随意控制膝关节的截肢者,可以摆动期控制为重点选择膝关节(主要考虑摆动期的控制机能);③对短残肢的大腿截肢者,可选择连杆膝关节或稳定的承重制动膝关节;④对从事重体力工作的大腿截肢者和居住在路面条件差的地区的截肢者,可选择摆动固定切换膝关节;⑤对年轻的截肢者使用步频跟随性好的带液压装置的连杆膝关节;⑥对加拿大髋离断假肢的膝关节不宜采用承重制动等站立期控制机构,摆动期控制机构也是以单纯的机械式为好。

(3)髋关节:①摆动式:在步行中可以自由屈伸的自由摆动式髋关节。②手动固定式:在坐下时才解除固定的手动固定式髋关节(图 2-2-37)。

【髋关节要求】①具有对线调整机构:可以调整髋关节内收、外展和内旋、外旋的角度。此外

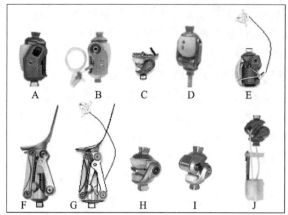
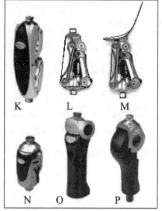

机械被动膝关节　　　　液压被动膝关节

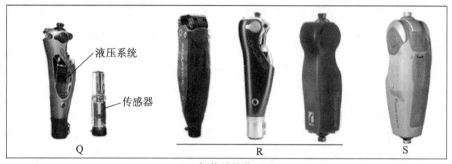

智能膝关节

图 2-2-35　各种常见的膝关节示意图

A.带有内伸装置的单轴膝关节;B.带有内伸装置的手动锁单轴膝关节;C.单轴轻型膝关节;D.四连杆膝关节;

E.带有内伸装置的手动锁单轴膝关节;F.膝离断四连杆膝关节;G.膝离断手动锁四连杆膝关节;

H.单轴可调式膝关节(单轴轻型关节膝离断);I.单轴可调式摩擦膝关节;J.单轴承重自锁膝关节单轴轻型关节;

K.五连杆液压膝关节;L.四连杆液压膝关节;M.膝离断四连杆液压膝关节;N.单轴液压膝关节;

O.单轴液压膝关节;P.单轴液压膝关节;Q.智能膝关节结构;R.被动智能膝关节;S.主动智能膝关节

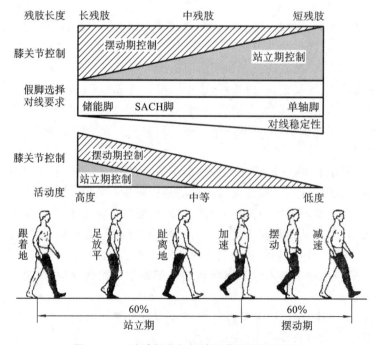

图 2-2-36　残肢长度与假肢关节的选择示意图

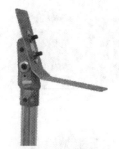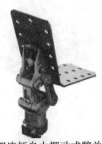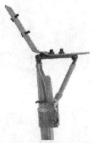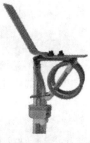

单轴自由摆动式髋关节　　四连杆自由摆动式髋关节　　带手动锁单轴髋关节　　带助伸装置的单轴髋关节

图 2-2-37　髋关节示意图

还能够调整大腿连接部分在矢状面的倾斜度。②能够平稳坐下：如果髋关节在接受腔下部凸出过高，当坐在椅子上时，假肢一侧就会被垫高，上身肢体就会倾斜。③具有稳定步幅限制机构：髋关节还应该具有相当于大腿后侧肌群的橡胶圈和弹簧装置。最好具有调节步幅的装置。髋离断假肢对膝关节的稳定有较高的要求，因此在假肢对线时应使膝关节轴线距重力线有较大的偏移量，同时应选用后跟较低的假脚。

【连接管和管接头】连接管是将假肢的零部件相连接的管状物，相当于人体的骨骼部分，其上下有接头，称之为管接头。一般它们的直径为 30 mm，根据其制作材料的不同，可以把它分为不锈钢、铝合金、钛合金、碳纤维连接管和管接头（图 2-2-38）。

【旋转器和扭转器】①盘腿器：一般安装在大腿假肢接受腔与关节之间，可以完成坐位下的盘腿动作。②扭转器：一般安装在小腿假肢的接受腔与连接管之间，可以抵消在行走过程中残肢与接受腔之间的扭转，从而使步态更加自然流畅（图 2-2-39）。

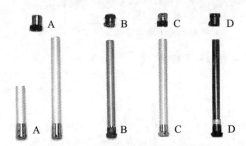

图 2-2-38　连接管和管接头

A. 不锈钢连接管和管接头；B. 铝合金连接管和管接头；

C. 钛合金连接管和管接头；D. 碳纤维连接管和管接头

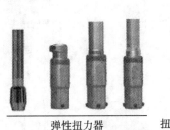

图 2-2-39　旋转器和扭转器

【连接座、连接头和管接头】①连接座：与假肢接受腔、零部件等相连的底座。②连接头：是将假肢接受腔、零部件等相连的接头。③管接头：是将假肢接受腔、零部件等相连的管状接头（图 2-2-40）。

【装饰套和排气装置】①装饰套：用于假肢的外形装饰，主要采用泡沫海绵，外套袜套，用以充当人体的软组织或肌肉。②排气装置：有排气管和排气阀，由于现代大腿假肢一般都采用全接触式的接受腔结构和真空负压悬吊装置，因此，接受腔里面的空气只允许排出，不允许进入。所以现代大腿假肢都安装有排气装置。排气管的安装一般在接受腔的外侧下方与接受腔的中线成45°斜向上钻孔，并且尽可能使它的开口在接受腔的正下方（图 2-2-41）。

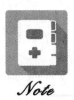

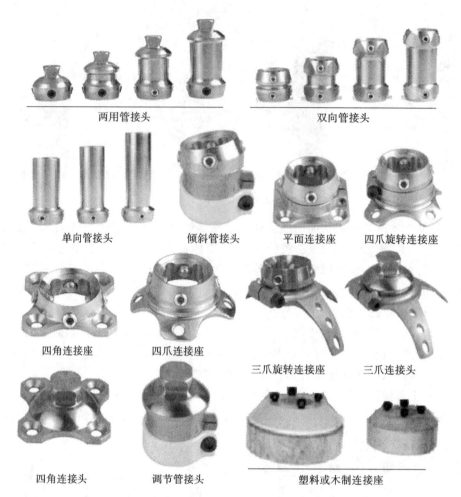

两用管接头   双向管接头

单向管接头   倾斜管接头   平面连接座   四爪旋转连接座

四角连接座   四爪连接座   三爪旋转连接座   三爪连接头

四角连接头   调节管接头   塑料或木制连接座

图 2-2-40　连接座、连接头和管接头示意图

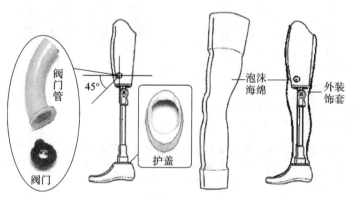

图 2-2-41　装饰套和排气装置示意图

（三）下肢假肢处方（表 2-2-4）

表 2-2-4　下肢假肢处方表

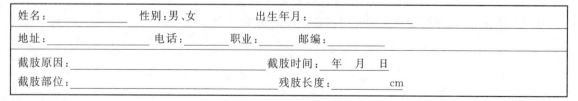

姓名：	性别:男、女	出生年月：
地址：	电话： 职业：	邮编：
截肢原因：	截肢时间： 年 月 日
截肢部位：	残肢长度： cm

Note

续表

医学情况：			（异常、有、无）			
假肢处方						
髋离断假肢	大腿假肢	膝离断假肢	小腿假肢	赛姆假肢	假半脚	假足趾
①加拿大式 ②铰链式 ③其他	①插入式 ②全接触式 ③吸附式 ④CAT/CAM式 ⑤ISNY式 ⑥IRC式 ⑦其他	①插入式 ②开口式 ③全接触式 ④其他	①传统插入式 ②PTB式 ③PTES式 ④KBM式 ⑤TSB式 ⑥PTK式 ⑦其他	①插入式 ②开口式 ③全接触式 ④靴式 ⑤其他	①足套式 ②小腿式 ③鞋拔式 ④其他	①拖鞋式 ②足套式 ③其他
内衬套：有、无　　材料：皮革、毛毡、橡胶海绵、塑料海绵、硅橡胶、其他						
壳式（支撑结构）：皮革与金属条、木材、铝合金、合成树脂、其他 骨骼式：不锈钢、铝合金、钛合金、碳纤维、其他 其他：						

髋关节	膝关节		踝关节	假脚
加拿大式 铰链式	单轴（铰链、壳式、骨骼式）、多轴、液压控制、气压控制、承重自锁装置、手动锁装置、前锁、后锁、助伸装置（内装、外装）、摩擦阻尼（恒定、可调）、其他		单轴、多轴、静踝、铰链式、骨骼式、单孔、双孔、其他	静踝脚、单轴脚、万向脚、SACH脚、储能脚、万向储能脚、其他

悬吊装置：肩吊带、髋吊带、腰吊带、骨盆带、腰斜吊带、大腿皮上鞅、其他 吊带的材质：布带、皮革、合成纤维带、其他
附件：旋转盘、扭转器
特殊的医学要求和注意事项： 　　　　　　　　　　　　　　　　　　　　　　签字　　　　　　年　月　日

四、下肢假肢的制作

下肢假肢的制作按接受腔的制作方法不同一般分为两种制作方法，即塑料板材真空成型和合成树脂真空成型。下肢假肢的制作步骤（以小腿假肢和大腿假肢为例）如下。①检查：患者经康复门诊诊断、检查，开具假肢处方。②取型：测量、绘制下肢肢体的投影图，制作残肢的石膏阴型。③修型：制作石膏阳型，修整阳型。④接受腔制作。⑤假肢组装：假肢对线，组装，试样，初步适合性检查。⑥终检：交付患者试用后，最后装配，最终适合性检查。⑦交付使用：交付患者使用，并进行相关的功能训练，跟踪调查（图2-2-42、图2-2-43）。

（一）患者资料的填写

1. 一般性资料的填写　包括：截肢者姓名、年龄、性别、职业、截肢日期、截肢原因、截肢部位（左/右）等。

2. 残肢功能检查及状况填写　①残肢情况：擦伤、疖肿、骨刺、滑液囊、变色、水肿、压痛点、瘢痕、发痛点等。②残肢形状：圆柱形、圆锥形、球根型。③残肢末端的耐压能力：好、中、差。④残肢皮下组织：厚、中、薄。⑤大腿的肌肉组织：粗大、中等、萎缩。⑥膝关节的状况：稳定性、可动范围、髌骨情况、挛缩情况等。⑦截肢状况：腓骨、胫骨、股骨的截肢状况。⑧残肢疼痛。⑨患

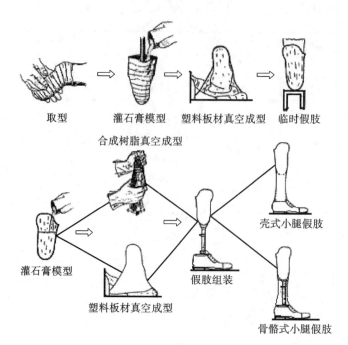

取型　　　灌石膏模型　　塑料板材真空成型　　临时假肢

合成树脂真空成型

灌石膏模型

塑料板材真空成型

假肢组装

壳式小腿假肢

骨骼式小腿假肢

图 2-2-42　小腿假肢制作方法示意图

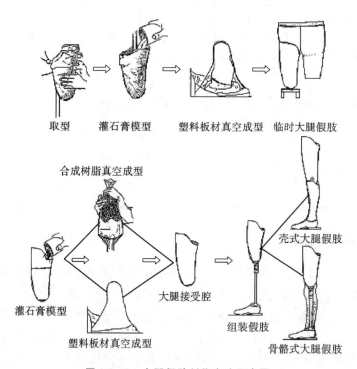

取型　　　灌石膏模型　　塑料板材真空成型　　临时大腿假肢

合成树脂真空成型

灌石膏模型

塑料板材真空成型

大腿接受腔

组装假肢

壳式大腿假肢

骨骼式大腿假肢

图 2-2-43　大腿假肢制作方法示意图

者对假肢的要求等。然后根据这些信息确定小腿假肢接受腔的类型。

（二）尺寸测量

1. 小腿假肢尺寸测量　让患者端正地坐下，使残肢大腿部的长轴与座椅前缘大致成直角；残肢的髌骨面向正前方，由髌韧带中央向下每间隔 30 mm 测量小腿的围长，测量时，注意皮尺与残肢的长轴方向成直角；用卡尺测量并记录股骨髁上缘的宽度；用卡尺测量并记录髌韧带中央位置的前后径；用残肢长度卡尺测量并记录残肢末端至髌韧带中点（middle patella tendon，MPT）的长度（图 2-2-44）。

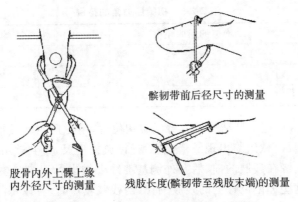

髌韧带前后径尺寸的测量

股骨内外上髁上缘
内外径尺寸的测量

残肢长度(髌韧带至残肢末端)的测量

图 2-2-44　小腿假肢尺寸的测量示意图

2. 大腿假肢尺寸测量

1) 画基准线　在测量前,在残肢的前面、后面和侧面画出各自的基准线。①前面:骨盆保持水平,残肢轻微内收,在前面,在会阴部高度处残肢的内外径的中点画出与正中线平行的直线。②后面:与①相同的姿势,从后面臀肌皱褶的下方的内外径的中点画出与正中线平行的直线。③侧面:在残肢外侧画出大转子到残肢中央的连线(图 2-2-45)。

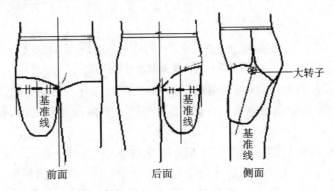

图 2-2-45　基准线的确定

2) 初始屈曲角的测定　大腿假肢会造成一定的髋关节屈曲挛缩,在医学上的屈曲挛缩测定是以骨骼为基准的,但在假肢接受腔中,因骨骼的形状在接受腔内难以分辨,因此以残肢的轮廓为基准。接受腔初始屈曲角应适合患者的不同屈曲角度。测量在骨盆不旋转的情况下的残肢的最大伸展角度,然后在最大伸展角度上加上 5°后画直线(图 2-2-46 和表 2-2-5)。

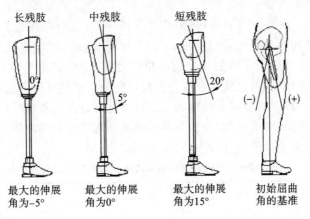

图 2-2-46　大腿假肢初始屈曲角度的设定

61

表 2-2-5　初始屈曲角的范例

最大伸展角度	增加的屈曲角度	接受腔的初始屈曲角度
−5°	5°	0°
0°	5°	5°
15°	5°	20°

　　3）残肢围长的测量　　在坐骨结节下方臀肌皱褶位置,用皮尺与残肢前后面画出的基准线垂直绕残肢一圈,拉紧皮尺使软组织出现皱褶,然后慢慢放松皮尺,直到软组织皱褶消失,读出此时的测量值。再沿皮尺上缘在残肢的前、后及外侧基准线上做出标记,在这一标记的下方每间隔 5 cm 做出标记,并测量这些标记位置上的残肢围长(当残肢较短时,可以每间隔 2.5 cm 进行测量)(图 2-2-47)。

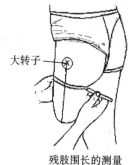
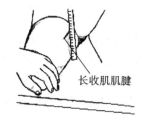

残肢围长的测量

内侧前后径(AP)距离的测量
(坐骨结节至长收肌的距离)

图 2-2-47　大腿假肢尺寸的测量

　　4）坐骨结节至长收肌的距离(内侧前后径距离)的测量　　让患者坐在硬平台上,残肢先外展再内收。测量从平台至长收肌的距离。此时,施加与髋关节内收相反的力,使长收肌收缩,以便于测量(图 2-2-47)。

　　5）股直肌相对长收肌凸出量的测量　　在骨盆保持水平位,残肢髋关节内收,在残肢前方轻轻施加一定阻力的情况下,使残肢从后伸的情况下再开始屈曲,此时,测量股直肌的凸出量。

　　6）股直肌至残肢外侧面顶点距离测量　　与上一条测量方法相同,在冠状面平行放置一平板,测量股直肌至残肢外侧面的距离。

　　7）接受腔的压缩量　　全接触式大腿假肢接受腔在坐骨结节以下各截面的围长要按照相应部位残肢的围长减去表中的压缩量后所得出的尺寸进行制作。

(三)假肢接受腔取型

1.小腿假肢接受腔取型

　　1）取型时的体位　　通常在取型时,膝关节应保持屈曲位,根据残肢的长度和采用的接受腔不同,其取型时的屈曲角度也不相同,原因如下。①小腿截肢会造成残肢出现屈曲挛缩畸形,即有一定的初始屈曲角度。一般长残肢初始屈曲角度为 5°,中残肢为 5°~15°,短残肢为 5°~35°。②采用一定的屈曲角度取型,可以便于在取型时拇指充分压住髌韧带两侧,也便于突出髌韧带及骨的突出部位和大腿后肌群肌腱部分的形状。③屈曲位可以增加取型时的残肢与接受腔的接触面积。取型时以残肢屈曲 20° 为标准(在膝关节的伸展不加限度的情况下),腘窝部离开凳子前缘约有 10 cm 的间隔(约为手掌的宽度)(表 2-2-6 和图 2-2-48)。

表 2-2-6　小腿假肢初始屈曲角度与取型屈曲角度

接受腔	残肢	初始屈曲角度	取型时屈曲角度
PTB	长残肢	5°	10°~20°
	中残肢	5°~15°	20°~25°
	短残肢	5°~35°	25°~35°

Note

续表

接受腔	残肢	初始屈曲角度	取型时屈曲角度
PTES	长残肢	5°	5°～10°
	中残肢	5°～15°	10°～20°
	短残肢	5°～35°	20°～30°
KBM	长残肢	5°	5°～10°
	中残肢	5°～15°	10°～20°
	短残肢	5°～35°	20°～30°

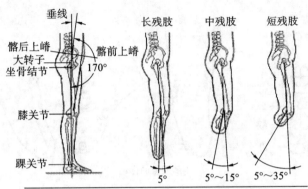

小腿假肢取型时残肢的初始屈曲角度

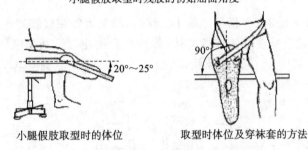

小腿假肢取型时的体位　　　　取型时体位及穿袜套的方法

图 2-2-48　小腿假肢取型时体位示意图

2）做标记　用变色铅笔画出标记小腿残肢上的免荷区。标记如下：①髌骨的轮廓；②胫骨粗隆的轮廓；③髌韧带中央；④腓骨小头的轮廓；⑤胫骨嵴轮廓；⑥胫骨内侧边缘；⑦胫骨内、外上髁；⑧胫骨末端；⑨腓骨末端；⑩腘窝处内外侧肌群（半腱肌，半膜肌，股二头肌）肌腱的通道和其他部位，如瘢痕、骨刺、神经瘤等（图 2-2-49）。

【注意事项】残肢挛缩的老年人需画标记的部位要多。这些标记范围要足够大，但切不可过大（图 2-2-49）。

3）取型

（1）PTB 小腿假肢接受腔的取型方法：①石膏绷带的缠绕：在残肢的前、后侧，沿着残肢的纵长方向包两层石膏绷带（以防止残端附近的软组织因绷带的挤压而下垂）。从髌骨上缘开始向下卷绕绷带。②取型手法：缠好石膏绷带后，立即用手按压（特别是标记的部位要充分按压）。这时，按照髌韧带的宽度，用拇指将其两侧按出凹陷。在髌韧带中央的部位做标记（水平线）。该标记线到残肢末端的距离大体按所测量的尺寸长度再加长 3 mm；当使用游标座的直尺（组合角尺）进行测量时，只要在实际测量后再把游标座向下滑动 3 mm 即可。在按上条画出标记的高度上，用两拇指按住髌韧带的两侧，两拇指分别与残肢长轴构成 45°角。两手四指的指尖互相接触对齐，且使食指正好保持在与拇指相同的角度（与残肢中心轴成直角），用指腹按住残肢的后侧面。使拇指正好与四指相对，用拇指前端指腹用力按压。同时用四指按压后侧的软组织；中指用力大

Note

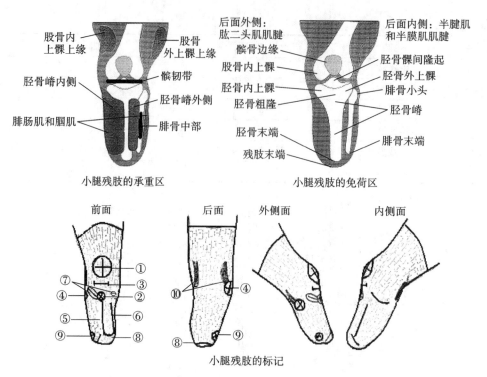

小腿残肢的承重区　　　　　　　　　　小腿残肢的免荷区

小腿残肢的标记

图 2-2-49　小腿残肢的标记示意图

一些,其他指依次减力,小指与食指用力较小。这时,取型者要在残肢的正对面进行按压,不然的话容易使石膏接受腔的形状变坏。保持姿势,等待石膏硬化。③画基准线:在石膏硬化后,在石膏阴型外画出通过髌韧带中心的基准线,从残肢上小心取下石膏阴型,注意不要使阴型变形(图 2-2-50)。

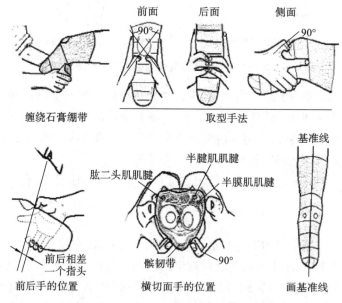

缠绕石膏绷带　　　　　　　　　取型手法

前后手的位置　　　　横切面手的位置　　　画基准线

图 2-2-50　PTB 小腿假肢接受腔取型示意图

(2) PTES 小腿假肢接受腔取型方法:①楔形垫制作:在石膏绷带硬化后,为了便于将石膏模型从残肢上取下来,需用海绵事前做一个楔形垫。②楔形垫的放置与绷带的缠绕:将楔形垫放在大腿后面,从上缘以下 10 mm 处用石膏绷带缠绕。在缠绕到楔形垫部分时,使楔形垫的下缘稍高于髌韧带中央(MPT)位置。③髌上绳状的缠绕:用石膏绷带拧成绳状,缠绕上缘一圈拉紧。石膏绷带绳从外侧肌群前方开始,通过前面绕到内侧肌群的前方,要注意内外侧高度;为了固定石膏绷带绳,将剩余的石膏绷带再从绳上面缠绕好。④取下阴型并修剪:与 PTB 接受腔取型手法相同进行取型,待石膏硬化后,取下楔形垫,将阴型小心从残肢上取下来,将石膏阴型的前面、内外侧边缘修剪成喇叭边,后面同 PTB 接受腔。⑤阴型检查:在阴型末端切口,将袜套套在残肢上,让残肢屈曲,将残肢拽进接受腔内,检查接受腔与残肢的适配情况(图 2-2-51)。

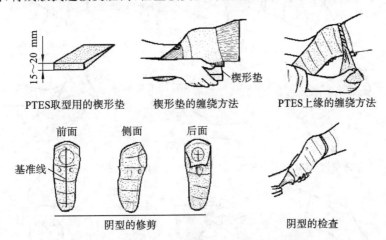

图 2-2-51 PTES 小腿假肢接受腔取型示意图

(3) KBM 小腿假肢接受腔取型方法:①楔子的制作:事前准备 5~6 层石膏绷带双折后备用,其尺寸稍大于股骨内侧髁的轮廓;将石膏绷带浸湿,贴在内侧髁上部,充分包裹髁部后,用四指指尖按压髁部上缘,第 3~4 指之间让开,注意不要压迫大内收肌部位;石膏硬化后,修剪好楔子。将修剪好的楔子贴到内侧髁部,检查与髁部的形状的适配情况,并在楔子上涂上如凡士林之类的分离剂。注意:上缘不要到指印的喇叭边上端,下缘不要到内侧髁上的顶点,前缘不要到髌骨,后缘不要到大腿后侧肌群。②缠绕楔子:将楔子放在适当的位置,缠绕石膏绷带,注意不要使楔子错位;石膏绷带向下缠到包住胫骨粗隆和腓骨小头。要在髌韧带左右两侧与腘窝部按压成一定形状后再往下缠绕。③取型手法:用两拇指的指端按压髌韧带的两侧;用两食指的指端在髌骨上部按压股四头肌肌腱的凹陷部位,而内侧要从楔子的上方按压;用两手的中指和第 4、5 指的指端按压后侧腘窝部,其按压方法与 PTB 取型时的要领相同。最好在对 PTB 取型熟练后再进行这种取型。④取下楔子:为了拔出楔子模型,需要把楔子上端的石膏绷带切开,因此要事先用变色铅笔画出切割线;沿着切割线,用小刀切开石膏绷带。用变色铅笔画出接受腔与楔子的接合符号。按动一下楔子的外露部分,便容易使楔子和接受腔取下来(由于白色凡士林的脱模作用)。⑤取下石膏阴型及阴型的适配检查:轻轻地将袜套从石膏接受腔中剥下来;沿着接受腔的轮廓线剪切石膏,做出接受腔上缘的口型。用石膏绷带增补加固接受腔的上缘部分,以防止在临时适合时接受腔的两翼部分变形。用石膏涂抹接受腔的内壁,使之平滑,直到使袜套的纹痕消失,但不要弄掉印在接受腔内壁的残肢标记。在石膏接受腔的底部开一个孔,使残肢屈膝 $90°$,一边把袜套的下端从接受腔底部的孔中向外拉,一边将接受腔穿在残肢上,并把楔子模型插放在指定的位置上。检查阴型的适配情况,直到满足要求(图 2-2-52)。

2. 大腿假肢的取型

1) 套袜套和画标记 给患者穿上取型袜套并用绳子通过肩吊带的形式拉紧袜套。在袜套上做必要的标记,如大转子、边缘的轮廓线、尺寸标记、股骨的走向、股骨残端等。

2) 缠绕坐骨结节 从坐骨结节开始缠绕至大转子后,依次逐渐向下缠绕。缠绕石膏绷带时有一定的拉力较好,但用力过度易产生皱褶,因此要有一定的拉紧度。

3) 缠绕残肢 由近端至远端层叠缠绕残肢,绷带厚度一般为 4~5 层。太厚会取型不准,太薄绷带强度不够。

4) 手法定型 残肢后伸,使拇指的近节与臀大肌隆起的最高位置一致,并用整个手掌面向

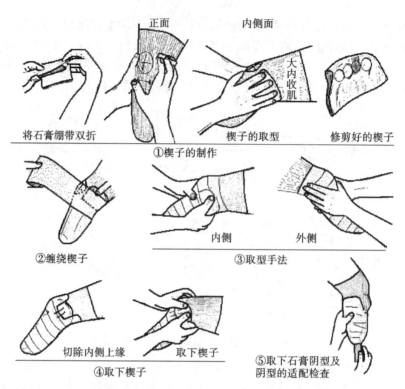

图 2-2-52 KBM 小腿假肢取型

残肢背面平均施加压力,食指顶住坐骨结节,另一只手拇指按住大转子上部,手掌抵住股直肌,第2~5指指尖按压在股三角部位;压在后面手的食指要保持在水平位,压在前面的手指尖必须注意不要压住内收肌,食指尖必须与坐骨结节处于同一高度。

5)石膏接受腔的制作　待石膏硬化后,将接受腔从残肢上取下,修整其坐骨圈部分,做出坐骨承重面及内侧上缘,修整坐骨圈的形状,从坐骨平面开始每间隔 5 cm 用铅笔在接受腔内壁水平地画出轮廓线,修整各个截面的形状和围长。

6)石膏阴型的试样　待石膏阴型修整好后,用残肢套将接受腔套在残肢上,检查接受腔的适配情况,发现问题及时修改。修整好后,在坐骨结节牢固平稳地坐在坐骨垂直面的状态下,用石膏绷带密封接受腔底端,检查接受腔的适配情况(图 2-2-53)。

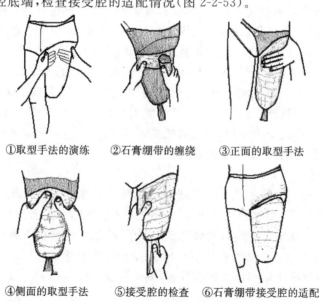

图 2-2-53 大腿假肢的取型示意图

3. 小腿假肢和大腿假肢病历卡　见表 2-2-7 和表 2-2-8。

表 2-2-7　小腿假肢病历卡

一、残肢情况

姓名：＿＿＿＿＿＿＿　性别：男、女　　测量时间：＿＿＿＿＿＿＿＿＿

年龄：＿＿＿＿＿＿　职业：＿＿＿＿＿　测量者：＿＿＿＿＿＿＿＿

截肢日期：＿＿＿年　月　日　测量日期：＿＿＿年　月　日

截肢原因：＿＿＿＿＿＿＿＿＿＿＿＿＿＿＿＿＿＿＿＿＿＿＿＿＿＿＿＿＿＿

截肢部位：＿＿＿＿＿＿＿＿＿＿＿　左、右小腿

残肢情况：＿＿＿＿＿＿＿＿＿＿＿＿＿＿＿＿＿＿＿＿＿＿＿＿＿＿＿＿＿＿

①擦伤　②疖肿　③骨刺　④滑液囊　⑤变色　⑥水肿　⑦压痛点　⑧瘢痕　⑨发痛点　⑩其他

残肢形状：圆柱形＿＿＿　圆锥形＿＿＿　球根型＿＿＿　其他＿＿＿＿

残肢末端的耐压性：＿＿＿＿＿＿＿＿＿＿＿＿＿＿＿＿＿＿＿＿

皮下组织：厚＿＿＿＿＿＿　中等＿＿＿＿＿＿　薄＿＿＿＿＿

大腿的肌肉组织：萎缩＿＿＿　中等＿＿＿　柔软而粗大＿＿＿＿＿

膝关节的状况：①稳定度：ML(左右径)　方向＿＿＿＿＿＿AP （前后径)方向＿＿＿＿＿＿

②可动范围＿＿＿＿＿＿＿　③髌骨＿＿＿＿＿＿　④挛缩＿＿＿＿＿＿＿

长骨的截断状况：①腓骨＿＿＿＿＿＿＿＿＿＿＿＿＿＿＿＿＿

　　　　　　　　②胫骨＿＿＿＿＿＿＿＿＿＿＿＿＿＿＿＿＿

残肢疼痛＿＿＿＿＿＿＿＿＿＿＿＿＿＿＿＿＿＿＿＿＿＿＿＿＿＿＿＿＿＿

对假肢要求＿＿＿＿＿＿＿＿＿＿＿＿＿＿＿＿＿＿＿＿＿＿＿＿＿＿＿＿

小腿假肢接受腔类型：PTB/PTES/KBM/TSB/PTK/传统/其他小腿假肢接受腔

＿＿　宽度　长度

＿＿　高度

＿＿　围长

＿＿　跟高

膝ML径

膝AP径

残肢长和健肢长

每隔3 cm测量

残肢的转长与高度

膝间隙的高度与围长

小腿肚的高度与围长

脚长

踝关节的高度与围长

表 2-2-8　假肢病历卡——大腿假肢

姓名：＿＿＿＿＿＿　性别：男、女　　　测量时间：＿＿＿＿＿＿＿

年龄：＿＿＿＿＿　职业：＿＿＿＿＿　测量者：＿＿＿＿＿＿＿

截肢日期：＿＿＿年　月　日　测量日期：＿＿＿年　月　日

截肢原因：＿＿＿＿＿＿＿＿＿＿＿＿＿＿＿＿＿＿＿＿＿＿＿＿＿＿＿＿

截肢部位：＿＿＿＿＿＿＿＿＿＿＿＿＿＿＿＿＿＿　左、右大腿

续表

残肢情况：_____

①擦伤　②疖肿　③骨刺　④滑液囊　⑤变色　⑥水肿　⑦压痛点　⑧瘢痕　⑨发痛点　⑩其他

跟高

残肢形态：

柔软 ☐
坚硬 ☐
中等 ☐

坐骨结节至地面

膝关节至地面

初始屈曲角度

残肢长度

内收角度

从坐骨结节开始

每间隔5 cm测量

高度

膝关节围长

小腿肚围长

踝关节围长

脚长

大腿假肢接受腔类型：四边形全接触式、ISNY 式、CAT/CAM 式、IRC 式、传统大腿假肢接受腔、其他(　　　　)

坐骨状况问题：有或无_____

皮肤状况问题：有或无_____

皮下组织：厚_____中等_____薄_____

残肢外侧形状：向外凸_____平坦_____向内凹_____

残肢肌组织状况：

肌肉	软	中等	硬
股直肌			
臀大肌			
大腿后侧肌群			
长收肌			

大转子明显：有或无____大转子位置：靠前_____中央_____靠后_____

股直肌相对长收肌的高出量：_____mm　髋关节最大伸展角度_____°　髋关节外展挛缩_____°

（四）修石膏阳型

1. 修小腿假肢石膏阳型

1）灌阴型　将取下的石膏阴型用变色铅笔把所有的标记重新画一遍。在石膏阴型的内表面涂上凡士林，然后用石膏绷带加高，底端密封，最后注入石膏浆，制作阳模。

2）修阳型　靠近残肢表面的组织（骨骼、皮下组织、肌肉、上皮组织、结缔组织等），有的耐压较好，也有不耐压的。对耐压较好的部位，要适当削去一部分石膏，以便这些部位能够充分承受由体重产生的压力。另外,不耐压的部位应避免受压。而由于耐压部位的石膏进行了削减,使不耐压部位相对地补高出来(避开受压),这就使这些部位得到一定的免压(图 2-2-54、图 2-2-55)。

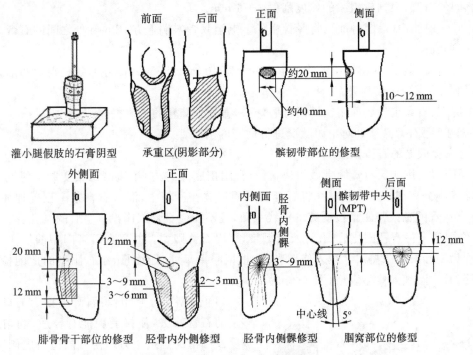

图 2-2-54　小腿假肢阳型需修整部分示意图

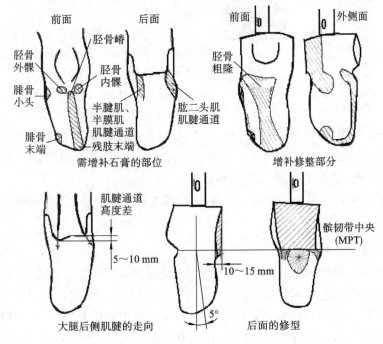

图 2-2-55　小腿假肢阳型需修补部分示意图

(1)髌韧带部:将两拇指压痕之间(平均约 40 mm)的石膏削成深 10~12 mm、宽 25 mm 的凹陷,其大小正好相当于人民币一元硬币竖着埋进一半。

(2)胫骨内髁下缘开始变粗的部位:在椭圆形部位,根据皮下组织的厚度削去 2~9 mm。

(3)腓骨外侧面:将腓骨小头中心下方 20 mm 处至腓骨末端上方 12 mm 处之间的石膏,与前后方向平行地沿矢状面削去 3～9 mm(软组织多的可多削)。

(4)胫骨外侧部(前方的胫骨肌部):将胫骨外髁的骨嵴下方 12 mm 处至腓骨末端上方 12 mm 处之间的石膏,根据软组织的厚度削去 3～6 mm。

(5)胫骨内侧面(沿胫骨面):将胫骨粗隆下端至胫骨末端上方 12 mm 处之间的石膏,沿着胫骨面削去 3 mm。

(6)后侧面:第 2～5 指按压的指痕形成一个宽 40 mm、长 50 mm 左右的三角形凹陷,将这部分的凹凸修平,直到指痕消失。

(7)抛光:石膏阳型表面用铁纱网打磨修平,直到把袜套的纹痕去掉。

【注意事项】石膏必须针对组织状况进行适当的削减。

2. 修大腿假肢的石膏阳型

1)灌阴型　用 3 层石膏绷带做裙边,将石膏阴型底端封边,裙边高出接受腔上缘约 30 cm,阴型内涂或刷分离剂。按照基准线将石膏阴型固定放在沙箱中,灌入石膏浆。正确地插好真空管,注意真空管的轴线与阴型接受腔的轴线一致,且不要使石膏浆淹没真空管的气孔。

2)修阳型　待石膏固化后,剥除石膏绷带,剥出石膏阳型。并复查石膏阳型的尺寸,将复查的尺寸作为初始石膏阳型尺寸填入修型表格,根据测量尺寸、压缩量,结合阴型的适配检查情况确定最终的尺寸,填入修型表格(图 2-2-56)。

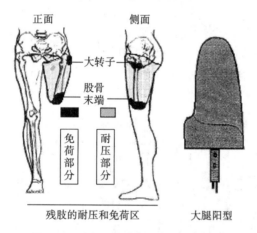

图 2-2-56　大腿假肢的石膏阳型示意图

(1)口型部分修型:将石膏阳型上的口型部分多余的石膏修去,使接受腔能有合适、均匀的边缘宽度及圆滑的翻边。另外使后侧边与内侧边垂直,股三角部位应修去一些石膏。在内收肌肌腱处应补一些石膏,以防在行走时对内收肌肌腱造成压迫。

(2)中间部分修型:在阳型的中间部分修出股骨外侧支撑面形状,按压缩量折算后的最终尺寸进行修型。股骨大转子生理凹陷处可以多修去一些,使接受腔更加伏贴。外侧应修成股骨夹的形式,以防止股骨外展。

(3)末端部分修型:阳型末端与残肢末端的形状应该一致。如果需部分免荷,可以在阳型下面进行石膏修补;若部分免荷,则需在残肢末端加上缓冲垫或泡沫海绵;若全接触,则不需要修补。

(4)抛光:石膏阳型表面用铁纱网打磨修平,最后用砂纸打磨抛光直至表面光洁圆滑。

(五)假肢接受腔的制作

1. 小腿假肢接受腔的制作

1)内衬套套筒的制作　①测量阳型的尺寸:测量阳型膝周径最大部位、残肢末端周径及残肢长度。②下料:将测量好的周径尺寸加 20 mm 作为封口部分的宽度,残肢长度加 50 mm。用 5 mm 厚的聚乙烯(PE)泡沫板材(或 EVA 泡沫板材)按梯形图作图并剪下。③打磨:将封口部分正反面画线,用打磨机打磨成楔形。④粘接:涂上粘胶剂,待粘胶剂稍干后,将其粘成筒状,并用橡皮锤(或木槌)捶打接缝处(图 2-2-57)。

2)小腿假肢接受腔的制作

(1)小腿假肢树脂接受腔的制作

【套 PE 套筒】①在 PE 套筒的内面撒上滑石粉,然后放在 100 ℃的烘箱加热 5～6 分钟,使 PE 套筒变软;②把变软的 PE 套筒套在表面涂有滑石粉的阳模上,使接缝位于后侧面,使 PE 套

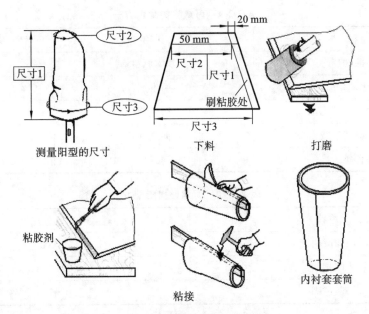

图 2-2-57　内衬套套筒的制作示意图

筒没有皱褶，紧密地贴在阳模上；③剪去阳型末端多余的 PE 泡沫板材，用打磨机打磨平滑；④将小片 PE 泡沫板材加热后，按阳型末端形状粘贴好，并用打磨机打磨光滑。

【PVA 薄膜下料】将模型上下端的最大和最小围长分别加 10 mm 的接缝宽度再除以 2，分别得到两个宽度的尺寸，并将模型的长度加 10～20 cm 作为 PVA 膜的长度。将 PVA 薄膜对折，并按尺寸裁剪下料。

【PVA 薄膜焊接】将电烙铁的温度调节到 120 ℃左右，用小刷子蘸 PVA 溶液擦涂于 PVA 薄膜的接缝处，然后用电烙铁焊接好。检查 PVA 薄膜无漏气后，按模型末端的形状将 PVA 薄膜套在细小一端焊接封闭。

【套第一层 PVA 薄膜】再将焊接 PVA 薄膜套平铺在一条湿毛巾上，然后将毛巾卷起来。10 分钟后取出 PVA 薄膜套，并向内撒上滑石粉，套在模型上，打开真空泵，使 PVA 薄膜套与模型伏贴。

【套纤维增强材料】常用的纤维增强材料有涤纶毛毡、贝纶、丙纶、尼龙、玻璃纤维、碳纤维等材料。材料的层数决定接受腔的厚度与强度，要根据患者的体重和使用假肢的情况而定，同时也与使用的树脂有关。一般要求：最外层纤维袜套正面朝外，如果选择涤纶毛毡，则要按照模型下料，并用缝纫机缝好后套在模型上；玻璃纤维和碳纤维一般放在其他纤维袜套的中间，切不能放在最内层或最外层，以免对人体的皮肤造成伤害；所有的纤维材料要按照受力的方向将纤维拉紧，以利于获得较高的强度与承受较高的载荷。总之，纤维材料一般至少 6 层以上。

【套第二层 PVA 薄膜】将浸透的 PVA 薄膜套在模型上，注意要拉到真空管下部的抽气孔的下方，用弹性橡胶带在此处将其扎紧。上方保留 10～20 cm 的长度，以备灌树脂用。

【真空成型】①计算树脂的用量：测量模型中间的围长（Z）和残肢的长度（H），然后根据经验公式计算出树脂的用量：树脂的用量（g）＝Z(cm)×H(cm)×0.1×纤维袜套层数×0.7。②树脂的配方：不同的树脂材料有不同的配方，在此介绍最常用的配方（表 2-2-9，表 2-2-10）。③抽真空：将模型向下倾斜 25°左右，将搅拌均匀的树脂倒入 PVA 薄膜套内，用尼龙绳扎紧，待树脂微微发热后，将树脂挤压进入层积纤维材料，用线绳或软管将树脂擀均匀后，用取型手法再次按压髌韧带和腘窝处，防止出现气泡和纤维材料皱褶。待树脂硬化后，等上 1～2 小时再关闭真空泵，以防树脂回弹（图 2-2-58）。

表 2-2-9　丙烯酸树脂配方一

原料	作用	百分比
丙烯酸树脂	基本原料	100%
过氧化苯甲酰	引发剂	2.5%
邻苯二甲酸二环乙酯	增塑剂	2.5%
NN-二甲基苯胺	促进剂	0.85%
颜色糊	颜料	2.0%～3.0%

表 2-2-10　丙烯酸树脂配方二

原料	百分比
丙烯酸树脂	100%
固化剂	2.5%～3.0%
颜色糊	2.0%～3.0%

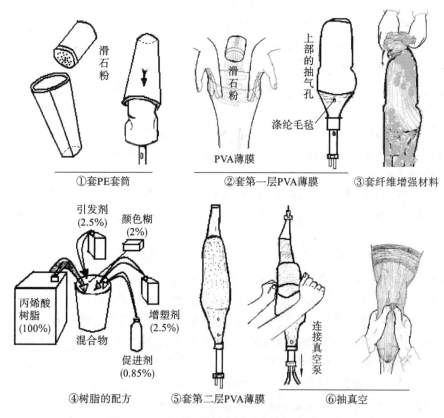

图 2-2-58　小腿假肢树脂接受腔的制作示意图

（2）小腿假肢塑料板材接受腔的制作

【放置连接座】将已经制作好内衬套的小腿假肢阳型呈垂直状夹在台钳上。将专用的连接座放在模型底端的内衬套上，用石膏浆或腻子将连接座和内衬套之间的空隙补平。注意放置连接座时要考虑假肢的对线。

【固定石膏模型】将石膏模型固定在专用抽真空橡胶盘上。为了防止抽真空过程中板材在阳型与橡胶板之间被吸破，在阳型与橡胶板之间放置一块与阳型端面相近的厚约为 30 mm 的海绵垫。在内衬套上套一层丝袜以便导气。将真空管与真空泵连接,将压力设置为-80 Pa。检查真空泵系统工作是否正常。

【加热板材】加热 PP 塑料板材时,烘箱温度为 215 ℃,加热 PE 塑料板材时为 185 ℃。将塑料板材固定在专用的夹具上,放在烘箱中的支架上加热。支架的高度应大于模型的长度。为了使板材加热均匀,在加热过程中,可以将板材翻转过来。

【板材热塑成型】板材加热后会因重力而下坠,当板材中心下坠的高度达到阳型的2/3时即可成型。双手戴上手套握住夹有板材的框架,垂直放在阳型上,缓慢向下拉伸,注意板材的中心正好与阳型的中心一致。当板材拉到橡胶板以下时,打开真空泵,控制阀门缓慢抽气。在抽真空过程中要注意板材的吸附情况,如发现皱褶倾向,应马上压平或将其按压牵拉到不需要的部位。最后将真空泵完全打开直至板材完全伏贴并冷却(图 2-2-59)。

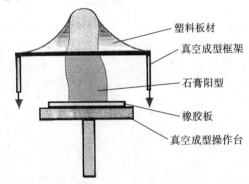

塑料板材
真空成型框架
石膏阳型
橡胶板
真空成型操作台

图 2-2-59　小腿假肢塑料板材接受腔的制作示意图

3) 加工接受腔　①去石膏:用水性笔画出接受腔的边缘口型,用振动锯按画线切开接受腔,从石膏模型上取下接受腔。②修整接受腔:将接受腔内衬套翻边打磨,将接受腔边缘打磨光滑圆润,注意内衬套的上缘应该高于接受腔上缘 5 mm 左右。

2. 大腿假肢接受腔的制作

1) 大腿假肢树脂接受腔的制作

【插入式大腿假肢接受腔的制作】基本上与小腿假肢制作方法相同,它也包括内衬套的制作、接受腔的制作等。

【全接触式大腿假肢接受腔的制作】它没有内衬套的制作这一过程,它的制作直接从套第一层 PVA 薄膜套开始,其制作方法也基本上与小腿假肢接受腔制作方法相同。其制作步骤如下。①阳型的灌注:用 4 层 10 cm 宽的石膏绷带打湿后绕接受腔阴型一圈做成围裙形式,并在接受腔内涂上脱模剂,注入石膏浆,将一个纸杯套在真空管上,将管子立直。②阳型的干燥:将阳型放入 80 ℃左右温度的烘箱中,进行约 3 天时间的干燥,待阳型彻底干燥后,用细砂纸打磨抛光阳型表面。③钻排气孔:在阳型的坐骨结节、股三角及其他凹陷的部位向纸杯放置的方向钻通排气孔,并用线头将排气孔填平。④在阳型表面涂凡士林:目的是便于将做好的接受腔取下来。⑤套第一层 PVA 薄膜套:将卷在湿毛巾中浸透好的 PVA 薄膜套在阳型上,边包边拉,注意不要使薄膜产生皱褶,拉到第一个排气孔下面用橡胶绳扎紧,连接抽气管和真空泵,加上-60～-40 Pa 的负压,使 PVA 薄膜无皱褶地包在阳型表面。⑥套增强材料的袜套:将增强材料的袜套套在阳型上,拉紧后在下面扎牢。⑦灌树脂:在阳型上套上第二层 PVA 薄膜套,在第二个排气孔下面扎牢;注入合成树脂,在-60～-40 Pa 的负压下成型。

【注意事项】要根据患者的体重和使用假肢的情况,选择增强材料的种类和层数,一般增强材料的层数在 6 层以上。要在坐骨圈部分放置玻璃纤维或碳纤维增强材料,以提高坐骨圈部分的承重能力(图 2-2-60)。

2) 大腿假肢塑料板材接受腔制作　制作方法与小腿假肢塑料板材接受腔制作方法基本相同(图 2-2-61)。

(六) 下肢假肢的组装及对线

1. 小腿假肢的组装及对线

1) 小腿假肢的组装　小腿假肢的基本构造是由假脚、踝关节、小腿部分、接受腔和悬吊装置

Note

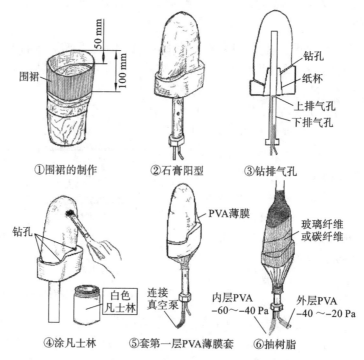

图 2-2-60　大腿假肢合成树脂接受腔的制作

①围裙的制作　②石膏阳型　③钻排气孔

④涂凡士林　⑤套第一层PVA薄膜套　⑥抽树脂

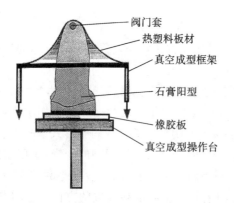

图 2-2-61　大腿假肢塑料板材接受腔的制作示意图

组成。其组装具体如下。

（1）拆卸半成品假肢：首先用记号笔将连接盘与接受腔的前后左右相对应的位置和要拆卸的地方做上标记，用内六角扳手将假肢的接受腔、关节、假脚和连接件等处的螺丝松开，注意只能松开相邻的两颗螺丝，否则会使已经对线好的工作前功尽弃。

（2）半成品假肢的进一步加工：根据试样的结果，对需要调整的部位进行再加工。如在内衬套上粘贴泡沫海绵或局部加热接受腔，从而进行局部的调整与修改。

（3）接受腔的二次树脂成型：将接受腔上面多余的部分打磨掉，用 PE 泡沫板材封闭好连接座的螺丝孔，将接受腔表面打磨粗糙，套上增强纤维材料，其正面朝外；套上 PVA 薄膜，下端连接真空管并扎紧；上端灌树脂，15 分钟左右驱动真空泵，用橡胶管将树脂擀均匀；待树脂硬化后，取下接受腔，并用打磨机将接受腔边缘打磨光滑。

（4）紧固各零部件：按照所做的记号对好后，将假肢零部件和接受腔连接起来，紧固已经做好记号的相邻的螺钉和螺栓，防止松胶。

（5）加工外装饰套：按照健侧的轮廓图加工外装饰套，直至与健侧的轮廓图尺寸外形基本一致；固定外装饰套，为了维修方便，外装饰套与假肢接受腔之间一般不直接粘接在一起，而是用医用胶带将海绵粘接在胶带上后再套在接受腔表面，或用尼龙搭扣粘接，毛面粘在接受腔上面，齿面粘在海绵上。

（6）套外装饰袜套：用长筒袜均匀地套在外装饰套外面，对于吸附式的大腿假肢而言，要在阀门孔处涂抹少许的快干胶，待快干胶固化后，用剪刀在涂抹快干胶的地方剪一个小圆孔，将阀门的管子穿过此小圆孔（图 2-2-62，图 2-2-63）。

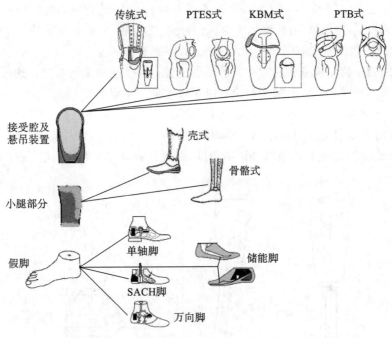

图 2-2-62 小腿假肢结构示意图

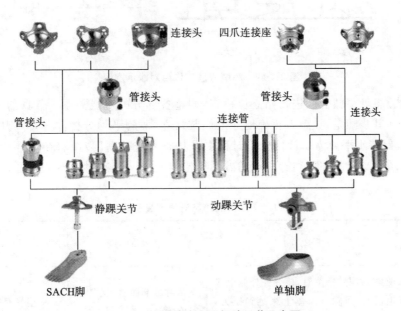

图 2-2-63 骨骼式小腿假肢组装示意图

2）小腿假肢的对线

（1）画出接受腔对线基准线：①确定髌韧带高度处内外侧、前后侧的中点，并标明其位置；②确定接受腔内外侧、前后侧的中点，并标明其位置；③连接内外侧、前后侧各自的中点，画出接受腔内外侧、前后侧的纵向轴线；④以实际测量患者残肢内收或外展角度为基准，将接受腔摆放成相应的内收或外展角度；⑤在矢状面，将接受腔摆放成一定的屈曲角度，中残肢的接受腔屈曲角度约为5°，对于短残肢，适当增加屈曲角度，对于长残肢，适当减少屈曲角度，在冠状面，接受腔内收约5°。

（2）画出假脚对线基准线：①确定假脚脚宽的中心和后跟的中心，连接两中点形成假脚的中线；将中线内收6°（即假脚外展6°）形成假脚的前进方向线；一般脚的前进方向线与从后跟的中点至大蹋趾与第二趾之间的连线一致。②将假脚的长度分为1/3，从后跟的中点起，沿前进方向线

Note

75

确定假脚 1/3 长度+(10~15)mm 的点,并作前进方向的垂线,此垂线为假脚侧面的基准线。

（3）技术要求:①前后侧、内外侧的中点标记准确;②内收、外展角度准确;③屈曲角度准确。

（4）假肢对线:假肢对线有三个步骤和方法,具体如下。

【工作台对线】在装配仪或装有重垂线的平台上进行。矢状面上的检查以通过接受腔上口前后径的中点垂线为基线。冠状面前面的检查以通过髌韧带中点和后面腘窝的中点的垂线为基准线,并与假脚的前进方向一致,接受腔内收 5°;矢状面上以髌韧带中央处侧面的中点的垂线为基准线,并和假脚前进方向垂直距离为 1/3 假脚长+(10~15)mm 的内外侧线一致,其中中残肢接受腔前倾 5°(屈曲 5°),短残肢适当增加屈曲角度,长残肢适当减少屈曲角度(图 2-2-64)。

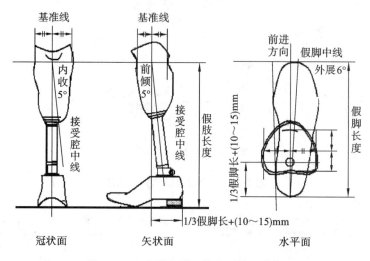

图 2-2-64 小腿假肢工作台对线示意图

【静态对线】患者穿戴假肢进行站立位检查,调整各部分的对线关系。其目的是确保患者站立时的稳定性。其步骤是,让患者正确地穿上假肢站立,两脚平均分担体重,两脚跟中心间距约为 10 cm,骨盆保持水平。为使骨盆处于对称水平状态需进行高度对线,在例外情况下(如已固定的骨盆脊柱畸形),双腿(不等长)长度的差不得超过 1 cm。静态对线不良引起的异常见表 2-2-11。

表 2-2-11 小腿假肢静态对线不良引起的异常

小腿假肢 静态对线	现象	产生原因	处置办法
向外侧 方向不稳定	现象 1:假肢承重时,接受腔外侧上缘产生松弛(间隙),内侧上缘感到压力,而鞋底平坦着地	相对足部而言,接受腔的位置排外	将接受腔向内侧移动
	现象 2:接受腔外侧上缘产生松弛(间隙),内侧上缘有压迫感,鞋底内侧缘翘离地面	接受腔内收角度不够	增加接受腔的内收角度
向内侧 方向不稳定	现象 1:接受腔外侧上缘感到压力,内侧上缘松弛(间隙),鞋底平坦着地	相对足部而言,接受腔的位置排外	将接受腔向外侧移动
	现象 2:接受腔外侧上缘感到压力,内侧上缘松弛(间隙),鞋底外侧缘翘离地面	接受腔内收角度过大	减少接受腔的内收角度

小腿假肢静态对线	现象	产生原因	处置办法
膝部缺乏稳定性（有打软腿的感觉）	膝关节向前推出，要屈膝似的（打软腿感觉），有不安全感	①接受腔屈曲角度过大；②相对足部而言，接受腔的位置过于靠前（重心靠前）；③假脚的距趾关节过于偏后	①减少接受腔屈曲角度；②将接受腔向后移动；③更换合适的假脚
膝部向后推压（有膝过伸的感觉）	现象1：两脚平均承重站立时，膝部向后推压（有膝过伸的感觉）	①假脚后跟（或后缓冲器）的弹力不够，没有足够的反弹力；②相对足部而言，接受腔的位置过于偏后，造成膝过伸	①检查假脚的后跟（或后缓冲器）的弹性，换成合适的；②向前移动接受腔
	现象2：小腿部几乎成垂直状态，假脚后跟翘离地面	接受腔的屈曲角度不足	增加接受腔的屈曲角度（使接受腔前倾）

【动态对线】在患者使用假肢练习步行习惯以后，在步行中进行步态分析与检查，确定最终对线位置的工作。一般内外侧（冠状面）的对线调整是从前后面观察确定的，前后侧（矢状面）的对线调整是从侧面观察确定的（图2-2-65、表2-2-12）。

注意事项：①增大或减小接受腔内收角度时，应同时将接受腔位置做内外侧的调整，以便使髌韧带中央垂下的基准线通过跟的中心；②改变接受腔屈曲角度时，应同时将接受腔位置做前后侧的调整。

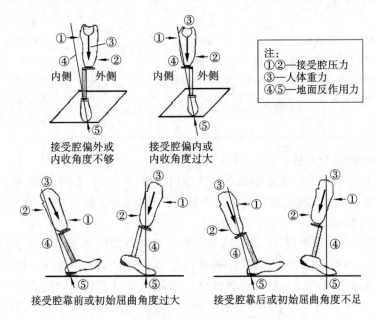

注：
①②—接受腔压力
③—人体重力
④⑤—地面反作用力

接受腔偏外或内收角度不够　　接受腔偏内或内收角度过大

接受腔靠前或初始屈曲角度过大　　接受腔靠后或初始屈曲角度不足

图2-2-65　小腿假肢动态对线不良引起的异常

表 2-2-12　小腿假肢动态对线不良引起的异常

小腿假肢动态对线	现象	原因	处置办法
内外侧的对线	现象 1：鞋底平面着地，接受腔上缘向外侧偏移，残肢内侧近端和外侧远端有压迫感	接受腔相对假脚位置偏向外侧	将接受腔向内侧调整
	现象 2：鞋底平面着地，接受腔上缘向内侧偏移，残肢外侧近端和内侧远端有压迫感	接受腔相对假脚位置偏向内侧	将接受腔向外侧调整
	现象 3：鞋底内侧离地，假肢向外侧倾斜，残肢内侧近端和外侧远端有压迫感（很强）	接受腔内收角度不够	增大接受腔内收角度，并将接受腔平行向内侧调整
	现象 4：鞋底外侧离地，假肢向内侧倾斜，残肢外侧近端和内侧远端有压迫感（很强）	接受腔内收角度过大	减小接受腔内收角度，并将接受腔平行向外侧调整
前后侧的对线	现象 1：跟着地时，膝部被推向前方，从跟着地到足放平的时间短；在站立后期，身体重心下降，假肢站立期变短，假肢与健肢侧步频不协调；膝关节不稳定，有打软腿的感觉；有时残肢前方远端和腘窝部有很强的压迫感；跟着地时，假脚趾比健肢侧抬得过高	接受腔初始屈曲角度过大或接受腔相对于假脚位置靠前	重新进行静态对线；若假肢侧足趾抬得过高，是由于接受腔屈曲角度过大，需减小接受腔屈曲角度；若接受腔屈曲角度合适，可将接受腔向后方调整
	现象 2：膝部被压向后方，在站立中期有上坡的感觉；身体重心上下移动明显，在摆动期，脚尖擦地面，有假肢过长的感觉，健侧步幅减小；残肢的前方近端和后方远端有很强的压迫感	接受腔初始屈曲角度不足或接受腔相对于假脚位置靠后	重新进行静态对线；若假肢侧脚尖擦地，是由于接受腔屈曲角度不足，需增大接受腔屈曲角度；若接受腔屈曲角度合适，可将接受腔向前方调整

2. 大腿假肢的组装及对线

1）大腿假肢的组装　大腿假肢的基本构造是由假脚、踝关节、小腿部分、膝关节、大腿部分、接受腔和悬吊装置组成。大腿假肢的组装与小腿假肢基本相同（图 2-2-66，图 2-2-67）。

2）大腿假肢的对线

（1）画出接受腔对线基准线：①用游标卡尺在坐骨平台高度处测量接受腔内外侧的中点和接受腔内侧 60% 和外侧 60% 的点。②分别在接受腔的冠状面和矢状面画出接受腔的中线。③将接受腔放置成屈曲内收的角度。内收角度以实际测量患者残肢的最大股骨内收角度为基准，一般约为 5°。接受腔的坐骨平台处于水平状态。屈曲角度一般约为 5°。残肢越短，屈曲角度越大；残肢越长，屈曲角度越小。④分别通过前后、内外的参考点在接受腔前后面、内外面画出大腿接受腔冠状面和矢状面的对线基准线。

（2）画出假脚对线基准线：假脚的前进方向与假脚的中线方向外旋 6° 一致，与跖趾关节线（滚动边）、膝关节轴线、踝关节轴线、接受腔内外侧中线垂直（图 2-2-68）。

（3）技术要求：①坐骨圈平面的对线基准线位置准确；②屈曲和内收角度适当。

Note

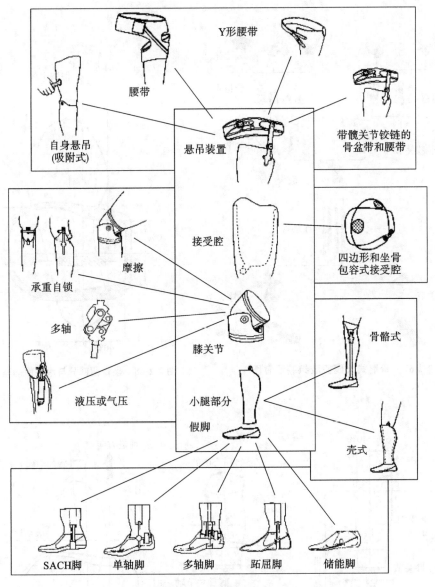

图 2-2-66 大腿假肢结构简图

（4）假肢对线：具体如下。

【工作台对线】①冠状面：四边形接受腔大腿假肢是将接受腔内外径分为内侧 40％，外侧 60％，接受腔内收 5°画垂线，通过膝关节中心，最后落到与假脚的前进方向线一致（前面落到大踇趾与第二趾中间，后面落到脚后跟的中点），且坐骨平台、膝关节轴、足底要保持水平；而 CAT/CAM 接受腔大腿假肢是将接受腔内外径分二等分，其他对线相同。②矢状面：将接受腔前后径分为二等分，接受腔前屈 5°画垂线，通过膝关节轴前 5～20 mm，最后落到假脚后 1/3 脚长＋（10～15）mm 的重心区。③水平面：接受腔的内侧壁应与假脚的前进方向平行，与膝关节轴、踝关节轴、跖趾关节（滚动边）垂直，假脚的前进方向是假脚中心线外展 6°的直线，一般是处在大踇趾与第二趾中间（图 2-2-69，图 2-2-70）。

【静态对线】患者穿上假肢站立，双脚跟部分开 5～10 cm 的距离，在双脚平均承重状态下进行静态对线调整。主要检查下肢假肢的假脚外展角是否与健侧的外展角相同；假肢的长度是否等长，接受腔是否适配等情况（表 2-2-13）。

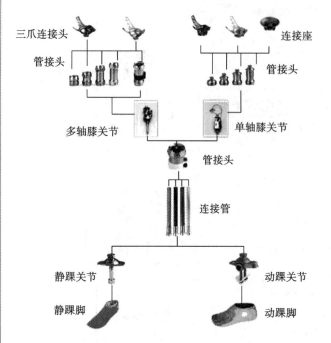

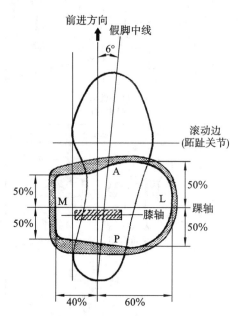

图 2-2-67　骨骼式大腿假肢组装示意图

图 2-2-68　坐骨圈部分与水平面的基准线示意图

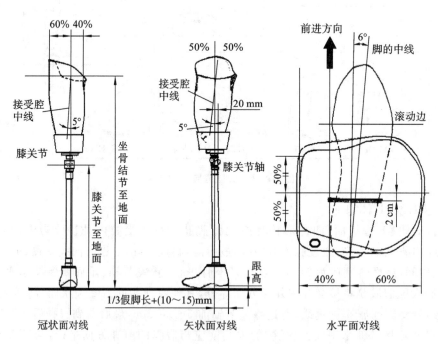

图 2-2-69　四边形全接触式接受腔大腿假肢工作台对线示意图

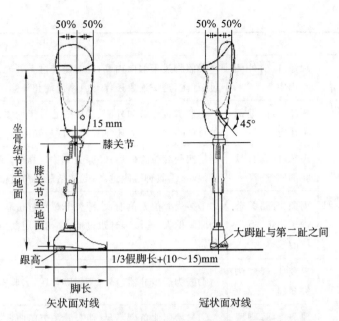

图 2-2-70 CAT-CAM 接受腔大腿假肢工作台对线示意图

表 2-2-13 大腿假肢静态对线不良引起的异常情况

异常情况	现 象	原 因
接受腔不良引起的异常	现象1:耻骨压痛	①接受腔前后径或内外径过大;②前壁过高或过低;③初始屈曲角度不足;④接受腔内收角度不足
	现象2:坐骨结节压痛	①接受腔内侧前后径过大;②初始内收角度不足;③接受腔外壁支撑力不足;④坐骨平台过小;⑤坐骨的体重负荷与残肢的体重负荷不平衡
	现象3:坐骨抬起	①接受腔内径太小;②接受腔深度不够;③接受腔前后径过小
	现象4:长收肌压痛	①接受腔内壁过高;②长收肌的通道不好;③接受腔内侧前壁过高;④接受腔内侧上缘扩展边过小;⑤接受腔内侧壁压力不够;⑥接受腔内侧前后距离过小;⑦接受腔内外径距离过小;⑧接受腔初始内收角度不足
	现象5:大腿后侧肌群压痛或疼痛	①接受腔内侧的前后距离过小;②接受腔内外径距离过小;③大腿后侧肌群的通道不好;④坐骨承重面的圆角半径过小;⑤接受腔后壁的形状不能包容大腿后侧肌群的肌腹
	现象6:接受腔端部压迫或疼痛	①接受腔深度不够;②股骨骨端与接受腔端部直接接触;③接受腔底端空间负压过大;④排气阀漏气产生负压;⑤接受腔近端过紧
	现象7:假肢提起时漏气	①排气阀或排气阀周围漏气;②接受腔太大;③接受腔与残肢形状不符

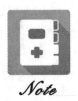

续表

异常情况	现　象		原　因
对线不良引起的异常	向侧方摆动	现象1：向外侧不稳定	①假脚过于偏向内侧；②接受腔过于外展；③假脚外翻；④假肢过短（注：这一现象还伴有内侧近端和外侧远端的压迫感）
		现象2：向健侧不稳定	①假脚过于偏向外侧；②接受腔过于内收；③假脚内翻；④假肢过长（注：这一现象还伴有外侧近端和内侧远端的压迫感）
	前后晃动	现象1：有打软腿的感觉	①接受腔位置偏后；②膝关节位置靠前；③假脚位置偏后；④假脚偏小；⑤假脚鞋跟过高；⑥初始屈曲角度偏小；⑦假脚过于背屈
		现象2：膝关节过于稳定，有上坡的感觉	①接受腔位置偏前；②膝关节位置过于靠后；③假脚位置偏前；④假脚偏大；⑤假脚鞋跟过低；⑥初始屈曲角度偏大；⑦假脚过于跖屈
	其他	现象1：假脚脚尖翘起	①假脚后缓冲器过软；②假脚背屈；③假脚位置过于靠前
		现象2：假脚跟部抬起	①初始屈曲角度不足（伴有膝关节屈曲挛缩）；②初始屈曲角度过大（为代偿而使髋关节伸展）；③假脚跖屈

【动态对线】让患者穿上假肢，在静态对线调整完成之后，在确保没有安全问题的前提下开始动态对线调整。观察患者的步态，并进行步态分析，前后两个步行周期可以忽略。以下为动态对线中大腿假肢异常步态：根据患者的步态行走中的表现对照表所示项目，判断大腿假肢静态对线检查项目以及产生原因并根据原因作出正确的调整（表2-2-14）。

表 2-2-14　大腿假肢动态对线不良引起异常步态检查表

项目	示　意　图	步态周期	观察方位	原　因
躯干倾向假肢侧		假肢侧站立期	冠状面：从前面、后面	1.假肢方面的原因：①接受腔内缘太高，侧倾减少压痛；②接受腔对线成外展姿势；③假肢太短。2.患者方面的原因：①外展肌弱；②残肢短；③残肢外展；④残肢太敏感或疼痛；⑤平衡不够；⑥步态习惯
提髋		假肢侧摆动期	冠状面：从前面、后面、侧面	1.假肢方面的原因：①膝关节过于后置（膝关节过于稳定，难于屈曲）；②假脚跖趾关节处太靠前；③假肢太长。2.患者方面的原因：步态习惯

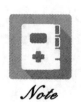

续表

项目	示　意　图	步态周期	观察方位	原　　因
划弧外展步态		假肢侧摆动期	冠状面：从前面、后面	1.假肢方面的原因： ①假肢太长或接受腔太小； ②对线时膝过于稳定； ③膝关节摩擦装置太强。 2.患者方面的原因： ①残肢呈外展挛缩； ②患者害怕屈膝或屈膝力量不够（假肢杠杆长）； ③步态习惯
手臂摆动不均匀		假肢侧站立期	冠状面或矢状面均可观察	1.假肢方面的原因： ①接受腔适配不好； ②残肢不舒服或疼痛； ③假肢外侧支撑不够（缺乏外侧装置）。 2.患者方面的原因： ①平衡能力差； ②有不安全感,害怕
健侧与患侧步宽不一		站立期	冠状面：前面、后面	1.假肢方面的原因： ①接受腔外侧壁的反作用力不够（没有外侧装置）； ②接受腔内侧壁太高,患者通过假肢外展避开压痛； ③假肢对线呈外展； ④假肢太长或接受腔太窄； ⑤骨盆带位置错误,将假肢拉成外展。 2.患者方面的原因： ①软组织太多； ②髋关节外展挛缩； ③步态习惯

Note

续表

项目	示意图	步态周期	观察方位	原因
膝关节有撞击		假肢侧摆动末期	矢状面：可以听到声音	1.假肢方面的原因： ①膝关节摩擦力不足； ②膝关节摆动期控制不够； ③膝关节助伸装置过强； ④膝关节转动中心太靠前； ⑤接受腔初始屈曲角度不足； ⑥缺少伸膝制动缓冲垫。 2.患者方面的原因： 通过小腿加速伸直试图在足跟着地前稳定膝关节
腰椎过渡前突		假肢侧站立中期及后期	矢状面	1.假肢方面的原因： ①接受腔初始屈曲角度不足，接受腔对线呈过伸状； ②在站立中期以后髋关节不能伸展，而由骨盆前倾来补偿； ③坐骨结节处压力过大。 2.患者方面的原因： ①髋关节屈曲挛缩； ②肥胖者为保持平衡，腰椎过度前突； ③躯干肌群衰弱或麻痹； ④姿势不对
假脚拍地		假肢侧足跟着地到足平放	矢状面：可以听到声音	1.假肢方面的原因： 假脚后跟缓冲器太软或有问题。 2.患者方面的原因： 跟着地太快，以便稳定伸膝

续表

项目	示　意　图	步态周期	观察方位	原　　因
假肢旋转		假肢侧足跟着地	冠状面：前面、后面	1.假肢方面的原因： ①假脚后缓冲器太硬,屈膝困难； ②假脚对线外旋角度太大； ③接受腔与残肢适配不当。 2.患者方面的原因： ①跟着地时,残肢过伸,力量太大； ②残肢软组织太多,残肢肌力弱
小腿过度屈曲且速度快		假肢侧摆动初期	矢状面	1.假肢方面的原因： ①摆动期控制不够； ②助伸装置调得太弱或缺乏； ③膝关节转动中心太靠前。 2.患者方面的原因： 为了屈膝,患者付出的能量比所需的大
假肢微屈前甩、健侧呈尖脚行走		假肢侧摆动期	矢状面	1.假肢方面的原因： ①假肢太长或接受腔太小； ②接受腔悬吊不好(活塞运动)； ③膝关节后置太多(膝关节太稳定)； ④膝关节的摩擦锁或助伸装置太强,膝关节过于稳定。 2.患者方面的原因： ①习惯于尖足步态； ②害怕摔跤； ③残肢疼痛

Note

续表

项目	示 意 图	步态周期	观察方位	原 因
假肢的活塞运动		假肢侧站立期到摆动期	冠状面或矢状面	1.假肢方面的原因： 接受腔不适配(接受腔太大或太小,软组织包容不好)。 2.患者方面的原因： ①患者没有主动收缩肌肉,以防止接受腔滑脱; ②残肢萎缩; ③残肢软组织过多
步幅不均匀(A型)		假肢摆动期	假肢步幅小	1.假肢方面的原因： ①膝关节不稳定; ②接受腔初始屈曲角度大; ③接受腔位置偏后; ④膝关节助伸装置弱; ⑤适配不当,残肢控制能力不够。 2.患者方面的原因： ①残肢肌力不够或残肢短; ②身体不平衡; ③害怕不安全;残肢疼痛
步幅不均匀(B型)		假肢摆动末期	假肢步幅大	1.假肢方面的原因： ①假肢膝关节过于稳定,体重很难从健侧转向假肢侧; ②接受腔初始屈曲角度不足; ③接受腔位置靠前。 2.患者方面的原因： 残肢屈曲挛缩

（七）下肢假肢适合性检查

在假肢交付给截肢者之前,需要进行功能检查。功能检查是假肢装配必不可少的重要环节,也是保证假肢高装配质量的关键性工作。按假肢装配的工作程序,检查分为试样检验(初检)和终检两个工序。假肢在初步组装完成后,需要让截肢者试穿,对假肢进行试样检验。主要工作包含检查、调整和功能训练。试样检验合适的假肢将被加工成成品,接受终检。终检是假肢装配质量的最终评定,只有通过了终检的假肢才允许交付截肢者正式使用。

假肢功能检查的重点是在截肢者穿着假肢时对假肢接受腔、假肢对线和穿着假肢的行走功能或使用功能进行检查。接受腔是残肢与假肢的结合界面。对接受腔进行适合性检查的目的是

86

为了确保截肢者穿着假肢的舒适性。检查时,在截肢者穿着假肢后主要从残肢的受力、运动、血液循环等方面,检查接受腔的形状、承重、悬吊、全接触等情况。对线检查包括静态对线检查和动态对线检查。对线检查的目的是确保假肢良好的生物力学特性。功能检查针对假肢的功能代偿情况进行的检查。对于下肢假肢,主要通过步态分析检查截肢者穿着下肢假肢的步行功能。对于上肢假肢,主要检查截肢者穿着上肢假肢所能代偿的基本功能。

假肢的质量主要包括使用功能、外观和耐用性能,这些都取决于所用材料、部件、质量和装配的适配情况。

我国政府为保证广大残疾人合法权益,由国家技术监督局负责在北京建立了国家假肢质量监督检验中心,负责假肢质量检验工作。截肢患者在选择假肢部件时应注意选取已确实通过质检中心正式鉴定的产品。根据国家消费者权益法,截肢患者当遇到假肢质量问题时有权向国家有关机构投诉。

假肢使用功能的评价是个较复杂的问题,有时是由于假肢装配质量问题,有时可能与截肢患者本人关节功能、残肢条件、步行习惯有关。截肢患者装配好假肢后,最好是能经过一次截肢患者康复小组(包括医生、假肢师、物理治疗师、作业治疗师等有关康复专业人员)假肢适合性检验。令人遗憾的是目前我国这种康复小组的检验、鉴定尚不普及,因此我们建议广大截肢患者及其家属、残疾人工作者都学习些假肢装配适合性检验知识,及时发现问题,改正缺陷,确保假肢质量。以下以小腿假肢和大腿假肢为例,介绍下肢假肢的检验知识。

1. 小腿假肢适合性检查

1)与处方对照进行检查　假肢是否按处方制作;如果做了修改,应检查是否符合修改的要求。

2)站立位检查　截肢者两脚分开 5～10 cm 自然站立,双侧均匀承重。检查内容包括以下几项。

(1)站立有无疼痛、不适感?(如有疼痛、不适感,应查明部位和程度)

(2)矢状面对线是否正确?(残肢膝关节应无不稳定感,无过伸或过于屈曲现象;假脚前后应均匀着地)

(3)额状面对线是否正确?(脚掌内外侧应平坦着地;接受腔的上缘及末端应无压迫感)

(4)假肢高度是否合适?(双侧下肢应等高)

(5)假肢悬吊是否牢固?(假腿抬离地面时应无明显的活塞运动)

(6)接受腔的前、后、内、外侧壁的高度是否适当?(后侧壁高度应不妨碍屈曲)

(7)对于带大腿上靿的小腿假肢,还需检查:①支条的形状是否合适?(支条形状应符合大腿和股骨髁部的形状)②膝关节铰链的安装是否合适?(应同轴等高;膝屈曲时两侧支条应保持平行)③膝关节铰链与肢体间的间隙是否合适?(间隙为 35 mm 较为适宜)④上靿的适合情况是否良好?(应能在较大的范围内调节松紧)⑤在上靿的上、下部位残肢皮肤有无过度松弛现象?(应无)⑥上靿的长度和结构是否达到要求?(应满足承重、悬吊、稳定关节的要求;上靿的外侧应比在内侧高 23 cm)

3)坐位检查

(1)能否屈膝?(脚平放地面时膝关节应能屈曲至少 90°)

(2)膝关节屈曲 90°坐下时是否舒适?(腘窝部的软组织应无明显隆起;腘绳肌肌腱部位应无疼痛)

(3)残肢与接受腔是否伏贴?(残肢在接受腔内应无松动或压迫)

(4)两侧膝关节的高度是否一致?(应一致)

4)步行检查

(1)步行是否有不适感?(应无)

（2）残肢与接受腔之间是否有活塞运动？（应不明显）

（3）假肢是否沿行进方向平行地摆动？（应是）

（4）假脚的外展角度是否与健侧相同？（应对称）

（5）两脚的间隔是否过大或过小？（应接近正常）

（6）穿鞋步行,脚跟触地有无外旋？（应无）

（7）支撑期脚掌触地是否偏斜？（应无）

（8）患者是否能顺利跪下？（多数截肢者应能）

（9）上、下斜坡是否顺利？（多数截肢者应能）

（10）上、下楼梯是否顺利？（多数截肢者应能）

（11）假肢是否有噪声？（应无）

5）检查残肢

（1）脱下假肢后,立刻查看残肢是否有擦伤？（应无）

（2）脱下假肢后,立刻查看残肢是否有明显变色？（应无）

（3）脱下假肢后,立刻查看残肢是否有明显出汗？（初装假肢者常有）

（4）承重部位是否合适？（应无不合理的承重）

6）其他检查

（1）软衬套是否高出接受腔上缘？（应均匀高出 5 mm）

（2）环带是否有调整必要？

（3）是否符合假肢的制作技术要求？

（4）患者对假肢的外观、功能、穿着感是否满意？

2. 大腿假肢适合性检查

1）与处方对照进行检查　假肢是否按处方制作;如果有修改,应检查是否符合修改的要求。

2）站立位检查　截肢者两脚分开自然站立,双侧均匀承重。检查以下项目。

（1）站立有无疼痛、不适感？（如有疼痛、不适感,应查明部位和程度）

（2）长收肌肌腱是否充分容纳在接受腔的沟槽内？是否受到接受腔的过度压迫？（肌腱应容纳在接受腔内,无压迫疼痛）

（3）坐骨结节的位置是否正确？（对于四边形接受腔,坐骨结节应位于坐骨支撑面上;对于坐骨包容接受腔,坐骨结节应被包容）

（4）假肢高度是否合适？（双侧下肢应等高）

（5）承重时,膝关节是否稳定？这时患者残肢不应特意用力向后推压假肢。

（6）矢状面对线是否正确？（残肢膝关节应无不稳定感;假脚前后应均匀着地）

（7）额状面对线是否正确？（脚掌内外侧应平坦着地;接受腔的上缘及末端应无压迫感）

（8）假肢膝关节是否与地面平行？（应是）

（9）假肢膝关节是否有旋转？（应无,或外旋不超过5°）

（10）双脚是否对称？（应是）

（11）在垂直方向上会阴部有无压迫感？（应无。可使患肢交叉在健肢前,可以承受体重）

（12）取下阀门,检查残肢末端是否与接受腔全接触？（通常应是）

（13）取下阀门,检查残肢组织在阀门处有无隆起？（约有少许）

（14）会阴部软组织是否完全容纳在接受腔内？（应无软组织隆出腔外）

（15）没有悬吊带的假肢是否能牢固悬吊在残肢上？（应能）

（16）若装有腰带,腰带的前面与侧面的固定是否处于正确的位置上？（前面约在接受腔中线上与坐骨支撑面等高;侧面约在大转子的上方6 mm后方6 mm处）

（17）若装有骨盆带及机械髋关节,髋关节的中心是否在大转子隆起稍前上方？（应是,与生

Note

88

理髋横轴中心一致）

（18）阀门的位置是否合适？（阀门的位置应便于截肢者穿假肢时用袜套引拉残肢，其位置通常在残肢远端、前内侧）

（19）残肢是否与接受腔全接触？（应是）

3）坐位检查

（1）接受腔与残肢是否紧密伏贴？（应是）

（2）穿着假肢的屈髋活动范围是否足够？（患者坐位时一般应能弯腰用手摸鞋）

（3）小腿部的对线是否好？（小腿部与地面垂直、脚底放平）

（4）假肢小腿高度是否合理？（假肢小腿长度应与健侧小腿长度相等）

（5）膝关节辅助伸展装置是否妨碍膝关节的屈曲？（应不）

（6）患者腘绳肌部位是否有烧灼样疼痛？坐下时烧灼样疼痛是否仍然持续？（应无：后壁过厚，坐骨承受面过宽易导致此现象）

（7）由坐转为站立时，是否出现不愉快的空气音？（应无：若有，应特别要注意检查前壁、侧壁是否松弛）

（8）由坐转为站立时，髋、膝、踝等机械关节是否转动自如？（应是）

4）步行检查

（1）在平地上行走的步态是否满意？如有下述明显的步态异常，可按重度（E）、中度（M）、轻度（S）、无（0）四个等级进行记录（表 2-2-15）。

表 2-2-15　步行检查量表

（　）外展步态——行走时，两脚的间隔比正常（5～10 cm）宽。

（　）躯干侧屈——在支撑的初期，可看到身体的重心向假肢侧偏移。

（　）环行步态——在摆动阶段，假脚沿着向外弯曲的弧线摆动。

（　）脚跟向内侧扭动——脚尖一离地，假脚的脚跟向内侧扭转抖动。

（　）脚跟向外侧扭动——脚尖一离地，假脚的脚跟向外侧扭转抖动。

（　）脚跟触地足部回旋。

（　）腰椎前突——腰椎过度前突，臀部翘起。

（　）脚掌拍打地面——跟着地后脚掌着地过快，有拍打地面声。

（　）脚跟抬的高低不等——摆动初期双侧脚跟抬起不一致。

（　）踮脚步态——健肢支撑时，脚尖踮起。

（　）假肢膝撞击——摆动末期，假肢膝关节有不正常的撞击声。

（　）步幅不等——双侧步幅不均匀。

（　）其他。

（2）假肢关节是否夹衣服？（应为否）

（3）假肢关节是否转动自如、无杂音？（应转动自如、无杂音）

（4）行走时有无不愉快的空气声？（应无）

（5）有无活塞运动？（应无）

（6）摆动期膝关节是否屈曲？（应是）

（7）能否上、下斜坡？（应能）

（8）能否上、下楼梯？（应能）

5）检查残肢

（1）脱下假肢后，立刻查看残肢是否有擦伤？（应无）

（2）脱下假肢后，立刻查看残肢是否有明显变色？（应无，特别是要注意残肢末端颜色变化）

（3）脱下假肢后，立刻查看残肢是否有明显出汗？（初装假肢者常有）

（4）承重部位是否合适？（应无不合理的承重）

6）其他检查

（1）若有软衬套，其是否高出接受腔上缘？（应均匀高出 5 mm）

（2）悬吊带是否有调整的必要？

（3）是否符合假肢的制作技术要求？内壁是否光滑、清洁？

（4）患者对假肢的外观、功能、穿着感是否满意？

五、下肢假肢的使用训练

（一）穿下肢假肢训练

1. 穿小腿假肢训练　截肢者取坐位。先在残肢上套一层薄的尼龙袜保护残肢，然后套两层棉线袜，再套上软的内接受腔，在软接受腔的外面再套一层尼龙袜；残肢膝关节屈曲位，将假肢接受腔套在残肢上；截肢者站立后检查假肢对线是否合适。

2. 穿大腿假肢训练　截肢者取坐位，将爽身粉涂抹在残肢上，假肢放置在健侧旁边（手可以够着的地方），将接受腔阀门打开，将丝绸布缠在残肢上，将残肢垂直伸入接受腔，随着将丝绸布从孔内拉出，随着将残肢向接受腔伸入，直到截肢者感觉到残肢完全接触接受腔底部，再将丝绸布全部拉出。然后盖上阀门，拧紧。手扶平行杆站起，双腿平行站立，调整身体，检查假肢是否穿着合适；如不合适，需要重穿一次（图 2-2-71）。

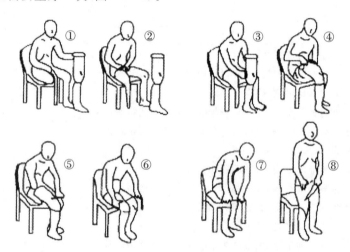

图 2-2-71　大腿假肢的穿戴方法示意图

3. 穿髋离断假肢训练　截肢者靠墙站立或一手扶物品，另一手抓住假肢接受腔；骨盆伸到接受腔内；骨盆与接受腔紧紧接触在一起；将肩吊带与假肢扣带固定好。

（二）脱下肢假肢训练

1. 脱小腿假肢训练　截肢者取坐位，双手握住假肢，将假肢向下拽，残肢拉出即可。

2. 脱大腿假肢训练　截肢者取坐位，将接受腔的阀门打开取下假肢。检查残肢皮肤有无红肿、擦伤，如果有以上情况，应及时处理。

3. 脱髋离断假肢训练　截肢者靠墙站立或扶物品站立；将假肢吊带与肩吊带松解开；一手扶住假肢接受腔，将身体向健侧倾斜，脱下假肢。检查残肢皮肤有无红肿、擦伤，如有应及时处理，检查中可用镜子照残肢的下面。

（三）下肢假肢的使用训练

1. 站立平衡训练　站立平衡功能（就是站稳）是步行的基础。初装假肢的患者一旦穿上假肢就想练走是不对的。应当从培养残肢对假肢的感觉开始,然后经过一步步的训练,养成良好的步行习惯,才能得到好的步行功能。有些截肢患者由于没有重视开始的步行训练,随便走,养成了不良的步行习惯,改正是相当难的。具体方法如下。①左右站立平衡训练:双脚可分开 20 cm 站立。双手扶椅背(双杠),然后向左、右水平移动骨盆,使假肢和健肢侧交替承担体重,注意运动中双眼平视、双肩要平、上身要直。训练中逐渐减少手扶力量,直到不扶。②前后站立平衡训练:双脚站立,假脚位置稍后退一些,通过交替踮脚尖完成人体重心前后移动,运动时注意上肢协调摆动,移向假肢时应注意用力后伸髋关节,防止膝部弯曲;③单腿站立平衡训练:先在健侧放一把椅子,前面放一个小板凳,健侧的手扶住椅子的靠背,健侧的脚慢慢放在前面的小板凳上,重复这个动作直到患者感到舒适为止;然后去掉旁边的椅子,再重复以上动作,并试着尽量用假肢单腿支撑,每次站立维持时间越长越好,最好达到每次能站立 5 秒以上。站立时应注意上身不要向假肢侧有大的倾斜(图 2-2-72)。

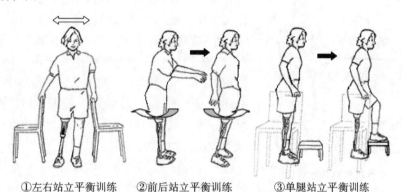

①左右站立平衡训练　　②前后站立平衡训练　　③单腿站立平衡训练

图 2-2-72　站立平衡训练示意图

2. 迈步训练　它是介于站立平衡和步行训练之间的一种训练。具体方法如下:①侧向迈步训练:双脚并拢,自然站立,然后将患侧的腿侧向迈步站开,接下来,患侧又向健侧侧向迈步并拢,这样反复进行。②侧向交叉迈步训练:双脚并拢,自然站立,将患肢侧向交叉放在健肢的侧前方,然后健肢侧移,自然站立,健肢又交叉放在患肢的侧前方,这样反复进行(图 2-2-73)。

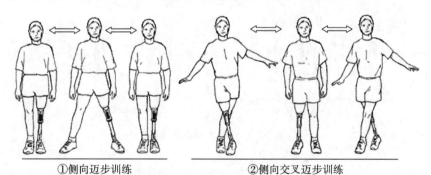

①侧向迈步训练　　　　　　②侧向交叉迈步训练

图 2-2-73　迈步训练示意图

3. 站立抗阻训练　用一根弹性带(如废旧的自行车内胎),一端固定在健侧腿的踝关节处,另一端固定在稳固不摇动的桌子或沙发的支撑脚上,患者一只手就近扶住桌面或椅背,然后进行后伸踢腿、侧向踢腿、外展踢腿和向前踢腿(图 2-2-74)。

4. 步行抗阻训练　把一条橡胶弹性带(或自行车内胎)的一端系在患者的腰间的后面,另一端由一名帮手在后面用力拉着,患者沿着一条平坦的地面行走,这样可以训练患者的抗阻行走能力(图 2-2-75)。

5. 滚球训练　将一个网球放在健肢的脚下,患者的手扶持桌面或不扶持桌面。患者把脚平

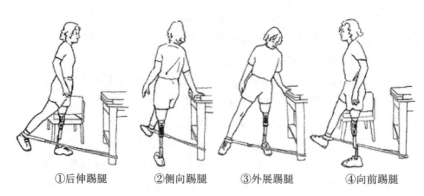

①后伸踢腿　　②侧向踢腿　　③外展踢腿　　④向前踢腿

图 2-2-74　站立抗阻训练示意图

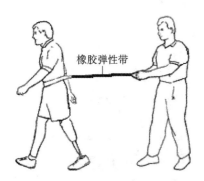

橡胶弹性带

图 2-2-75　步行抗阻训练示意图

放在球上,然后滚动球前进、后退、左右运动或转动。这样可以使患肢承受更多的重量(图 2-2-76)。

6. 侧向跳跃训练　将四个小纸盒排放成一个正方形,间隔 50 cm,或用粉笔在地上画出一个边长为 50 cm 的正方形。双脚站立在正方形的边线旁,从正方形一边跳到正方形的另一边,然后再从正方形另一边跳到正方形这一边。这样可以训练单侧腿支撑和侧向运动时对假肢的控制能力(图 2-2-77)。

7. 其他　①敏捷性训练:将 4～6 个纸杯或废旧饮料瓶间隔 150 cm 分两排排列。患者快速地从一个纸杯到另一个纸杯曲线移动,并身体下蹲,碰触纸杯。这样可以训练患者使用假肢的敏捷性,并完成从站立到下蹲,从下蹲到站立的过程。②准确性训练:将 4～6 个纸杯或废旧饮料瓶每间隔 30 cm 一字排列。患者可以沿着纸杯的边缘行走或在两个纸杯之间行走。这样可以训练患者准确

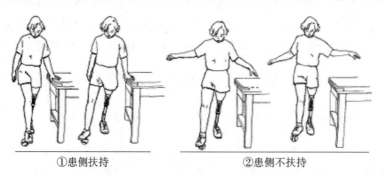

①患侧扶持　　　　　　　②患侧不扶持

图 2-2-76　滚球训练示意图

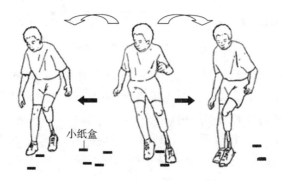

小纸盒

图 2-2-77　侧向跳跃训练示意图

Note

控制假肢的能力(图 2-2-78)。

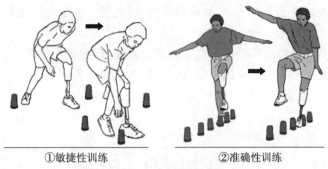

①敏捷性训练　　　　　②准确性训练

图 2-2-78　敏捷性和准确性训练

（肖晓鸿）

复习思考题

1. 简述下肢假肢基本要求。
2. 简述下肢假肢的分类。
3. 简述小腿假肢的种类和特点。
4. 简述大腿假肢的种类和特点。
5. 简述假脚的种类和特点。
6. 简述下肢截肢者的功能检查内容。
7. 简述下肢假肢处方内容。
8. 简述下肢假肢的制作流程。
9. 简述小腿假肢的使用和训练方法。
10. 简述大腿假肢的使用和训练方法。

第三节　上　肢　假　肢

一、上肢假肢的概述

（一）上肢假肢的定义

上肢假肢是指整体或部分替代人体上肢功能的人工假体。上肢包括手和臂,是生活和劳动中的重要器官。任何部位的丧失都会给患者造成生活、工作困难和精神负担,特别是双侧上肢都丧失,困难更为严重,迫切要求有好的假肢代偿失去的功能。但由于手是万物之灵,其动作灵巧,感觉敏锐,功能复杂,致使任何精巧、灵活的机械结构也不能与手相比。在上肢假肢发展过程中,人们始终致力于设计功能完善、运动仿生、控制仿生和动作可靠的假肢。但由于人手有二十多个自由度,其运动形式比下肢复杂得多,而且受到体积的限制,仿生上肢假肢的设计要比下肢困难得多,目前只能做到局部仿生,即外观、局部自由度和控制仿生。总之,上肢假肢功能目前还比较简单,其功能还不能满足上肢截肢患者的需求,但患者佩戴上肢假肢后,经过一定的康复训练和适应,还是能够满足患者的一些日常生活和职业劳动等方面的需要。

Note

（二）上肢假肢基本要求

1. 功能好　人类的手是万物之灵，其动作灵巧，因此第一要求是功能好，能够满足上肢截肢患者最基本的需求。

2. 外观逼真　截肢患者对假手的第二需要是外观逼真，最好是能够达到以假乱真的效果。

3. 操纵灵活　要求假手能够开闭手随意、灵活，功能活动范围大。

4. 其他要求　轻便（前臂假肢重量不超过 1.5 kg，上臂假肢重量不超过 2.5 kg）、实用、耐用，可以自我穿脱等。

（三）上肢假肢的分类

1. 按截肢部位分类　可以分为手部假肢（假手指和假手掌）、腕离断假肢、前臂假肢、肘离断假肢、上臂假肢、肩离断假肢（图 2-3-1）。

（1）手部假肢：它包括两个方面的截肢。①假手指：手指截肢。②假手掌：掌骨截肢。

（2）腕离断假肢：它包括两个方面的截肢。①前臂截肢：前臂极长残肢，残肢长度大于 80%。②腕关节离断。

（3）前臂假肢：前臂截肢，前臂中、短残肢，残肢长度为 35%～80%。

（4）肘离断假肢：它包括三个方面的截肢。①上臂截肢：上臂极长残肢，残肢长度大于 85%。②肘关节离断。③前臂截肢：前臂极短残肢，残肢长度小于 35%。

（5）上臂假肢：上臂截肢，上臂中、短残肢，残肢长度为 30%～85%。

（6）肩离断假肢：它包括三个方面的截肢。①肩胛带截肢；②肩关节离断；③上臂截肢：上臂极短残肢，残肢长度小于 30%。

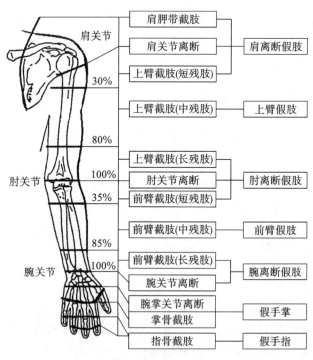

图 2-3-1　上肢假肢按截肢部位分类示意图

2. 按功能分类

1）装饰性上肢假肢　又称美容手，是以恢复肢体外观为主、恢复肢体机能为辅的轻量化、手感好的假肢。装饰性上肢假肢多用皮革，橡皮或塑料制成，其结构简单、重量轻、各指间关节可以被动屈伸。常见的装饰手套通常采用聚氯乙烯（PVC）乳液树脂、硅胶等，以搪塑方法制成，其外形、肤色、指纹近似于健手。硅胶装饰手套，其外观、耐污染性能都胜过前者，但价格较贵。所有的上肢假肢都可以制作成装饰性的上肢假肢(图 2-3-2)。

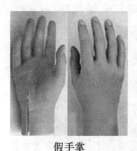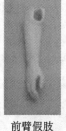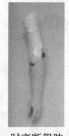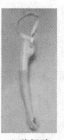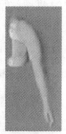

假手掌　　　　前臂假肢　　肘离断假肢　　上臂假肢　　肩离断假肢

图 2-3-2　各种装饰性上肢假肢示意图

2) 工具性上肢假肢　又称工具手或劳动手,是指为了从事专业性劳动或日常生活而设计制作的上肢假肢。以结实、耐用为主,外观为辅。由残肢接受腔、悬吊装置、工具连接器和专用工具构成,没有手外形,但由于功能好,结构简单、坚固实用,患者可以根据需要换用各种专用工具。此外,钩状手结构简单,动作灵巧,比较实用(图 2-3-3)。

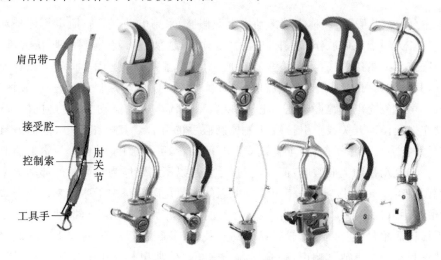

图 2-3-3　工具性上肢假肢及各种形式的钩状手示意图

3) 功能性上肢假肢　又称功能手,是指一方面有手的外表,另一方面又有手的一些基本功能的上肢假肢。主要包括如下几点。

(1) 自身力源上肢假肢:由截肢者本身提供操纵控制假肢所需活动的上肢假肢。目前国内外生产的假肢中,大部分是自身力源假肢。索控式上肢假肢是一种典型的自身力源假肢。

索控式上肢假肢:又称索控手或机械手,它是利用自身力源操纵的功能性上肢假肢。它作为普通的常用上肢假肢,是为满足患者从事日常生活和轻劳动的基本需要而设计的,具有手的外形,能完成抓取、握取、勾取等基本动作。其特点是截肢者可以利用自身的力量操纵控制,完成各种特定的动作,其核心部件为"牵引钢索",通过肩背带带动牵引索来控制手指的开闭及肘关节的屈伸。上臂功能手装有屈肘辅助装置,能对肘关节的屈伸及锁定功能加以控制,该装置中有一弹簧缓冲系统,对由重力产生的作用在手臂上的杠杆起平衡抵消作用,假手的外面一般还配有硅胶手皮,使其亦具有更加逼真的外观。机械手大体可分为随意张开式和随意闭合式两类。随意张开式的假手,常态时处于拇指、食指、中指合的功能位,取物时通过拉动牵引索开手,依靠弹簧的扭力闭手。这类假手结构简单,持物省力;缺点是患者不能随意控制握力的大小。而随意闭合式的假手,常态时处于开手位,取物时握力可由患者自行控制;但其结构比较复杂,因此比较少见。目前国内生产的机械手皆为随意张开式的,但有带自锁装置和不带锁装置两种。其中带自锁装置的持物较为可靠。而不带自锁装置的又具有制作简易、成本低廉的优点。从结构上看，又分为壳式和骨骼式的两种类型。索控式上肢假肢适用于腕关节离断、前臂截肢、肘关节离断及上臂截肢的患者，经过一定的使用训练，可以辅助患者完成提物、握取、持匙进食、持笔写字以及扶把骑车等简单的日常生活动作(图 2-3-4)。

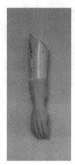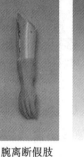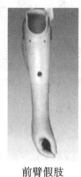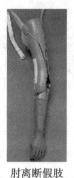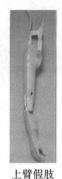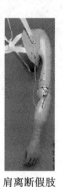

腕离断假肢　　前臂假肢　　肘离断假肢　　上臂假肢　　肩离断假肢

图 2-3-4　各种索控式上肢假肢示意图

(2) 体外力源上肢假肢：又称为外部动力上肢假肢，采用电动、气动、肌电等体外动力驱动的上肢假肢。体外力源上肢假肢作为人体仿生学的应用，越来越引起生物物理、精密机械、自动控制等方面工程技术人员的关注，已有许多重大成果问世，主要有电动手、肌电手和智能手等。除手部假肢外，其他的均可制作功能性上肢假肢，具体如下。①电动控制上肢假肢：又称电动手，它采用以高效能可重复充电的镍镉电池为电源，以微型直流电机为驱动力，通过机械减速，用身体关节微小动作按压微动开关或牵引拉线开关控制假手的开合。其电路简单，但仍需自身关节的微小动作，只是省力。可用于前臂、上臂或双上臂截肢者，可单独使用，也可与索控假肢或肌电假手混合使用。②气动控制上肢假肢：简称气动手，它是以压缩气体为动力的外部动力手。具有代表性的是德国海得堡气动手。它是将压缩成液态的二氧化碳(俗称"干冰")装在便于携带的钢瓶内，通过管道与手部机构连接。截肢者用关节运动控制微动的气体阀门，推动假手的动作。这种手比电动手结构简单，性能可靠，比较容易做到多关节、多自由度运动，对双上肢截肢患者具有实用价值。缺点是动作中有放气响声，补充气源较麻烦。③肌电控制上肢假肢：简称肌电手，它是一种利用残肢肌肉收缩产生的肌电信号，由皮肤电极引出，经生物电放大器放大后控制微型直流电机运转，驱动假手的开合。主要适用于前臂或上臂截肢，残肢肌肉收缩时可引出满意的肌电信号者。

【注】肌电手的工作原理：患者残肢肌肉收缩时，会发生复杂的生化反应，在皮肤表面产生可被测取的微小电位差，这种肌电电位差信号传递到微感器，经电极中的放大器进行放大，成为控制信号，输入微电脑，再由微电脑发出活动指令，通过微型马达等驱动系统带动义肢指骨关节张合。装配电子手的关键在于从残肢皮肤表面，找出前臂截肢者在收缩伸肌和屈肌，以及上臂截肢者在收缩肱二头肌和肱三头肌时，产生最强肌电电压信号的两个点，并测出这两点上的电压值，然后合理地调节电极放大器的信号放大倍数，同时根据患者的残肢情况通过肌电训练仪训练残肢按活动意图有规律地收缩，从而以残肢肌肉的不同运动形式有效地控制和操纵假肢指骨关节的张合，并以动态调节器自动调节假手握力的大小及开闭的速度。由于肌电手具有极高的灵敏性，所以经过训练后能够使患者控制自如，辅助健手做一只手没办法完成的事情，如洗脸、拧干毛巾、穿脱衣服、写字、系鞋带、拿汤匙喝汤等。肌电手的优点是控制开手、闭手的随意性好，没有索控假手所需的复杂肩带，不妨碍上肢运动；但有假肢重量大、故障率高和价格高等缺点(图 2-3-5)。

(3) 混合力源上肢假肢：又称为混合手，是指同时采用自身力源和体外力源控制的上肢假肢，主要适用于肘关节离断、上臂截肢及其他上肢高位截肢者，利用肌电信号控制假手的开闭，利

用肩背带拉动牵引索控制肘关节的屈伸,依靠体
内外力源共同发挥作用。这种假肢的特点:①假
手的开闭能像肌电手一样自如;②肘关节采用牵
引索控制大大节省了电能,也增加了肘关节的机
械强度;③与完全由肌电信号控制的假肢相比,
减少了一对控制肘关节的电极,更便于操纵;
④简化了机构,降低了成本(图 2-3-6)。

（4）其他:①智能上肢假肢:又称智能手,现
在有了许多关于带比例控制或手指感觉反馈系
统的前臂肌电手以及可以屈指、屈拇、旋腕、屈肘
等多自由度肌电假手,我们把它称为智能上肢假
肢。②植入式骨整合上肢假肢:这种假肢是假肢

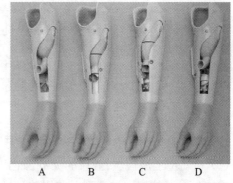

图 2-3-5 各种形式的前臂肌电手示意图
A. 被动腕旋转肌电手;B. 主动腕旋转肌电手;
C. 电动控制手旋转肌电手;D. 肌电控制手旋转肌电手

装配技术的"革命"。它彻底解决了通过接受腔和软组织传递力,生物力学不合理的弊端,而且假
肢的装配可在截肢手术的同时进行。骨植入式假肢由两个主要部分组成。第一部分是中间植入
体,由生物相容材料制成,是经皮植入残肢骨腔内的部分,与残肢骨实现骨性结合,其伸出端由生
物活性材料做经皮密封。第二部分是与中间植入体的伸出端相连接的特殊设计的外部假肢:上
肢骨植入假肢具有肌电控制和触滑觉的功能,假手可以主动旋腕;下肢具有过载保护和对线装置
(图 2-3-7)。

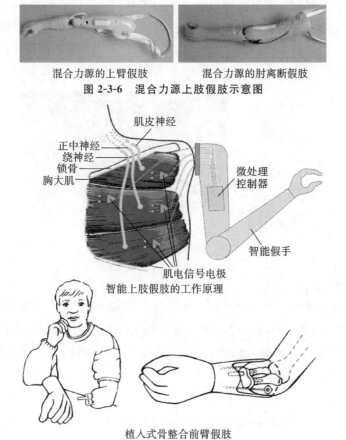

混合力源的上臂假肢　　混合力源的肘离断假肢
图 2-3-6 混合力源上肢假肢示意图

肌皮神经
正中神经
绕神经
锁骨
胸大肌
微处理
控制器
智能假手
肌电信号电极
智能上肢假肢的工作原理

植入式骨整合前臂假肢
图 2-3-7 智能上肢假肢和植入式骨整合假肢示意图

3. 按性能、结构特点和动力分类 上肢假肢按性能、结构特点和动力可以分为被动型上肢
假肢和主动型上肢假肢(图 2-3-8)。

Note

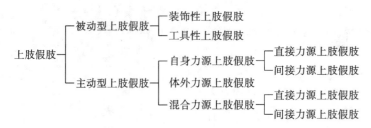

图 2-3-8　上肢假肢按性能、结构特点和动力的分类示意图

（1）被动型上肢假肢：假肢的关节，如手部装置和腕、肘关节只能被动地运动，而不能由患者自身或体外力源控制。被动型上肢假肢又可分为装饰性上肢假肢和工具型上肢假肢两类。

（2）主动型上肢假肢：假肢的关节能够主动运动，又可分为自身力源上肢假肢、体外力源上肢假肢以及混合力源上肢假肢。

二、上肢假肢的种类和特点

（一）手部假肢

手部假肢又可以分为假手指和假手掌两类。①假手指：适用于手指截肢，掌指关节离断和部分掌骨远端截肢的患者。人手 70％ 的功能是由拇指和食指、中指共同完成的。小指和无名指截肢对手的功能影响不大。手指截肢要尽量保住拇指、食指和中指的功能，尤其是拇指的功能。一般假手指只是用于弥补手部外形的装饰目的。②假手掌：适用于第一腕掌关节离断和掌骨近端截肢而腕关节屈伸功能良好的截肢者。根据需要可以装配有一定功能的假肢，通过残肢腕关节的屈伸完成假手的开合。此类假肢的功能好，但外观差。如果患者不能接受，可以装配弥补手部外形的装饰手套（图 2-3-9）。

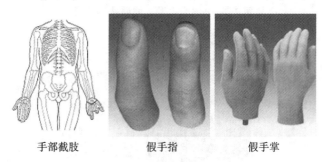

手部截肢　　　　假手指　　　　假手掌

图 2-3-9　假手指和假手掌示意图

（二）腕离断假肢

腕离断假肢适用于腕关节离断及残肢长度保留了前臂 80％ 以上（通常距尺骨茎突 5 cm 以内）的截肢者。腕关节离断后，残肢保留了前臂的旋前旋后动作，其范围可以达到前、后旋各 90°。由于残肢长，不能安装屈腕机构。这种假肢可安装索控式机械手、肌电手、电动手或美容手（图 2-3-10）。

（三）前臂假肢

前臂假肢是指用于前臂截肢的假肢，适用于残肢长度为前臂 30％～80％ 的前臂截肢者。前臂假肢类型较多，分装饰性和功能性两大类。装饰性假肢主要用于弥补外形的缺失。手指和腕关节可以被动活动，摆放成不同的姿势。功能性假肢分为索控式前臂假肢、肌电前臂假肢、电动前臂假肢和工具手前臂假肢。它们都可以较好地代偿手的抓握功能和旋腕功能，便于患者生活自理，完成简单的工作。

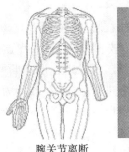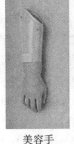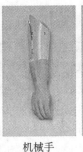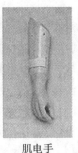

腕关节离断　　　美容手　　　机械手　　　肌电手

图 2-3-10　腕离断假肢示意图

（1）前臂机械假肢：即索控式前臂假肢，它是由机械假手、腕关节机构、接受腔及固定牵引装置构成。这是一种沿用至今的普通上肢假肢，开手的牵引装置通常是采用 8 字形牵引带拉动牵引索，腕关节机构可以被动屈伸和旋转。现代装配技术使其接受腔的制作得到很大改进，由过去皮革或塑料制的插入式接受腔，利用肘铰链和上臂环带进行悬吊，改为合成树脂抽真空成型制作的全接触接受腔，采用明斯特式接受腔口型，利用肱骨髁和尺骨鹰嘴悬吊。从而使接受腔与残肢适配合理，减去了肘铰链和上臂环带，避免了对上臂的束缚，佩戴使用变得轻便。

（2）前臂电动假肢：它是一种利用蓄电池和微型电机驱动的假肢。不仅操纵省力，而且由于去掉了机械牵引装置，开手动作不受体位的影响，使其操纵的灵活性和应用范围远胜过机械手。如果是采用肌电信号控制的肌电手，假手的运动直接接受大脑指挥，更是具有直感性强、控制灵活的优点。前臂残肢截肢时，前臂的旋转活动、肘关节的屈伸活动和力量都能基本保留。残肢越长，杠杆功能越大，旋转功能保留越多；如保留了残肢足够肌肉，这样就有残肢良好的肌电信号，对于装配肌电手是非常有益的。因此，前臂肌电手是目前代偿功能最好的上肢假肢（图 2-3-11）。

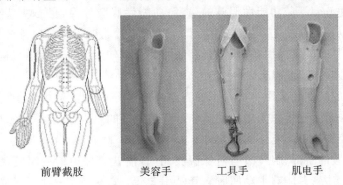

前臂截肢　　　美容手　　　工具手　　　肌电手

图 2-3-11　前臂假肢示意图

（四）肘离断假肢

肘离断假肢适用于肘关节离断或上臂残肢长度在 85% 以上（通常为距肱骨外上髁 5 cm 以内）和前臂残肢长度小于前臂 35% 的截肢患者。此类假肢的手部和腕部与前臂假肢相同，前臂筒和上臂接受腔多为树脂或者塑料制成。与普通上臂假肢的接受腔相比有其特殊性，即前方开口或开窗，以便于膨大的肘离断残肢球根部的穿脱。由于肘关节离断后没有安装假肢肘关节的位置，通常采用侧面带锁的肘关节铰链，被动屈肘后，可使肘关节在几种屈肘位固定；松锁时可利用牵引索主动松锁，或利用肘关节铰链的特性，进行被动地过屈位松锁。肘离断假肢分装饰性和功能性两大类。

索控式肘离断假肢又分为一根牵引索控制的和双重牵引索控制两种。一根牵引索控制即只利用牵引索控制手的开闭，肘关节的屈伸是被动式的；双重控制即一根牵引索控制手的开闭，另一根牵引索控制肘关节的开锁。混合型肘离断假肢是假手的开闭采用肌电控制，肘关节的松锁

Note

采用牵引索控制。

腕离断假肢的最大优点是,完整的上臂保证了足够的杠杆力,可利用上臂屈曲的惯性力来带动前臂的屈曲,再利用肘铰链锁定在一定的位置,操纵比较省力;另一个优点是,肘关节离断后,残肢末端肱骨髁形成的膨大的球根部足以稳固地悬吊假肢,所以现代肘离断假肢,采用合成树脂抽真空成型制作的全接触式接受腔,不必另加上臂束紧带进行固定,穿戴更为舒适。但目前不论哪种肘离断假肢,其肘关节所采用的带锁肘关节铰链只可以主动开锁,而不能主动屈肘。这是肘离断假肢的一大缺点(图 2-3-12)。

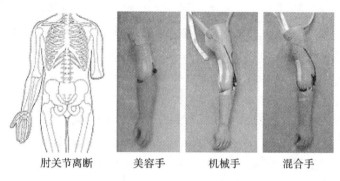

肘关节离断　　美容手　　机械手　　混合手

图 2-3-12　肘离断假肢示意图

(五) 上臂假肢

上臂假肢适用于上臂残肢长度保留 30%~85% 的截肢者。截肢后,由于损失了肘关节,上肢的功能损失较多。上臂假肢类型较多,分装饰性和功能性两大类。装饰性假肢主要用于弥补外形的缺失,手指、腕关节、肘关节可以被动活动,摆放成不同的姿势,装饰性上臂假肢特别适合只注重轻便、美观而放弃穿戴功能性假肢的患者;功能性假肢分为索控式上臂假肢、肌电上臂假肢、电动上臂假肢以及混合型上臂假肢;混合型上臂假肢通常由索控式肘关节和肌电手构成。功能性上臂假肢虽然具有能动的肘关节,但是控制肘关节屈伸和假手开闭的机构比较复杂,截肢者需要长时间的训练才能正确使用。

现代上臂假肢的接受腔采用合成树脂抽真空成型制作的全接触式接受腔,上臂短残肢假肢的接受腔,更是需采用由全接触的内接受腔和外臂筒构成的双重结构接受腔,以保证假肢能稳定地悬吊,更准确地控制假手。

索控式上臂假肢的手部、腕关节与前臂假肢相同,前臂筒多用塑料制成,增设了带锁的屈肘机构——机械肘关节,患者能够主动屈肘。其牵引装置比较复杂,一般为三重牵引索控制,即开手、屈肘、锁肘,通过肩部的不同运动,分别用三根牵引索控制。

肌电控制上臂假肢有二自由度和三自由度之分,装配的前提条件是必须有不同的肌电信号用于控制手部装置和肘关节的活动。二自由度的为手的开闭、肘的屈伸主动控制,三自由度的为手的开闭、腕的屈伸(或旋转)、肘的屈伸主动控制。由于自由度越多,越难利用明显不同的肌电信号进行控制,越容易出现误动作,所以多数患者是安装二自由度的肌电假肢。

混合式上臂假肢是将肌电控制手部动作与索控肘部动作相结合的假肢。由于屈肘时需要很大的杠杆力,若采用电动屈肘将消耗较大的电能,而利用肩背带拉动牵引索控制屈肘则可明显地延长电池的使用寿命(图 2-3-13)。

(六) 肩离断假肢

肩离断假肢适用于肩关节离断、肩胛带截肢(肩胛骨和锁骨截肢)及上臂高位截肢、残肢长度小于 30%(通常为肩峰下 8 cm 以内)的截肢患者。由于患者的整个上肢功能丧失,难以利用肩部的运动来拉动牵引索控制工具手,故通常装配混合手、装饰手和机械手(图 2-3-14)。

Note

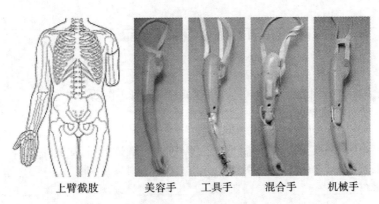

上臂截肢　　美容手　　工具手　　混合手　　机械手

图 2-3-13　上臂假肢示意图

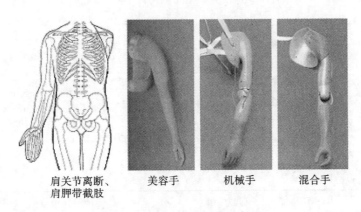

肩关节离断、　　美容手　　机械手　　混合手
肩胛带截肢

图 2-3-14　肩离断假肢示意图

三、上肢假肢处方

上肢假肢处方的流程基本上与下肢假肢处方流程相同。但是人体上肢的功能是非常复杂的,单侧上肢就有多达 20 多个自由度,而且上肢骨骼比较小,所以一般的机械体很难达到如此高的水平。

(一)上肢截肢者的功能检查

在对上肢截肢者进行假肢处方时,首先应参照下肢截肢者功能检查的要求对截肢者进行安装假肢的功能检查与评估。检查与评估应该使用统一的量表进行(表 2-3-1)。

表 2-3-1　上肢截肢者临床检查表

1. 截肢者基本资料
姓名_____　性别 □男　□女　出生年月____年__月
地址_____邮编_____电话_____
截肢平面:□手部截肢 □腕关节离断 □前臂截肢 □肘关节离断 □上臂截肢　□肩离断　□肩胛带截肢
截肢侧:□左 □右　截肢时间_____年__月
截肢原因:_____　第 1 次安装假肢时间____年__月　本次为第____次安装
现穿戴假肢类型_____　穿戴假肢过程中的问题_____
其他情况_____
2. 截肢者全身状态
2.1 身高体重:身高_____cm 体重____kg　2.2 站立和坐位平衡:□良好　□较差　□非常不好
2.3 运动协调性:□良好 □不好　2.4 上肢肌力:□良好　□弱　2.5 躯干肌力:□良好 □弱　2.6 视力:□良好 □低下　2.7 使用假肢的动机:□良好 □不足 □无

Note

2.8影响假肢装配、使用的合并疾病、损伤和非截肢侧上肢运动功能障碍：＿＿＿＿＿＿＿

3. 截肢者居住生活工作环境

3.1职业：＿＿＿＿＿＿＿　　业余爱好与活动：＿＿＿＿＿＿＿

3.2工作及生活中假肢的主要用途：□装饰 □日常生活自理 □辅助工作 □其他＿＿＿＿＿＿

3.3影响假肢装配使用的其他情况：＿＿＿＿＿＿＿

4. 残肢检查

4.1残肢长度类型：□短 □中 □长　4.2残肢形状：□圆柱形　□圆锥形　□球根形

4.3骨突起和骨刺：□骨末端有骨刺　□无明显骨突起　□有明显骨突起,部位＿＿＿＿＿＿

4.4皮肤状况：□瘢痕＿＿＿＿＿＿（位置）□骨粘连＿＿＿＿＿＿（位置）□色素沉着＿＿＿＿＿＿（位置）

□皮肤疾病＿＿＿＿＿＿（位置）□未愈合伤口＿＿＿＿＿＿（位置）皮肤痛觉：□正常 □消失 □减退

其他＿＿＿＿＿＿

4.5皮下组织：量:□普通 □少 □过多　硬度:□普通 □软　□硬

4.6残端承重：□不可接触　□可接触、轻度承重　□中度承重　□良好承重

4.7残肢水肿：□无 □轻度 □明显

4.8残端软组织下垂/赘肉：□无 □有,长度＿＿＿cm

4.9血运：□正常 □差

4.10疼痛：□自发痛 □运动痛　压痛:□无 □轻度 □明显,部位＿＿＿＿＿＿神经瘤:□无　□可触及

□伴有放射性疼痛　部位＿＿＿＿＿＿　　幻肢痛:□无 □轻度 □严重

4.11理疗:没有□　有□ 方法:＿＿＿＿＿＿

4.12关节活动、畸形与功能障碍：

检查内容		ROM(角度)		肌力(级)		检查内容		ROM(角度)		肌力(级)	
		左	右	左	右			左	右	左	右
肩关节	屈					肘关节	屈				
	伸						伸				
	外展					腕关节	背伸				
	内收						腕屈				
	外旋					关节畸形与功能障碍说明					
	内旋										

4.13残肢其他情况：＿＿＿＿＿＿

5. 患者的心理状态：＿＿＿＿＿＿

6. 其他：＿＿＿＿＿＿

检查人：＿＿＿＿＿＿　　检查日期：＿＿＿＿＿＿

（二）上肢假肢的处方内容

到目前为止,上肢假肢虽然已有精巧的机械结构和生物信号的控制,但是仍然不能像正常手指那样既复杂又灵活,上肢假肢的代偿功能只能满足患者对美观、日常生活和辅助工作的基本要求。在开具假肢处方时,必须充分考虑患者残肢情况,上肢各个关节功能,患者年龄、从事何种职业,对假肢外观和功能有哪些要求。假肢处方可以通过填写处方单的形式来完成。上肢假肢尽管其功能和外形有较大的区别,但都是由手部装置、关节(腕、肘、肩)铰链、连接件、接受腔、固定牵引装置和操作系统组成的。

1. 手部装置　代偿手部外观和功能的假肢部件,种类较多。假手主要有美容手、机械手、电动手、肌电手和工具手。具体如下。

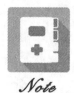

1）装饰性上肢假肢的手部装置　主要是替代失去手部的外形的手部装置,给患者一些心理上的安慰。

美容手套适用于部分手截肢假肢和装饰性假肢,它的特制内手套与残肢相连接,并通过美容手套定位于前臂上。这种形成手外形的内手套由泡沫材料模塑成型。①内手套:形成美容手套的支架手指用钢丝固定,作为保护层,可以预成型并通过留在泡沫塑料中的内螺栓与前臂连接。内手套分为男式、女式和儿童式等不同型号;②美容手套:美容手套用 PVC 或硅橡胶制作,其外形、色泽和表面结构都近似于正常人手(图 2-3-15)。

2）被动型手部装置　适用于各个截肢部位的装饰性假肢,由机械手架、内手套和美容手组成。具体如下:①机械手架:由拇指、食指和中指等三个手指构成,手可被动张开,能抓物,其弹簧张力使它能闭合,内装双头螺栓,使其与前臂连接;②内手套:将带有第四指和第五指的内手套套在机械手架外,既形成手的外形,又构成美容手套的支架;③美容手套:与前述美容手套相同(图 2-3-16)。

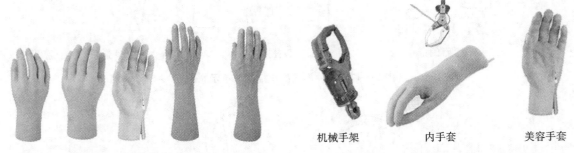

图 2-3-15　各种美容手套示意图　　　　图 2-3-16　被动型手部装置示意图

机械手架　　　　内手套　　　　美容手套

3）索控式假肢的手部装置　与索控式上肢假肢相配的假手有不同的结构,如常闭式假手和常开式假手。其手指动作可以分为以下四种形式。①拇指动作型:拉动钢丝绳使拇指张开,用内装的弹簧装置使拇指关闭。②食指、中指二指(或拇指以外其余四指)动作型:通过拉伸钢丝可以使食指和拇指张开。随意拉闭式的假手还可以锁定拿着物品的手指。拇指开合角度可以分为两级调整。这样的假手有赛拉(Sierra)手和密勒柯(Miracle)手等。③拇指、食指、中指三指动作型:通过拉伸钢丝可以使拇指、食指和中指同时动作。这样的索控手的种类最多,有豪斯莫(Hosmer)手、奥托博克(OTTO BOCK)手等,它们用金属制作成拇指、食指和中指的骨架,在金属骨架的外面套上内手套,然后再套上装饰手套。④小拇指以外的四指动作型:通过拉伸钢丝可以使除小拇指以外的其余四指同时动作。其代表产品为贝克(Becker)手,手掌用木材制作,手指用弹簧制作(图 2-3-17)。

4）工具性假肢的手部装置　工具型假肢的手部装置种类繁多,通过一个连接件与工具型上肢假肢灵活、方便、快速地连接。主要类型如下。

(1)标准钩状手:钩状手也称万能工具手。具体如下:①标准钩状手有一个活动手指和一个固定手指,它们的顶端与开手平面倾斜成 45°,通过底轴相连;②这种钩状手依靠控制索牵拉而主动张开,通过可调式弹簧张力而闭合;③钩状手通过带插头盘或不带插头盘的双头螺栓将钩状手与假肢的前臂连接(图 2-3-18)。

(2)其他工具手:如各种形式的钩和环、夹子和钳子等(图 2-3-19)。

(3)工具性假肢接受腔:带有通用性的工具连接座或者快换套(图 2-3-20)。

5）体外力源假肢的手部装置:分为电动手或电动夹,通过特殊的腕关节与前臂实现机械和电气连接,用于电动假肢(图 2-3-21)。

(1)积层成型盘式电动手。

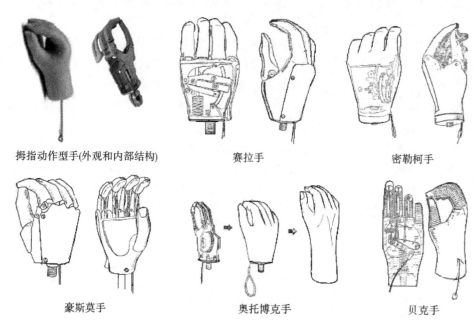

拇指动作型手(外观和内部结构)　　　　赛拉手　　　　密勒柯手

豪斯莫手　　　　奥托博克手　　　　贝克手

图 2-3-17　各种形式的索控式假手示意图

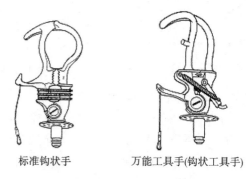

标准钩状手　　　　万能工具手(钩状工具手)

图 2-3-18　钩状手示意图

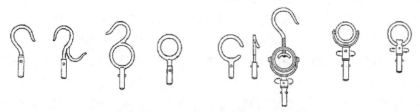

工具手——各种形式的钩和环

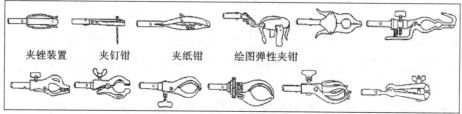

夹锉装置　　　夹钉钳　　　夹纸钳　　　绘图弹性夹钳

工具手——各种形式的夹子和钳子

图 2-3-19　工具手——各种形式的钩和环、夹子和钳子示意图

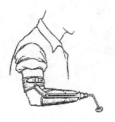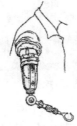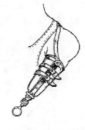

前臂工具手　　上臂带两个关节工具手　　上臂带一个关节工具手

图 2-3-20　被动工具性手与传统式带钢条的皮制接受腔示意图

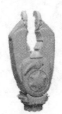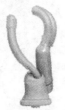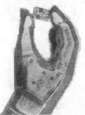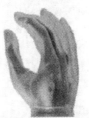

电动夹　　儿童肌电假手　　肌电假手　　有感觉功能的肌电假手

图 2-3-21　各种形式的电动手示意图

（2）快换式电动手：适用于除了腕离断以外的所有长度的残肢。这种电动手的机械手架有三个手指（拇指、中指、食指），装有带减速器的电动机和继电机，以操纵抓握动作。它与前臂之间借助快换接头和腕关节而达到机械和电气连接，无需控制索。这种结构装置不仅可以调整手的旋前及旋后位置，而且假手与电动夹可互换。这种电动手有不同的大小和不同的控制系统。装有第四指及第五指的内手套套在机械手架上，其美容手套在外形、色泽和表面纹理上都模拟了正常人手。

（3）积层成型盘式电动夹。

（4）快换式电动夹：适用于除了腕离断以外的所有长度的残肢。这种电动夹与上述电动夹的区别在于：它与前臂之间是借助腕机械装置连接而达到机械性无导线的连接，在这种情况下，由快换接头提供链接。这种结构装置使其不仅可以调节旋前及旋后位置，而且电动夹与电动手可以互换。这种电动夹有不同的型号和不同的控制系统（数字、抓力、双通道控制器）可供使用。也有节能型可供使用。

（5）电动手的组件：由电动手、腕关节、电池、导线、充电器等组成。

（6）肌电手的组件：由电动手、腕关节、肌电传感器、电池、导线、充电器等组成（图 2-3-22）。

2. 腕关节　它是手部部件与前臂部分连接的部件，有旋转和调节屈曲角度的功能。截肢患者可以根据其需要选择使用（图 2-3-23）。

1）装饰性假肢的腕关节　装饰性假肢的腕关节种类比较多，主要类型如下：①带螺栓的连接器；②带内螺栓的连接器；③屈曲连接器；④滚花旋盘；⑤木制腕接头。

2）索控式假肢的腕关节　索控式假肢的腕关节也有各种类型，带双头螺栓的各种固定方法可将假手与不同的腕关节相连，而腕关节又与前臂筒或接受腔相连。主要类型如下。

（1）摩擦式腕关节：通过旋紧手部装置螺栓，利用其产生的摩擦力防止手部装置旋转的腕关节。其类型有面摩擦式和轴摩擦式两种。①面摩擦式腕关节：通过螺栓压缩橡胶垫片，控制手部装置的旋转，使其能够在任意位置进行作业的腕关节。②轴摩擦式腕关节：采用尼龙、塑料等制作旋入手部装置的轴套，利用其摩擦力控制手部装置旋转的腕关节。

（2）快换式腕关节：这是采用弹簧卡槽机构，可以迅速更换手部装置的腕关节。

Note

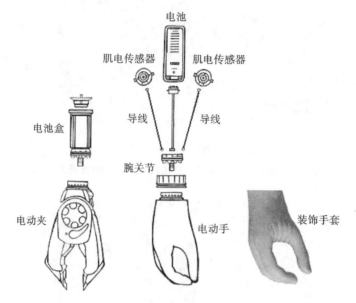

图 2-3-22　肌电手的组件示意图

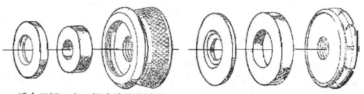

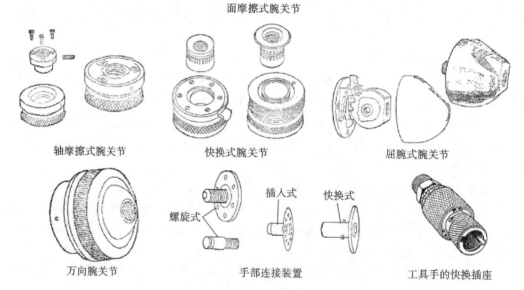

图 2-3-23　各种形式的腕关节示意图

（3）屈腕式关节：这是在与手部装置结合的部位上采用手动方式屈曲，并可以加以锁定的腕关节。

（4）万向腕关节：这是在与手部装置结合的部位上采用球面结构，可以将手部装置在半球面的任意位置上固定的腕关节。

（5）手部连接装置：这是指使腕关节与手部装置相连的腕关节部件。其结构形式有三种：螺旋式、插入式、快换式。

3）体外力源假肢的腕关节　带连接器和同轴插座的腕关节将快换式电动手或电动夹与前笔筒连接起来,这种结构允许被动调节到所需要的旋前、旋后位置,手部装置可以随时互换。适用于中等长度前臂残肢的旋腕装置,将具有主动旋前及旋后功能的残肢的旋转运动机械性地传递到电动手或电动夹上。

电动旋腕装置借助电机使电动手或电动夹作旋前和旋后运动,有两种不同的部件可控制电动旋腕装置。旋腕控制装置可用于残肢的旋转运动,电动旋腕装置适用于除了前臂残肢外的所有长度的残肢。电动旋腕装置通过一个电机使电动手旋前及旋后。电动旋腕装置被装入前臂筒中,它与手部装置快换接头之间建立起机械性与电性连接。装置的功能活动受旋转控制装置或四通道控制系统操纵。

3. 肘关节　对于除上臂长残肢或肘关节离断以外的肘上截肢患者,肘关节结构是重要的部件;肘关节分为装饰性肘关节、铰链式肘关节、索控式肘关节、电动肘关节。装饰性肘关节用于装饰性上臂假肢和肩离断假肢。铰链式肘关节主要用于肘离断假肢,根据铰链的形状可分为单轴铰链、多轴铰链和倍增铰链。倍增铰链肘关节常用于前臂短残肢,它可以将残肢屈曲角度放大一倍。索控式肘关节用于索控式上臂假肢、混合型上臂假肢和混合型肩离断假肢。电动肘关节用于电动上臂假肢、肌电上臂假肢。

（1）组件式肘关节：主要类型有索控式肘关节、电动式肘关节（图2-3-24）。

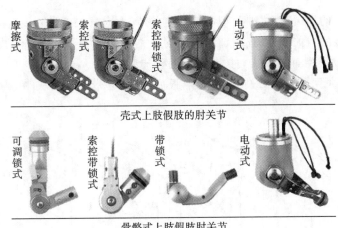

壳式上肢假肢的肘关节

骨骼式上肢假肢肘关节

图2-3-24　组件式肘关节

（2）铰链式肘关节：①单轴式铰链:自由摆动。②双轴式铰链:肘关节角度可实现最大屈曲。③培增式铰链:前臂残肢过短时使用。④带锁式铰链:能将肘关节固定在特定的位置上。⑤制动式铰链:用棘轮机构调节角度（图2-3-25）。

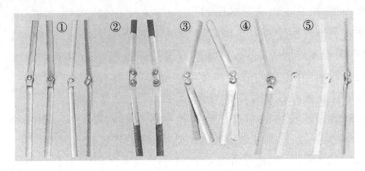

图2-3-25　铰链式肘关节

4. 肩关节　上肢假肢的肩关节用于肩关节离断假肢和上肢带摘除假肢连接肘关节与肩部

Note

107

接受腔,主要代偿肩部的屈曲、外展功能(图 2-3-26)。

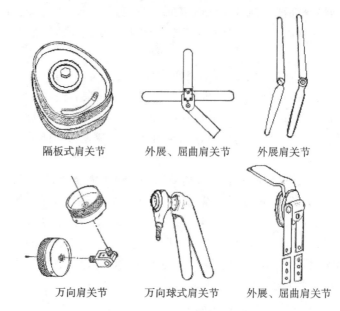

隔板式肩关节　　外展、屈曲肩关节　　外展肩关节

万向肩关节　　万向球式肩关节　　外展、屈曲肩关节

图 2-3-26　各种肩关节示意图

(1) 装饰性假肢的肩关节:主要类型有普通肩关节、万向肩关节和外展肩关节。

(2) 索控型假肢的肩关节:上述装饰性假肢的肩关节也可用于索控型假肢中,此外还用于上肢带摘除患者。主要类型有隔板式肩关节和万向球式肩关节。

(3) 肩关节的适配形式:①无关节;②带隔板肩关节;③带外展肩关节;④带外展、屈曲肩关节(图 2-3-27)。

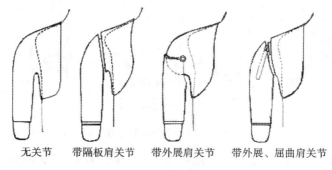

无关节　　带隔板肩关节　　带外展肩关节　　带外展、屈曲肩关节

图 2-3-27　肩关节假肢的适配

5. 上肢假肢的接受腔　上肢假肢接受腔是指臂筒中包容残肢的部分,它是人体上肢残肢部分与假肢连接的界面部件,是人机系统的接口,对悬吊和支配假肢有重要作用。上肢假肢接受腔对假肢的适用性能有关键性的影响。上肢接受腔基本要求如下:①接受腔必须与残肢很好地伏贴,穿戴时无压迫疼痛和不舒服等;②能有效地传递身体及残肢的运动到假肢;③接受腔要尽可能地不妨碍残肢关节的运动;④在假肢允许负荷的范围内,具有良好的支承性,即有良好的抗弯、抗旋、抗扭等性能,以防止残肢在接受腔内转动、屈曲、产生活塞运动。

上肢假肢接受腔的描述较为简单。在前臂接受腔中有明斯特式(Münster)和西北大学(美国)式(North-westen)接受腔,差别主要在于接受腔对肘关节包容的程度。明斯特式接受腔适合于前臂短残肢,西北大学(美国)式接受腔适合前臂中等及长残肢。根据假肢的结构,如果采用壳式假肢的话,接受腔一般采用双层结构。内层接受腔与患者残肢形状符合,外层结构弥补肢体外形,连接假肢部件。骨骼式假肢一般采用单层接受腔,通过位于中心的支撑件与下端关节连接。

Note

（1）接受腔的材料：作为接受腔或臂筒材料要求质轻而且刚柔适度，对人体无毒害和便于加工制作。常用制作上肢接受腔的材料有皮革、塑料、高分子材料和复合材料，其中丙烯酸合成软树脂接受腔是现代假肢重要标志性材料之一，近几年来碳纤复合材料使接受腔向轻型化发展。此外，聚丙烯板材也用于制作接受腔（表2-3-2）。

表2-3-2 上肢接受腔材料

上肢接受腔材料		特点	
		优点	缺点
低压聚乙烯（PE）		密度较小、强度好、耐腐蚀、易热塑成型、易修理、可以回收再利用、成本低	散热和透气性较差、易老化变质
聚丙烯（PP）		无毒、无味，密度小，强度、刚度、硬度耐热性均优于低压聚乙烯	低温时变脆、不耐磨、易老化
皮革		弹性好、柔软伏贴、保暖透气性好、适合于软组织少、瘢痕较多的截肢患者	成型性差、易吸汗变性、较重、不易清洁、支承性差、制作成本较高
增强赛璐珞		密度小、成型性好、易修理、坚固耐用、有一定的弹性	易燃、遇热易变形（37°以上）、制作工艺复杂、成本较高、制作中产生对人体有害气体
合成树脂	聚丙烯酸树脂	可以制作符合运动生理解剖的全接触式接受腔，此接受腔耐用、不易变形、支承性好	不易散热、透气性差、增强材料玻璃纤维粉尘危害大，需劳动保护 / 易挥发、不易保管
	不饱和树脂		制作过程中有毒、缺乏弹性、不易维修
	环氧树脂		

（2）接受腔软衬套：用泡沫塑料、皮革、硅橡胶等制作的接受腔内衬套，放于残肢与接受腔之间，用于分散作用于残肢上的力量，穿起来更舒适。

（3）检验接受腔：国外在制作接受腔时，还要检验接受腔，为检验假肢接受腔的适配情况，而在假肢制作阶段采用透明的热塑料板材制作接受腔，以保证装配质量。

（4）全接触式接受腔与插入式接受腔：制作假肢接受腔要充分考虑残肢的条件，特别注意残肢的活动自由度和肌肉状况、骨凸和敏感的瘢痕、皮肤缺陷以及神经瘤。①全接触式接受腔：根据解剖学和生物力学设计，使残肢表面整体与接受腔内壁表面紧密接触配合。从结构上看，有吸附式和非吸附式之分。②插入式接受腔：因为在残肢与接受腔内壁面有适当间隙，所以这是一种利用残肢袜套来调整适配程度的接受腔。

（5）吸附式接受腔和开口式接受腔：①吸附式接受腔：通过接受腔内壁表面对残肢软组织加以适当压迫，并将接受腔完全封闭以阻断外界空气进入，使接受腔与残肢之间产生吸附作用而自身具备悬吊性。这种接受腔不需要上部皮围和支条式铰链，不仅重量轻，而且外观好，同时促进了残肢血液循环。②开口式接受腔：接受腔的底部是开口的，用于传统的假肢上，如铝制接受腔、皮革接受腔，现在仍受到一些截肢患者的欢迎。

（6）临时假肢接受腔：一般用石膏绷带或热塑板材等材料制作的用于临时假肢的接受腔。

（7）上肢假肢接受腔的形式见图2-3-28。

6. 上肢假肢悬吊装置 又称固定装置，固定牵引带分背带悬吊带等各种带状装置。控制系统主要指在自身力源假肢中，利用控制索系统或者在体外力源假肢中利用残肢机电信号、微动开关或声音控制上肢假肢动作的系统。在索控式假肢中很难将悬吊装置和控制系统分开，例如背带（Harness）就是用于悬吊上肢假肢穿戴于肩部、胸廓等处并将上肢区域及躯干的动作转换为绳

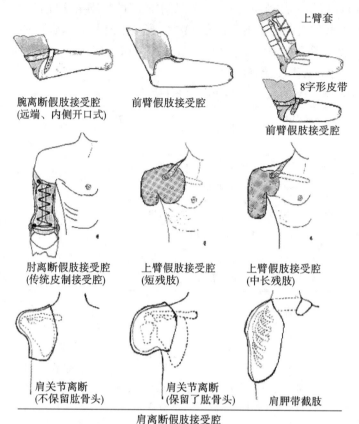

图 2-3-28　上肢假肢接受腔形式示意图

索牵引力以控制假手动作的专用带状装置。从上述定义可以看出,背带既起到悬吊固定假肢的作用,又有牵引的功能。作为上肢假肢组成部分的背带及控制索系统是将假肢与截肢者的身体相连接,并操纵假手及关节运动的结构,其功能有四个方面:①悬吊假肢;②操纵假手装置的开合;③肘关节的屈曲;④肘关节的锁定。

上肢假肢在截肢者穿戴时会受到假肢自重和所提携物品所产生的向下拉力,必须通过必要的接受腔结构或附加的固定装置来实现假肢的悬吊。同时,还必须克服假肢即接受腔与残肢之间的相对旋转与侧向运动,使截肢者能够利用残肢较好地操纵假肢的各个动作。概括而言,上肢假肢的悬吊固定方法可以通过以下两方面的机制来实现。

(1)悬吊带系统:悬吊带系统包括背带、肩背带、上臂背带、围箍、围挡等皮革带,这是传统上肢假肢的悬吊固定方法。迄今仍在相当一部分上肢假肢中应用,只是材料、结构和形式都在不断改进。

(2)上肢假肢悬吊方式:肘关节离断假肢、腕关节离断假肢、前臂假肢可以使用适当的骨性结构进行悬吊,如肱骨髁、尺骨茎突、桡骨茎突等。其他假肢需要用背带系统来悬吊。背带是使患者不会感到束缚和不适感的状态下起悬吊假肢作用的,安装在肩和胸廓部位上,同时也可以将上肢和躯干的动作通过背带系统转换成牵引假肢的力量系统。前臂假肢的上臂箍可以支撑和悬吊假肢。8字形背带由通过健侧腋窝的环带和支持上肢假肢的背带构成,它们在背部中间部位交叉,呈8字形态。8字形背带因而得名。9字形背带通过健侧腋窝环带和控制索牵引传导控制力量。胸廓背带是一种环绕健侧胸廓的背带,比较结实,可以承受一定的重量和外力,用于需要悬吊支撑的上肢假肢(图 2-3-29)。

7. 控制索系统　一般是指患者如何将自主运动通过一定的方式控制假肢的运动,对于功能

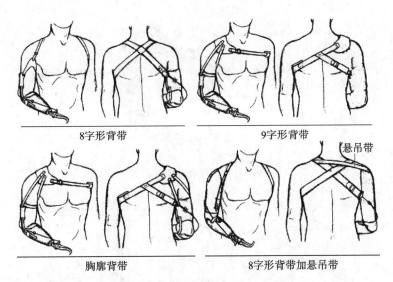

8字形背带　　　　　9字形背带

胸廓背带　　　　　8字形背带加悬吊带

悬吊带

图 2-3-29　上肢假肢悬吊方式示意图

性假肢有意义。根据假肢性能、结构特点和动力来源将上肢假肢分为被动型上肢假肢和主动型上肢假肢。被动上肢假肢的关节只能被动运动,不用患者自身或体外力源控制。主动控制假肢又可分为自身力源控制、体外力源控制和混合控制。自身力源指的是由截肢者本人操作控制假肢所需的活动,通常为拉索控制。上臂假肢有双重控制索、三重控制索两种拉索控制系统。都能够控制肘关节锁定、肘关节运动、手部装置的开闭。体外力源假肢指的是采用电动、气体等体外动力驱动上肢假肢。混合型上肢假肢是指同时采用了自身力源和体外力源控制的上肢假肢,用于高位上肢截肢者。例如上臂假肢的假手由肌电控制,肘关节由肩背带控制索控制。它们共同发挥作用。控制索功能执行情况取决于肩胛带的活动度、残肢的条件以及肌力的状况,接受腔要依靠背带悬吊于肩胛带上,可分为以下几个系统。

(1)单式控制索系统:用一根绳索进行单一控制的系统。代表性的系统是索控式前臂假肢的手部装置操纵系统。前臂假肢的牵引带没有弹性,通过控制索控制手部装置的开闭(图 2-3-30)。

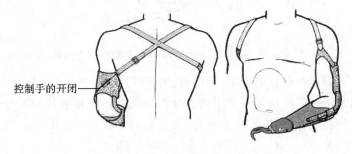

控制手的开闭

图 2-3-30　单式控制索系统

(2)双重控制索系统:用一根绳索起到两个控制功能效果的控制系统。一般用在索控式肩部假肢和索控式上臂假肢上,用来操纵肘关节的屈曲和手部装置的开闭(图 2-3-31)。

(3)三重控制索系统:采用三组单式控制上肢假肢的系统。例如直接式肩离断假肢通过肩胛带的运动带动背带来控制,分别控制手部装置开闭、屈肘和锁肘(图 2-3-32)。

(4)鲍登索(Bowden Cable)控制系统:又称钢丝套索控制系统。它是控制式假肢中用于传递动作的部件,由易弯曲的钢丝缆索和包覆在外部的金属软套管构成。类似于自行车线闸的带弹簧套管的钢管丝套,其特点是牵引力的传递效率高(图 2-3-33)。

(5)背带的选择与操作:背带的选择与操作要因人而异,除了能充分发挥残肢的残存功能外,还应综合考虑截肢者的既往习惯、性别、职业差异。同一种假肢,往往有不同形式的背带,单

Note

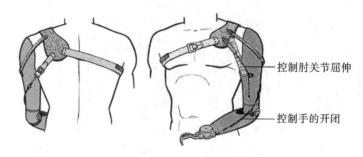

控制肘关节屈伸

控制手的开闭

图 2-3-31　双重控制索系统

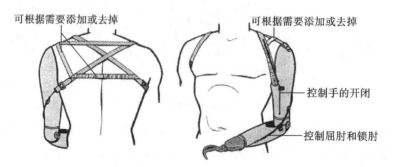

可根据需要添加或去掉　　　　　　　　可根据需要添加或去掉

控制手的开闭

控制屈肘和锁肘

图 2-3-32　三重控制索系统示意图

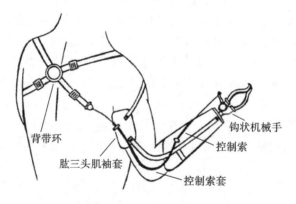

背带环

肱三头肌袖套

钩状机械手

控制索

控制索套

图 2-3-33　鲍登索（Bowden Cable）控制系统示意图

一化会给部分患者造成操纵假肢的困难,因此,必须根据各个截肢者的不同情况,如肌力、操纵能力、耐受性来修改设计方案,直至截肢者能满意地操纵假肢。对背带的基本要求如下:①能将假肢可靠悬吊固定在残肢上;②截肢者佩戴舒适,无压痛或不适;③操作方便,减少对衣袖的磨损;④为操纵假肢提供力源。

四、上肢假肢的制作

我们以前臂假肢和上臂假肢的制作为例介绍上肢假肢的制作。

(一)检查

检查截肢患者的残肢情况,根据截肢部位、关节活动度(ROM)、徒手肌力检查(MMT)等,选择适合于患者日常生活活动(ADL)及职业的上肢假肢类型。

(二)测量尺寸

测量尺寸包括画出残肢与健肢的轮廓图、残肢尺寸的测量、健侧尺寸的测量以及肩背带的长度测量等。

1. 前臂假肢的测量

1) 画残肢轮廓图　将一张图纸平铺在设计台上,让患者靠设计台坐正,把残肢和健肢放在纸上,健侧肘关节伸直,掌心向下,手指自然分开,指端间距为 10～15 mm,残肢肌肉放松,肘关节与健肢对齐。然后,测量者一手按住健肢,一手拿着绘画铅笔(最好是专用轮廓笔)靠紧健肢边缘垂直纸面画其轮廓线,再用同样的方法分别画出残肢在旋前位(肘窝向内)与旋后位(肘窝向上)的轮廓线(表 2-3-3)。

表 2-3-3　前臂假肢的测量部位

部　　位		测 量 部 位
残肢	围长	残肢末端上 40 mm 处的围长
		残肢中段围长
		肘关节下 20 mm 处围长
		肘关节下 50 mm 处围长
		肘关节上第二道围长
		肘关节上第三道围长
	长度	残肢长度:肱骨内上髁下缘至残肢末端
健肢	围长	尺骨茎突上 25 mm 处围长
		尺骨茎突上第二道围长
		尺骨茎突上第三道围长
	长度	前臂长:肱骨内上髁下缘至尺骨茎突下缘
		手长:尺骨茎突下缘至中指末端

2) 围长的测量　画出轮廓图后,在肘关节间隙(肱骨内上髁下缘)处标上记号,再由残肢向上量取 4～6 道围长,并在轮廓图上对尺寸的位置做出标记,注明所测量的尺寸,测量时注意皮尺不要过紧或过松,一般是先略紧,然后放松皮尺,直到皮肤的皱褶消失为准。各道尺寸之间的间距可视患者的残肢情况而定,一般在 2～3 mm 之间,残肢肘部的宽度,具体尺寸可以不测量,只是画出其轮廓图供参考,以便在臂筒选型和安装肘关节铰链时避免摩擦肱骨内外上髁。

制作明斯特接受腔时,应画出残肢肘关节屈曲 90°位的轮廓图,并在该屈曲位测量残肢各道的围长。第一道围长在距残肢末端 25 mm 处,最后一道在屈肘横纹线处,中间间隔可以取 50 mm,一般在中间位置再量一道就可以了,但要在沿肘的对角线测量其围长,最后将围长尺寸记入尺寸表或轮廓图。

3) 残肢与健肢长度测量　测量方法有两种:一种是用皮尺直接测量,另一种是通过残肢与健肢的轮廓图量取尺寸。

4) 肩背带的长度测量　前臂假肢一般采用 8 字形肩背带,其长度测量方法如下:自残肢侧锁骨下起,经背后斜跨过脊柱至健侧腋下,然后围绕健侧腋窝一周,再从背后斜跨过脊柱(此时皮尺交叉于 T_3～T_4 椎体间)至残肢侧肩胛骨下缘止(图 2-3-34)。

2. 上臂假肢尺寸测量

1) 画轮廓图　画残肢与健肢的轮廓图,方法同前臂假肢。

2) 围长的测量　测量所需部位的围长,并填写在轮廓图或尺寸表上。对于残肢的尺寸间距可以取 3～4 cm,健侧的尺寸间距可以取 5～8 cm。

3) 残肢与健肢长度测量　让患者站立,两肩自然放松、保持水平,残肢与健肢自然下垂,然后测量各个部位的尺寸,并将尺寸填写在轮廓图或尺寸表上。尺寸的准确程度取决于测量者的

Note

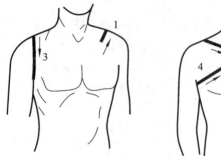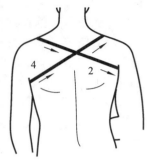

图 2-3-34　8 字形肩背带长度的测量(1→4 为测量顺序)示意图

经验和技巧。一般做法:用铅笔挑着皮尺置于腋下,铅笔既不可离开腋窝,也不可用力上抬,这样就把测量起点稳定在腋下,然后把皮尺轻轻拉到测量终点(表 2-3-4)。

表 2-3-4　上臂假肢测量部位

部　位		测　量　部　位
残肢	围长	残肢上 20～40 mm 处的围长
		残肢中段围长
		腋窝下 25 mm 处围长
	长度	残肢内侧长度:腋下至残肢末端
		残肢外侧长度:肩峰至残肢末端
健肢	围长	尺骨茎突上 25 mm 处围长
		肘关节下第二道围长
		肘关节下第三道围长
		肘关节下 30 mm 处围长
		肘关节上 30 mm 处围长
	长度	健肢内侧长度:腋下至中指末端
		健肢外侧长度:肩峰至中指末端
		健肢前臂长度:肱骨内上髁下缘至尺骨茎突下缘
		健肢手长:尺骨茎突下缘中指末端

4)胸围带的长度测量　上臂假肢的固定牵引装置主要是肩锁带和胸围带,胸围带的长度因人而异,其测量方法如下:从背后 T_3～T_4 椎体间起,通过健肢腋下缠绕到前胸,至残肢锁骨中点止(图 2-3-35)。

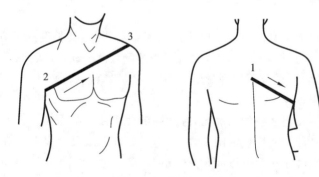

图 2-3-35　胸围带长度测量(1→3 为测量顺序)示意图

114

3. 双侧截肢患者的测量

1）残肢的测量 包括画轮廓图、测量残肢围长与长度，方法同上述前臂假肢测量。

2）原健肢长度的确定 根据经验公式可得到如下方法。

（1）前臂长度（肱骨内上髁下缘至尺骨茎突下缘）≈脚长。

（2）手长（尺骨茎突下缘至中指末端）≈膝关节间隙至地面的高度—脚长。

（3）上臂长度（肩峰至肱骨外上髁）≈身高×0.19。

（4）前臂长度（肱骨内上髁下缘至中指末端）≈身高×0.21。

3）肩背带的长度测量

（1）X形肩背带的测量：这种肩背带由两条等长的带子交叉构成，适用于双前臂截肢的患者。其测量方法如下：从左（右）侧锁骨下面起，缠绕经过肩，再斜跨过背后的 $T_3 \sim T_4$ 胸椎间至右（左）侧肩胛骨的下缘止，为一条带子的长度（图 2-3-36）。

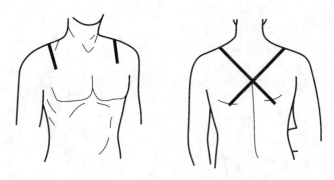

图 2-3-36 X形肩背带长度测量示意图

（2）双上臂肩锁带的测量：双上臂截肢患者较少，对于这种情况，一般是安装一只美容手、一只机械手。但无论何种双上臂假肢，都必须佩戴肩锁带，而肩锁带又是依靠前胸带和后背带进行固定的。前胸带长度的测量方法：自左侧锁骨中心起至右侧锁骨中心止。后背带的测量方法：自左侧肩胛骨中心起至右侧肩胛骨中心止。其他双臂截肢的肩背带，如一侧前臂截肢、一侧上臂截肢，可以参考上述的测量方法，因人而异地交叉使用（图 2-3-37）。

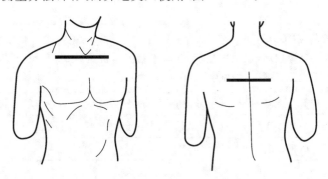

图 2-3-37 肩锁带长度测量

【注意事项】上述测量工作完成后，为了确保准确无误，在患者未离开之前，测量者应该对所测量的结果与尺寸表或轮廓图进行一番核对，发现问题或错误及时修改。校对的内容有如下几点：①需要测量的部位有无遗漏；②前臂在伸直位与屈曲位，轮廓图（尺寸表）上的长度尺寸是否相等，如果轮廓图画得较好和准确，这两个图形反映出的长度应相等；③测量围长时，各道尺寸之间的间距是否适当等，最后将测量的尺寸填写在上肢假肢制作处方单中（表 2-3-5）。

表 2-3-5　上肢假肢制作处方单

姓名		性别	男　女	档案编号	
年龄		截肢侧	左　右	截肢平面	
地址				电话	
支付方式	工伤　社保　战伤　商业保险　自费　其他(　　　　)				

患者残肢尺寸表:

假肢安装目的　装饰性假肢□　一般日常生活辅助□　大量日常生活辅助□　满足工作需要□　特殊需要□

接受腔描述　胸廓肩胛带离断接受腔:□　肩离断接受腔:双层□　单层□　上臂接受腔:双层□　单层□　肘离断接受腔:□　前臂接受腔:明斯特式□　西北大学(美国)式□　腕离断接受腔:双层□　单层□　部分手指套:

其他:

假肢控制方式　被动控制:肩关节□　肘关节□　手头□自身力源控制:单重控制索□　双重控制索□　三重控制索□　上臂箍□　体外力源控制:肌电控制□　电动控制□　混合控制:肩关节□　控制索□　肌电□肘关节□　控制索□　肌电□　手头□　控制索□　肌电□

假肢悬吊方式　骨性结构□　上臂箍□　8字形背带□　9字形背带□　控制索□　胸廓背带□

假肢接受腔材料　树脂□　PP/PE□　皮革□　硅胶□　软内衬套□碳纤□　其他:

假肢结构设计　壳式□　骨骼式□

假肢零部件
1.假手:装饰假手□　索控手□　电动手□　肌电手□　工具手□
2.腕关节:摩擦式□　快换式□　可屈曲式□　万向式□
3.肘关节:柔性式□　铰链式□　索控式□　肌电控制式□　电动控制式□
4.肩关节:隔板式□　万向式□　双轴式□

附加假肢组件:

医嘱:

医师		假肢师	
日期		制作日期	

（三）取石膏阴型

取石膏阴型的主要步骤如图 2-3-38 所示。

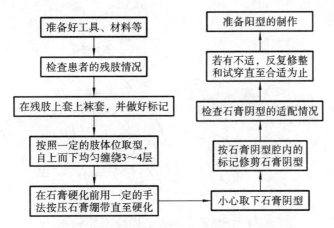

图 2-3-38　取残肢石膏阴型的主要步骤示意图

【注】上肢残肢取型范围见表 2-3-6。

表 2-3-6　上肢残肢取型范围

上肢假肢的名称		残肢取型范围	残肢取型角度
手部假肢	假手指	残肢末端——前臂 20%	放正、放平
	假手掌	残肢末端——前臂 30%	掌骨与前臂平行
腕离断假肢		残肢末端——肘关节	屈肘 30°左右
前臂假肢	长残肢	残肢末端——肘关节	屈肘 90°
	中残肢	残肢末端——上臂 20%	屈肘 60°
	德国明斯特（Münster）式前臂假肢（短残肢）	残肢末端——上臂 30%	屈肘 90°
	美国西北大学（North-western）式前臂假肢	残肢末端——上臂 20%	屈肘 45°
肘离断假肢		残肢——腋窝和肩峰	自然下垂
上臂假肢		残肢——腋窝和肩峰	残肢略屈曲
肩离断假肢		残肢——腋窝、锁骨、肩胛骨	端坐、两肩平

1. 前臂假肢接受腔取型方法

1）长残肢取型方法　这种情况下，残肢尚保留旋前、旋后的机能，所以制作的接受腔应能传递这一保留的技能。当残肢存有桡骨和尺骨的茎突时，为了使残肢容易放入，需要在接受腔上开出窗口，因此要进行带有窗口的阴模取型。通常，窗口开在接受腔的背面。具体如下。①做标记：将袜套在水中浸湿后拧干，再套在残肢上。屈肘 90°使拇指向上，即残端的桡骨和尺骨上下并列与地面垂直。在袜套上画出窗口之轮廓。这时窗口的大小要保证茎突的进出方便。②缠绕石膏绷带：用约 10 cm 宽的石膏绷带缠绕残肢，仔细包好肱骨上髁部。在窗口的轮廓处要将绷带折叠返回去缠绕。为了很好地传递旋前、旋后动作，在残端部必须将桡骨和尺骨缠紧。③取型手法：若桡骨和尺骨间没有残存的软组织时，用拇指与食指夹住桡、尺骨间部的组织，使其截面成为茧形或螺丝刀头那样扁平的形状。当桡骨与尺骨间残存的软组织较多时，用双手的拇指和食指挤压，使其截面成菱形（图2-3-39）。

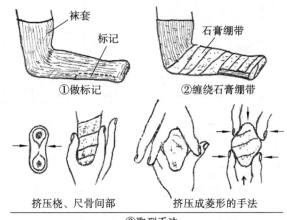

图2-3-39 长残肢的取型示意图

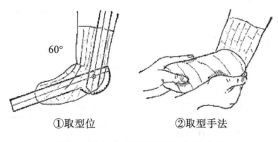

图2-3-40 中残肢取型手法示意图

2）中残肢取型方法 当残肢失去了旋前、旋后的运动机能（前臂55%～80%截肢）时，采用单轴式肘铰链，可使残肢有效地进行肘的屈伸。取型方法按照长残肢的取型方法进行。具体如下。①取型位：取型时，肘关节屈曲60°，前臂保持内外旋中间位置，残肢保持拇指向上的肢体位，将湿的袜套紧套在残肢上。②取型手法：用10 cm×500 cm规格的石膏绷带（最好是弹性石膏绷带）进行缠绕，注意一定要将肱骨上髁和尺骨鹰嘴包住（图2-3-40）。

3）短残肢的取型方法 即德国明斯特（Münster）式接受腔取型方法。具体如下。①明确取型手法：取型前，将食指和中指伸展，夹住患者的肱二头肌肌腱。保持这一手法，让患者屈肘90°，此时尺骨背面呈楔形，用另一只手的拇指和小指的指腹按楔形形状构成槽形。②小指和拇指与在内外髁位置的肱骨后面的其他三指相对。这样，就可以做出尺骨鹰嘴的凸形和肱二头肌的槽形。③做标记：将残肢袜套套在残肢上，残肢屈曲90°，在尺骨鹰嘴、内外髁及压痛点做出标记，在残肢袜套上画出接受腔的轮廓线。④手法取型：将石膏绷带缠绕在轮廓线的稍上方。缠好石膏绷带后，用双手按德国明斯特（Münster）式接受腔取型手法取型，直到石膏固化。石膏绷带固化后，取下石膏阴模，并将阴模大致修剪成型（图2-3-41）。

4）美国西北大学（North-western）式取型方法 1971年美国西北大学（North-western）改良了明斯特式取型手法，开发了North-western式取型手法，具体如下。

（1）测量尺寸：与其他接受腔的测量尺寸的方法一样，主要测量以下尺寸：①尺骨鹰嘴至残肢末端的距离；②肱骨内外上髁的内外（ML）径尺寸（图2-3-42）。

（2）取型方法：①做标记：将残肢套套在残肢上，在肱骨内外上髁、尺骨鹰嘴、骨突部分、压痛点上做标记。②在取型位下缠绕石膏绷带：在肘关节屈曲45°的状态下缠绕石膏绷带。③取型手法：在石膏未固化之前，用手或绳子做出肱骨内外上髁和尺骨鹰嘴的形状。④定型：充分压出桡骨、尺骨的形状，直至石膏绷带硬化。待石膏绷带硬化后，从残肢上取下来（图2-3-43）。

5）极短残肢取型方法 在残肢过短的情况下，为适应残肢的可动域、长度而使用倍增式肘关节铰链时，要利用残肢的屈伸运动来控制肘关节铰链的固定和摆动动作。对于短残肢，当其可

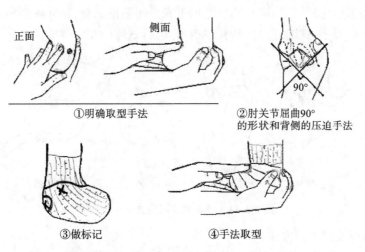

图 2-3-41　短残肢的取型手法(明斯特式接受腔取型手法)示意图

①明确取型手法

②肘关节屈曲90°的形状和背侧的压迫手法

③做标记

④手法取型

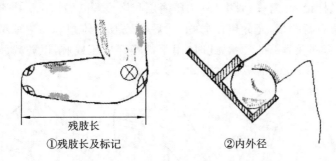

①残肢长及标记

②内外径

图 2-3-42　North-western 式主要测量尺寸示意图

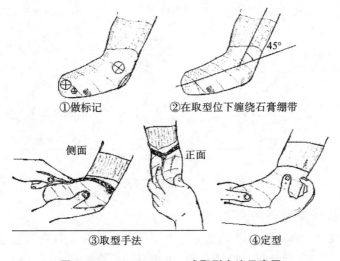

①做标记

②在取型位下缠绕石膏绷带

③取型手法

④定型

图 2-3-43　North-western 式取型方法示意图

动域很小时也采用这种方法。在此,就使用倍增式铰链的情况加以说明。接受腔要包住肘头、内外侧上髁,做得深一些。不然当屈肘时肘头和内侧上髁常会碰到接受腔壁,而引起疼痛。为了保护尺骨鹰嘴及内侧上髁,取厚 2 mm 的毡垫,切成适当的大小,贴在尺骨鹰嘴和内侧上髁的隆起部位;将袜套套在残肢上,包扎弹性石膏绷带。具体如下。①取型手法 1:患者为右侧截肢时,取型者用左手的拇指和食指分别自上臂的将出外侧及内侧上髁附近的形状,用右手的拇指与食指尖握住肱二头肌两侧轻轻按压。②取型手法 2:或者用右手的拇指使其尺骨面伏贴成型,同时用食指与中指轻轻按压肱二头肌肌腱的两侧。左手抵住残肢上臂的背部,使残肢保持稳定。③取

Note

下阴型:待石膏绷带固化后,将阴模从残肢上取下来。④阴型试样:修剪阴型的口型圈,并在末端打孔,用袜套套在残肢上,袜套的一段从孔中拉出,进行试样(图 2-3-44)。

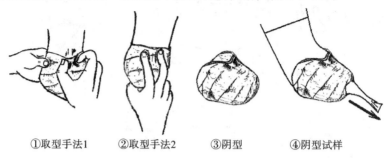

①取型手法1　　②取型手法2　　③阴型　　④阴型试样

图 2-3-44　极短残肢取型方法示意图

2. 上臂假肢接受腔取型方法

上臂假肢接受腔取型方法如下。①套袜套:残肢放松,套上袜套并用弹力带从对侧腋窝穿过后用夹子夹住。②做标记:在肩峰、骨突部位、压痛点和瘢痕等处做标记。③缠绕石膏绷带:从残肢的中央部开始缠绕石膏绷带,充分包住肩峰,然后将残肢整体缠好。④取型手法的应用:在石膏未硬化前,做出腋窝部及肩部的形状,此时,用手掌轻轻推压残肢,以防残肢外展(也可以在残肢腋窝处夹一块厚约为 10 mm 的板子)(图 2-3-45)。

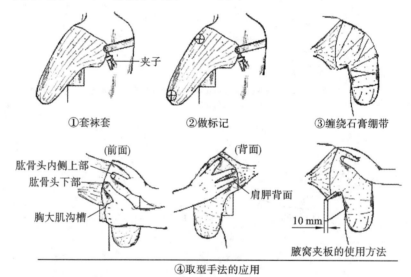

①套袜套　　　　②做标记　　　　③缠绕石膏绷带

④取型手法的应用

图 2-3-45　上臂截肢取型方法

(四)上肢假肢接受腔的适配

首先为了检查残肢末端的位置及通过袜套牵引石膏接受腔穿戴在残肢上,要在石膏接受腔的末端开孔;然后在残肢表面涂抹一些滑石粉,用袜套一头套在残肢上,另一头从接受腔的末端孔中拉出;接下来检查残肢佩戴接受腔后情况,如屈曲、伸展、旋转和悬吊等问题;最后检查残肢在接受腔内有无压痛、松动以及石膏阳型修整、制作以及高度等问题。

1. 前臂假肢接受腔的适配

1)长残肢接受腔的适配检查　①接受腔伏贴检查:从接受腔的底部的孔处,检查接受腔和残肢的伏贴情况。接受腔开口处的修剪线最大不能超过距肱骨外上髁 100 mm。②残肢末端检查:用手握住接受腔的顶端向肘的方向压,在患者用残肢末端顶住这一压力时,检查残肢末端有无疼痛。③残肢桡侧末端压痛检查:用手掌向下按压接受腔的桡侧末端,在患者屈肘抵抗这种压力时,检查残肢桡侧末端有无疼痛,同时检查前臂的屈曲角度。④残肢尺侧末端压痛检查:与上述方向相反,检查残肢尺侧末端。⑤旋前、旋后动作的检查:用手指轻轻捏住接受腔的末端,使残肢进行旋前、旋后。当前端与桡骨、尺骨适合得很好时,其旋前、旋后动作便会不受损失地传递;如果有间隙或接受腔的口型不适当,就会影响其旋前、旋后运动,因此要进行必要的修正,以消除这种状态。由于制成的树脂接受腔的内型与残肢间容易产生一些滑动,所以在检查接受腔适配时,要尽可能地做到使之适配(图 2-3-46)。

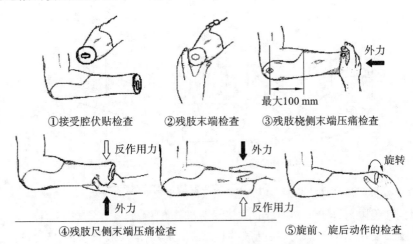

图 2-3-46 长残肢接受腔的适配检查示意图

2)中残肢接受腔的适配检查 ①接受腔伏贴检查:从接受腔的底部的孔处,检查接受腔和残肢的伏贴情况。由于残肢长度不同,接受腔开口处的修剪线的位置也不同,一般距肱骨外上髁的距离为 30~50 mm。②残肢压痛与旋前、旋后检查:与长残肢②~⑤的检查内容和项目相同。③尺骨鹰嘴处检查:对于中残肢,要使接受腔包住尺骨鹰嘴和肱骨外上髁,以提高接受腔的稳定性,为此,要让患者肘关节屈曲,按住接受腔的内外侧和后部,检查接受腔尺骨鹰嘴处的形状。④关节轴位置的检查:在接受腔内外侧开一个直径约为 3 mm 的孔,通过孔检查肱骨内外上髁的位置,从而确定肘关节铰链的轴心位置(图 2-3-47)。

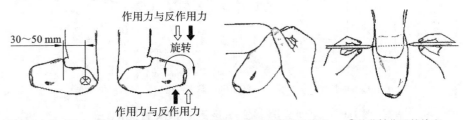

图 2-3-47 中残肢接受腔的适配检查示意图

3)明斯特(Münster)式接受腔的适配检查 ①开十字形切口:在接受腔的底部开出便于拉袜套的孔,在尺骨鹰嘴处切开一个十字形的切口。②修型:除尺骨鹰嘴和肱骨内外上髁外,将接受腔内部用石膏浆修整圆滑,并把接受腔的口腔做成喇叭边。③接受腔的适配检查:残肢套上袜套,将袜套从接受腔的底部孔内拉出来,让残肢做屈曲、伸展、内外旋动作,检查接受腔的适配情况。当肘关节处于最大屈曲位时,肘部十字形切口处凸出,保持这种状态并用石膏固定。④画基准线:在石膏接受腔的外侧,从肱骨外上髁画一中心线作为基准线。在残肢放松的情况下,其基准线应以形成屈曲 35°角为标准。⑤最大屈曲位检查:其基准线还能够屈曲至 105°角,否则,应考虑以下因素:第一是尺骨鹰嘴凸出不够充分,第二是肱二头肌的沟槽过小,第三是前壁过高(图 2-3-48)。

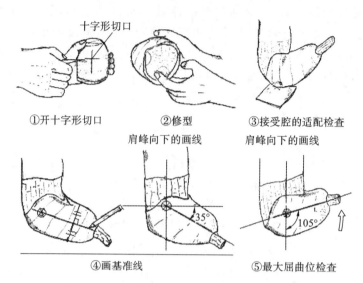

图 2-3-48　明斯特式接受腔的适配检查示意图

4）西北大学（美国）（North-western）式接受腔的适配检查

（1）若残肢长度在 12 cm 以上，接受腔的口型长度应该是残肢长度的 45％，这是在肘关节屈曲时，残肢的软组织从这里被挤出，前臂得到的是最适宜的伸展位置。如果残肢长度在 12 cm 以下，要尽量减小这一开口的长度，使肘关节伸展时既不会脱出接受腔，又要包住尺骨鹰嘴和股骨内外上髁。

（2）石膏接受腔的修整：增强接受腔口型部分的强度，并做出喇叭边。

（3）接受腔的检查：①残肢末端的检查；②残肢屈曲、伸展检查及悬吊情况检查；③残肢有无压痛及松动检查（图 2-3-49）。

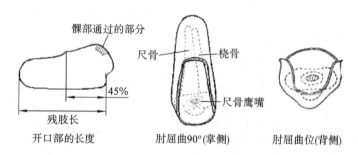

图 2-3-49　西北大学（美国）式接受腔的适配检查示意图

2. 上臂假肢接受腔的适配

在接受腔内壁涂撒一层滑石粉，插入残肢进行检查。

（1）检查残肢在接受腔中的位置。从接受腔末端的小孔处，检查残肢在接受腔中的位置。残肢未完全纳入接受腔的原因有以下几点：①接受腔腋窝部过高；②胸大肌沟槽过深；③残肢软组织未完全纳入接受腔。

（2）检查残肢末端部及腋窝部有无压痛：①用手将接受腔向肩峰方向用力托起，让患者残肢向下用力压，检查此时残肢末端部及腋窝部有无压痛；②检查残肢与接受腔之间有无间隙时，让残肢屈曲、伸展，检查残肢与接受腔之间有无间隙松动和残肢有无压痛；③让残肢外展，检查残肢与接受腔间有无间隙松动，残肢有无压痛。

（3）按住接受腔顶端，让患者残肢做内外旋动作，检查残肢在接受腔内适配状况。若有松动或过紧，可局部推出或推入接受腔进行调整。

（4）若接受腔有松动，可将松动的部位翻折修整。

（5）接受腔适配完后，在接受腔上画基准线。让患者放松，双肩保持水平，画出冠状面和矢状面的基准线（图 2-3-50）。

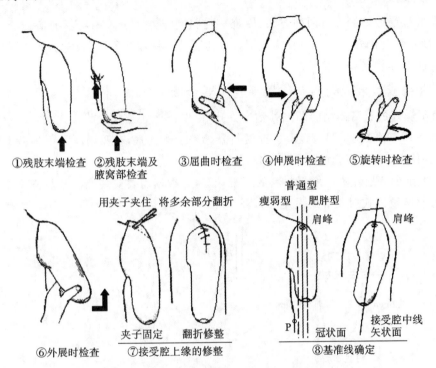

图 2-3-50 上臂假肢接受腔的适配示意图

（五）石膏阳型的制作

石膏阳型是制作接受腔真正的模型，其制作加工务必精益求精。当然，如果阴型（石膏接受腔）修整完善、完全适合，石膏阳型的加工就简单了（图 2-3-51）。

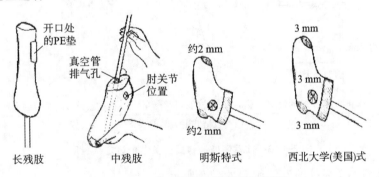

图 2-3-51 各种前臂石膏阳型示意图

（1）先用浸湿的石膏绷带条密封阴型底端的导向孔，再用浸湿的石膏绷带条密封在阴型的口型做一个延长的裙边，使阴型向上延长一小段。

（2）待延长的裙边硬化后，在阴型内壁涂抹一层凡士林（或喷撒一层滑石粉），然后，将适量的石膏和水混合调制成奶酪状的石膏浆，将石膏浆倒入接受腔内，并安放好真空管。

（3）待石膏固化后，取下石膏绷带，在事先做好标记的地方进行适当的修补。对于开口式的接受腔，要在开口处加一块约 2 mm 厚的 PE 垫。

（4）对照残肢的测量尺寸，按接受腔的适合要求检查、修整石膏阳型，最后用水砂纸将石膏阳型表面打磨光滑。

（5）将修整好的石膏阳型放在通风干燥处进行自然干燥或放在恒温为 70°～80°的烘箱内干燥。

（六）假肢接受腔制作

上肢假肢接受腔的制作有两种方法：传统接受腔制作方法是采用皮革的增强赛璐珞制作接受腔；现代接受腔制作方法是采用真空成型合成树脂技术制作接受腔。在此，我们主要介绍真空成型合成树脂制作接受腔的技术。

（一）真空成型合成树脂制作接受腔主要步骤

（1）将干燥好的石膏阳型的凹陷处钻通气孔，以保证该处充分伏贴。

（2）套上 PVA（聚乙烯醇）薄膜套，此时打开第一个排气管，在吸附状态下检查 PVA 薄膜套是否漏气，并使 PVA 薄膜套均匀紧密地伏贴在石膏阳型上。

（3）套上至少 6 层左右的增强材料的纤维袜套，并根据需要安装连接座及关节铰链等。

①前臂假肢铰链式肘关节的设定（图 2-3-52）。

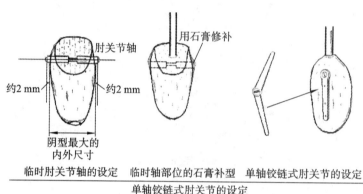

图 2-3-52　前臂假肢铰链式肘关节的设定示意图

②前臂假肢腕部金属件的设定如图 2-3-53 所示。

③倍增式肘关节腕部金属件的设定如图 2-3-54 所示。

④上臂假肢金属连接件的设定如图 2-3-55 所示。

（4）再套上留有浇注口的 PVA 薄膜套，先在阳型的上端用活套绳扎紧，打开第二个排气管，检查薄膜是否漏气。

（5）从 PVA 薄膜上端浇注已经配制好的树脂，扎紧树脂上部的薄膜套。

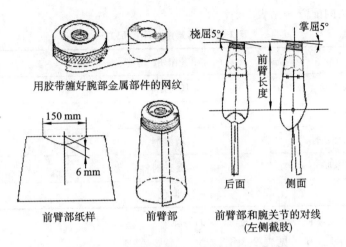

用胶带缠好腕部金属部件的网纹

前臂部纸样　　　前臂部　　　前臂部和腕关节的对线
（左侧截肢）

图 2-3-53　前臂假肢腕部金属件的设定示意图

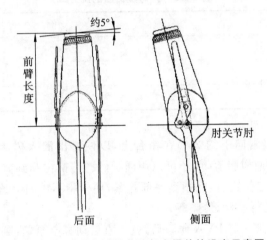

后面　　　　侧面

图 2-3-54　倍增式肘关节腕部金属件的设定示意图

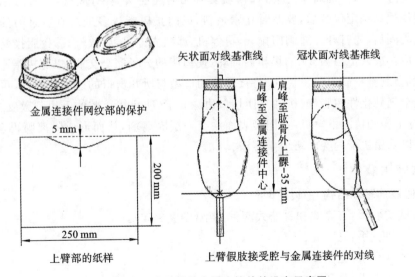

金属连接件网纹部的保护

上臂部的纸样　　　　上臂假肢接受腔与金属连接件的对线

图 2-3-55　上臂假肢金属连接件的设定示意图

【注】合成树脂的配方如下。

① 丙烯酸树脂的配方一见表 2-3-7。

表 2-3-7　丙烯酸树脂的配方一

原料	作用	比例
甲基丙烯酸树脂	基本原料	100％
过氧化苯甲酰	引发剂	2.5％
邻苯二甲酸二环乙酯	增塑剂	2.5％
NN-二甲基苯胺	促进剂	0.85％
颜色糊	调色	2.0％

如在室温 26～28 ℃条件下,反应时间一般为 30～35 分钟

②丙烯酸树脂的配方二见表 2-3-8。

表 2-3-8　丙烯酸树脂的配方二

原料	比例
甲基丙烯酸树脂	100％
固化剂	2.5％～3.0％
颜色糊	2.0％

如在室温 26～28 ℃条件下,反应时间一般为 30 分钟

(6) 将阳型倒置斜夹(斜向下约 25°)在钳台上,以便排出混入树脂中的空气。待树脂微热时,松开原先扎紧的绳子,使树脂流下,还可以用绳子(胶管)撸树脂到需要树脂较多的地方。

(7) 当树脂浸透到预定位置后,将阳型底部扎紧,使树脂不再向上流动。

(8) 待树脂固化后,进行脱模、修整等。

【注意事项】①自套上第一层 PVA 薄膜后,就一直启动真空泵,直到树脂凝固为止,中途不得停机;②抽真空过程中,要随时注意 PVA 薄膜套有无漏气现象,若有漏气,应及时用透明胶带贴补好;③树脂浸透到预定位置后,要及时扎紧余料,以防止树脂过多进入真空泵的抽气管而造成堵塞;④树脂凝固后,先打开三通阀门排气,再停机,严禁先停机,后放气;⑤树脂接受腔在室温条件下硬化后,应再放入恒温为 50°的烘箱内加热,使树脂的分子完全交联,以免树脂不完全交联而又与人体接触会刺激皮肤引起皮炎;⑥将接受腔的口型与所开窗口的边缘修剪好,再用细砂纸打磨后,再涂上空气硬化性树脂(或机油),使切口边缘光滑,防止接受腔的毛边刺激皮肤;⑦在石膏阳型还未充分干燥的情况下,可以在阳型表面涂上一层隔离剂,从而形成隔离膜再套上 PVA 薄膜,隔离剂可以采用快干的赛璐珞丙酮溶液。

(七) 假肢组装

1. 上肢假肢的基本结构　具体如下。

(1) 组件式美容手:有壳式和骨骼式两种类型(图 2-3-56)。

(2) 组件式机械手:见图 2-3-57。

(3) 组件式混合手:见图 2-3-58。

(4) 组件式肌电手:见图 2-3-59。

2. 上肢假肢的组装　见图 2-3-60。

(八) 上肢假肢的试样调整和适配检查

1. 前臂假肢的适合性检查　与处方对照进行检查:首先检查假肢是否符合处方要求。若符

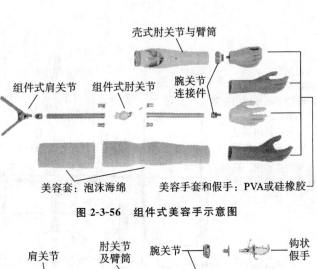

图 2-3-56　组件式美容手示意图

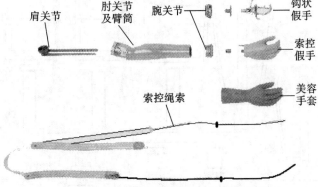

图 2-3-57　组件式机械手示意图

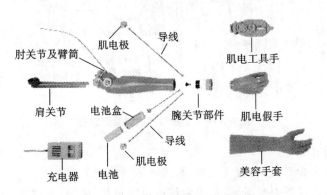

图 2-3-58　组件式混合手示意图

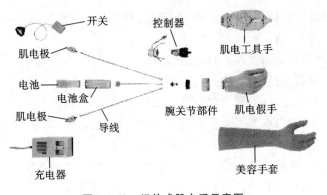

图 2-3-59　组件式肌电手示意图

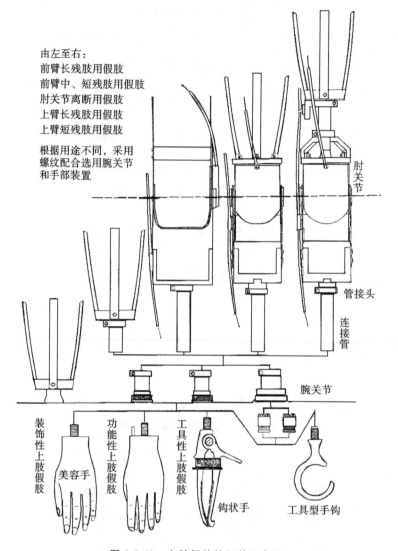

由左至右：
前臂长残肢用假肢
前臂中、短残肢用假肢
肘关节离断用假肢
上臂长残肢用假肢
上臂短残肢用假肢

根据用途不同，采用
螺纹配合选用腕关节
和手部装置

肘关节

管接头

连接管

腕关节

装饰性上肢假肢　　美容手

功能性上肢假肢

工具性上肢假肢　　钩状手

工具型手钩

图 2-3-60　上肢假肢的组装示意图

合，则继续下面的检查。

　　（1）接受腔边缘是否光滑？（应无毛刺、粗糙不平等情况）

　　（2）接受腔口形边缘是否圆滑？（边缘曲线应过渡自然、圆滑，无尖角）

　　（3）假肢外观是否干净？（应干净无污渍）

　　（4）肘关节屈伸是否有妨碍？（对于中、长残肢，肘关节活动应无妨碍）

　　（5）悬吊是否牢固？（应是）

　　（6）肱骨髁、鹰嘴等处是否受压？（应无压迫感）

　　（7）自然站立时假肢与健肢是否对称？（应对称）

　　（8）假肢长度是否合适？（假肢与健肢等长或约短 1 cm 以内）

　　（9）对线是否合适？（自然下垂伸直假肢时，假肢前臂微屈约 5°，腕部微屈约 5°）

　　（10）手头连接是否牢固？（应牢固，腕关节应无自旋现象）

　　（11）双层接受腔的连接是否牢固？（内、外接受腔应配合紧密，连接处用螺丝钉紧固）

　　（12）脱掉假肢后残肢皮肤颜色是否有变化？（应无明显变化）

　　（13）手皮是否合适？（应与假手伏贴，且不妨碍手指的张开、闭合）

　　（14）对于机械（索控式）前臂假肢，还需检查截肢者操纵假肢能否满足如下要求：①肘关节

Note

伸直位时的最大开手力量不超过 5 kg;②开手牵引索位移不大于 4 cm;③肘关节屈肘位时的最大开手力量不超过 7 kg;④能提起 5 kg 重物,且提重 5 kg 时,假肢各部位无异常现象;⑤肘关节屈曲 90°时或肘关节完全伸直时机械手头能完全张开或闭合;⑥截肢者把假手放在嘴边或裤子前面纽扣处,能主动控制假手的开合。假手张开的最大角度与被动张开的最大角度应一致。

（15）对于电动和肌电前臂假肢,还需检查以下内容。①电极或电动控制开关的位置是否准确?（应准确）②肌电信号或电动控制开关控制手头开、合是否灵敏?（应灵敏,且不受干扰）③在肘关节屈或伸的状态下,肌电信号或电动控制开关是否灵敏?（应灵敏,且不受干扰）④能否控制假手抓握和放开物体?（能）

2. 上臂假肢的适合性检查

与处方对照进行检查,首先检查假肢是否符合处方要求,若符合,则继续检查以下内容。

（1）接受腔边缘是否光滑?（应无毛刺、粗糙不平等情况）

（2）接受腔口形边缘是否圆滑?（边缘曲线应过渡自然、圆滑,无尖角）

（3）假肢外观是否干净?（应干净无污渍）

（4）肩关节活动是否有妨碍?（肩关节屈伸角度在穿戴接受腔前后基本一致。活动范围为屈曲 90°,后伸 30°,外展 90°,旋转 45°）

（5）悬吊是否牢固?（应是）

（6）残肢是否舒适?（应无不适或压迫感）

（7）自然站立时假肢与健肢是否对称?（应对称）

（8）假肢长度是否合适?（假肢与健肢等长或约短 1 cm 以内）

（9）对线是否合适?（假肢前臂部和假手不得碰触身体。自然下垂伸直假肢时,假肢上臂微屈 5°～10°,前臂微屈 5°～10°,腕部微屈 5°～10°）

（10）手头连接是否牢固?（应牢固。腕关节应无自旋现象）

（11）双层接受腔的连接是否牢固?（内、外接受腔应配合紧密,连接处用螺丝钉紧固）

（12）脱掉假肢后残肢皮肤颜色是否有变化?（应无明显变化）

（13）肩背带位置是否正确?（8 字形肩背带的一端在臂筒口型部位前侧距锁骨外侧 2/3 下缘 7～8 cm 处,后侧在距肩胛冈外侧 2/3 下缘 7～8 cm 处）

（14）手皮是否合适?（应与假手伏贴,且不妨碍手指的张开、闭合）

（15）对于机械（索控式）上臂假肢,还需检查截肢者操纵假肢能否满足如下要求:①伸直位的最大开手力不超过 7 kg;②屈肘位的最大开手力不超过 9 kg;③假肢在提起 5 kg 重物时,各部无异常现象;④开手牵引索位移不大于 4 cm,屈肘牵引索位移不大于 5 cm;⑤能否控制假手的开合?（应能够,肘关节屈时 90°时,末端手部装置应能完全张开、闭合）⑥能否控制肘关节锁的打开或闭合?（应能够）⑦截肢者把假手放在嘴边或裤子前面纽扣处,能主动控制假手的开合。假手张开的最大角度与被动张开的最大角度应一致。

（16）对于电动和肌电上臂假肢,还需检查以下内容。①电极或电动控制开关的位置是否准确?（应准确）②肌电信号或电动控制开关控制手头开合、腕关节旋转、肘关节屈伸是否灵敏?（应灵敏,且不受干扰）③在肘关节屈或伸的状态下,肌电信号或电动控制开关是否灵敏?（应灵敏,且不受干扰）④能否控制假手抓握和放开物体?（应能）⑤控制假肢的动作配合、功能切换是否连贯?（应是）⑥悬吊背带长度是否合适?（不应过松或者过紧）

五、上肢假肢的使用训练

（一）上肢假肢的穿脱训练

上肢假肢设计无论制作得多么灵巧,如果没有截肢者的主观努力,或者缺乏必要的功能训练,也将会有很大部分人不会或者不习惯使用。因此,上肢截肢者的功能训练对发挥假肢的代偿功能有着重要意义。训练时必须坚持因人而异、先易后难、发挥截肢者特长的原则。装饰假手和工具假肢的穿戴、使用比较简单,这里主要介绍一些针对索控假肢和肌电假肢的穿脱和使用训练方法。

1. 前臂索控式假肢的穿脱训练　假肢穿戴时,应先穿上残肢套,将残肢穿入接受腔后再将健肢穿上肩背带。相反,脱下假肢时,先从健侧脱下肩背带,然后再将残肢从接受腔中脱出。

(1) 单侧前臂截肢者穿脱假肢的训练:单侧前臂截肢者通常可自行穿脱假肢。穿戴假肢时,先用健手将肩背带按照试穿后的松紧度,把肩背带的一端与肘部吊带连接在一起,另一端连接在牵引索上;然后再将残肢穿入接受腔中,而后健肢伸入肩背带的套环内。耸肩,使肩背带套在健肢侧的腋下,使交叉点重叠于背部正中。系好上臂围箍的皮带。脱下假肢时,先将肩背带脱下,然后将残肢从接受腔内抽出。

(2) 双侧前臂截肢者穿脱假肢的训练:如果是双侧前臂截肢者,训练时就应在康复训练指导人员的帮助下穿脱假肢。由训练人员把假肢的固定牵引装置按照试穿假肢后的松紧度连接好,放在一个便于截肢者穿戴的地方,让截肢者背向假肢站立。然后令截肢者双上臂向后伸,将两侧残肢分别伸入左、右两个接受腔内,像穿衣服一样,抬起双上臂。而后将两个假肢悬挂在双肩上,系好上臂围箍的皮带。

【注意事项】如果残肢的软组织较多,或者残肢长度较短,则在穿脱假肢时,可不用解开上臂围箍的皮带,这样更加方便截肢者穿脱假肢。经过正确的指导训练,也可使双侧截肢的截肢者逐步做到自行穿脱假肢。

2. 上臂索控式假肢的穿脱训练

(1) 单侧上臂截肢者穿脱假肢的训练:单侧上臂截肢者借助于健侧手是可以自行穿脱假肢的。穿脱假肢时,先用健侧手将假肢的固定牵引装置按照已经试好的松紧度将其连接好。然后将残肢伸入上臂假肢接受腔中,将肩背带置于残肢侧的肩部,胸围带套在对侧腋下。脱下假肢时的程序与穿戴假肢相反。

(2) 双侧上臂截肢或一侧上臂一侧前臂截肢的截肢者穿脱假肢的训练:对于训练双侧上臂截肢或一侧上臂一侧前臂截肢的截肢者,穿脱假肢的方法与双侧前臂截肢穿脱方法相同。训练初期需要由训练指导人员帮助。以后,除了胸围和牵引控制索带的松紧在必要时需要他人帮助调节外,日常生活中假肢穿脱也可自行完成。

(二) 上肢假肢的使用训练

上肢假肢的训练人员,除指导患者训练工作外,还应该做好患者的心理康复工作,充分调动患者的积极因素,提高患者使用上肢假肢的信心。在进行训练之前,必须有目的地告诉上肢假肢的功能是什么,能够做些什么,不能做什么。训练中必须因人而异制定康复训练计划,先易后难,注意培养患者坚持训练的毅力,发挥患者的特长,使患者牢固地掌握操纵、使用上肢假肢的方法。

1. 索控式前臂假肢的使用训练

(1) 开闭手训练:前臂假肢的手部开闭分为两种:一种不屈肘开手,适合于远离躯干的工作;另外一种是屈肘开手,适合于近体工作。①不屈肘开手:这种假手是利用健肢侧肩部静止不动,作为支点。残肢侧屈上臂、屈肩、沉肩,配合残肢前伸,肩背带拉动牵引索,打开假手。②屈肘开手:先屈肘,健侧肩部静止不动,作为支点。残肢侧做屈上臂、屈肩、沉肩,配合残肢前伸,使肩背带拉动牵引索,完成开手动作,屈肘开手的力源,主要依靠屈肩和屈臂动作。

在训练手部开闭动作时,可先在职业训练台上进行。然后再逐渐增加水平移动练习,变换其他高难度的动作,直到截肢者熟练掌握为止。这种训练一般先从最易抓握的物体开始,再逐步训练抓握形体大、不易抓握的物体,如使用玻璃球、乒乓球、积木、大圆盘、小圆盘等物体来训练手部抓握功能的熟练程度。还可以采用插柱板进行训练,训练截肢者插各种不同大小、形状(方杆、圆杆)各异的插桩,以此提高他们的训练兴趣,在各种位置熟练手部动作。

(2) 腕关节的屈伸和旋转动作的训练:腕关节的屈伸和旋转均为被动动作,需借助于另一只手或他人的帮助。首先我们要向截肢者讲明腕关节机构的操作方法、注意事项,截肢者就会很快掌握腕关节的屈伸和旋转的要领,进行熟练操作。

(3) 旋前旋后动作的训练:对于前臂残肢长度较长并具备一定旋转功能的截肢者,可通过增设旋转机构,利用残存的旋前旋后功能来控制前臂的旋转,还可利用前臂的旋前旋后动作作为开锁的力源。

知识链接

五种基本控制动作的训练

1. **肩胛骨外移控制动作**　这是双侧肩胛骨围绕胸廓外移(离开脊柱)的动作,常与双侧肩关节前屈动作联合用于控制假手的开锁动作。

2. **升肩控制动作**　上臂假肢的三重控制系统中常以残肢一侧肩部升高运动作为肘关节锁开锁的力源。在残肢侧肩部升高时,健侧肩部必须保持静止,作为牵引索一端稳定的支点,当残肢侧提肩时才能产生相对位移。

3. **肩关节屈曲控制动作**　残肢侧肩关节的前屈运动是控制上臂假肢的主要动力源,残肢侧肩关节前屈时,健侧肩部应该保持相对静止,这样才能形成控制假肢所必需的牵引位移。

4. **肩关节后伸控制动作**　肩关节后伸运动实际上是一个组合动作,它是由残肢侧肩关节的后伸与同侧肩胛骨围绕胸廓的前移组合的动作。

5. **前臂旋前旋后控制动作**　前臂残肢的旋前旋后控制动作,常用于腕离断假肢或长残肢前臂假肢的控制。对于前臂长残肢假肢者,可以通过增设一旋转机构,利用残存的旋前旋后功能来控制前臂假肢的旋转;还可以采用一种增幅的旋转机构,通过残余的前臂的旋前旋后动作作为力源,增加前臂旋前旋后的范围。

---

2. 索控式上臂假肢的使用训练　与索控式前臂假肢相比,索控式上臂假肢的结构较为复杂。在操纵、使用上臂假肢时,也具有一定的难度。因此,操纵假肢的屈肘、开手、闭手训练就显得尤为重要了。截肢者只有在熟练掌握索控式上臂手假肢的操纵方法后,才能准确、无干扰地完成各种独立的动作或某一联合动作。索控式上臂手假肢操纵训练内容,除索控式前臂手假肢所进行的训练项目外,还需增加屈肘和松锁的训练内容。

(1) 双重控制索系统的使用训练:①操纵肘关节的训练:首先让上臂截肢者穿上假肢,在肘关节机构不锁住的状态下,令截肢者将假肢前臂屈曲至最大限度。并让截肢者上臂移至保持前臂全屈所需的位置上,然后让截肢者慢慢地向后伸上臂,以此来控制肘关节。前屈上臂残肢借以产生肘关节的屈曲。这样重复练习,直至截肢者学会控制假肢。注意,此时肩部的动作不宜过大。②操纵假手的训练:除预先锁住肘关节外,与前臂屈曲操纵训练方法完全相同。训练初期,在康复训练指导人员的帮助下,截肢者将前臂屈曲到90°位置锁住。然后再让截肢者上臂残肢前屈,来操纵手部动作。截肢者通过反复练习,使自己能够熟练掌握所需用力的大小和掌握牵拉距离的操作方法。③假肢动作的协调训练:让截肢者上臂向后伸,使肘关节锁住。此时,要让截肢者站立位,两侧肩部保持水平位,同时将上臂后伸,直到不能再伸为止。随着灵巧程度的提高,截肢者在后伸残肢的同时前屈肩部,以此来减少控制肘关节部位锁住机构所需上臂的后伸运动量。如果前臂一开始就在屈肘位置上,此时肩部只需向侧方做一个提起动作,以保持前臂曲肘位置而

Note

同时操纵肘关节部位锁住机构。通过反复练习,截肢者就会很快学会使用双重控制索系统的操作方法,并使所需要的身体控制动作减少到最低限度。

(2)三重控制索系统的使用训练:让截肢者处于站立位或坐位。训练截肢者下沉肩胛带,将肩肱关节向后伸,以此来控制肘关节锁。外展双侧肩胛带,控制开手。前屈肩肱关节控制屈肘。训练时,要逐个动作单独训练,然后再训练各动作的协调性。为了增加截肢者训练的兴趣,可采用前述抓握一些物体的方法。

3. 肌电上肢假肢的使用训练　肌电假手由残肢肌肉活动产生的生物电流作为信号以控制假肢的动作。截肢者的残肢情况、关节活动度、肌力条件、肌电信号的状态直接影响肌电假肢功能的发挥。特别是肌电信号的状态更是至关紧要。因此,在装配肌电假手前,要对截肢者进行充分的残肢训练,主要有以下两方面的内容。

(1)增大残肢肌力和活动范围的训练:前臂截肢者的训练内容主要是增大肩、肘关节及前臂旋转活动范围的训练和强化肌力的训练。

(2)肌电信号源的训练:训练以生物反馈法为依据进行。通过训练,反复启发、诱导和鼓励,不断增强截肢者的信心,使他们从仪表指针的摆动或指示灯的变化上,感觉到肌电发放水平在随着意识控制幻肢动作而发生相应的变化,从中悟出要领,建立起联系。其训练方法如下。①自我意识训练:闭目进行自我训练,模拟开手或闭手时幻肢的动作,进行桡侧腕长伸肌或尺侧腕屈肌的收缩运动,反复进行,直到感觉累了为止。②为了有个客观指标,可将皮肤表面电极与积淀放大器的指示灯相连,利用指示灯的亮灭来定性地鉴定肌电是否引出。③将皮肤表面电极与肌电测试仪相连,可以定量地测定肌电发放水平。④用皮肤表面电极直接控制假手手头,最能提高截肢者训练的兴趣。

> **知识链接**
>
> ### 肌电信号检测定位
>
> 1. 肌电检测方法　首先在初步确定的皮肤电极部位画上标记,然后将肌电假手的皮肤表面电极放到标记处,用橡皮带扎牢。让患者用另一手握住接地电极。如果是前臂截肢者可以将接地电极用橡胶带捆绑在上臂。请截肢者放松残肢后进行测试(图 2-3-61)。
>
> 开始检测时可能出现表上显示出的肌电信号低而干扰信号高的现象。引起这种现象的原因主要有三个方面。①电极接触皮肤不好,应重新捆绑电极,使电极与皮肤全面接触。②皮肤电阻抗过高。多见于冬季,皮肤干燥,油脂过多。可以用酒精擦拭皮肤去脂或用水湿润皮肤后重新测试。③测试的环境存在强的干扰电信号来源。应注意避开干扰源或做好测试的屏蔽工作。
>
>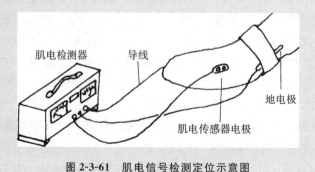
>
> 图 2-3-61　肌电信号检测定位示意图

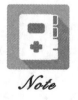

当截肢者初步掌握了幻肢运动后,开始正式检测。观察左右两侧电表上的指针。如果背伸肌侧的表达到 $60~\mu V$,另一表未达到 $20~\mu V$,就算成功。在拮抗肌一侧的表不超过 $20~\mu V$ 的前提下,两个表电压的差距越大越好。这表示主动背伸动作的肌电发放水平高,而相对应的拮抗肌电发放水平低、干扰少。这样的控制信号状态对肌电假手的控制性能好。

2. 经常应用的信号部位和方法　常用的双通道的前臂肌电假肢肌电信号多来自前臂伸肌群和屈肌群,控制开手和闭手。带有肌电分平信号的前臂肌电假手通常用屈肌、伸肌的低电平信号控制开手、闭手,应用其高电平信号控制腕关节的旋前旋后。上臂截肢后要求的动作多,而信号来源少,即电假手装配困难很多,不得不经常应用混合控制方法。常将双通道的上臂肌电假手的电极放在残余的肱二头肌、肱三头肌部位,应用幻肢的屈肘、伸肘动作信号控制假肢的闭手和开手动作。肘关节的屈肘和伸肘动作依靠索控机构完成。目前有的肌电假手利用两组肌肉同时收缩作为转换开关信号,通过控制转换开关分别控制假手和各个关节的运动。

(3) 肌电假肢的穿戴和使用训练。

①肌电假肢的穿戴:现代的肌电假肢穿戴与普通假肢的穿戴方法没有区别,但是仍然应当注意的是必须保证假肢接受腔内的皮肤表面电极与皮肤具有良好的接触。否则可能由于信号不好不能控制假肢。

②肌电假肢的使用训练:假手使用的一般性训练方法参阅有关索控假肢的训练方法。肌电假肢由于去除了控制索,截肢者不再用自身关节运动牵拉牵引索开手,使得手的应用空间增大了很多。需要注意加强截肢者在尽可能大的空间范围应用假手的训练;由于肌电假肢控制随意性好,应注意训练快速闭手、取物与开手、放物功能。某些带有手指感觉的肌电假手应当注意训练捏取软的物体。减少使用中误动作的训练:某些假手的动作可能引起电极的接触不良而不能引出正确的信号,不能开手或由于干扰信号过大引起错误动作。如果反复出现某种固定的错误的动作,则需要从接受腔的装配上检查原因或注意回避某种动作。

4. 截肢者穿戴上肢假肢的体育娱乐训练

(1) 利手交换训练:对健侧手臂进行利手交换的训练,比如用健侧手臂进行排球、打乒乓球、投掷、飞镖等运动,提高健侧手臂的运动能力、灵活性和协调性,使健侧手臂起到代偿作用,尽快适应日常生活。

(2) 患侧臂的训练:如果前臂残端较长,可以将打乒乓球、羽毛球的拍子用弹力绷带与残端相固定,进行练习。如果是上臂截肢可以在残端上绑缚沙袋进行体操练习。这些训练的目的是为了提高患者残存的上肢肌肉力量,避免其肌肉萎缩。

(3) 跑步训练:上肢截肢者由于一侧截肢,在跑步时会产生不平衡,所以在跑步时要努力加大残端摆动的幅度,如果残端较短,还要用肩摆动和腰的扭动使躯干平衡。

5. 上肢假肢日常生活使用训练　首先是日常生活训练,包括穿脱衣服、个人卫生(洗漱、解大小便、洗澡)、饮食、开关门、开关电器、炊事、拿笔写字、打电话等,然后过渡到学习、工作性训练。上肢假肢使用训练对单侧截肢者不是太困难,对双臂截肢者较为困难。由于目前上肢假肢功能还较简单,截肢者需要刻苦训练才能适应需要。这里不能一一列举各种动作的训练方法,仅介绍一些完成动作的要领。

(1) 在装配假手的同时要选用合适的自助具:如双上臂截肢者常用的生活套袖,可以套在残肢上,再卡上勺子或笔,可以进食或写字;用假手吃饭不能用筷子,只能用弯成合适角度的勺子或叉子;梳头时应用粗手把的梳子等。

（2）注意双手配合:如用一手压牙膏,另一手拨转牙膏盖,打开牙膏;用假手从衣服兜里取东西可先用一手抠起兜底,另一只手去取,最好是用左手取右侧兜的东西,用右手取左侧兜的东西。

（3）适当地改变所用物品:如所用物品的拉链上加个大的拉圈,用假手可以拉开;在衣服上缝上尼龙搭扣免去系扣子的麻烦;使用松紧口的鞋可以不用系鞋带等。

（4）注意调整假手被动可调的关节位置:如写字时假手腕关节应适当地被动旋前;用假手穿袜子或擦大便时应将腕关节调到屈腕位。

6. 上肢假肢使用训练的期限　一般而言,截肢后首次安装上肢假肢的单侧前臂截肢患者需要 50～60 小时的训练时间,单侧上臂截肢患者需要 70～80 小时,双侧前臂截肢患者需要 70～80 小时,双侧上臂截肢患者需要 100～120 小时。训练应分阶段进行,每天训练 2 次,每次 2 小时,中间休息 10～15 分钟,以免造成过度疲劳。在操纵上已养成不正确习惯的截肢患者,花费的时间更长。

7. 上肢假肢的保养与维护　上肢假肢没有自身修复机能,应在发生故障之前进行必要的保养与维护。

1）接受腔的保养与维护　接受腔是直接与皮肤接触的重要部分。在穿上假肢时,接受腔内壁会被汗和污物弄脏,残肢在高温、潮湿的环境中,会产生湿疹、溃疡。在接受腔内的皮肤,由于压迫、摩擦、温度变化,可产生皮肤色素沉着、磨破、感染、小水疱、滑囊、过敏性皮炎等,要增强皮肤的抵抗力,预防皮肤疾病,每日就寝前用肥皂水洗残肢,保持残肢的清洁和干燥。另外,很多截肢者由于接受腔弄脏而不再穿用假肢。为了避免此种情况,每天可用布蘸上中性洗涤剂或水擦拭接受腔内部,使之干燥。使用接受腔内衬套时,应尽量使其保持干燥,也可用中性洗涤剂擦拭衬套,注意不要用力过度使衬套变形。

2）连接件的保养与维护　壳式上假肢的日常维护只需擦拭表面,避免弄脏衣服。如果出现裂缝,应找专业人员解决。

3）装饰性手部装置的保养与维护　装饰性手套一般采用聚氯乙烯,在使用中易出现变脏、变色、变质等问题。具体如下:①手套污染后不易清洗,切忌用墨水、油性彩笔、油垢油漆等接触。附着脏物后立即清洗,可用肥皂和洗衣粉洗涤,禁止用汽油清洗。②不要用脏手或染色布触摸假手部件。③使用假手时谨防锐器划破手套,钩取不得超过 5 kg,握取不得超过 1 kg。④不使用假肢时,注意放在清洁、通气的地方保管,不要放在日光直射、高（低）温、湿度高的场所。⑤装饰手套内的钢丝折断或芯部填充材料露出时,应尽早找专业人员解决。

4）电动上肢假肢的保养与维护

（1）接受腔的维护　日常维护方法与一般上肢假肢接受腔相同,但应特别注意电极度和线以及对旋转机构及微型开关部位的维护。注意避免水、潮湿的空气进入,保持干燥,防止电线断线。电极度与皮肤接触面容易粘上污物和生锈,特别应注意保持电极表面的清洁,电极周围容易积存异物,这也是容易造成事故及短路的原因。

（2）假肢和机构部件的保养和维护:①假肢在使用中不能起负荷工作,否则会损坏机件;②不能让不懂操作的人乱动;③不要随便拆卸机件;④发现机械部分有杂音或不正常的响声应仔细检查,发现问题,送专业人员拆卸修理;⑤使用一年后,在传动部分和转动轴处加润滑油。

（3）假肢的电器元件的保养与维护:①电池电压不应低于额定电压,如发现假肢动作变慢或启动不了,应充电后使用;②防止电器连接线交叉、扭结、绝缘损坏等造成短路;③ 防止超负荷运转。

5）肌电上肢假肢的保养与维护　肌电上肢假肢装配、取下和使用都较方便。由于它内部由精密的电子元件和机械组成,因而要正确使用和保养,主要应注意以下几点:①要避免碰撞、跌落、挤压、高温、潮湿、接触酸碱物质;②假肢不能过载,屈举持重以不超过 1 kg 为宜;③在做动作时,不能以外力强制阻止运动;④每晚给专用电池充电,不用假肢时应关闭电源;⑤假肢外部连接线如有脱落,可按原位焊接,但切勿擅自拆修。

（肖晓鸿）

复习思考题

1. 简述上肢假肢的基本要求。
2. 简述上肢假肢如何进行分类。
3. 简述上肢假肢的种类和特点。
4. 简述手部假肢、腕离断假肢、前臂假肢、肘离断假肢、上臂假肢、肩离断假肢分别适合安装什么功能的上肢假肢。
5. 简述上肢假肢的处方。
6. 上肢假肢接受腔基本要求有哪些?
7. 简述不同材料的上肢假肢接受腔的特点。
8. 简述前臂假肢和上臂假肢的制作过程及使用训练方法。

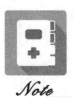

第三章 矫形器技术

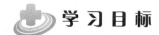
熟练掌握：下肢、上肢、脊柱矫形器的种类和适应证及常用矫形器的制作方法。

掌握：下肢、上肢、脊柱矫形器的基本功能、基本要求及分类。

了解：下肢、上肢、脊柱矫形器的使用目的、检查要点。

第一节 下肢矫形器

一、下肢矫形器的概述

（一）下肢矫形器的定义

矫形器（orthosis）是用于改变神经、肌肉和骨骼系统的功能特性或结构的体外装置。矫形器曾经称为支具、支架、辅助器等。有关矫形器制造、装配、临床应用的系统知识被称为矫形器学（orthotics）。从事矫形器装配工作的技术人员被称为矫形器师（orthotist）。矫形器按身体部位可分为上肢矫形器、下肢矫形器和脊柱矫形器三大类，其中每类又分为若干种。

下肢矫形器（lower limb orthosis）是用于整体或部分下肢的矫形器。下肢矫形器是使用最早、最广泛的矫形器。它的基本功能是保护衰弱或疼痛的肌肉骨骼段；固定患有疾病的下肢关节，预防发生畸形，矫治已出现的畸形，代偿麻痹肌肉的功能，部分地改善患者的行走步态；减轻患者肢体承重负荷，促进骨折部位的骨痂形成，加快骨折愈合，手术前后准备治疗以及巩固手术效果，改进并促进功能早期恢复等。

（二）下肢矫形器的基本功能

1. 稳定与支持 限制关节、肢体的异常活动，稳定关节，恢复肢体承重功能。如儿麻矫形器。

2. 固定 对病变肢体或关节进行静置（完全限制活动），加以保护，促进痊愈。如骨折矫形器。

3. 预防和矫正畸形 用于肌力不平衡或非生理状态的静力作用引起的骨与关节畸形。矫形器的矫正作用多施加于儿童，因为儿童处于生长发育阶段，骨关节生长具有生物可塑性，矫正能收到效果。矫形器的预防作用主要体现在防止出现畸形或防止畸形严重发展。如先天性马蹄内翻足矫形器，膝内（外）翻矫形器。

4. 免荷 减轻肢体轴向负荷。免荷式下肢矫形器主要作用是减少下肢承重，维持或矫正骨与关节的对线，常用于促进下肢康复。它有髌韧带承重矫形器和坐骨承重矫形器之分。如骨折免荷式矫形器,治疗股骨头无菌性坏死的矫形器。

5. 抑制痉挛　通过控制关节的运动,减缓、抑制肌肉的反射性痉挛。如踝足矫形器可以防止脑瘫患儿行走时出现痉挛性马蹄内翻足畸形。

6. 长度补偿　对双下肢长度不一进行长度补偿,达到双下肢等长。

7. 改进功能　矫形器可改善患者日常生活质量与工作能力,促进心血管系统等人体机能。

（三）下肢矫形器分类

1. 按部位分类（ISO 标准）（图 3-1-1）

（1）足矫形器（FO）：用于全部或部分足的矫形器又可分为矫形鞋垫、矫形鞋、足托和矫形靴等。

（2）踝足矫形器（AFO）：用于踝关节及全部或部分足的矫形器,固定范围从小腿上部到足底,俗称小腿矫形器。按其结构可分为软式踝足矫形器、支条式踝足矫形器、塑料踝足矫形器和髌韧带承重（PTB）式踝足矫形器等多种类型。

（3）膝矫形器（KO）：用于膝关节的矫形器。对于需要限制膝关节运动而不需要限制踝足运动者可使用膝关节矫形器。

（4）膝踝足矫形器（KAFO）：用于膝关节、踝关节和足的矫形器,固定范围为自大腿上段到足底,俗称大腿矫形器。按结构分为支条式、坐骨承重式和塑料踝足矫形器。

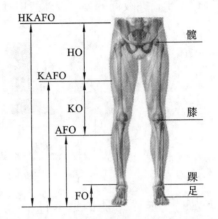

图 3-1-1　下肢矫形器按部位分类示意图

（5）髋矫形器（HO）：用于髋关节的矫形器固定范围包括整个骨盆和大腿部分。适用于髋关节发育不良而引起的髋关节脱位、半脱位和因脑性瘫痪引起内收肌痉挛而出现的髋关节内收。

（6）髋膝踝足矫形器（HKAFO）：用于髋关节、膝关节、踝足关节及足的矫形器,俗称髋大腿矫形器。髋大腿矫形器适用于截瘫、偏瘫、脑瘫及下肢肌无力等站立行走及康复训练。

2. 按功能分类　通过杠杆作用产生的功能包括固定与支持、矫正畸形、免荷以及补偿。因此,下肢矫形器按功能分为固定矫形器、矫正矫形器、免荷式矫形器、补高矫形器等（图 3-1-2）。

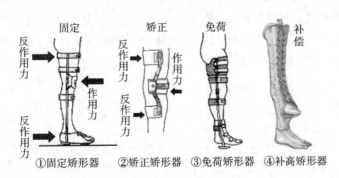

①固定矫形器　②矫正矫形器　③免荷矫形器　④补高矫形器

图 3-1-2　下肢矫形器按功能分类示意图

3. 按主要材料分类　①塑料矫形器：采用低温或高温塑料板材制作而成。②金属矫形器：主要采用金属支条和金属关节铰链制作而成。③碳纤矫形器：主要采用碳纤维和丙烯酸树脂制作而成。④软式矫形器：主要采用布（皮革）等纤维材料制作而成。⑤金属框架式矫形器：主要采用的材料为金属、皮革、塑料、纤维材料等。

4. 按所适用的疾病分类　儿麻矫形器、骨折矫形器、马蹄内翻足矫形器、先天性髋脱位矫形器、偏瘫踝足矫形器、脑瘫矫形器、截瘫矫形器、髋关节免荷式矫形器等。

5. 按作用分类 ①医用临时矫形器:用快速成型材料制作的用于医疗的临时性矫形器。②固定性矫形器:也称为静态矫形器或被动性矫形器,是将肢体保持在固定位置上的矫形器,用于固定病变部位,促进消炎和骨折愈合。③矫正性矫形器:用于矫正肢体变形的矫形器,可以矫正畸形或防止畸形的进一步发展。④保护性矫形器:用于保护肢体免受损伤或防止病变的软式矫形器。它可通过对病变的肢体的保护来促使病变愈合。多用于治疗肢体骨折或髋关节疾病,如股骨头无菌性坏死等。⑤功能性矫形器:具有辅助肢体运动功能的矫形器,可以稳定已松弛的关节,代偿麻痹肌肉的部分功能。⑥免荷式矫形器:为减轻下肢承载的负荷而使用的矫形器。常用的免荷式矫形器有髌韧带承重(PTB)矫形器和坐骨承重矫形器。⑦夜用矫形器:为矫正或预防肢体变形而在夜间就寝时或休息时使用的矫形器(图 3-1-3)。

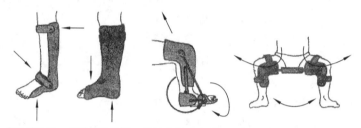

①治疗尖足　②治疗钩状足　③治疗马蹄内翻足　④治疗先天性髋关节脱位

图 3-1-3　夜用矫形器原理示意图

（四）下肢矫形器的适应证

1. 固定式下肢矫形器的适应证　固定和限制肢体的异常活动。①关节内外侧不稳定:如软组织损伤、关节骨折或脱位等。②关节疾病:踝关节疾病、膝关节疾病、髋关节疾病等。③神经麻痹:上、下运动神经元的麻痹。④畸形:先天或后天的骨骼畸形等。

2. 矫正式下肢矫形器的适应证　矫正和改进肢体的异常结构。①足部畸形:外翻足和高弓足、尖足和钩状足、内翻足和扁平足等。②膝关节畸形:膝内翻、膝外翻、膝关节屈曲挛缩、膝过伸(膝反屈)等。

3. 免荷式下肢矫形器的适应证　使肢体免荷。①关节疾病:关节脱位、坏死、炎症、假关节等。②骨骼疾病:骨折、坏死、炎症等。

4. 补偿式下肢矫形器的适应证　对肢体三维长度及体积缺损部分进行补偿。①长度补偿:下肢不等长的补偿,如增高鞋。②体积补偿:如假臀。③缺损肢体补偿:如补缺鞋。

（肖晓鸿）

二、足矫形器

足矫形器(foot orthosis,FO)俗称矫形鞋、畸形鞋或病理鞋,是指治疗下肢和足部疾病的矫形鞋垫、矫形足托、矫形鞋、矫形靴的总称。足部矫形器多为专门定制的皮鞋,这种皮鞋帮硬,底宽,不易变形,稳定性好。部分患者也可以根据需要选择各种普通鞋加以改制。足矫形器的基本作用如下。①预防和矫正畸形:矫正足部畸形,改善足部的承重力线,例如体重大、超负荷承重或长期站立的人,使用平足垫、平足鞋可以预防足弓下陷。②减轻疼痛:例如跟骨骨刺、跟骨骨膜炎患者,可以使用海绵鞋垫,特制的足跟刺垫或在鞋内后跟部位挖坑,可以减轻步行中的足跟疼。③代偿丧失的关节运动功能:踝关节僵硬患者,如在鞋跟上加用一种用橡胶海绵制成的楔形垫可以减少足跟触地时的冲击力;跖趾关节僵硬患者如在鞋前掌部位加滚动横条,有利于完成步行时足平期向足尖离地期的过渡。④消除关节活动:跖趾关节畸形、僵硬者,使用弹性钢板制成的加

Note

138

长的鞋底硬板可以消除跖趾关节活动,可使患者减少疼痛,防止畸形发展。常见的足矫形器种类如下。

（一）矫形足托

矫形足托主要用于治疗与矫正足部骨骼畸形与变异,其材质比较坚硬,主要采用钢板、铝合金板、聚丙烯酸树脂(有机玻璃)、高温塑料板材、软木等制作。一般矫形足托按功能分为三类(图3-1-4)。

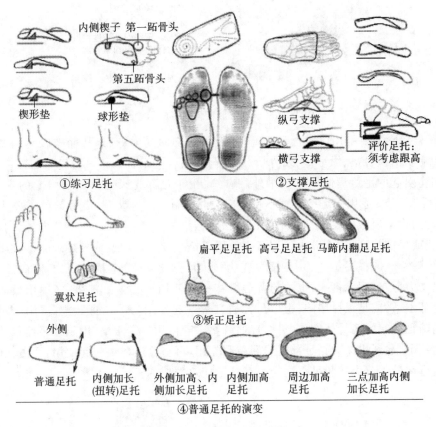

图 3-1-4　矫形足托示意图

1. 练习足托　锻炼肌肉运动的足托,内侧一般加有球形垫和楔形垫,其目的是为了防止足内翻。

2. 支撑足托　带跖部支撑面的足托,一般有横弓和纵弓支撑。

3. 矫正足托　带跖部、内外侧支撑面的足托,它一般由普通足托演变而成。①普通足托:适用于矫正扁平内翻足。②内侧加长(扭转)足托:适用于矫正扁平外翻足。③外侧加高、内侧加长足托:适用于矫正扁平外翻足。④内侧加高足托:适用于矫正扁平内翻足。⑤周边加高(壳式)足托:适用于矫正扁平内(外)翻足、马蹄内(外)翻足。⑥三点加高、内侧加长足托:适用于矫正马蹄内翻足。

（二）矫形鞋垫

矫形鞋垫一般是根据足印、足模、足部 2D/3D 扫描图像或按鞋大小和人体生物力学原理,采用软性弹性材料制作而成的。矫形鞋垫主要功能是矫正足部的偏移及改善足部的生物力学,减少髋关节、膝关节、踝关节及脊椎的受力,矫形鞋垫按功能一般分为矫正垫、增高鞋垫和保健鞋垫,主要适用于扁平足、高弓足、内外翻足、糖尿病足、脚跟疼痛、足膜筋炎、前脚趾疼痛、跟腱痛、慢性腰背疼痛、髋膝踝足关节疼痛和小腿痛等症状的患者,正常人经足部压力评估后,若定制鞋垫,对其足部具有保健功能,对增加步行时间、提高运动机能也有很好的效果(图 3-1-5)。

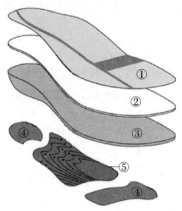

①鞋垫表层：
耐磨、防水、透气。
②隔离层(中间层)：
记忆泡沫海绵加入竹炭。
吸水、防臭、除异味。
③缓冲层：
EVA/PE泡沫海绵或硅胶等
缓冲弹性材料。根据足底
的压力分布情况而设计。
缓冲、减震、矫正和保护。
④跟垫/距垫：
充气、充水或高弹性橡胶。
二次保护足跟和距骨。
⑤足弓垫：
高强度材质。保护、维持
和支撑足弓。

图 3-1-5 一般矫形鞋垫的组成示意图

1. 矫正鞋垫 主要是用以矫正足部畸形，改善足部的受力分布，从而减轻疼痛。它也可以根据患者的症状由横弓垫、纵弓垫、距骨垫、跟垫与普通鞋垫组合而成。①扁平足鞋垫：用于扁平足或运动损伤引起的足弓塌陷。②扁平外翻鞋垫：用于足部先天性或创伤引起的扁平外翻足。③3/4长度矫形鞋垫：适用于足弓发育不良、高弓足、扁平足、内纵弓、横弓部位需要支撑者及韧带损伤、长时间运动所致的足跟部不适等。④扭转鞋垫：将鞋垫下面有一些斜向外(内)侧的导向纹路，且内侧或外侧加高，放入鞋内使用。主要用于抗痉挛性足内旋或外旋或变形性膝关节病引起的 X/O 形腿等。⑤横弓鞋垫：用于横弓受力过大引起疼痛，分散横弓应力，解决受力不均，从而改变横弓受力分布，解除疼痛，也可与普通鞋垫一起使用。⑥纵弓鞋垫：多用于足部纵弓的损伤引起的足部不适，或足纵弓塌陷，也可与普通鞋垫一起使用。⑦距骨鞋垫：多用于缓解或减轻高弓足或马蹄足引起的距骨处疼痛，可与普通鞋垫一起使用。⑧跟垫：用于减轻足跟部疼痛和减少足跟受力状况，起到快速减轻足部疼痛和减震作用，可与普通鞋垫一起使用，对慢性腰背疼痛、疲劳性和退行性骨关节疾病和足跟病变也有一定疗效(图 3-1-6)。

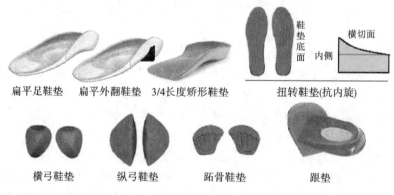

图 3-1-6 矫正鞋垫示意图

2. 增高鞋垫 放入鞋内使用的鞋垫，其目的是为了弥补下肢等长不一，在足跟部用硬质的海绵增高，一般采用软木或硬质海绵和皮革制作。增高鞋垫可以达到身体平衡，防止身体形态改变和骨盆倾斜。增高鞋垫一般增高 1～3 cm(图 3-1-7)。

3. 保健鞋垫 正常人经足部压力评估后，定制鞋垫，对足部保健，缓解人体关节的冲击力，增加步行时间，保持运动能量都有很好的效果。①硅胶足掌垫：用于足趾鸡眼、锤状趾、爪形趾所致胼胝软化脚垫。②护理鞋垫：按人体足部的生物力学原理进行设计与制作，具有基本的足弓支撑，并能有效地缓冲人体对足部的压力，用于足底的骨性病变，肌腱韧带及软组织损伤所致的疼

Note

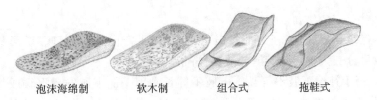

泡沫海绵制　　　软木制　　　组合式　　　拖鞋式

图 3-1-7　增高鞋垫示意图

痛及不适。③缓冲鞋垫:采用高弹性柔软材料使足部的压力均匀分布,从而减少各种原因引起的足部疼痛,进而缓解踝、膝、髋关节及腰背部的疼痛。按其材质不同,分为充气、充水、硅胶、橡胶、海绵等缓冲鞋垫。④组合式鞋垫:按照足部的生物力学原理和其受力分布特点分别采用软硬不同的材质组合设计制作而成的矫形鞋垫,它既能很好地保护足部,避免损伤,又能使足部受力更加均匀、舒适,具有减震的功能。⑤硅胶袜(垫):在足掌部位采用双层棉纤维中间夹有 2~6 mm 硅胶,有助于减少足底摩擦,减少足底压力,防止足部溃疡,为足部血管性、神经性疾病患者提供最适宜的保护。⑥保健鞋垫:在鞋垫底部安有竹炭垫,它既可合理地调配足部的受力分布,消除疲劳,防止足部皮肤老化,预防各种足部疾病,还具有吸汗、透气、防臭等功能,从而有效遏制细菌繁殖滋生,预防各类足部疾病,增强人体健康的功效。⑦跟刺垫:它对足跟部的软组织有很好的防护作用,用以减轻足跟、跟刺疼痛和减少足跟受力状况,起到快速减轻足部疼痛和减震作用,对足部韧带损伤、退行性和疲劳性足跟病变也有一定疗效。⑧磁疗按摩鞋垫:在足部重要反射区安装有磁疗片,这样在站立和步行过程中,就可以对这些部位进行按摩,从而达到消除疲劳、预防各种足部疾病和慢性疾病的功效(图 3-1-8)。

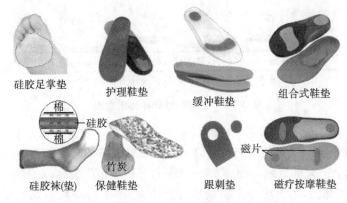

硅胶足掌垫　　　护理鞋垫　　　缓冲鞋垫　　　组合式鞋垫

棉
硅胶
棉

硅胶袜(垫)　　　保健鞋垫　　　　跟刺垫　　　磁疗按摩鞋垫

竹炭　　　　　　　　　　　　　　磁片

图 3-1-8　各种保健护理鞋垫

【注】矫形鞋垫常用的材料如下。①硅胶:吸震可高达 80%,柔软不易磨损耐用、容易清洗。②防臭防菌橡胶:柔软舒适,透气吸味、防菌。③水松垫:半硬及轻身,吸震,可变形。④聚氯乙烯(PVC)橡胶:类似人体脂肪,吸震力达 95%。⑤聚氨酯(PU)泡沫海绵:记忆泡沫塑料,压缩阻力极佳,不易压扁,吸震能力高达 95%。⑥聚乙烯(PE)和聚醋酸乙烯(EVA)泡沫海绵:柔软减压,保护感觉迟钝或过敏性足部,适用于糖尿病及关节炎患者。⑦Ortholite 橡胶:具有透气、吸汗、防臭、防霉、抑菌、轻便、耐水洗、耐磨、缓冲性良好的特点。⑧保丽优(POLIYOU):一种功能性的鞋材,具有防臭、防霉、抑菌、透气、吸汗等一般功能,还有高吸水、抗静电、远红外线等特殊功能。⑨聚氨酯泡棉(PORON—波龙):具有高能量吸收性、高缓冲性、耐摩擦、防震、无污染、优异的抗压缩形变等功能。⑩热塑性弹性体(TPE/TPR):又称人造橡胶或合成橡胶,既具备高弹性、耐老化、耐油性各项优异性能,同时又具备加工方便、加工方式广的特点,已成为取代传统橡胶的最新材料,其环保、无毒、手感舒适、外观精美,使产品更具创意。⑪其他材料:皮革、碳纤维等。

（三）矫形鞋

矫形鞋是治疗足部疾病，减轻足部疼痛，维持身体平衡的特制皮鞋。矫形鞋过去俗称病理鞋、畸形鞋，一般可分三大类：补高鞋、补缺鞋、矫正鞋。

1. 补高鞋 用于补偿下肢不等长。下肢不等长常因一侧下肢发育迟缓或骨折缩短愈合所致（长度差异多为真性长度的差别），部分是由于髋、膝、踝关节畸形形成（多为站立时相对功能长度的差别）。根据下肢不等长的需补高的程度，补高矫形鞋可分为内补高矫形鞋、内外补高矫形鞋、外补高矫形鞋、矫形假足补高矫形鞋。由于正常人腰椎对下肢不等长有一定的代偿功能，因此一侧下肢缩短 1 cm 以下的可以不予补高。短缩 1 cm 以上者需补高短侧肢体，因为长期站立、步行后可引起骨盆倾斜、脊柱侧突、跛行，易于引起腰疼和疲劳。常用补高方法如下。

（1）无需矫形鞋补高：①补高 1 cm 以下者：可用普通矫形鞋垫进行内补高，即将后跟厚、前掌薄的鞋垫放入普通鞋内使用。②补高 1～2 cm 者：可用鞋后跟进行外补高，即在鞋后跟钉上（粘接）2 cm 左右高的后跟掌。③补高 1～3 cm 者：方法一，定制内补高鞋垫，这需要一种鞋腔够深的半高勒鞋，内补高鞋垫应用软木、毛毡、橡胶或泡沫海绵制成，后跟可厚 1～3 cm，前掌可厚 0.5～2 cm；方法二，用普通休闲鞋或各种皮鞋改制，在鞋底上粘上合适厚度的塑料或橡胶板，后跟厚 1～3 cm，前掌厚 0.5～2 cm（图 3-1-9）。

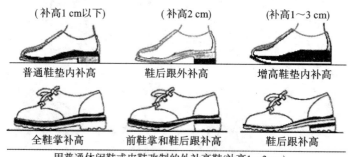

（补高1 cm以下）　（补高2 cm）　（补高1～3 cm）

普通鞋垫内补高　鞋后跟外补高　增高鞋垫内补高

全鞋掌补高　前鞋掌和鞋后跟补高　鞋后跟补高

用普通休闲鞋或皮鞋改制的外补高鞋(补高1～3 cm)

图 3-1-9　无需矫形鞋补高示意图

（2）内补高：补高 2～7 cm，需定制内补高矫形鞋。这是一种足够深的半高勒鞋。内补高垫多用软木制成，上面覆盖一层橡胶或塑料海绵和一层皮革。垫的后跟部位可加高 2.5～6 cm，前掌部位可加高 1～2 cm，靴的后跟可加高 0.5～1 cm，另侧靴跟应去掉 0.5 cm。这种靴子患者穿上裤子以后大部分被遮盖，不太明显。缺点是后跟垫至 6～7 cm 时，前掌部位最多可垫高 2 cm（再加高时鞋的包头过高，外观难看），这样会使足处于大的跖屈位，足前部承重过大，可引起跖痛。

内补高矫形鞋的补高范围为下肢短缩 2～7 cm。补高垫一般加在鞋、靴内，通常采用高邦皮鞋或皮靴。如下肢短缩 2～5 cm，它的最佳补高角为 18°～20°。而后补高量为 4 cm 左右。如下肢短缩在 5～7 cm 之间，在补高夹角 18°～20°不变的情况，前后的补高比可取 1∶3，就是跟高补高 3 cm 时，其前掌则要补高 1 cm。原则是不妨碍足的背屈功能，便于滚动和起步（图 3-1-10）。

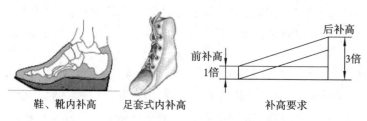

鞋、靴内补高　足套式内补高　补高要求

前补高 1倍　后补高 3倍

图 3-1-10　内补高矫形鞋示意图

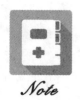

（3）内外补高：补高 7～15 cm，需要定制内外补高矫形鞋、靴。这是一种在内补高鞋底加船形加高托的高靿鞋。船形补高托多为软木制成，外包鞋面皮。船形补高托固定在内底和外底之间，为减轻船形补高托的重量可将托制成拱桥形（图 3-1-11）。

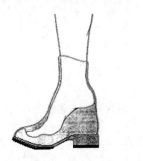
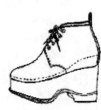

图 3-1-11　内外补高矫形鞋示意图

（4）假足补高：补高 10 cm 以上，建议定制假足补高。这种假足补高分上下两层：上层为足套；下层为假足。其中间由木块、人工踝关节相连。步行时踝关节可以有良好的跖屈功能和地面作用力的缓冲功能。由于足套处于大的马蹄位，患者穿用较肥的裤子可以很好地遮盖，外观较好。假足适合穿各种普通鞋，更换方便。由于外观的原因，患者常希望鞋的前部少加高一些。但如果鞋后部比鞋前部加高过多，踝关节呈现大的跖屈位将使前足承重过大，引发跖痛。另外在决定鞋后部、前部加高高度时如遇有下肢不等长合并踝关节功能障碍或脊髓灰质炎后遗症股四头肌无力时，应注意患者穿补高鞋后仍保持下肢良好的承重力线，不应破坏原有的代偿功能（图 3-1-12）。

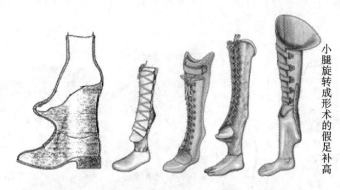

小腿旋转成形术的假足补高

图 3-1-12　各种形式的假足补高示意图

2. 补缺鞋　补缺矫形鞋是为了补偿残足的负重功能而设计的矫形鞋。足趾截肢适合装配假足趾，从跖趾关节远侧 1/2 及其远端部位的足部截肢适合装配假半脚、补缺垫或补缺矫形鞋以弥补缺损，恢复功能。①补缺垫：使用皮革、泡沫海绵制成假半脚的形式置于鞋内，适于跖趾关节离断患者用来弥补缺损和防止鞋头变形。②补缺鞋：鞋内放置海绵补缺垫，弥补缺损并托起足弓，鞋的内底、大底间改用通长、加硬的钢板或鞋后跟前缘向前延长至跖骨残端之后，这样既可以减少残足末端承重，改善足底承重功能，又能防止鞋的变形（图 3-1-13）。

3. 矫正鞋　用于矫正足踝部畸形的矫形鞋或靴。

（1）扁平足矫形鞋：一种特制的或改制的皮鞋。其特点是要求能良好地托起足的横弓和纵弓，鞋的主跟、腰窝部分加硬，鞋跟的前缘内侧部分向前延长至舟骨下方（如托马斯跟——一种内侧加长加厚的鞋跟），矫正足跟的外翻畸形。扁平足矫形鞋一般是指带有纵弓垫、托的鞋，一般可以将普通皮鞋改造成扁平足矫形鞋。矫正扁平足的矫形鞋垫、足托品种很多，需要根据扁平足的具体情况选择。扁平足常用以下方法处理。①软性扁平足矫形鞋：由带有横弓和纵弓的矫形鞋垫和托马斯（Thomas）跟，或其他内侧经过加长、加宽、加厚的鞋跟，或外侧向内扭转的鞋跟配普

Note

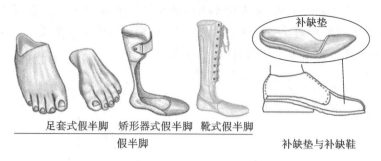

足套式假半脚　矫形器式假半脚　靴式假半脚　　　补缺垫与补缺鞋
假半脚

图 3-1-13　补缺矫形鞋示意图

通皮鞋组合而成。矫形鞋垫多用橡胶、泡沫海绵、毛毡、皮革、软木等制成。鞋跟一般采用聚氨酯（PU）橡胶或硫化橡胶等制成。海绵制的扁平足鞋垫柔软，富于弹性，适合应用于早期轻度弛缓性扁平足的患者，可以避免足底肌肉压迫性萎缩。这类患者在应用扁平足鞋垫的同时应当加强患足足底肌肉的肌力训练。②硬性扁平足矫形鞋：内侧加楔形块的矫形足托配普通皮鞋组合而成。矫正足托一般用金属板或塑料板制成，制品坚硬、耐用、不易变形，适合于成人比较严重的弛缓性扁平足需要长期穿用的患者使用。③僵硬性扁平足的处理：这类矫形鞋的矫形鞋垫是严格地用患者的足底模型模塑制成的，并与托马斯（Thomas）跟或其他内侧经过加长、加宽、加厚的鞋跟，或外侧向内扭转的鞋跟配普通皮鞋组合而成的。由于扁平足呈僵硬状态，畸形不可能再恢复，所以使用矫形鞋垫的主要目的是改善足底承重功能和承重力线。④痉挛性扁平足的处理：痉挛性扁平足多为腓侧肌肉痉挛所引起的外翻平足畸形，这类畸形无法用手法矫正，因此不适合直接使用扁平足矫形鞋，必须在麻醉下矫形，石膏固定，待拆除石膏后，再使用扁平足矫形鞋保护（图 3-1-14）。

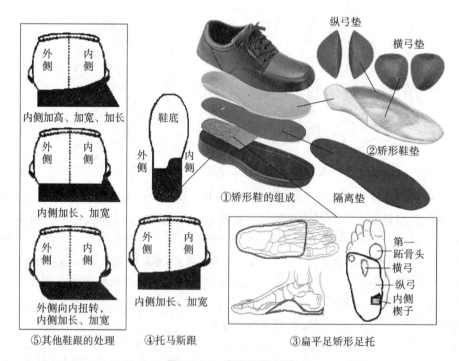

图 3-1-14　扁平足矫形鞋

【扁平足矫形鞋的特殊要求】①主跟部要瘦，能托住足跟。②鞋内足弓垫除要托起足弓外，其鞋跟内侧应较外侧垫高 0.3～0.5 cm。③鞋跟内侧前缘向前延长到距舟关节下。④在第五跖骨头下，也应垫高 0.3～0.5 cm。

Note

足弓与扁平足

足弓是由跗骨、跖骨,以及足底的韧带、肌腱等具有弹性和收缩力的组织共同构成的一个凸向上方的弓,可分为纵弓与横弓,足弓的主要功能是使重力从踝关节经距骨向前分散到跖骨小头,向后传向跟骨,以保证直立时足底支撑的稳固性。足弓可分为纵弓及横弓。

扁平足是临床常见的足部畸形。主要表现为足纵弓降低或消失,也就是舟状骨向下移位,造成内侧纵弓的塌陷,足前部外展、旋前,足跟外翻,胫骨内旋。扁平足按照部位分为纵弓塌陷、横弓塌陷,按照下陷的程度分为轻、中、重度,按照畸形的可恢复情况分为松弛性、僵硬性、痉挛性。据调查,扁平足在青少年学生中发病率为11%,仅次于近视等五官科疾病,但许多时候扁平足并没有得到足够的重视。正常足跟与足背骨借韧带与关节形成足弓,使足底有较好的弹性,能够缓冲外力的冲击、震荡,还对行走时足底的血管神经起到保护作用。正因为如此,人类才能自如地飞跑、跳跃、长途跋涉及做高难度的技巧动作,如舞蹈、体操、田径运动等。扁平足在长途行走、奔跑时易疲劳,其速度、耐力及爆发力都不及正常足;足跟长久着地也可压迫血管神经,容易产生足麻、脚痛;不易减少外力对脊柱及大脑、内脏的冲击,造成脏器损伤,影响正常发育、长高和健康,更难以胜任运动员、军人、飞行员等职业。因韧带松弛所致的扁平足好发于青少年,具有遗传倾向。

扁平足的简易评定法:在足印内侧自趾(或前掌)内缘至足跟内缘画一切线,使足部出现一个足弓空白区。正常时,足弓空白区的宽度与足印最窄区的宽度之比是2:1,轻度扁平足的比是1:1,中度扁平足之比是1:2,重度者无空白区(图3-1-15)。

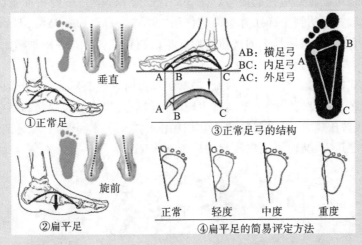

图 3-1-15　扁平足及扁平足的评定法示意图

（2）高弓足矫形鞋:常用矫形鞋处理方法。

方法一:鞋内矫形鞋垫、足托。鞋内用泡沫海绵制造的横弓垫或跖骨垫托起横弓,或用3/4泡沫海绵鞋垫缓冲跖骨和跟骨的疼痛,或用塑料板材或金属板材制作的足托支撑横弓。早期轻型高弓足可采取被动牵拉足底挛缩的跖筋膜、短缩的足底内在肌。为缓解跖骨头受压,使体重呈均匀性分布,在鞋内相当跖骨头处加一厚1 cm跖骨垫,并在鞋底后外侧加厚0.3～0.5 cm,以减轻走路时后足出现的内翻倾向(图3-1-16)。

方法二:跖骨头横条。对于使用皮鞋的患者亦可在鞋底加用各种跖骨头横条以减轻跖骨头

Note

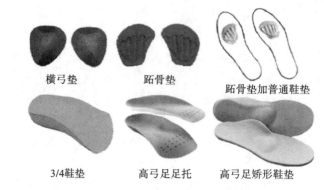

横弓垫　　　跖骨垫　　　跖骨垫加普通鞋垫

3/4鞋垫　　　高弓足足托　　　高弓足矫形鞋垫

图 3-1-16　鞋内足弓垫示意图

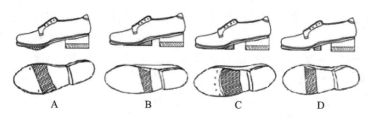

A　　　　　　B　　　　　　C　　　　　　D

图 3-1-17　跖骨头横条示意图

的承重。图 3-1-17A 为一般性跖骨头横条:置于鞋底跖骨头稍后方,横条宽 1.5～2 cm,用皮革或橡胶板制成,粘或钉在鞋底,可以减轻第一、五跖骨头承重,同时有利于步行中足的向前滚。图 3-1-17B 为荷兰式跖骨头横条:其特点是垫的最高部位,比鞋底高出 5～10 mm,这样不但可以减轻跖骨头承重,还可以较好地托起横弓。图 3-1-17C 为 Mayo 式跖骨头横条(弧形):特点是横条前缘呈弧形,能较好地达到全部跖骨头减荷作用。图 3-1-17D 为托马斯(Thomas)式跖骨头横条,特点是前缘呈台阶状,对跖骨头的减荷作用好。改制鞋中应注意在附加横条后需要适当增加鞋后跟高度(图 3-1-17)。

　　方法三:合并症的处理。合并有锤状趾、爪状趾畸形时鞋包头应高、宽、软,内侧直,以防趾背磨伤。另外,锤状趾、爪状趾的远节,末端常表现为近似垂直状而引起损伤和疼痛,可以在鞋内加软的塑料海绵垫缓解压痛,也可以在鞋的前掌加用滚横条。这样步行中蹬离期既可减少跖趾关节背屈,减少趾末端压力,又便于完成步行的后蹬动作(图 3-1-18)。

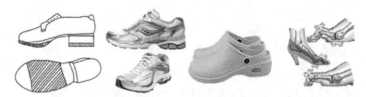

滚横条　　　休闲运动鞋(适合)　　宽松休闲鞋(适合)　　高跟尖头皮鞋(不适合)

图 3-1-18　高弓足合并症的处理示意图

　　方法四:鞋后跟的处理。反托马斯跟是将鞋跟的底面外缘向外展宽 5～10 mm,鞋跟外侧垫偏 3～6 mm,鞋跟前缘外侧部分向前延长至骰骨下方,以矫正足跟内翻倾向,改善足外侧纵弓的承重功能。或者足跟外侧加宽或外侧加宽加高,以矫正足跟内翻,改善足外侧纵弓的承重功能(图 3-1-19)。

　　方法五:加高鞋的跗面。如果足背皮肤不好,可以在鞋舌部位加塑料海绵垫。

Note

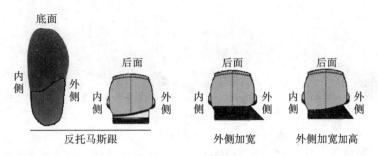

图 3-1-19　鞋后跟的处理示意图

底面
内侧　外侧
后面　内侧　外侧
后面　内侧　外侧
后面　内侧　外侧
反托马斯跟
外侧加宽
外侧加宽加高

知识链接

高 弓 足

高弓足的主要临床表现为高足弓和爪状趾畸形。足部骨折、脱位、足部肌肉麻痹、跖筋膜痉挛,足底皮肤瘢痕挛缩等原因都可能造成高弓足。此外,还有一些原因不明的高弓足,称为原发性高弓足(图 3-1-20)。

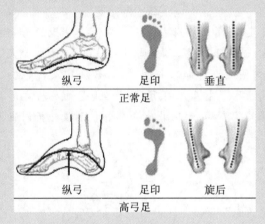

纵弓　足印　垂直
正常足

纵弓　足印　旋后
高弓足

图 3-1-20　高弓足示意图

高弓足使用普通鞋主要有以下四个问题:①高弓足和爪状趾畸形使足底承重面积减小,步行中所有跖骨头承重增加,横弓下陷,继发跖骨头下骨膜炎、皮肤胼胝和跟骨骨膜炎,经常引起疼痛;②爪状趾的趾间关节屈曲,趾背隆起,常因鞋包头低、硬而在近节趾间关节背面引起压疼、摩擦伤、胼胝;③足背高,普通鞋的跗面不够高,引起足背的压迫,不适;④足跟有内翻倾向,距下关节不稳,步行中常发生内翻歪脚。

(3) 马蹄足矫形鞋(图 3-1-21):马蹄足多因跟腱挛缩、踝关节僵直所引起。穿用普通鞋的主要问题是足前部承重过大,跖痛,不能将足全部穿入鞋内,因此马蹄足患者需穿高勒鞋。马蹄足矫形鞋的常用处理方法如下。①轻度马蹄足:可选用后跟高度合适的普通鞋,在鞋内加后跟垫,使患者穿鞋后,站立时小腿前倾 5°。②中度马蹄足:应定制高勒鞋,在鞋内附加内侧纵弓垫和跟部加高垫。当合并横弓下陷、跖痛时,应加用横弓垫或跖骨头横条,以便改善足底承重功能。③中、重度马蹄足:患者都应考虑到患侧足跟垫高后需要适当垫高健侧肢体。④重度马蹄足:应用修改后的足部石膏模型、特制鞋垫与鞋,以尽量减少足前部的承重。⑤马蹄足合并有垂足或为防止马蹄足的加重:常以矫形鞋为基础与踝足矫形器合用。

Note

147

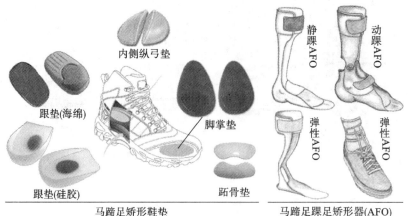

内侧纵弓垫

跟垫(海绵)

脚掌垫

静踝AFO

动踝AFO

弹性AFO

弹性AFO

跟垫(硅胶)

跖骨垫

马蹄足矫形鞋垫

马蹄足踝足矫形器(AFO)

图 3-1-21 马蹄足矫形鞋示意图

知识链接

马 蹄 足

又称"垂足"、"尖足"。骨外科体征之一。观察患者站立和行走时足的形态,若见患者站立时以足尖着地,而足跟悬空,形如马蹄,走路时在游脚期足尖不能抬举,常踢地而行,足尖先着地。检查见的前部跖屈明显,常合并凹足,跟腱短缩,足完全不能背屈,此即为马蹄足。本征可见于先天性畸形、脊柱裂、脊髓灰质炎的后遗症、下肢痉挛性瘫痪、多发性神经炎、踝关节疾病、长期卧床的患者和下肢骨折固定不当者等(图 3-1-22)。

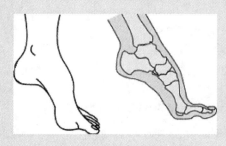

图 3-1-22 马蹄足示意图

(4) 马蹄内翻足矫形鞋:马蹄内翻足临床上主要表现为足前部内收、内翻,足中部内翻,足跟内翻和足马蹄畸形。马蹄内翻足可分为可塑性和僵硬性两种。常见于先天性马蹄内翻足和小儿脑瘫后遗症。矫正马蹄内翻足需先矫正内收,后内翻,最后矫正马蹄畸形。因为内收畸形未予以矫正时,舟骨位于距骨头的内侧,矫正后则位于距骨前方,此时其前后足的负重线在同一直线上,使畸形不易再发。矫形鞋多用于手法矫形或丹尼斯-布朗足板矫形后,或石膏绷带矫形后或手术矫形术后,其目的是防止畸形复发。①可塑性马蹄内翻足的处理方法如下。方法一:使用直足鞋楦或前足外展边鞋楦,或左鞋右穿,右鞋左穿。方法二:利用三点力原理矫正马蹄内翻足。方法三:选用半高靿鞋或高靿鞋。方法四:加反托马斯跟(鞋跟外侧加长加厚),或鞋底外侧加宽,或鞋底外侧加宽加厚,以矫正足跟内翻(图 3-1-23)。②僵硬性马蹄内翻足的处理方法:无手术适应证的患者,可以应用矫形鞋改善足底的承重功能。方法一:轻度的僵硬性马蹄内翻足可通过鞋掌或鞋垫外侧加厚,使足在站立、步行时能全面承重并良好地对线。方法二:用石膏绷带将足矫正后固定,用以处理重度的马蹄内翻足。方法三:采用丹尼斯-布朗(Dennis Brown)足板或专用的马蹄内翻足矫形器,用以处理重度的马蹄内翻足。丹尼斯-布朗足板是将鞋或足套与两个可以调节

Note

角度的足板和一根可以调节长度的连接杆构成的足矫形器。主要用于矫正 3 岁以前儿童的马蹄足、内翻足、外翻足、高弓足、小腿内旋等畸形。一般要求左鞋右穿，右鞋左穿，增强矫正内翻畸形的效果(图 3-1-24)。

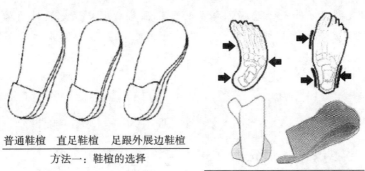

普通鞋楦　　直足鞋楦　　足跟外展边鞋楦
方法一：鞋楦的选择

方法二：矫形足托的应用

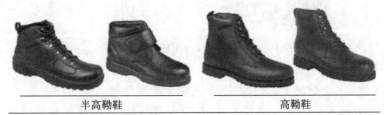

半高靿鞋　　　　　　　　高靿鞋
方法三：鞋帮的选择

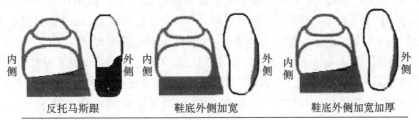

内侧　　　外侧　　　内侧　　　外侧　　　内侧　　　外侧
反托马斯跟　　　鞋底外侧加宽　　　鞋底外侧加宽加厚
方法四：鞋后跟的处理

图 3-1-23　可塑性马蹄内翻足的处理方法示意图

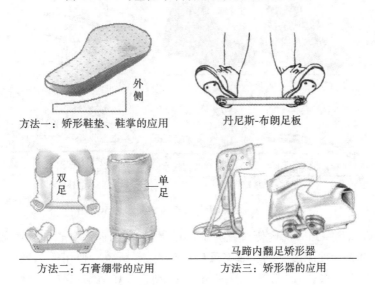

外侧
方法一：矫形鞋垫、鞋掌的应用　　　　丹尼斯-布朗足板

双足　　　单足　　　　　　马蹄内翻足矫形器
方法二：石膏绷带的应用　　　方法三：矫形器的应用

图 3-1-24　僵硬性马蹄内翻足的处理方法示意图

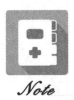

Note

知识链接

马蹄内翻足

马蹄内翻足常见于先天性马蹄内翻足和小儿脑瘫后遗症。先天性马蹄内翻畸形的发病率为1‰,占足部畸形发病的85%。男：女之比为2:1。临床主要表现为四个方面的畸形:①前足内收内旋;②后足内翻;③踝关节下垂;④胫骨内旋(图3-1-25)。

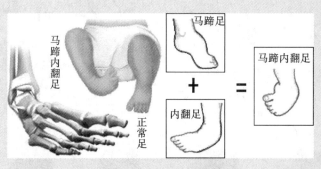

图 3-1-25　马蹄内翻足示意图

(5) 踝和距下关节炎症矫形鞋:踝和距下关节炎症使用矫形鞋的目的是适应畸形,限制关节活动,减少疼痛。处理方法如下。①高勒鞋:鞋帮软,能调整以适应肿胀的踝部。为增加鞋帮控制踝关节活动的能力,在帮的两侧加弹性钢条或塑料条。②加跖骨横条:若患者合并有跖痛也可使用跖骨横条代替滚横条。③摇掌鞋底:如果踝关节僵硬,行走困难,还可能导致附近肌腱痛,准确的摇掌鞋底可减轻踝足关节僵硬和疼痛。摇掌的高度:温柔型摇掌－6 mm,标准型摇掌－9 mm,剧烈型摇掌－12 mm,所有的摇掌延伸到足趾处的高度为0,摇掌鞋底还有利于提高步行速度,达到健身减肥的目的。④SACH鞋跟:SACH(solid ankle cushion heel)鞋跟的鞋跟后部采用一块楔形的高弹性橡胶制作而成,当跟触地时可以吸收地面的反作用力,也可以减少踝关节、距下关节活动(图3-1-26)。

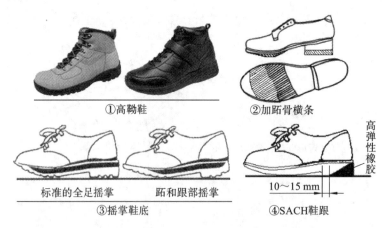

①高勒鞋　　　　　　　②加跖骨横条

标准的全足摇掌　　跟和跟部摇掌　　　10~15 mm
③摇掌鞋底　　　　　　④SACH鞋跟　高弹性橡胶

图 3-1-26　踝和距下关节炎症矫形鞋示意图

(6) 踇趾外翻和第一跖骨头内侧滑囊炎矫形器:最常见的病因是长期穿用鞋跟过高、鞋头过窄的鞋。也可因有先天性原因、炎症(如类风湿关节炎)等所致。使用矫形鞋的目的是减少第一跖趾关节的侧方压力和摩擦,限制第一跖趾关节的跖屈、背屈活动,保护拇趾部位处于正常的生长位置,松缓原来过于拉伸的侧韧带,避免严重情形继续发展。常用处理方法:①鞋和袜子有足够的长度和宽度。②鞋腰窝部位应足够瘦,减少足在鞋内的窜动、减少摩擦。③降低鞋跗面的高度,减少足的前移。④合并使用纵弓托与跖骨头垫,托起纵弓,减轻第一跖骨的承重。⑤佩戴踇

Note

趾外翻矫形器或分趾矫形器(图 3-1-27)。

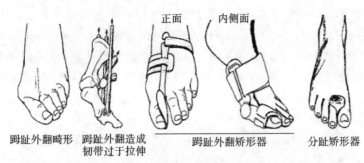

图 3-1-27 踇趾外翻矫形器示意图

(7) 其他形式的矫形鞋:①斜切跟矫形鞋:在鞋的后跟切去一斜块,可以使地面的反作用力作用在膝关节的前面,从而达到稳定膝关节的作用,改善股四头肌无力和膝关节屈曲挛缩等症状。②糖尿病鞋:针对糖尿病患者设计,内置缓冲鞋垫(如硅胶鞋垫或 EVA 泡沫海绵),调节足底压力,降低外力的冲击,减少鞋与脚的摩擦,减少鞋垫与足底的相对运动,对于已经变形的脚给予稳固的支撑,从而防止糖尿病足的形成和恶化。③扭转鞋掌、鞋垫矫形鞋:如外斜形纹的扭转鞋掌、鞋垫,在行走时,扭转鞋掌、鞋垫使小腿处于内旋位或内八字位,当步行时,地面对扭转鞋跟、鞋垫产生的摩擦力防止足部外旋,从而起到矫正外八字脚的效果,反之亦然。④楔形垫矫形鞋:适当地在鞋底内或外侧加上楔形垫,可以改善膝关节两侧压力不均衡,从而减轻膝内外翻和膝关节疼痛。⑤术后鞋:独特的短鞋底后跟或摇掌设计可以保持踝关节稳定,使足部正常背曲,避免足部跖屈,防止踝关节内翻、外翻及慢性踝关节不稳定。适用于舟骨、距骨、跖骨骨折或其他足踝部的手术后的固定。⑥步行靴:鞋底采用摇掌设计,便于滚动;靴内采用气压袋,使足部受力更加均匀;靴外采用塑料板材,起固定和保护作用;内置鞋垫可以保护后跟防止溃烂。步行靴穿脱方便,所有部件可以重复使用。步行靴适用于足踝部的稳定性骨折、足踝部的严重扭伤及足踝部的手术后替代石膏绷带使用等(图 3-1-28)。

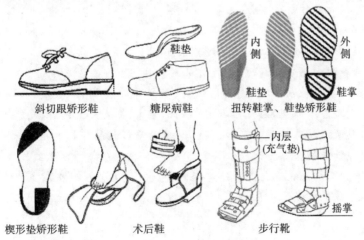

图 3-1-28 其他形式的矫形鞋示意图

知识链接

矫形鞋垫与矫形鞋的制作工艺

矫形鞋垫制作方法目前有三种:①足印制作法;②石膏模型制作法;③2D、3D 打印(雕刻)法。以最常用、最简单的足印制作法为例说明如下。第一步:检查。检查足部情

Note

况及站立检查下肢的等长情况，下肢等长检查要同时检查两侧的髂前上棘、髂后上棘、髂翼，若不等长，可在低的一侧垫上木板，直至两侧等高为止，测量垫上木板的高度。第二步：足底测试。双足垂直站立在装有泡沫或橡皮泥的测试箱中（脚底涂上水彩踩在白纸上或直接踩在复印纸上），测得足印的形状，从而根据足印判断分析足底的力量分布及足部畸形。第三步：足样取型、鞋垫设计。对于严重的足部畸形要用石膏绷带对足部进行取型，灌阴型，修阳型，并模塑成型。对于不太严重的足部畸形，只需选择相关的压力垫进行组合粘接。第四步：鞋垫制作。将鞋垫粘合好后加工、修剪、打磨。第五步：试样评估。将鞋垫放入鞋内试穿 30 分钟左右，然后检查足部，并询问患者的感受。第六步：交付使用。最后经过精加工抛光后，交付患者使用（图 3-1-29）。

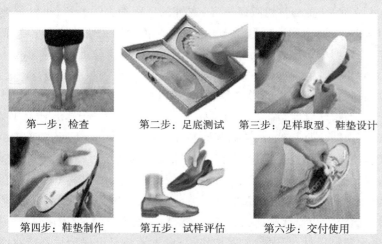

| 第一步：检查 | 第二步：足底测试 | 第三步：足样取型、鞋垫设计 |
| 第四步：鞋垫制作 | 第五步：试样评估 | 第六步：交付使用 |

图 3-1-29　矫形鞋垫的制作工艺示意图

矫形鞋由具有丰富临床矫正治疗经验的矫形技师制作，制作时要充分考虑患者的疾病种类、阶段和愈后情况，结合足部的检查、临床检测、足部生物力学检测结果。矫形处方要具备全局观念，确立近期、中期、远期的矫形目标，配合好临床治疗及康复治疗的不同需求。矫形鞋处方的设计要充分考虑制作的难度、矫形鞋的美观度、舒适度、性价比、心理影响等因素，并建立良好的随访机制。具体如下：①测量尺寸并取型（矫形鞋的数据采集）。②矫形鞋鞋楦的制作：用木材、塑料等材料制作矫形器的各种楦头。矫形鞋是按照测量尺寸或取型，用皮革和毡等材料在标准楦头上制作而成。特殊矫形鞋需要用石膏阳模做成特殊楦头。③加工楦头：普通矫形鞋制作标准楦头，特殊的矫形鞋需根据尺寸制作特殊楦头。④试样纸样。⑤制作附件。⑥矫形鞋上线或粘合：上鞋底、上鞋帮、鞋头等。⑦矫形鞋试样。⑧矫形鞋修整。⑨成品整理及交货。

（肖晓鸿）

三、踝足矫形器

踝足矫形器（ankle foot orthosis，AFO）也称为小腿矫形器，它是覆盖膝关节以下的小腿部分、踝关节部分和脚，并对其提供固定保护、运动限制、矫正畸形、功能改善和免荷等功能的下肢矫形器。根据其使用的材料一般将其分为塑料踝足矫形器、金属支条踝足矫形器、弹性踝足矫形器；按其踝关节活动形式又分为静态踝足矫形器和动态踝足矫形器。

（一）塑料踝足矫形器

塑料踝足矫形器多以高温塑料（聚乙烯、聚丙烯或聚氯乙烯）板材为材料，以患侧小腿和踝足部石膏阳型为模具，应用真空模塑工艺制成，也可采用低温塑料板材为材料直接在患者身体上成型，踝关节可有可无踝铰链，其优点是重量轻、易清洁，美观、穿戴和使用方便。但采用低温塑料板材制作的矫形器耐用性能和强度较高温塑料板材的差，高温塑料板材的较金属的差，适用于脑卒中、儿麻后遗症、尖足（包括痉挛性马蹄足和弛缓性足下垂）等。常用的主要有以下几种。

1. 后侧弹性塑料 AFO　塑料壳的踝部相当窄，对踝部内外侧稳定作用很小，但能在步行摆动期矫正足下垂。

2. 改进型后侧弹性塑料 AFO　与上述相比，在足托、踝、踝上各部位都加宽了，从而增加了矫正足下垂的力量和控制足内翻、外翻的能力。

3. 全包容半弹性 AFO　这种矫形器采用半弹性塑料板材制作而成，将踝足部分全部包容，既保持踝足关节的稳定性，又可控制足的跖屈，从而防止足下垂和足内翻和外翻。

4. 带有增强筋的后侧弹性 AFO　其功能与上述的相近，只是后侧隆起增强了控制尖足的力量。

5. 螺旋形 AFO　由于它是螺旋形的，所以在矫正尖足的同时能促使足部有外旋和外翻的动作。

6. 硬踝塑料 AFO　它的足托、踝部、后侧壳板都加宽了，可以将踝关节比较可靠地固定在某种预定的位置。

7. 带侧方垫的硬踝塑料 AFO　其外形同上，只是足背部、小腿部加用聚乙烯海绵（硅胶）垫，以增加矫正力量。这类矫形器一般为夜用矫形器（图 3-1-30）。

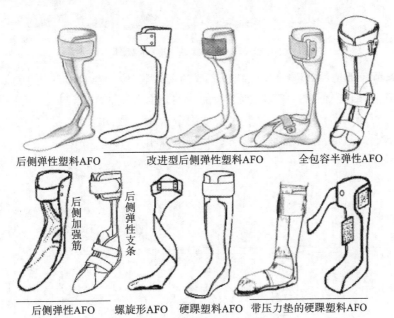

图 3-1-30　几种塑料踝足矫形器示意图

8. 抗地面反作用力 AFO　它是改进的模塑型硬踝塑料 AFO，胫骨前方上段有塑料壳体与后方壳体连成一体。在矢状面固定踝关节在一定的跖屈位。当站立期足放平时，地面反作用力可以产生一个向后的推力，使膝关节伸直，防止膝关节因无力而屈膝。其他功能与硬踝塑料AFO类似。适用于脑卒中、脑瘫、儿麻后遗症、马蹄内翻足、马蹄外翻足、膝关节过伸、膝关节屈曲挛缩等（图 3-1-31）。

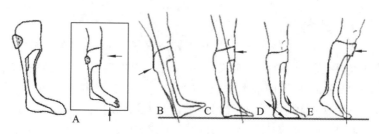

图 3-1-31　抗地面反作用力 AFO 的作用原理示意图

A. 抗地面反作用力 AFO；B. 跟着地时，地面反作用力推小腿向前；C. 足放平时，推小腿向后，稳定膝关节；

D. 足放平时，控制距下关节的内翻、外翻及前足的旋前、旋后；E. 趾离地时，推小腿向后，阻止屈膝

9. 前侧弹性 AFO　用塑料板材（碳纤维）将踝关节保持背屈状态，同时允许踝关节自由运动，这样可以促进肌肉、韧带和肌腱的功能和力量；在跟着地时，使膝关节伸直，保持膝关节稳定，在趾离地时，起到助推作用，这样，就可以用需要较少的能量来克服地面反作用力，得到一种较自然的步态。患者稳定性好时可以选择低型的；稳定性较差的则需选择中型的；稳定性极差的则需选择高型的矫形器。适应证：脑中风、偏瘫、脑瘫儿麻后遗症等造成尖足、步态不稳、脊柱裂、痉挛性下肢瘫痪等。禁忌证：踝关节 ROM 不足、足部结构性僵硬（图 3-1-32）。

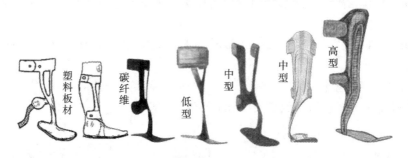

图 3-1-32　前侧弹性 AFO 示意图

10. 带踝关节铰链塑料 AFO　用热塑板制成的支架装在小腿后面，并使小腿部与脚分开，中间用踝关节铰链连接，能保持踝关节的如下功能：①自由运动；②背屈制动、跖屈助动；③跖屈制动、背屈助动；④背屈制动；⑤跖屈制动。主要适用于治疗尖足、跟形足、足内翻、足外翻。其优点是重量轻，外观较好，易清洁；缺点是矫形力量和耐用性稍差（图 3-1-33）。

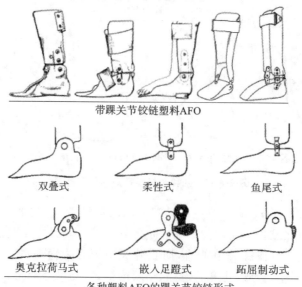

带踝关节铰链塑料AFO

双叠式　　柔性式　　鱼尾式

奥克拉荷马式　　嵌入足蹬式　　跖屈制动式

各种塑料AFO的踝关节铰链形式

图 3-1-33　踝关节铰链及带踝关节铰链的塑料 AFO 示意图

11. 动态 AFO（dynamic ankle foot orthosis，DAFO）　又称为距上矫形器（supramalleolar orthosis，SMO），它是一种肌张力抑制性的矫形器，它采用薄而软的塑料板材模塑而成。由于其上缘超过踝部，内外包容踝部并延伸到跖骨的远端，控制距下关节，并与足部全面接触，有较好的矫正足踝部畸形的效果。这种矫形器在踝部的前后都有开口，允许踝关节有一定的跖屈和背屈运动。这样，它既可以在一定程度上抑制痉挛，矫正畸形，保持正常的人体力线，又可保留部分踝关节运动功能，促进下肢肌肉的运动的协调发展，不断改进步态。适用于预防和治疗距下关节的不稳定、疼痛和韧带肌腱的损伤和轻度痉挛、足部畸形比较容易矫正的脑瘫患儿（图 3-1-34）。

12. 混合型塑料踝足矫形器　矫形器外采用硬性的塑料板材成型，矫形器内采用软性的泡沫海绵成型，这样既保证矫形器的作用效果，同时又减缓了对皮肤表面的压力。这种矫形器既可日用，也可作为夜用型矫形器使用。其适应证与硬性塑料 AFO 基本相同，适用于马蹄足、马蹄内翻足、马蹄外翻足、跟形足、跟形内翻足、跟形外翻足等治疗（图 3-1-35）。

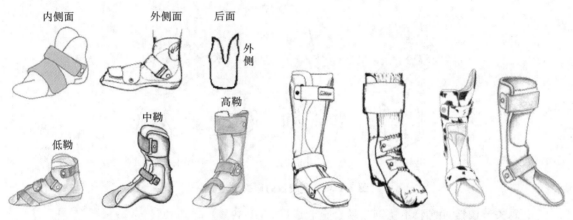

图 3-1-34　动态 AFO 示意图　　　　图 3-1-35　混合型塑料踝足矫形器示意图

13. 带踝关节地面反作用力 AFO　这种矫形器首先由日本矫形器师设计而来，它的两侧装有带摩擦性的踝关节，足踝部全面接触，后跟开孔，前脚掌支撑。这样就可以保证在站立期后跟尽可能靠后，使踝关节保持背屈，在摆动期踝关节跖屈，既可以矫正足踝部畸形，又可以促进足踝部肌肉、韧带和肌腱的功能改善。适用于脑瘫、偏瘫、儿麻后遗症及其他周围神经损伤和肌营养不良等因素引起的足踝部畸形和异常步态（图 3-1-36）。

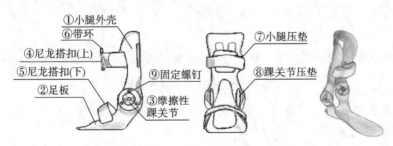

图 3-1-36　带踝关节地面反作用力 AFO 示意图

（二）金属支条踝足矫形器

它最适合于偏瘫时的严重痉挛性马蹄内翻足畸形和腓总神经麻痹。由膝下箍（包括环带）、支条、踝关节铰链和足套（包括足蹬板）组成。金属支条 AFO 有单侧金属支条和双侧金属支条 AFO，踝关节可以设置固定静踝、自由运动、跖屈助动、背屈助动、跖屈制动、背屈制动等形式（图 3-1-37）。

1. 鞋与足套的选用　鞋与足蹬板（包括足托）是金属支条 AFO 的基础，选用普通鞋时应选用后跟可拆的，以便安装足蹬板。带鞋的金属支条 AFO 外观较好。带足托的金属支条 AFO 换

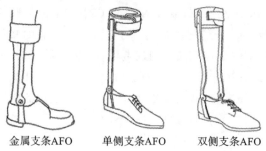

| 金属支条AFO | 单侧支条AFO | 双侧支条AFO |

图 3-1-37　金属支条 AFO 示意图

鞋方便,常配用轻便的旅游鞋。

2. 足蹬板　可分为固定式、可卸式、圆辊卡钳式。后两种换鞋方便,但卡钳式的运动轴心与生理踝关节运动轴心不同(图 3-1-38)。

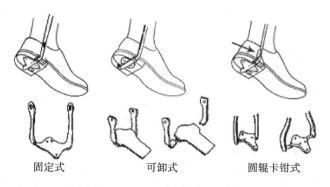

| 固定式 | 可卸式 | 圆辊卡钳式 |

图 3-1-38　足蹬板的形式示意图

3. 踝关节铰链:由钢、不锈钢或钛合金制成(图 3-1-39)。

(1)制动装置:制止踝关节背屈、跖屈的装置。

(2)助动装置:多用弹簧制成。①背屈助动:步行摆动期辅助踝关节背屈,跟触地后辅助控制踝关节跖屈动作。②跖屈助动:步行支撑后期辅助后蹬动作,辅助膝关节后伸以保持稳定。

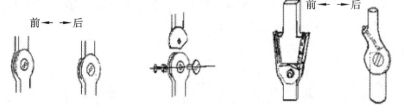

| 跖屈制动装置 | 背屈制动装置 | 踝关节铰链分解图 | 跖屈、背屈助动装置 | 背屈助动装置 |

图 3-1-39　踝关节铰链示意图

4. T 形或 Y 形矫形带　它适用于矫正足内翻、足外翻。足内翻时 T 形带置于足外侧;足外翻时,T 形带置于足内侧(图 3-1-40)。

5. 金属支条　它是由钢、铝或钛合金制成,多用双侧与踝铰链相连,少数轻度垂足可用单侧支条,单支条可置于内侧、外侧或后侧。置后侧的支条应设有上下滑动装置,以防步行中半月箍串动(图 3-1-41)。

6. 半月箍与环带　半月箍为金属制成,连接两侧支条。环带由皮革、尼龙搭扣制成(图 3-1-42)。

(三) 免荷式踝足矫形器

免荷式 AFO 亦称髌韧带承重式矫形器(PTB 式 AFO),按制造材料分为金属条型与全塑料型。按免荷的程度不同分为全免荷和不全免荷(图 3-1-43)。

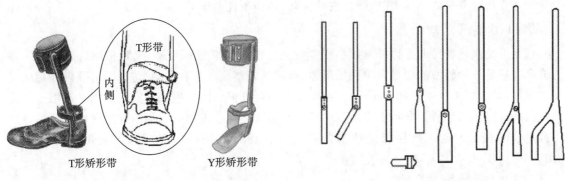

图 3-1-40　T 形或 Y 形矫正带示意图

图 3-1-41　金属支条示意图

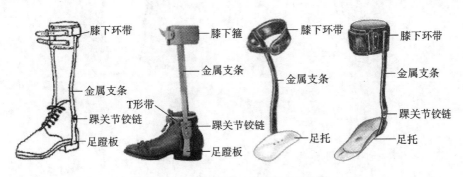

图 3-1-42　金属支条 AFO 构成示意图

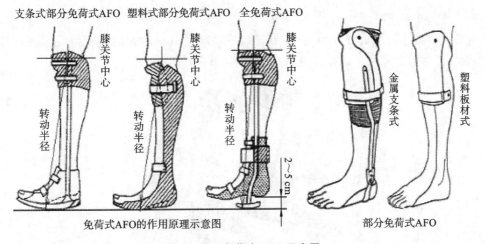

支条式部分免荷式AFO　塑料式部分免荷式AFO　全免荷式AFO

免荷式AFO的作用原理示意图　　　　部分免荷式AFO

图 3-1-43　免荷式 AFO 示意图

1. 结构特征　髌韧带承重,接受腔前倾 10°;固定式足蹬,双向制动,固定踝铰链于背屈 7°位;金属条髌韧带承重矫形器与足蹬相连的钢板向前延长至距骨头下方;不全免荷式 AFO 要求患者足跟与鞋底间保留 1~2 cm 的空隙;全免荷式 AFO 要求增加马蹬,在鞋底、马蹬之间应保持 2~5 cm 的距离,以保证步行中支撑期足尖不会触地。使用上述结构矫形器应适当垫高健肢,在步行训练中不使足尖蹬地,这样肢体承重可减少 40%~70%。

2. 适应证

(1) 短期使用(6 个月以内)适合于:①促进骨折愈合;②踝关节融合术后;③足跟痛,无手术适应证,保守治疗无效。

(2) 长期使用适合于:①骨折:骨折或关节融合术后迟缓愈合或不愈合。②坏死:距骨缺血性坏死。③炎症:距下关节或踝关节炎、跟骨骨髓炎。④其他:其他不适合手术的慢性足部疼痛;

Note

坐骨神经损伤合并足底感觉丧失;慢性皮肤疾病,如糖尿性溃疡等。

(四)软性踝足矫形器

这是一类应用特殊的弹力纤维织物或硅胶制造的软性踝足矫形器,又称护踝,品种很多,多为成品。它是一种轻便的踝足保护性矫形器,可起到限制足踝左右活动、防止因足踝内外翻所引发的扭伤,减轻踝关节受伤部位压力,加固踝关节和促进损伤的软组织痊愈的作用。适用于经常踝足扭伤、踝足韧带受伤、踝足不稳定等患者。足吊带适用于偏瘫以及周围神经麻痹所致的轻度内翻足和下垂足。这些软性踝足矫形器可配合普通鞋使用,穿戴方便,不会影响行走步态(图 3-1-44)。

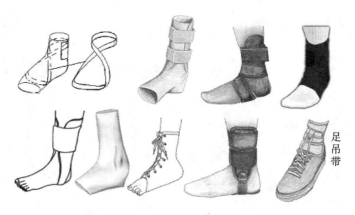

图 3-1-44 各种软踝足矫形器示意图

(五)步态矫正器

这种矫形器将连杆与矫形鞋相连接,就可以控制踝关节运动方向,从而矫正足的内旋与外旋、足内翻与外翻等。适用于脑瘫儿童的步态训练(图 3-1-45)。

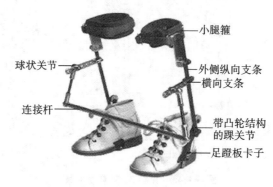

图 3-1-45 步态矫正器示意图

(肖晓鸿、赵乐)

四、膝关节矫形器

膝关节矫形器(knee orthosis,KO)又称为膝矫形器,用于膝关节部位。对于需要限制膝关节运动而不需要限制踝足运动者,可使用膝关节矫形器。适应证:适用于膝关节骨折、炎症及韧带损伤等的固定,矫正膝关节的畸形。膝矫形器的分类:①按功能分类:固定式膝矫形器、矫正式膝矫形器。②按结构形式分类:金属支条式膝矫形器、塑料式膝矫形器、瑞典式膝矫形器、软式膝矫形器、框架式膝矫形器等。

（一）金属支条式膝矫形器

它是有双侧膝关节铰链,金属支条和大腿、小腿半月箍,膝压力垫的膝矫形器。其结构只涉及大腿部至小腿部,悬吊于股骨髁上和髌上,用于控制膝关节运动,膝侧副韧带损伤等而产生的侧方不稳定、膝反屈、膝伸展肌力低下、膝关节屈曲挛缩等病症。用于膝关节屈曲挛缩和伸展挛缩时,膝关节应当附加膝压力垫。必要时加用腰吊带,适用于控制膝过伸、膝内翻、膝外翻等。

1. 膝关节铰链与支条　有自由摆动式、轴心后移式、落环式、落环卡盘式、棘爪式（瑞士式）、双轴式、可调式等。①自由摆动式:能使膝关节作屈或伸运动的关节铰链。这种关节铰链控制膝关节侧方运动,允许屈伸,但不允许过伸,用于防止膝过伸和侧方的异常活动。②轴心后移式:其轴心一般后移1～2 cm。后移轴心可以在步行站立期铰链伸直时保持膝关节的稳定性,摆动期有屈膝动作。③落环锁式:又称箍锁,是最常用的固定式膝关节铰链,放下落环时膝关节铰链固定,提起落环时,膝关节铰链可自由运动。一般只在外侧铰链加锁,使用方便。对合并有屈膝畸形或腘绳肌痉挛者宜用双侧环锁,否则矫形器易发生扭转变形。④落环卡盘锁式:膝关节的固定角度可以任意设定,还可调节关节铰链转动区域,适用于膝关节屈曲挛缩畸形可以矫正的患者使用。⑤卡盘锁式:能调节膝关节的转动区域,还能作固定式关节铰链使用。⑥棘爪锁式:又称瑞士锁（swisslock）,是一种固定式膝关节铰链,在铰链的后方设置有棘爪锁横杆,向下压可锁定,向上提可解除锁定,具有同时固定和解除内侧关节和外侧关节的特点。⑦双轴式:一种活动式多轴关节铰链,符合生理膝关节运动特性,屈、伸运动更加平稳,膝关节可有较大的屈曲角度,适用于膝关节屈伸运动中需要严格控制前后异常运动的患者。⑧双轴可调式:一种设置有角度可调机构的活动式多轴关节铰链,膝关节的可动区域受到限制,还能作固定铰链使用(图 3-1-46)。

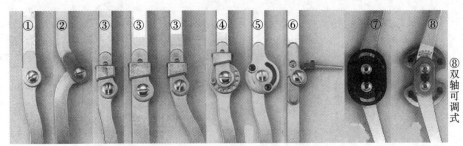

①自由摆动式　②轴心后移式　③落环锁式　④落环卡盘锁式　⑤卡盘锁式　⑥棘爪锁式　⑦双轴式

图 3-1-46　膝关节铰链的形式

2. 金属支条式膝矫形器　它主要是由大腿箍、小腿箍、膝关节压垫、金属支条、膝关节铰链等组成(图 3-1-47)。

（二）塑料式膝矫形器

塑料式 KO 是传统 KO 的改进型,一般带有多轴膝关节铰链和大腿、小腿模塑而成的外壳,用尼龙搭扣固定在大腿、小腿上。这种塑料式 KO 与肢体接触面积大,舒适、易清洗,且限制异常活动的功能好,不易脱落。其适应证与金属支条式膝矫形器相同(图 3-1-48)。

（三）软式膝矫形器

软式膝矫形器由强力弹性织物制成。也可用侧向弹性支条增加膝关节的侧向稳定性。主要适用于辅助治疗膝关节内及膝关节周围软组织炎症及拉伤、侧副韧带损伤、交叉韧带损伤及髌韧带损伤等。

1. 软式 KO(不带支条)　能对膝关节四周施加适度的压力,保护和预防膝关节的软组织的损伤,增加膝关节的稳定性,穿戴方便(图 3-1-49)。

2. 软式 KO(侧向带支条)　防止膝关节侧向不稳定的矫形器。不妨碍膝关节屈曲、伸展运

Note

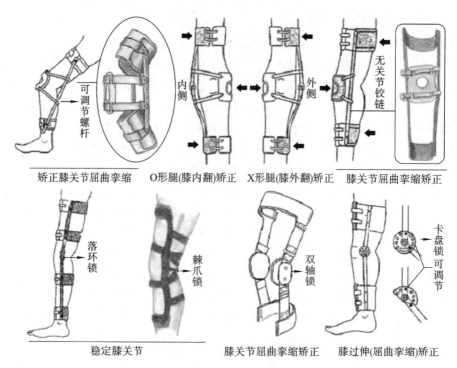

矫正膝关节屈曲挛缩　　O形腿(膝内翻)矫正　　X形腿(膝外翻)矫正　　膝关节屈曲挛缩矫正

稳定膝关节　　　　膝关节屈曲挛缩矫正　　膝过伸(屈曲挛缩)矫正

图 3-1-47　几种金属支条式膝矫形器示意图

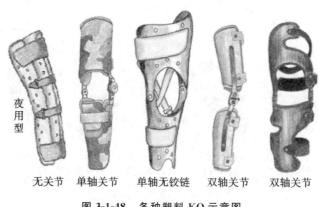

无关节　　单轴关节　　单轴无铰链　　双轴关节　　双轴关节

图 3-1-48　各种塑料 KO 示意图

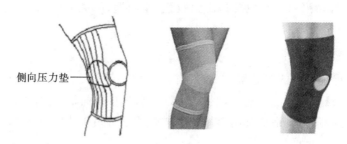

图 3-1-49　软式 KO(不带支条)示意图

动,穿戴方便(图 3-1-50)。

　　3. 髌骨脱臼护架　用布匹、皮革或软性热塑板材制成的髌骨脱臼矫形器。在髌骨外侧装有小垫片及固定带,防止脱臼(图 3-1-51)。

　　4. 护膝　它带有一块髌骨压力垫,两侧一般各带有一根弹性的扁簧、弹性支条或膝关节铰链。适用于胫骨粗隆骨软骨病、髌骨脱臼、髌韧带损伤以及膝关节手术后的固定(图 3-1-52)。

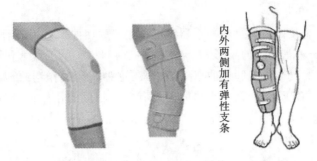

图 3-1-50　软式 KO(侧向带支条)示意图

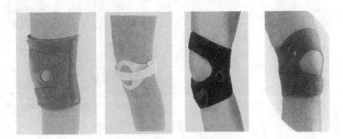

图 3-1-51　髌骨脱臼护架示意图

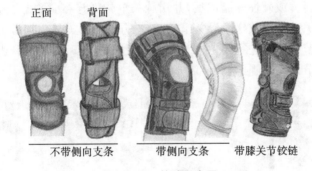

图 3-1-52　护膝示意图

5. 膝关节韧带损伤 KO　①前十字韧带损伤用 KO:又称带支条式前十字韧带损伤用矫形器。在矫形器两侧带有弹性固定支条,在小腿前面和大腿后面装有皮革制交叉韧带,可防止膝的晃动。②后十字韧带损伤用 KO:又称带后十字韧带损伤用矫形器。由于在矫形器两侧带有弹性固定支条,在小腿后面及大腿前面装有皮革及交叉绷带,所以能防止膝关节晃动。③内外侧副韧带损伤用 KO:又称内侧副韧带与外侧副韧带损伤用矫形器。由于在矫形器两侧带有弹性固定支条,又有十字交叉弹性带,所以能防止膝的左右晃动(图 3-1-53)。

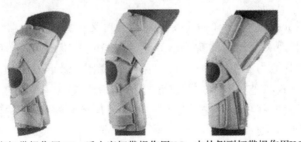

前十字韧带损伤用KO　　后十字韧带损伤用KO　　内外侧副韧带损伤用KO

图 3-1-53　膝关节韧带损伤 KO 示意图

（四）瑞典式膝矫形器

瑞典式膝矫形器有瑞典式膝过伸矫形器和反瑞典式膝屈曲挛缩矫形器两种形式。①瑞典式膝过伸矫形器：专用于矫正膝过伸畸形，腘窝部的皮带可调节，用三点力作用原理使膝关节保持在伸直或微屈状态。②反瑞典式膝屈曲挛缩矫形器：这种矫形器作用原理正好与瑞典式膝过伸矫形器相反，在膝盖上有压力垫，在大小腿的后面有两个相反的作用力，它们构成三点力作用原理矫正膝屈曲挛缩畸形。由于这类矫形器短，所以它没有控制膝关节侧方异常活动的功能（图 3-1-54）。

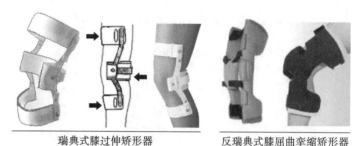

瑞典式膝过伸矫形器　　　　　反瑞典式膝屈曲挛缩矫形器

图 3-1-54　瑞典式矫形器示意图

（五）硬质膝矫形器

它多采用碳纤维板材或硬性树脂成型，并用膝关节铰链连接，用尼龙搭扣进行固定，膝关节一般采用了多轴心膝关节铰链或定位锁关节铰链，一方面可与人体生理膝关节运动相适应，另一方面可以对人体膝关节的运动进行限位调节。适用于膝关节韧带损伤、膝内翻、膝外翻及膝关节手术后的固定和膝关节活动范围的调节（图 3-1-55）。

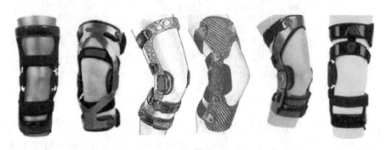

图 3-1-55　硬质膝矫形器示意图

（肖晓鸿）

五、膝踝足矫形器

膝踝足矫形器（knee-ankle-foot orthosis，KAFO）：又称大腿矫形器，是由大腿部到足底部的结构组成，可控制膝和踝关节运动的矫形器。用于站立时能保持稳定、免荷，预防和矫正畸形等治疗目的。按其功能分类为固定式、矫正式和免荷式膝踝足矫形器三种类型；按其结构形式又分类为金属支条式、塑料式和坐骨承重式膝踝足矫形器三大类。膝踝足矫形器的适应证：①足部、踝关节的变形：马蹄足、内翻足和翻扁平足等。②末梢神经麻痹：腓骨神经麻痹、胫骨神经麻痹和坐骨神经麻痹等。③膝部疾病：侧方不稳定膝、膝伸展力低下、反屈膝和屈曲或者伸展挛缩等。④髋部疾病：先天性髋脱位、髋内收挛缩和髋伸展力低下等。⑤下肢骨折：股骨、膝部骨折和小腿骨、足部骨折等。⑥双侧麻痹：截瘫。

（一）金属支条式 KAFO

金属结构的 KAFO 是由 AFO 加上膝关节铰链和大腿部分的支条、皮箍组成,因此也叫长下肢矫形器。主要用于中枢性或周围性瘫痪出现的下肢运动障碍,尤其是膝关节的不稳定。

1. 金属支条式 KAFO 的基本结构　它是以 AFO 为基础增加了膝关节铰链、大腿/小腿支条、大腿/小腿箍与拉力带(膝上、髌下)、膝罩/压力垫等(图 3-1-56)。

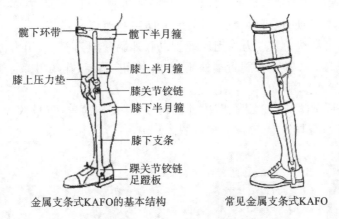

金属支条式KAFO的基本结构　　　常见金属支条式KAFO

图 3-1-56　金属支条式 KAFO 的基本结构示意图

2. 膝关节铰链　它是 KAFO 的基本部件:具体内容见膝矫形器部分的膝关节铰链。

3. 半月箍、环带、膝罩的位置与 KAFO 三点作用力原则　半月箍系金属板制成,连接着两侧金属条,形成受力的框架结构。环带(或半环带)、膝罩既是矫形器的固定带,也是稳定膝关节的作用力带。神经肌肉疾病患者使用 KAFO 的主要目的是稳定膝关节,避免无力的膝关节承重时突然弯曲。稳定膝关节需要三种力量:一个主作用力,两个与之大小相等、方向相反的反作用力(图 3-1-57)。

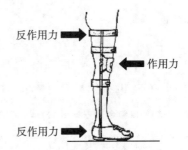

图 3-1-57　稳定膝关节无力的三点力作用原理示意图

（1）位于膝前中部的作用力:一些研究工作表明作用力越是接近膝关节轴心,作用力矩越大,需要维持膝关节稳定的作用力越小;如膝屈曲畸形越严重,站立位承重时所需要的维持膝关节稳定的作用力越大。

（2）位于大腿后上部的反作用力:为取得尽量长的杠杆臂,大腿上箍尽量往上置放,但不能引起坐骨结节,耻骨联合处的不适。

（3）下部反作用力:作用点位于鞋处。一般是通过安装环带、半环带、膝罩来实现前部的作用力。有六种方法,可以结合临床需要和作用力部位局部情况选用(图 3-1-58)。

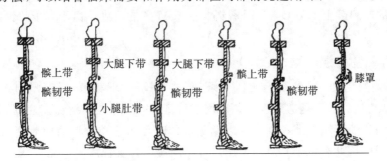

图 3-1-58　膝压力带或压力垫的使用方法示意图

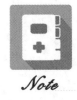

4. 单侧金属支条式 KAFO

（1）结构特点：带有膝关节铰链、踝关节铰链；根据控制畸形的需要采用的支条放置在肢体的内侧或外侧。

（2）功能：主要用于控制膝关节的内翻、外翻。膝关节内翻时，将支条放在内侧；膝关节外翻时，将支条放在外侧。膝关节的锁打开后可以坐下，站立，步行时需锁住，保持膝关节直立状态。踝关节铰链可以根据患者的踝足畸形情况选择其控制功能，可以跖屈、背屈自由活动，从而控制距下关节的内翻、外翻活动；也可以背屈自由活动，跖屈制动等。

（3）作用原理：可归纳为三点力作用原理。以膝外翻畸形为例：作用力位于膝关节的内侧，方向由内向外；反作用力一位于大腿近端外侧，方向由外向内；反作用力二位于跟骨的外侧，方向由外向内。反之亦然（图 3-1-59）。

（4）适应证：主要预防与矫正膝关节内外翻畸形，其结构简单，重量较轻，但强度不够，容易变形，因此只适合于小儿与体重较轻的患者（图 3-1-60）。

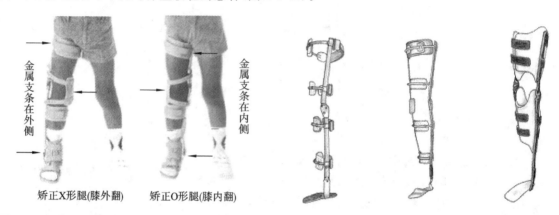

图 3-1-59　单侧金属支条 KAFO 与其作用原理示意图　　图 3-1-60　单侧金属支条式 KAFO 示意图

（二）塑料式 KAFO

1. 全塑料的 KAFO　一种全部用塑料制成的 KAFO，与全塑料 KO 相似，不同之处在于，它在 KO 的基础上向下延伸到足部，把踝部、足部都包括在内。这种矫形器与金属支条式相比，其特点是重量轻，与肢体伏贴，能更好地控制压力分布，易清洁，穿着较舒适，外观较好，没有零部件，整体性好，因此比较坚固，主要适用于中枢性或周围性瘫痪出现的下肢运动障碍，尤其是膝关节的不稳定。

2. 塑料髁上 KAFO　它可较好地限制距下关节和踝关节活动。由于踝关节被固定在轻度马蹄位，因此步行中支撑后期可以产生伸膝力矩，辅助稳定膝关节，适用于股四头肌麻痹者使用，步行中支撑期不需要锁，摆动期能屈膝。缺点是坐下时矫形器上缘略高于膝部，外观不好。

3. 带铰链的塑料髁上 KAFO　这是塑料髁上 KAFO 的改进。由于有了膝铰链，坐下时可屈膝（图 3-1-61）。

（三）塑料和金属混合型 KAFO

塑料和金属混合型 KAFO 带有金属支条、膝关节铰链、踝关节，经模塑制成。与肢体吻合好，重量轻，容易清洁。缺点是透气性差。适用于偏瘫、截瘫、小儿麻痹后遗症、肌肉营养不良、下肢广泛无力，也可以矫正膝关节和踝关节以及足部的畸形。这类矫形器由于容易从金属铰链与塑料连接部位拆开，因此有利于儿童在使用过程中随着生长发育需要而延长（图 3-1-62）。

（四）免荷式 KAFO

免荷式 KAFO 亦称坐骨承重矫形器。此矫形器的主要作用是使步行中站立的体重通过坐

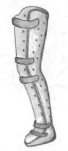
全塑料的KAFO　　塑料髁上KAFO　　带膝铰链的塑料髁上KAFO

图 3-1-61　塑料式 KAFO 示意图

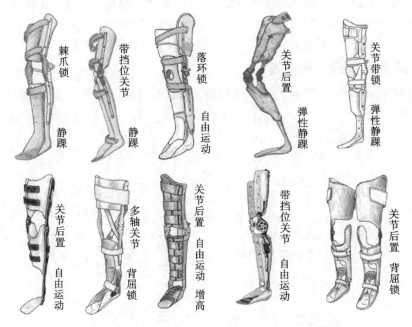

图 3-1-62　各种形式的塑料和金属混合型 KAFO 示意图

骨传至矫形器,再传至地面,减轻髋关节、下肢的承重。其特点是大腿的上部设有类似大腿假肢的接受腔或坐骨圈。其适应证如下:①骨折:坐骨结节以下的骨折,如胫腓骨上段、膝关节、股骨及髋关节部位的骨折与疾病,促进骨折愈合,辅助治疗骨折的延迟愈合、不愈合。②脱位:坐骨结节以下的关节脱位,如髋关节、膝关节等处的脱位。③炎症:坐骨结节以下的炎症,如膝关节炎症等。④坏死:如股骨头无菌性缺血性坏死。治疗青少年的股骨头无菌性缺血性坏死时,应尽量做到全免荷,并注意保持髋关节处于外展、内旋位。

坐骨承重矫形器对髋关节减轻承重的作用,在理论上想象体重通过坐骨结节传至矫形器的坐骨承受部位,可以 100% 地免除髋关节承重;但实际测量结果表明通过坐骨结节传至矫形器的力仅为 40%,其余部分则仍然通过髋关节传至股骨,再经大腿软组织传至矫形器。因此,坐骨承重矫形器用于治疗股骨头缺血性坏死,仍应辅助使用拐杖,以减轻股骨头的承重(图 3-1-63)。

六、髋膝踝足矫形器

髋膝踝足矫形器(hip-knee-ankle-foot orthosis,HKAFO)是用于髋关节、膝关节、踝足关节及足的矫形器,俗称髋大腿矫形器。髋大腿矫形器适用于整个下肢包括髋部肌肉麻痹者。其特点是通过不同功能的髋、膝、踝铰链及利用对下肢各关节支撑的控制,协助下肢对体重支撑的原理,来满足不同患者的治疗需要,对完全失去下肢机能者,其体重产生的力由臀部、坐骨通过到矫

165

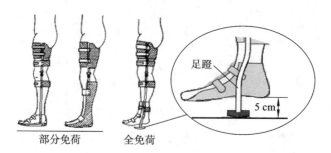

部分免荷　　全免荷

足蹬

5 cm

图 3-1-63　免荷式 KAFO 示意图

形器,直接传递到地面由矫形器代替下肢的支撑作用。适用于臀部及大腿肌肉均广泛瘫痪,髋膝踝关节松弛不稳或伴有内、外旋畸形的患者。对瘫痪者有支撑稳定下肢、辅助站立和行走的功能。常用于截瘫患者的辅助直立和行走。按其功能分类为固定式、矫正式和交替迈步式髋膝踝足矫形器;按其结构形式分类为壳式、支条式、柔性和混合性髋膝踝足矫形器等。

(一)固定式髋膝踝足矫形器

1. 基本结构　它是以 KAFO 为基础增加髋关节铰链、铰链锁、骨盆带而成(图 3-1-64)。

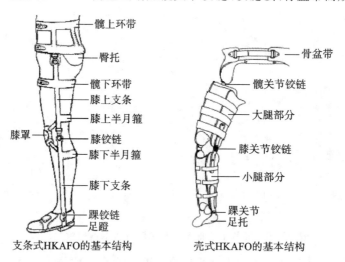

髋上环带

臀托

髋下环带

膝上支条

膝上半月箍

膝罩

膝铰链

膝下半月箍

膝下支条

踝铰链
足蹬

骨盆带

髋关节铰链

大腿部分

膝关节铰链

小腿部分

踝关节
足托

支条式HKAFO的基本结构　　　　壳式HKAFO的基本结构

图 3-1-64　髋膝踝足矫形器的基本结构示意图

2. 髋关节铰链　①单轴髋铰链:允许屈伸,限制内收、外展与旋转活动。伸髋制动可限制过伸。②带锁髋铰链:环状锁可于髋铰链伸直位锁住。③双轴髋铰链:双轴方向交叉成90°,允许屈伸、内收、外展,只控制旋转活动(图 3-1-65)。

3. 骨盆固定装置与髋铰链配合使用　①骨盆带:以 T 形金属板将骨盆带与髋铰链相连,骨盆带位于髂嵴与大粗隆之间,分单侧与双侧,有较好的下肢悬吊与控制旋转功能。②骨盆架:由金属条、皮革制成,能较好地控制髋关节各方向的活动。③模塑骨盆座:由塑料制成与骨盆相当伏贴,控制力强,使用也较舒服(图 3-1-66)。

4. 固定式 HKAFO 的适应证　主要适用于小儿麻痹后遗症下肢广泛肌肉麻痹、脊髓损伤、脊椎裂、肌肉营养不良等神经肌肉疾病引起的截瘫,可以帮患者扶拐站立、步行。临床经验表明,大多数截瘫患者使用双拐,用不带骨盆带的 KAFO 可以稳定地步行。有些实验也表明使用带骨盆带的 KAFO,由于限制了髋的活动,腰椎活动不得不加大,同时步幅减小,步行中身体重心上下移动幅度使能耗、穿戴时间都有增加。

目前大多数使用的 KAFO 都不带骨盆带。带骨盆带、无锁双轴髋关节铰链的主要适用于矫正儿童下肢旋转畸形;带骨盆带、环锁单轴髋关节铰链的主要适用于某些下肢肌肉广泛弛缓性麻

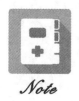

Note

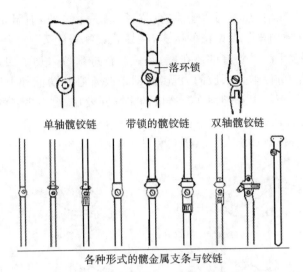

图 3-1-65　髋金属支条与关节铰链示意图

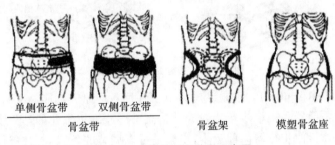

图 3-1-66　骨盆固定装置示意图

痹患者,以控制髋、膝、踝关节的异常活动和预防髋关节脱位和半脱位。对于某些特殊的痉挛性麻痹患者可用于预防、控制髋内收,内旋畸形。

5. 固定式髋膝踝足矫形器常见的形式　具体如下:全塑料式;单侧支条式;双侧支条式(图3-1-67)。

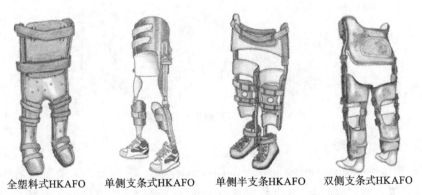

图 3-1-67　几种固定式髋膝踝足矫形器示意图

(二) 截瘫站立架

1. 站立架(standing frame)　又称旋转步行器(swivel walker),它是一种穿在衣服外面的站立支架,是为 L_2 以上脊髓损伤患者提供无需轮椅或其他步行器的情况下的站立和步行移动步行器,脊髓损伤患者使用它可以不用拐杖保持站立姿势和旋转移动。这种站立支架由一个能卡住鞋的托板、一对金属立杆、膝部泡沫塑料制的挡板、臀托、胸托等构成三点力系统,维持站立姿势。在髋关节部位设有髋关节铰链,在膝关节部位设有膝关节铰链及铰链锁,锁住时可保持躯干、下肢良好的站立姿势,打开锁时,患者可以坐下,允许膝、髋关节屈曲,但阻止关节屈曲挛缩。有时为了克服患者不能独立地由坐位到站位的困难,在站立架托板上安装了一个可以拉长和缩短的杆,作为患者站起时的拉手。另外有的还在髋、膝关节铰链部位附加了四连杆机构,帮患者更容易地独立站起来。这样,可以增强下肢的力量,有助于改善心肺功能和上肢的协调能力,有助于维持患者的站立平衡,从而减少脊髓损伤所造成的多种并发症,提高患者的生存质量。主要适用于 $L_2 \sim C_6$ 的脊髓损伤、脊柱裂、肌营养不良和脑瘫患者,辅助其站立和移动,配合使用高的桌子时,患者可以进行双上肢作业训练、学习、游戏和日常生活(图 3-1-68)。

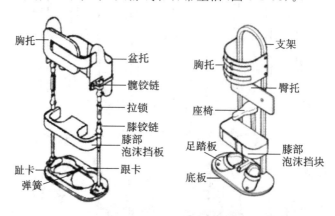

图 3-1-68　截瘫站立架示意图

2. 脚踏步行器(foot walker)　它是专门为由于各种各样原因不能站立行走的患儿设计制作的,它是由一个站立矫形器和一个步行架组成。站立矫形器维持患儿的站立姿势,步行运动则是依靠身体重心左右倾斜,使步行器向前迈步,步幅是可以调节的,还具有减震作用,脚踏步行器既可前进,也可后退,其结构简单、操作方便(图 3-1-69)。

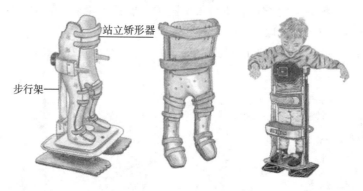

图 3-1-69　脚踏步行器示意图

(三) 交替迈步矫形器

交替迈步矫形器(reciprocating gait orthosis,RGO)是一种与标准大腿矫形器连接的辅助装置,用于帮助脑损伤、脊髓损伤患者进行康复训练和"重新行走"。当患者一侧髋关节做髋过伸运动时,通过髋关节后方的导索的等长移动,带动另一侧的髋关节做屈曲运动,从而达到带动下肢向前移动的目的。交替迈步矫形器的适应证:①脑瘫、截瘫,脊椎裂、T_6 以下脊柱损伤和任何能够装配矫形器且上肢有力量控制拐杖运动的患者;②可提供给使用者侧向的稳定性和平衡性,以配合行走器的使用,使用者的腿可进行摆动并达到相应的灵活性;③使用者在走路时需使用肘拐来支撑身体,这样可使一侧腿像钟摆一样向前摆动。支撑身体还可以产生两点式步态。交替步行矫形器的禁忌证:①T_4 以上完全性截瘫患者(临床上也有 C_6、C_7 的不完全性截瘫实例);②运动和平衡能力不足;③体重过大;④上肢肌力不足;⑤髋、膝关节痉挛严重;⑥髋、膝关节屈曲挛缩严

Note

168

重。近年来交替迈步矫形器不断改进,已有多个品种,现介绍几个目前国内外常用的品种(图 3-1-70)。

1. 路易斯安那州大学交替迈步矫形器(louisiana state university reciprocating gait orthosis, LSU-RGO)　1983 年路易斯安那州大学(louisiana state university,LSU)的 Douglas 等人首先报告了 LSU 交替迈步矫形器。它是由一对 HKAFO 和一条连接 HKAFO 的硬骨盆带构成,双侧髋关节铰链仅有屈伸功能,有两条传动轴索,矫形器胸托的上缘位于肋骨剑突下。当患者取站立位,扶着双拐或助行器将躯干向后倾时则一侧髋关节后伸,通过传动轴索使一侧髋关节屈曲,迈步向前。LSU-RGO 主要适用于脊柱裂、截瘫、脑瘫、多发性硬化症、肌营养不良等患者的独立步行等。

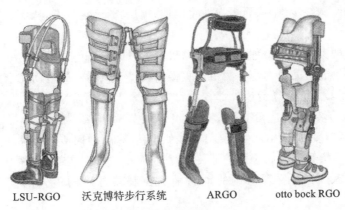

LSU-RGO　　沃克博特步行系统　　ARGO　　otto bock RGO

图 3-1-70　交替迈步矫形器示意图

2. 沃克博特步行系统(walkabout walking system)　1992 年 Chris Kirtley 和 Stewart 在 LSU-RGO 的基础上开发了 Walkabout 步行系统。它没有骨盆装置、髋关节铰链装置在大腿的内侧,可以有效地控制髋关节的内收、外展和内旋、外旋运动,借助于躯干的前倾和下肢的惯性使下肢向前摆动,它是利用钟摆的原理设计而成的,当患者穿戴矫形器行走时,躯干和重心向一侧倾斜、移动,使另一侧下肢离开地面,然后重心前移,完成迈出腿的动作。优点:重量轻、外观类似 KAFO、外观好、便于穿戴。缺点:髋关节轴心的位置与髋关节的生理轴心位置不符,步行中髋关节缺少旋转运动。适用于脑瘫、脊柱裂、多发性硬化症、肌营养不良、脊髓损伤 T_{10} 平面以下的完全性截瘫患者等。

3. 高级交替迈步矫形器(advanced reciprocating gait orthosis,ARGO)　1995 年英国 Steeper 公司在 RGO 的基础上改进后推出的,简称为 ARGO。其特点是只有一条传动轴索连接双侧髋关节铰链,相互交替控制髋关节时屈伸,减少了摩擦阻力。它没有大腿内侧金属支条和后侧的半月箍,便于患者穿戴,同时,减轻了矫形器的重量。其作用原理和 RGO 一样,是 RGO 的改进型,主要增加了髋膝关节助伸气压装置,不仅在步行过程中有助动功能,而且在坐位和站位的转换过程中也可得到助动功能的帮助,患者在使用过程中稳定性大大提高,能量的消耗也降低不少。适用于脊柱裂、脑瘫、多发性硬化症、肌营养不良、脊髓损伤 T_4 以下的完全性截瘫患者。

4. 奥托博克交替迈步矫形器(otto bock RGO)　2003 年德国的 otto bock 矫形技术公司推出了最新式的 RGO 系统。这一系统与 LSU-RGO 类似,其主要特点是,双侧髋关节铰链为双轴系统:一个为坐轴,一个为步行轴。坐轴铰链带锁,坐位时打开;步行轴是一个倾斜 $35°$ 的轴。在奥托博克 RGO 之前的这类矫形器,都有一个共同缺点,当患者步行旋转骨盆时矫形器的双侧足托会出现旋转变化。奥托博克 RGO 在步行中,可以做到当骨盆旋转 $15°$ 时,双下肢矫形器的足托不会出现旋转变化,从而使下肢矫形器的前进方向保持不变,使步态更加流畅、平滑与自然,近似正常人的生理步态。适用于脑瘫、脊柱裂、多发性硬化症、肌营养不良、脊髓损伤 $T_5 \sim L_2$ 的截瘫患者等。

5. 下肢外骨骼机器人(lower limb exoskeleton robot) 穿戴在人体下肢外面的机器人,也称"可穿戴的下肢机器人"。患者若穿上这种类似于古代战士的铠甲一样的外骨骼机器人装备,这种外骨骼机器人就会感知到患者的运动意图,然后帮助患者像普通人一样实现真正意义上的迈步行走。最初外骨骼机器人是美国于2000年开始研制的,其目的是用于军事领域,但随着近年来医疗康复市场的扩容,越来越多的公司进军康复市场,将外骨骼机器人技术应用于医疗与日常的应用场景中,其中以色列的Rewalk、日本的HAL、美国的Elegs等都是外骨骼机器人的典型代表。外骨骼机器人技术融合了传感、控制、信息、融合、移动计算等多种技术。外骨骼机器人在人体的腰部和腿部分别设有固定带,并装有多个传感器、驱动器和控制器,可进行实时监控,进行在线反馈、智能引导、调整步态,从而更人性化地还原患者的行走步态,从而达到真正重塑患者行走的目的。

以日本研制出的世界上第一种商业外骨骼机器人"HAL"(hybrid assistive leg,HAL混合辅助腿)为例:这种装置能帮助患者毫不费力地爬楼梯,HAL机器腿的运动完全由使用者通过自动控制器来控制,不需要任何操纵台或外部控制设备。HAL由背囊、内装计算机和电池的一组感应控制设备、4个电传装置(对应分布在髋关节和膝关节两侧)组成。这种帮助人行走的外骨骼动力辅助系统,配备较多的传感器,如角辨向器、肌电传感器、地面传感器等,所有动力驱动、测量系统、计算机、无线网络和动力供应设备都装在背包中,电池挂在腰部,是一个可佩戴的混合控制系统,根据生理反馈和前馈原理研制的动力辅助控制器可以调整人的姿态,使其感到舒适(图3-1-71)。

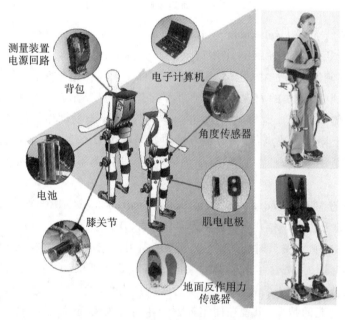

图 3-1-71　日本的外骨骼机器人 HAL 示意图

我国北京航空航天大学教授帅梅带领他的科研团队历经6年的艰辛拼搏,终于于2016年12月推出了我国首款外骨骼机器人"大艾机器人",这款可穿戴下肢外骨骼机器人目前已经有双侧外骨骼机器人、单侧外骨骼机器人、学步减重康复机器人等产品,目前已经在北京积水潭医院、国家康复辅具研究中心等康复机构正式投入使用(图3-1-72)。

尽管至今尚未见到有士兵佩戴机械腿行走,但军用外骨骼机器人正在逐渐成为现实,当然,由于一些技术参数,如工作延续性、尺寸、重量、反应速度等,还远远达不到"万能士兵"的要求,要想使外骨骼机器人真正用于行军打仗还需要一定时间的等待。

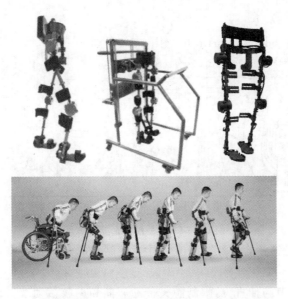

图 3-1-72　中国"大艾机器人"示意图

（四）矫正式髋膝踝足矫形器

下肢旋转矫形器是属于矫正式髋膝踝足矫形器的一种，也是一种柔性髋膝踝足矫形器。它利用弹力带或钢丝软轴传动轴索的弹力矫正下肢的内旋或外旋畸形，髋关节铰链采用双轴结构，不仅可以自由屈伸，还可以内收、外展，同时不妨碍膝关节的屈伸，不妨碍踝关节的屈伸和距上关节的内翻、外翻活动。适用于痉挛型脑瘫引起的髋关节内收、内旋及剪刀步态，麻痹的脑瘫儿，一般应用不超过 10 岁（图 3-1-73）。

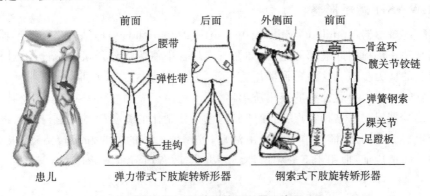

图 3-1-73　下肢旋转矫形器示意图

1. 弹力带式下肢旋转矫形器　用弹性橡胶带制作，控制下肢的内旋、外旋用矫形器。与内加钢索的橡胶带制作的下肢旋转矫形器相比，矫正力较弱，但重量轻，穿戴方便。

2. 钢索式下肢旋转矫形器　在骨盆带和足部之间安装有内加钢索的扭转支，可将内旋的下肢向外旋方向矫正。用带子将扭转支条固定在小腿部位。为了使髋关节能屈曲、伸展，踝关节能背屈、跖屈，还分别装有髋铰链和踝铰链。

七、髋矫形器

髋矫形器（hip orthosis，HO）是从大腿到骨盆，对髋关节起作用的矫形器。由骨盆带或骨盆架与髋铰链、大腿套组成，大腿套内侧向下延至股骨髁。其功能是用于固定髋关节或控制髋关节的屈曲、伸展、内收、外展活动。髋矫形器按功能分为固定式和矫正式，按结构形式分为壳式、框架式和软式，按组件化程度分为组件式和非组件式。

Note

（一）髋外展矫形器

髋外展矫形器（hip abduction orthosis）（图3-1-74）如下。

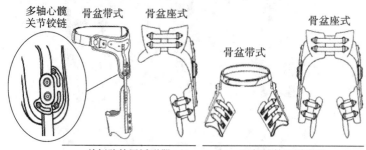

图3-1-74　髋外展矫形器示意图

（1）结构特点：按照患者的石膏模型或尺寸设计制作的塑料骨盆座、髋外侧金属支条、大腿箍和腿套组成。

（2）功能：控制髋关节与伸直位，限制髋关节的屈曲和内收活动。一般将髋关节固定在外展15°，内旋5°的位置。

（3）适应证：适用于脑瘫患者控制痉挛性内收、屈髋畸形，也适用于全髋关节置换术后，为防止关节脱位、为置换后的关节稳定提供良好的环境。

【注意事项】①康复小组的成员需了解其矫形器的功能；②患者不要坐在椅子上强行让自己坐直，使髋关节成屈曲位；③不要坐直轮椅内使髋关节成内收位；④患者应该学会正确使用拐杖或步行器，尽量减少患侧的承重；⑤患者应该学会在髋关节外展，屈髋受限的情况下适应生活的能力。

（二）SWASH髋矫形器

SWASH髋矫形器（standing，walking and sitting hip orthosis）即站行坐髋矫形器，这种矫形器主要是用来矫正脑瘫引起髋部问题的，如在行走过程中使两腿分开，且在站行坐过程中防止内收肌痉挛引起的剪刀步态。这种矫形器用途广泛，它不限制髋关节屈伸运动，既可以白天穿戴，也可以在睡觉时作为引导髋外展的夜用矫形器，但不适用于髋屈曲挛缩超过20°及某种原因引起胫骨严重外旋的情况。①结构特点：由模塑成型或尺寸制作的骨盆架、尼龙搭扣带、钢丝、双侧大腿箍与环带组成。②功能：髋关节屈伸自由活动，控制髋关节的内收和旋转活动，限制内收的角度是可调的。③适应证：适用于下肢痉挛性脑瘫患儿，改善剪刀步态（图3-1-75）。

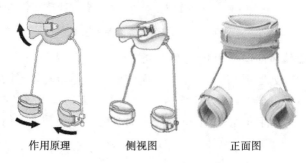

图3-1-75　SWASH髋矫形器示意图

八、先天性髋关节脱位及髋发育不全治疗用矫形器

（一）先天性髋臼发育不良

先天性髋臼发育不良（developmental dysplasia of the hip，DDH），又称先天性髋脱位

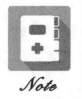

(congenital dislocation of the hip，CDH)，它是小儿骨科常见的疾病之一，常发生于女性、头胎、臀位生产、羊水少者，有家族倾向，其发生率在欧美约为 1‰。先天性髋关节脱位及髋发育不全的临床表现如下。

(1) 新生儿和婴儿期的临床表现：①关节活动障碍：患肢常呈屈曲状活动。②患肢短缩：患侧股骨头向后上方脱位，常见相应的下肢短缩。③皮纹及会阴部的变化：臀部及大腿内侧皮肤皱褶不对称，患侧皮纹较健侧深陷，数目增加，女婴大阴唇不对称，会阴部加宽。

(2) 幼儿期的临床表现：①跛行步态：跛行常是小儿就诊时家长的唯一主诉。一侧脱位时表现为跛行。②双侧脱位时则表现为"鸭步"，患儿臀部明显后突，腰前凸增大。③患肢短缩畸形：除短缩外，同时还有内收畸形。

先天性髋关节脱位及髋发育不全治疗用矫形器在此疾病的治疗中的主要作用是使早期的髋关节固定，即将髋关节固定在某种特定的位置上，维持股骨头于髋臼之内，从而促进髋臼或股骨头的发育，防止髋关节脱位和半脱位(图 3-1-76)。

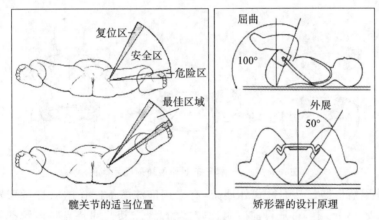

图 3-1-76　先天性髋脱位矫形器的治疗原理示意图

(二) 先天性髋关节脱位及髋发育不全矫形器的种类

1. 巴甫力克吊带(Pavlik harness)　1944 年首先由 Arnord Pavlik 提出，由软布带制成，控制髋关节于屈曲位，不限制膝关节、踝关节的运动。适用于 8 个月以内的婴儿，每 4～6 星期临床检查一次，直到髋臼和股骨头骨骺发育正常为止(图 3-1-77)。

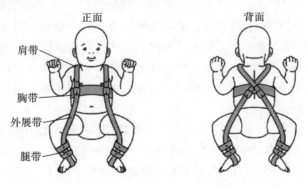

图 3-1-77　巴甫力克吊带示意图

2. 冯·罗森夹板(von Rosen splint)　由一张塑料板制作而成，与小儿身体很伏贴。双肩板钩在肩部，中间的一块板抱在腰部，下方的两块板绕过大腿，将髋关节控制在屈曲、外展、外旋位。这类矫形器对髋关节控制功能比较好，但需经常检查肢体控制的位置和注意防止皮肤压伤。适合于治疗先天性髋关节脱位的 6～8 个月的患儿(图 3-1-78)。

正面　　　背面

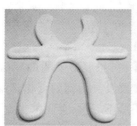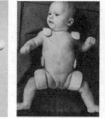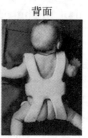

冯·罗森夹板的板材形状　　　冯·罗森夹板

图 3-1-78　冯·罗森夹板示意图

3. 丹尼斯-布朗外展矫形器　又称丹尼斯-布朗棒(Dennis Browne bar),它由双侧的大腿箍及后侧的连接棒组成,将髋关节控制在屈曲、外展、外旋位。这类矫形器对髋关节控制功能比较好,简单实用,还可以通过后面的连接棒进行适当的调节。适合于治疗先天性髋关节脱位的6～8个月的患儿(图 3-1-79)。

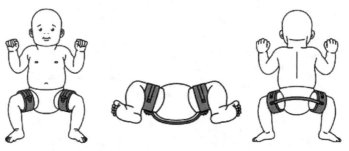

图 3-1-79　丹尼斯-布朗外展矫形器示意图

4. 蛙式髋外展矫形器　又称蛙式外展架,有采用泡沫海绵制作的软性矫形器,还有用塑料板材模塑而成的硬性矫形器,它是目前应用比较多的品种,其共同特点是由臀部托板、大腿固定箍、固定带等构成,可以将髋关节控制在屈髋、外展位,有硬性和软性之分。适用于 3 岁以下先天性髋脱位幼儿,手法复位后蛙式石膏固定 1～3 个月后使用。优点是可以将髋关节可靠地控制在屈髋、外展位,治疗效果比较好。缺点是长时间的内收肌张力过高,股骨头对髋臼压力过大可以导致股骨头缺血性坏死(图 3-1-80)。

5. 图宾根(Tübingen)髋外展矫形器　这种矫形器主要由肩带、大腿托、大腿托之间的支条、四条连接链珠构成。将患儿的双侧髋关节控制在屈髋 90°以上,轻度外翻位,而膝关节的运动不受限制。由于没有蛙式外展矫形器那样使患儿的髋关节长时间保持在极度的外展位,因此,在很大程度度上减少了出现股骨头缺血性坏死的可能性。大腿托和肩夹板之间用珠链相连。通过珠链可以调节髋屈曲角度。用带卡槽的支撑杆可以按需要调节大腿的外展角度。将患儿的髋关节固定在大于 90°的屈曲角度上,并使之适度外展。屈曲和外展角度可调。适用于 0～12 个月的婴幼儿髋发育不良症(图 3-1-81)。

6. 膝上髋外展矫形器　又称苏格兰祭祀式矫形器(Scottish rite orthosis),其双侧膝上安装有大腿箍和皮带,两腿之间安装有一根可以调节髋关节外展的连接杆,可以通过改变连接杆的长度改变髋关节的外展角度,这种矫形器允许患儿行走。适用于先天性髋关节发育不良或脱位的6～18 个月的患儿(图 3-1-82)。

7. 其他形式的髋外展矫形器　①髋外展吊带:采用低温塑料板材或塑料泡沫海绵和肩吊带缝合而成,将髋关节固定限制在屈曲、外展、内旋位,从而达到治疗先天性髋关节发育不良。主要适用于 4 个月以上的患儿。②髋外展架:采用低温塑料板材或直接用石膏绷带,将髋关节固定限制在屈曲、外展、内旋位,从而达到治疗先天性髋关节发育不良。主要适用于 3 个月以上的患儿(图 3-1-83)。

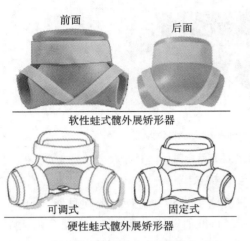

软性蛙式髋外展矫形器

可调式　　　　固定式

硬性蛙式髋外展矫形器

图 3-1-80　壳式蛙式髋外展矫形器示意图

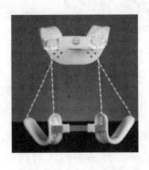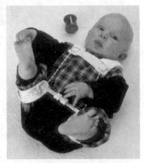

图 3-1-81　图宾根(Tübingen)髋外展矫形器示意图

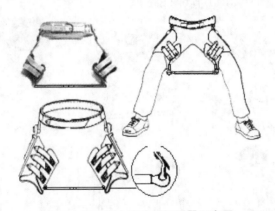

图 3-1-82　膝上髋外展矫形器示意图

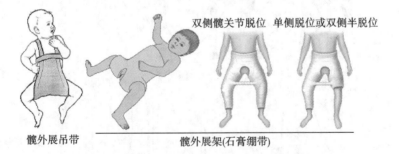

髋外展吊带

双侧髋关节脱位　单侧脱位或双侧半脱位

髋外展架(石膏绷带)

图 3-1-83　髋外展吊带和髋外展架示意图

九、股骨头无菌性缺血性坏死治疗用矫形器

(一) 股骨头无菌性缺血性坏死治疗用矫形器概况

股骨头无菌性缺血性坏死又称作佩特斯病(Perthes disease)或扁平髋,是股骨头骺骨化中心的坏死。发病大多与外伤有关,有的也见于内分泌性疾病或广泛性体质性疾病,好发年龄 4~8 岁,女孩发病更早、更重,男女之比为 4:1,大多为单侧,两侧发病占 10%,后发病的一侧常较轻,有时可并发髋臼缺血坏死(图 3-1-84)。

股骨头无菌性缺血性坏死保守治疗的原则是保持髋关节于外展、内旋位,尽量将全部股骨头包容在无病变的髋臼中,尽量减少股骨头的承重,这样既可以缓解髋部疼痛,解除软组织痉挛,又能避免股骨头在承重中塌陷、变形。

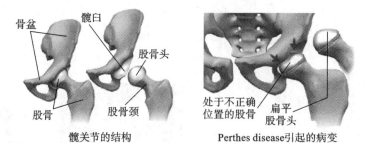

图 3-1-84 股骨头无菌性缺血性坏死示意图

（二）股骨头无菌性缺血性坏死治疗用矫形器的种类

股骨头无菌性缺血性坏死治疗用矫形器主要适用于儿童股骨头缺血性坏死症早期，防止坏死的股骨头发生塌陷和变形。其品种的选用和髋关节外展角度的设计应根据股骨颈干角的大小和骨骺板倾斜度而定。髋关节的外展度，原则上应使骨骺线的外侧与髋臼的上缘接触。一般以髋关节外展 35°～55°、内旋 5°～10°为宜（图 3-1-85）。

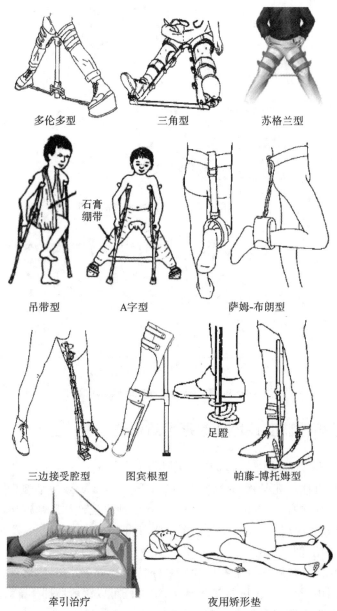

图 3-1-85 各种股骨头无菌性缺血性坏死治疗用矫形器示意图

十、下肢矫形器的制作

（一）下肢矫形器的制作要点

1. 下肢关节取型体位（以功能位为例）　肢体关节必须固定在能发挥最大功能的位置（也就是使关节在这种位置强直），此位置称为关节功能位。在矫形器固定过程中，应考虑固定在功能位，这样即使以后关节功能受损或关节僵硬，关节仍能具有一定的活动功能。关节功能位仍能具有一定的活动功能。关节的功能位也是相对的。在选择取型体位时，矫形器师要考虑患者的年龄、性别、职业、该关节的主要功能，以及其他关节活动情况等因素。

下肢关节的功能位如下。①髋关节：屈曲 25°左右，外展 5°~10°，外旋 5°~10°。②膝关节：屈曲 5°~10°，儿童可用伸直位。③踝关节：其功能位就是它的中立位，不背屈或跖屈，不外翻或内翻，足底平面不向任何方向偏斜。

2. 下肢的检测　包括下肢尺寸的测量、下肢肌力的测量、下肢关节转动轴的确定和下肢步态的分析等。

（1）下肢长度与周径的测量（表 3-1-1）。

表 3-1-1　下肢长度与周径的测量

下肢长度	测量位置	下肢周径	测量位置
下肢总长度	髂前上棘至内侧踝下缘	大腿周径	髌上 10 cm 处测量其周径，并与对侧对比
大腿长度	从大转子顶点至膝关节外侧关节间隙	小腿周径	小腿最大周径在上 1/3 处，可以在膝关节下 10 cm 处测量其周径，并与对侧对比
小腿长度	从膝关节外侧关节间隙至外侧踝顶点	膝关节周径	可以在髌骨上缘、中间、下缘测量周径，并与对侧相应平面的周径对比
脚的长度	从足跟至大踇趾足尖	踝关节周径	自跟骨结节上方，经过内外踝至踝关节前方，测量其周径并与对侧对比

（2）下肢肌力的测量　可采用对关节运动加以阻力的方法，即徒手肌力检查（manual muscle test，MMT）的方法（表 3-1-2）。

表 3-1-2　肌力的等级测量

肌力等级	肌肉收缩情况	瘫痪程度
0 级	肌肉无收缩	完全瘫痪
Ⅰ 级	肌肉有轻微收缩，但不能移动关节	接近完全瘫痪
Ⅱ 级	肌肉收缩可带动关节水平方向运动，但不能对抗地心引力	重度瘫痪
Ⅲ 级	能对抗地心引力移动关节，但不能抵抗一定强度的阻力	轻度瘫痪
Ⅳ 级	能抵抗地心引力运动肢体，且能抵抗一定强度的阻力	接近正常
Ⅴ 级	能抵抗强大的阻力运动肢体	正常

Note

（3）下肢关节转动轴的确定：髋关节的转动中心在大转子的顶点；膝关节的转动中心在膝间隙上 15 至 20 mm 处，距离前面占 60%，距离后面占 40%；踝关节的转动中心在外踝的顶点。它们的转动轴都与水平面垂直，与冠状面平行（图 3-1-86）。

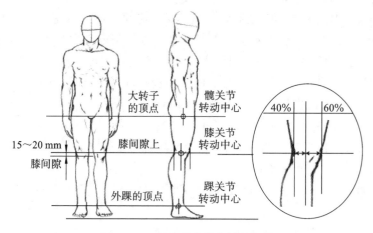

图 3-1-86　下肢关节转动轴示意图

（4）步态的分析：残疾的评定及治疗的有效手段之一。检查时应嘱患者以自然的姿态及速度步行来回数次，观察步行时全身姿势是否协调，各轴相下肢各关节姿位及动幅是否正常，速度是否匀称，骨盆运动、重心的转移及上肢摆动是否协调，嘱患者做快速及减慢速度的行走，并做立停、拐弯、转身、上下坡或上下梯、绕过障碍物、缓慢的踏步或单足站立等动作。有时还要闭眼步行，可使轻度的异常步态表现得更明显。用手杖或拐杖步行时，可以掩盖很多异常步态，此时除进行用杖或拐的步态检查外，还应进行不用杖或拐的步态检查。

3. 下肢局部免荷部位　下肢的免荷部位十分重要，可以避免矫形器对肢体某些敏感部位的压迫或造成损伤。如骨突起部位受压，易引起局部不适、疼痛，甚至造成皮肤压疮、溃烂；长时间压迫外周神经会引起肢体感觉异常，严重者造成神经麻痹；关节受压会引起关节的红肿或畸形。因此，在为患者装配矫形器时，应尽量避免对这些部位施压，或采取局部增加软垫的方法免除其压力（图 3-1-87）。

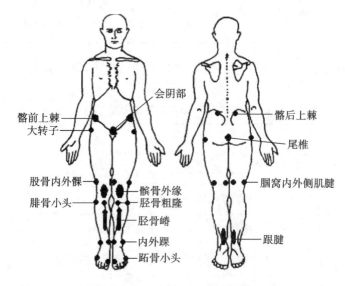

图 3-1-87　下肢免荷部位示意图

4. 画下肢轮廓图　轮廓图是模拟下肢的外形描绘出的线条图，它是制作下肢矫形器的基础。

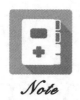

以低温塑化板为材料制作的矫形器大多数都需要获取患肢的轮廓图。在取得矫形器板材样式之前,需要根据患者肢体状况,在矫形器设计原则的指导下,以轮廓图为依据,绘制出符合治疗要求的矫形器图样,其方法如下。

(1)患者取卧位,患肢下放有白纸板,两腿放开伸直。铅笔垂直于桌面,沿肢体边缘画出其轮廓图,可以根据需要画出患者的额状面图和矢状面图(图 3-1-88)。

(2)记录相关的标志点,根据肢体测量尺寸,以肢体轮廓线为基础,放大轮廓的尺寸,一般是在轮廓的两侧各放宽该肢体周径长度的 1/2。如果是带支条和关节铰链的矫形器,还得按纸样图弯制好支条。将已剪好的图样画到板材上,再用剪刀或刀将图样裁剪好(热塑材料在热水中稍加热后较易切割)(图 3-1-89)。

(3)注明患者姓名、性别、诊断、矫形器名称、左右侧、辅助件及制作日期等。

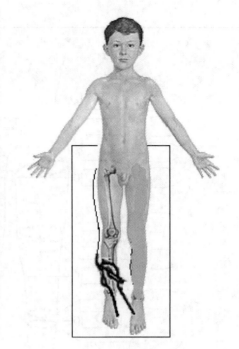

图 3-1-88　画肢体轮廓图

5. 下肢矫形器制作处方表的填写　(表 3-1-3)。

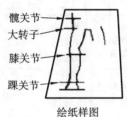
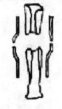
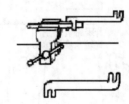

髋关节
大转子
膝关节
踝关节

绘纸样图　　　按纸样图弯制支条　　　弯制支条

图 3-1-89　绘纸样图和弯制支条示意图

表 3-1-3　下肢矫形器制作处方表

姓名＿＿＿＿＿＿＿＿＿　性别＿＿＿＿＿＿＿　年龄＿＿＿＿＿＿＿＿＿
通信地址＿＿＿＿＿＿＿＿＿＿＿＿＿＿＿＿＿＿＿＿＿＿电话＿＿＿＿＿＿＿＿＿
患病时间＿＿＿＿＿＿＿＿＿＿病因＿＿＿＿＿＿＿＿＿＿＿＿＿＿＿＿
职业＿＿＿＿＿＿　现使用的下肢矫形器＿＿＿＿＿＿＿＿＿＿＿＿＿＿＿＿
诊断＿＿＿

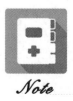

Note

179

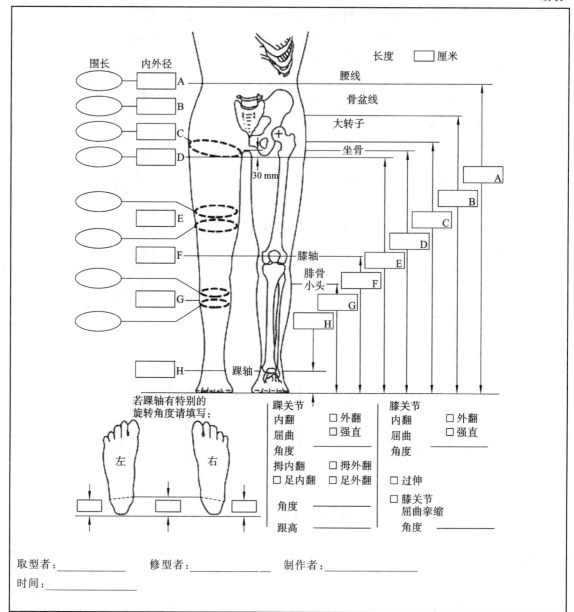

取型者：_____　　修型者：_____　　制作者：_____

时间：_____

（二）下肢矫形器的制作步骤

第一步：加热、塑型。将板材在 70 ℃左右的恒温水箱中加热 1～2 分钟,待材料软化后取出,再用干毛巾吸干水滴,稍冷却一会儿到不再烫手后,立即放到患者身上塑型。为加快硬化成型的速度,可用冷水冲。对于大型矫形器,必须用宽绷带将矫形器与肢体固定,以便使矫形器更伏贴。与低温材料矫形器的制作步骤相似。不同的是因软化温度高,需在 160～180 ℃的烤炉内加热。PP、PE 塑料板材的冷却速度慢,不能直接在患者身上成型,否则引起烫伤。所以必须先做一个石膏模型(先做阴模,再做阳模)。

第二步：修整、边缘磨滑。

（1）要观察初步成型的矫形器有无偏斜和旋转,关节角度是否达到要求,是否保持关节正常对线和其他治疗需要。如有差异,可用电吹风、电烙铁对局部和边缘加热,磨滑。注意温度不能太高。

（2）当矫形器的基本形态完成后,将多余的边缘剪去,矫形器两侧边缘高度一般是肢体周径

Note

的 1/2。除骨折处需要将邻近关节同时固定起来之外,其他矫形器的长度不应影响邻近关节的运动。

(3)矫形器的边缘若有毛刺、锐角会刺激皮肤引起疼痛,甚至伤及皮肤。修边时要将边缘部分充分软化后剪裁,通过塑料板材的自缩性能使边缘光滑,必要时用布轮打磨机磨平,也可用特制的薄板材来修整、包边。

第三步:加固。材料薄、强度低而受力大的矫形器应加固。可采取两块材料加热软化后粘合(软化后有很强的自粘性),在两层材料之间加铝条、汽水吸管,边缘向外翻转等方法。

第四步:附属件的安装。

(1)免压垫:采用软性材料放置在免压部位,减少局部的压力,这类材料通常称免压垫。免压部位主要是骨突起处、神经的表浅部位、伤口及疼痛部、受累关节。免压垫应稍大于免压部位,厚度一身为 5 mm,通常剪成椭圆形,如果必须是长方形垫,应将四个边角剪成圆弧形。

(2)安装附件:附件包括尼龙扣带、T(Y)形带、压力垫、关节铰链等。尼龙搭扣可用粘胶粘在矫形器上,皮革和帆布制的固定带则用铆钉或加一层板材固定。

(3)安装固定带:固定带能使矫形器附着于肢体上。常选择尼龙搭扣固定带或帆布固定带。尼龙搭扣可用粘胶粘在矫形器上,皮革和帆布制的固定带则用铆钉或加一层板材固定。帆布带固定肢体的稳定性比单纯尼龙搭扣固定好,尤其是大关节或挛缩的关节更为合适。安装固定带时要注意:①固定带应直接接触皮肤,使患者能感受到均匀、稳定的压力;②根据治疗要求,固定带不应影响所期待关节的运动;③固定带不应跨越关节和骨突部分,避免对骨、关节、皮肤的损伤;④为了不影响血液循环或不引起肢体疼痛,压力应适度;⑤固定带穿脱方便,其颜色尽可能与矫形器颜色相近。

(三)下肢矫形器的制作范例

1. 下肢低温塑料板材矫形器的制作

(1)抗痉挛垂足 AFO 的制作。作用:矫正痉挛性垂足。适应证:预防和矫正足部肌张力增高、痉挛性垂足、足跟痛等(图 3-1-90)。

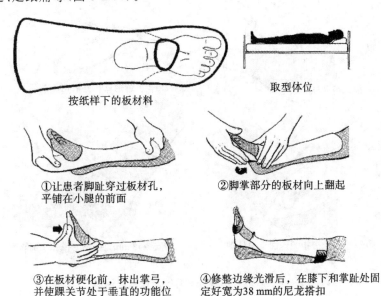

按纸样下的板材料

取型体位

①让患者脚趾穿过板材孔,平铺在小腿的前面

②脚掌部分的板材向上翻起

③在板材硬化前,抹出掌弓,并使踝关节处于垂直的功能位

④修整边缘光滑后,在膝下和掌趾处固定好宽为38 mm的尼龙搭扣

图 3-1-90 抗痉挛垂足 AFO 的制作示意图

(2)护踝(AFO)的制作。作用:避免在行走、慢跑和各种运动中距关节过度内翻。适应证:预防和治疗踝关节处软组织的扭伤、拉伤及其他外伤性的固定(图 3-1-91)。

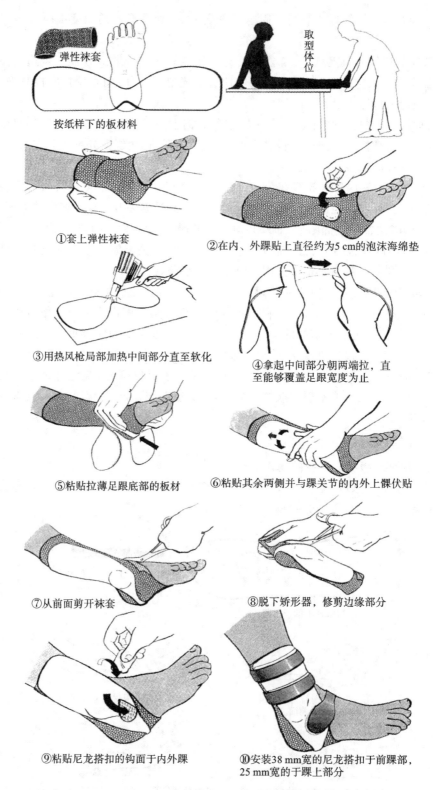

图 3-1-91　护踝(AFO)的制作示意图

（3）抗垂足 AFO 的制作。作用：为长期卧床者保持足踝关节的功能位。适应证：弛缓性偏瘫、脑瘫、周围神经损伤、先天性足的缺陷等（图 3-1-92）。

（4）胫骨骨折矫形器的制作。作用：利用对胫骨周围软组织的压迫和限制，以治疗胫骨骨折。适应证：胫骨骨折、腓骨骨折等（图 3-1-93）。

Note

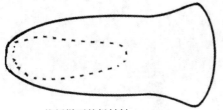

按纸样下的板材料

取型体位：患者仰卧，用枕头抬高下肢

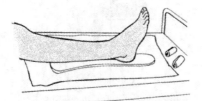

①放置板材于硅胶膜上，并将患者的小腿放置在板材正上方，确保有足够的材料覆盖小腿

②使用绷带将板材与小腿固定在一起

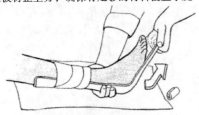

③用力外拉足跟部分的板材，使之完全覆盖足底

④使踝关节背屈90°后，迅速缠绕第2卷绷带固定足部板材，防止过度回缩

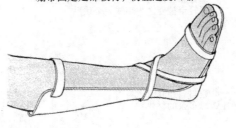

⑤修剪掉多余的板材，修整翻边边缘部分。安装25 mm宽的尼龙搭扣于足背部、跖关节趾处和小腿部

图 3-1-92　抗垂足 AFO 的制作示意图

2. 下肢高温塑料板材矫形器的制作（以固定式 AFO 为例）　与低温材料夹板的制作步骤相似。不同的是因软化温度高，需在 160～180 ℃的平板加热器内加热。高温热塑板的冷却速度慢，不能直接在患者身上成型，否则易引起烫伤。所以必须先做一个石膏模型（先做阴模，再做阳模）。

第一步：取型（图 3-1-94）。

第二步：灌阴型（图 3-1-95）。

第三步：修阳型（图 3-1-96）。

第四步：下料（图 3-1-97）。

第五步：加热成型（图 3-1-98）。

第六步：修剪整形和安装附件（图 3-1-99）。

第七步：下肢矫形器的试样与检验。矫形器做好后，在功能训练和使用前应检查其功能、可靠性是否符合原处方，是否合身。长期使用的还应定期复查。检验的主要内容：是否达到了预计的目的？矫形器的内层、边缘、铆钉等是否光滑？试穿半小时后取下皮肤是否发红、发紫，且持续20 分钟以上（表 3-1-4）。

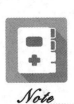

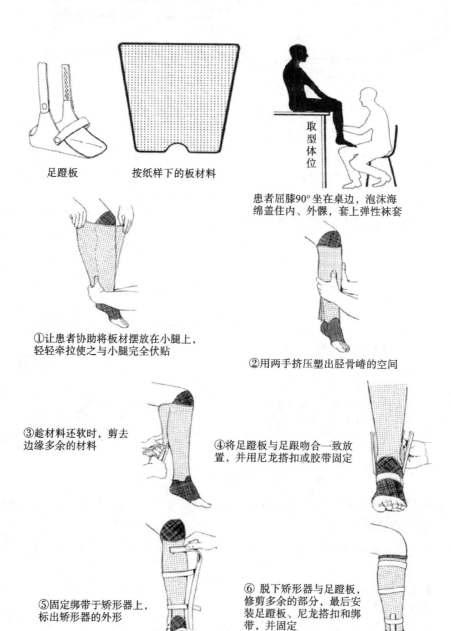

足蹬板　　　　按纸样下的板材料

取型体位

患者屈膝90°坐在桌边，泡沫海绵盖住内、外髁，套上弹性袜套

①让患者协助将板材摆放在小腿上，轻轻牵拉使之与小腿完全伏贴

②用两手挤压塑出胫骨嵴的空间

③趁材料还软时，剪去边缘多余的材料

④将足蹬板与足跟吻合一致放置，并用尼龙搭扣或胶带固定

⑤固定绑带于矫形器上，标出矫形器的外形

⑥ 脱下矫形器与足蹬板，修剪多余的部分，最后安装足蹬板、尼龙搭扣和绑带，并固定

图 3-1-93　胫骨骨折矫形器的制作示意图

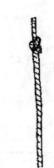
①准备一根绳子，一头打结

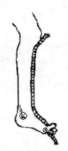
②将打结的一头放在脚叉夹住

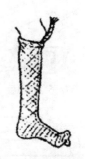
③套上弹性袜套

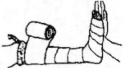
④由下而上缠绕石膏绷带

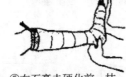
⑤在石膏未硬化前，抹出跟腱和足弓的形状

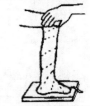
⑥让患者膝关节垂直踩在木板上

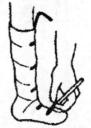
⑦在有绳子的上面画出缝合线

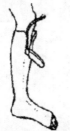
⑧待石膏硬化后，拉紧绳子，沿绳子切开石膏绷带

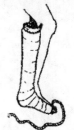
⑨取下石膏阴型

图 3-1-94 取型示意图

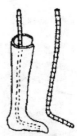
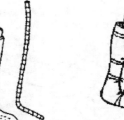
①将一根钢筋棍弯成阴型的形状后放入其中

②按缝合线对齐后封口

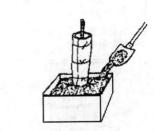
③将阴型放置在一个箱里，用沙子固定好

④向塑料桶里加适量的水后，再加适量的石膏粉，搅拌成均匀的石膏浆

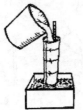
⑤将石膏浆倒入阴型中

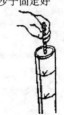
⑥稍提起钢筋棍，使之处于中间位，直至石膏固化为止

图 3-1-95 灌阴型示意图

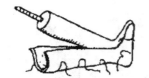

①待石膏完全固化后，取出石膏阳型

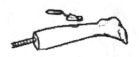

②在免荷处补5 mm厚的石膏

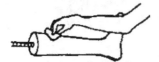

③将石膏阳型表面打磨光滑

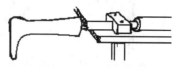

④将阳型后面朝上固定放置

图 3-1-96　修阳型示意图

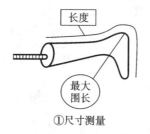

①尺寸测量

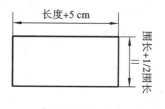

②板材下料

图 3-1-97　下料示意图

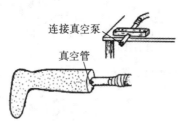

①将钢筋棍插入真空管中，
并与真空泵相连

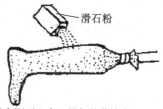

②在阳型上套上导气的薄袜套，
并在外面撒上滑石粉

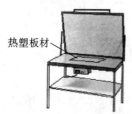

③将裁剪好的板材放入温度设置
为180℃的平板加热器中加热

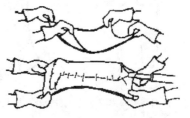

④待板材完全软化后，戴上手套，
提起其四角平铺在模型上

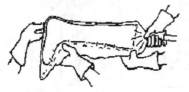

⑤打开真空泵，将板材对折，牢固粘
合其边缘，尤其踝足部分要伏贴

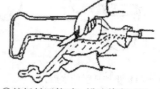

⑥趁板材还软时，沿边缘留1至2 cm
的余量切除多余的部分

图 3-1-98　加热成型示意图

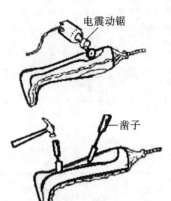
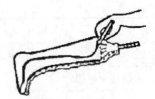

①画出矫形器的轮廓线，留出5 mm的余量

②沿轮廓线用电震动锯锯开或用凿子凿开

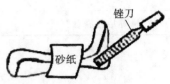

③用锉刀和砂纸(打磨机)将边缘部分修整光滑

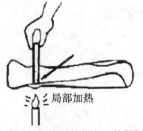

④局部加热踝关节内、外髁部分，软化后，用圆棍稍微外顶

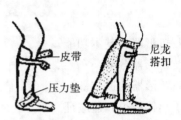

⑤试样修整后，安装矫形器附件，如皮带、压力垫、尼龙搭扣等

图 3-1-99　修剪整形和安装附件示意图

表 3-1-4　下肢矫形器的检验

检 查 项 目	是	否
1.制作的矫形器是否符合原处方？		
2.踝铰链的位置是否与踝关节一致？		
3.铰链与关节两侧的间隙是否足够？		
4.内翻或外翻用皮带是否有明显的不适感？是否达到了期望的支持效果？		
5.支条是否与患肢下肢的外形相符？有无足够的间隙？		
6.从侧面看,支条与患肢下肢的中心线是否基本一致？		
7.皮带的宽窄是否合适？有无不适感？		
8.矫形器与腓骨小头之间是否有足够的间隙？		
9.站立时是否稳定？		
10.脚着地时鞋底是否完全触地？		
11.步行时有无异常步态？何种步态？		
12.矫形器是否有足够的强度和硬度？		
13.步行时是否有异常响声？		
14.膝屈曲 90°坐位有无不适？下蹲时是否有下肢受压的不适感？		
15.卸下矫形器后皮肤有无过度受压痕迹？		
16.矫形器的固定是否牢固？		

续表

检 查 项 目	是	否
17.铰链活动有无阻力？		
18.铰链的活动限度,两侧是否相同？		
19.矫形器的内面是否光滑、衬垫是否合适？		
20.金属部分是否光滑、有无毛刺？		
21.矫形器是否美观？患者是否满意？		

(肖晓鸿)

复习思考题

1. 简述下肢矫形器的基本功能。
2. 简述下肢矫形器分类。
3. 简述下肢矫形器的适应证。
4. 简述足矫形器种类和适应证。
5. 简述踝足矫形器的种类和适应证。
6. 简述膝矫形器的种类和适应证。
7. 简述膝踝足矫形器的种类和适应证。
8. 简述髋膝踝足矫形器的种类和适应证。
9. 简述先天性髋关节脱位及髋发育不全矫形器的种类和适应证。
10. 简述骨头无菌性缺血性坏死治疗用矫形器的共同特点。
11. 简述下肢矫形器的制作要点。
12. 给你自己制作一双鞋垫。
13. 采用低温或高温塑料板材制作一款 AFO 矫形器。

第二节　上肢矫形器

一、上肢矫形器概述

(一) 上肢矫形器的定义

上肢矫形器(upper limb orthosis)是用于整体或部分上肢的矫形器。主要用于保持或固定上肢肢体于功能位,提供牵引力以防止挛缩,预防或矫正上肢肢体畸形以及补偿失去的肌力,支持麻痹的上肢肢体等。近年来上肢矫形器随着矫形外科的发展,特别是手外科专门化而得到了较快的发展,成为上肢功能恢复工作的重要手段。

(二) 上肢矫形器的基本功能

1. 固定性功能　也称静态性功能,这类矫形器用于固定肢体、限制肢体异常活动,适用于上肢关节和腱鞘的炎症、外伤性损伤等情况,用于减轻疼痛、促进病变痊愈。

2. 助动性功能　也称动态性功能,这类矫形器用于预防和矫正上肢关节挛缩,改善关节运动范围、增强肌力,保证手术后的效果以及发育期中的骨骼的正常发育。

3. 矫正性功能　也称矫形性功能,这类矫形器用于控制上肢畸形的发展,利用三点力矫正原理,通过施加较小的力,在患者不感到疼痛的情况下矫正手指、腕关节、肘关节和肩关节的畸形。

4. 降低肌肉张力　通过矫形器对于关节某一方向的运动限制,可减少因某一方向运动对肌肉的牵拉、减少肌肉的牵张反射,降低肌张力。

5. 补偿性功能　又称增强性功能,这类矫形器采用一些弹性装置如弹簧、橡皮筋、塑料弹性体,或通过气动、电动或索控来强化手指的运动,包括采用一些辅助工具、自助器具帮助瘫痪者恢复功能。

6. 保护性功能　对易受伤或病变的上肢部位予以保护,防止关节、肌腱的过伸和拉伤,促使病变愈合,还用于保护手术瘢痕部位,防止瘢痕挛缩。

(三)上肢矫形器分类

1. 上肢矫形器按部位分类(ISO标准)(图3-2-1)

(1)手矫形器(HO):包括手指矫形器(FO)和手矫形器,如鹅颈指矫形器。

(2)腕手矫形器(WHO):如对掌矫形器。

(3)肘矫形器(EO):可分为固定性肘关节矫形器和功能性肘关节矫形器。

(4)肘腕手矫形器(EWHO):可分为带肘铰链肘腕手矫形器和不带肘铰链肘腕手矫形器。

(5)肩肘腕手矫形器(SEWHO):如肩关节外展矫形器。

(6)肩矫形器(SO):主要是肩吊带,适合于肩部损伤、肩周围肌肉麻痹患者使用。

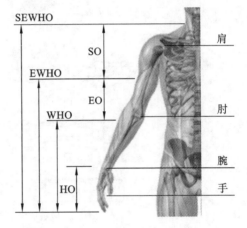

图3-2-1　上肢矫形器按部位分类示意图

2. 上肢矫形器按功能分类　①固定性矫形器:用于固定、支持、制动,没有运动装置。主要适用于腱鞘的炎症,促进骨折愈合。②矫正性矫形器:利用三点力矫正原理进行畸形矫正,主要适用于矫正上肢的挛缩畸形。③功能性矫形器:有运动装置,允许肢体活动,或能控制、帮助肢体运动,促进运动功能的恢复。主要适用于稳定上肢松弛的关节,代偿麻痹的肌肉功能,辅助患者恢复部分生活自理和劳动功能。

3. 上肢矫形器按作用分类

(1)用于支持和制动、预防畸形的矫形器:使用这类矫形器的目的是保持肢体和关节的良好位置(功能位或中立位),支持关节以缓解疼痛,预防畸形,也称为固定矫形器。常需整天或整夜佩戴,但应每天脱下数次进行轻柔的被动活动。

(2)用于矫正畸形的矫形器:在矫形外科中很常用,当瘫痪性疾病并发软组织和关节挛缩时,也可用到。不管是静止性还是动力性矫形器,只要能产生柔和、持续的牵拉力就可以。初次戴矫形器时可能不适,随着忍耐力增加,穿戴时间可逐渐延长。最好在晚上戴着睡觉,白天取下。

(3)用于恢复运动功能的动力性矫形器:此类矫形器能辅助无力的肌肉运动或替代已经丧失的运动,也称为功能性矫形器。根据残余肌力的大小、使用时间的长短,又可分为临时性和永久性功能矫形器。①临时性功能矫形器:当肌力减弱时,矫形器通过橡皮条、弹簧、钢丝线圈等辅助运动,增强力量。肌力恢复、能主动运动后,就不再需要矫形器了。每日戴的时间也不长,故称为临时性功能矫形器。如辅助伸腕的长对掌矫形器、辅助掌指关节背屈的功能性腕手矫形器等。

Note

②永久性功能矫形器:用于上肢肌力在 1 级以下、功能永久性丧失或减弱,如不能伸手取物、不能抓、捏。此类矫形器结构复杂,必须进行长时间的使用和操纵训练,多用于中枢性瘫痪和周围神经损伤。

(4)用于减轻痉挛的矫形器:持续地牵伸痉挛的肌肉,可以降低其肌张力。根据这个原理,矫形器可以用于治疗肌肉痉挛。①抗痉挛的矫形器:与休息矫形器相似,但腕背屈 20°,掌指关节屈曲小于 45°,指间关节可稍屈曲,可伸直,手指分开,拇指外展伸直。这姿势符合 Bobath 的反射抑制模式。②充气矫形器:用高强度的透明塑料制成,套在痉挛的肢体上,拉上拉锁,再将矫形器充气(打气或用口吹)膨胀,适用于偏瘫、脊髓损伤等屈肘痉挛和下肢痉挛(图 3-2-2)。③可动吊带:其作用是在行走时帮助伸肘,同时抑制手和腕关节的屈曲痉挛,使用时应注意塑料锥形手把的粗大端朝向尺侧。

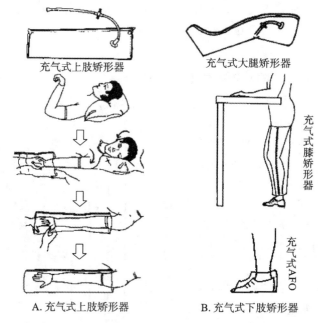

充气式上肢矫形器　　充气式大腿矫形器

充气式膝矫形器

充气式AFO

A. 充气式上肢矫形器　　B. 充气式下肢矫形器

图 3-2-2　充气式矫形器

(四)上肢矫形器的适应证

1. 神经损伤　①中枢神经损伤:如瘫痪、四肢瘫引起的手部畸形,偏瘫后肩关节脱位和上肢痉挛,脑瘫后引起的上肢痉挛等。②周围神经损伤:上肢周围神经损伤,如臂丛神经、尺神经、桡神经、正中神经、腋神经等损伤引起的肌肉的弛缓性麻痹和上肢畸形,可用矫形器保护麻痹的肌肉,防止拮抗肌挛缩,并控制畸形。

2. 炎症　如类风湿关节炎、肩周炎、网球肘、腕管综合征用矫形器,它们具有减轻疼痛、保护关节、矫正畸形、预防损伤、控制炎症等功效。

3. 关节损伤　上肢的骨与关节损伤是康复治疗中的常见疾病,如上肢的骨折、脱位及其术后固定等。

4. 外伤等　如烧伤,深度烧伤发生会造成瘢痕挛缩。上肢矫形器可以预防或矫正由于皮肤瘢痕,关节囊、肌肉、肌腱等软组织挛缩引起的关节畸形,并能够减轻疼痛。

二、手指矫形器

手指矫形器(finger orthosis,FO)有静态和动态矫形器之分。手指静态矫形器也称为手指固定矫形器,用于固定指间关节,使其保持屈曲或伸直。适用于偏瘫痉挛、上肢神经损伤。此外,还

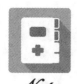

有手指外展矫形器、拇指固定矫形器、腕掌关节固定矫形器等。手指动态矫形器又称功能性手指矫形器，一般采用弹簧、橡皮筋或钢丝等形式，一方面抗手指痉挛，另一方面辅助手指运动。

1. 槌状指矫形器 槌状指由远端指间关节(DIP)的伸指肌腱损伤引起，临床表现为指的尖端下垂，远端指间关节不能伸展。①矫形器原理：采用三点作用原理，将患指远端指间关节固定为轻微过伸位，近端指间关节(PIP)固定为轻度屈曲位。②适应证：槌状指，急性损伤连续穿戴 6周，慢性损伤要连续穿戴 8周。③装配要点：远端指间关节要保持为轻微过伸位(不超过 15°)；安装扣带时要将它压在关节上(图 3-2-3)。

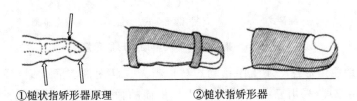

①槌状指矫形器原理　　　　②槌状指矫形器

图 3-2-3 槌状指矫正原理及矫形器示意图

2. 鹅颈指矫形器 鹅颈指是指掌指关节(MP)屈曲、近端指间关节过伸、远端指间关节屈曲的手指畸形。主要是由手内肌挛缩、过度紧张、掌指关节屈曲挛缩、近端指间关节不稳定造成的，常见于类风湿关节炎、脑瘫或臂丛神经损伤和外伤引起的近端指间关节脱位。①矫形器原理：利用

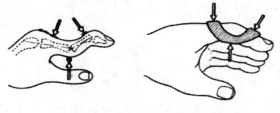

图 3-2-4 鹅颈指矫形器示意图

三点作用原理，将患者固定在近端指间轻度屈曲位(保持在 25°～30°)，远端指间关节允许完全屈曲。②适应证：鹅颈指，多见于慢性关节风湿症和外伤引起的近端指间关节脱位。③装配要点：背侧的两部分把近端指间关节保持在 25°～30°的屈曲位，掌侧部分应允许近端指间关节完全屈曲(图 3-2-4)。

3. 纽扣指矫形器 纽扣指是指掌指关节过伸，近端指间关节屈曲，远端指间过伸的手指畸形。①矫形器原理：用三点作用原理，将患指固定在远端指间关节屈曲位，近端指间伸展位。其受力位置与矫正鹅颈变形正好相反。②适应证：肌腱近端的指间关节处中央腱束松弛或断裂、关节脱位、骨折、骨关节炎、类风湿关节炎等引起的纽扣指畸形。③装配要点：注意其受力位置(图 3-2-5)。

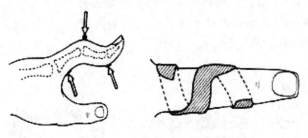

图 3-2-5 纽扣指矫形器示意图

4. 指间关节(IP)助伸矫形器 它属于手指动态矫形器。①圈簧式指间关节伸展辅助矫形器：又称卡佩纳型矫形器，它增加近端指间关节伸展范围或帮助变弱的伸指肌伸展近端指间关节。圈簧要在关节轴上，不允许任何远端指间关节或近端指间关节过伸。适用于主动或被动的近端指间关节伸展受限和指伸韧带损伤引起的近端指间关节屈曲挛缩。②钢丝架式指间关节伸

展辅助矫形器:又称安全销式矫形器,它采用三点作用原理,利用安全销式弹簧钢丝与固定带进行固定,注意要使钢丝的套环与近端指间关节一致,适应证同圈簧式指间关节伸展辅助矫形器。③橡皮筋式指间关节伸展辅助矫形器:又称小型伸指器,利用橡皮筋的弹性辅助指间关节伸展,适应证同圈簧式指间关节伸展辅助矫形器(图 3-2-6)。

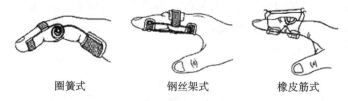

圈簧式　　　　　　钢丝架式　　　　　　橡皮筋式

图 3-2-6　指间关节伸展辅助矫形器示意图

5. 指间关节助屈矫形器　属于手指动态矫形器。它利用橡皮筋或钢丝的弹性辅助指间关节屈曲。①矫形器原理:采用三点力原理,利用橡皮筋的弹性辅助指间关节屈曲。②适应证:适用于近端指间关节伸展挛缩或屈肌变弱而造成的近端指间关节屈曲受限。③装配要点:近端部分放在近节指上,远端部分放在中节指上,注意防止远端指间关节和近节指的背侧产生压疮(图3-2-7)。

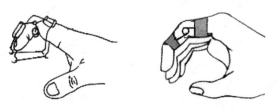

图 3-2-7　指间关节助屈矫形器示意图

三、手矫形器

手矫形器(hand orthosis,HO)也有静态和动态手矫形器之分,手静态矫形器也称手固定矫形器。将全部手指固定在一定肢体位(手的功能位:通常是掌指关节 20°～30°、近端指间关节 20°、远端指间关节 20°的屈曲位,拇指外展、对掌,其他手指略分开,相当于握小球的体位)。手动态矫形器又称功能性手矫形器,一般采用弹簧、橡皮筋或钢丝的形式,抵抗手部痉挛、矫正手部畸形和辅助手部运动。

1. 腕手固定矫形器　将全部手指固定在一定肢位(通常是掌指关节 40°、近端指间关节 20°、远端指间关节 20°的屈曲位,拇指外展、对掌,其他手指略分开)。适用于爪状指畸形、偏瘫、烧伤瘢痕挛缩、福尔克曼(Volkmann)缺血性挛缩等引起的手指、掌指关节、腕关节屈曲畸形等。可分为台板式、三明治式、片簧式(图 3-2-8)。

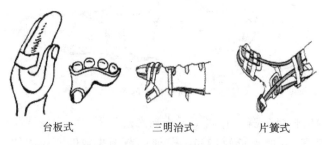

台板式　　　　　三明治式　　　　　片簧式

图 3-2-8　腕手固定矫形器示意图

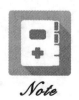

福尔克曼缺血性挛缩(Volkmann's contracture)是由于肢体严重缺血,造成肌肉坏死或挛缩,又因神经缺血和瘢痕压迫,常有神经部分瘫痪,致肢体严重残废。多发生于上肢肱骨髁上骨折或尺桡骨骨折后。

2. 拇指腕掌固定矫形器　固定拇指于对掌位。适用于正中神经损伤、风湿病引起的疼痛、肌力变弱等。注意矫形器不应超过远端手掌的屈曲皱褶线(图 3-2-9)。

3. 手掌虎口撑开矫形器　适用于烧伤、正中神经损伤引起的手掌虎口挛缩。注意矫形器不应妨碍掌指关节屈曲和腕关节的运动(图 3-2-10)。

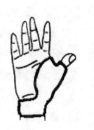
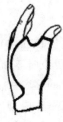

图 3-2-9　拇指腕掌固定矫形器

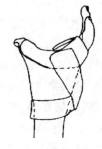
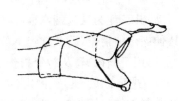

图 3-2-10　手掌虎口撑开矫形器示意图

4. 掌腱膜挛缩症用矫形器　掌腱膜挛缩症也称为杜普伊特伦挛缩,这是一种原因不明的进行性手掌肌膜挛缩,多见于中年以后的男子的第4、5指。这种畸形容易复发,应昼夜使用矫形器,时间至少 6 个月。应注意经常取下矫形器进行关节功能范围的肌力训练(图 3-2-11)。

5. 掌指关节助伸矫形器　属于手动态矫形器。它利用橡皮筋的弹性,矫正掌指关节的屈曲挛缩。在手指的背侧利用橡皮筋牵引,以矫正掌指关节屈曲挛缩。适用于尺神经、正中神经麻痹引起的手指内在肌麻痹。另外还用于手指骨折、术后苏德克(Sudeck)骨萎缩症(图 3-2-12)。

6. 掌指关节助屈矫形器　属于手动态矫形器。它利用橡皮筋的弹性,矫正掌指关节的伸展痉挛(图 3-2-12)。

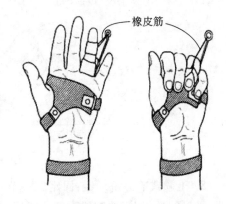

橡皮筋

图 3-2-11　掌腱膜挛缩症用矫形器示意图

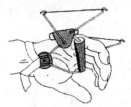
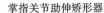
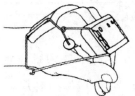

掌指关节助伸矫形器　　　掌指关节助屈矫形器

图 3-2-12　掌指关节助伸与助屈矫形器示意图

7. 尺神经麻痹用矫形器　属于手动态矫形器。尺神经损伤时出现:①爪形手,第4、5指的掌指关节过伸,指间关节屈曲;②手指内收、外展无力;③拇指内收无力;④小指对掌无力。采用矫形器控制第4、5指的掌指关节过伸,指间关节屈曲进行矫正。有简易型、卡佩纳型、切辛顿型

（图 3-2-13）。

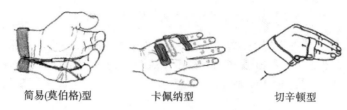

简易(莫伯格)型   卡佩纳型   切辛顿型

图 3-2-13 尺神经麻痹用矫形器示意图

（肖晓鸿）

四、腕手矫形器

腕手矫形器（wrist hand orthosis，WHO）按其功能分为固定性（静态）和功能性（动态）两种。

1. 腕手静态矫形器 腕手静态矫形器是将腕关节固定于功能位、休息位或良肢位，允许手指活动，其长度为从远端掌横纹到前臂近 2/3 处。用于伸腕肌群麻痹或肌力低下，使腕关节不能保持伸展位的情况（臂丛神经下位型麻痹、桡神经麻痹），有时也用于桡骨末端骨折造成的肌腱粘连，也适用于偏瘫、臂丛神经损伤、屈肌肌腱损伤、中风、脑瘫等引起的痉挛手。

（1）护腕：用于支持、固定、稳定腕关节呈背屈功能位。有塑料板材成型的硬性护腕，也有弹性纤维制作的软性护腕。注意手指的掌指关节不受限制，尺骨茎突勿压迫过多。适用于腕扭伤、腕融合术后、Colles 骨折的辅助治疗（图 3-2-14）。

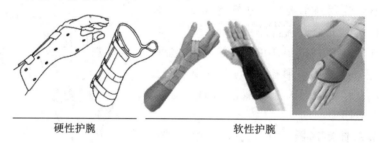

硬性护腕   软性护腕

图 3-2-14 护腕示意图

（2）上翘式静态矫形器：固定腕关节于功能位（背屈 30°），允许手指活动，使伸肌肌腱松弛、屈肌肌腱紧张。用于伸腕肌群麻痹或肌力低下，使腕关节不能保持伸展（背屈）位的情况（臂丛神经下位型麻痹、桡神经麻痹），有时也用于尺骨、桡骨末端骨折，也适用于偏瘫、臂丛神经损伤、屈肌肌腱损伤、中风、脑瘫等引起的痉挛手（图 3-2-15）。

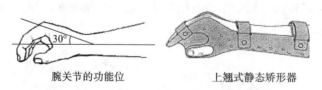

腕关节的功能位   上翘式静态矫形器

图 3-2-15 上翘式静态矫形器示意图

（3）抗痉挛腕手矫形器：一般保持腕关节于休息位（背屈 20°）或良肢位，有两种类型，具体如下。①卡普兰（Kaplan）式矫形器：用于中枢性麻痹，痉挛显著的情况。该矫形器为避免刺激屈肌，改从前臂伸肌侧支撑。②邦内尔（Bunell）式矫形器：又称背侧腕手固定矫形器，适用于屈肌肌腱损伤、末梢神经缝合术后，有时也用于中风、脑瘫等引起的痉挛手等（图 3-2-16）。

2. 腕手动态矫形器 它是利用钢丝绳（如钢琴丝）、橡皮筋及弹簧的弹性，辅助腕关节、手指伸展；同时腕关节和手指还可以屈曲。作用于腕部，用于固定腕关节，预防腕关节变形，或辅助腕

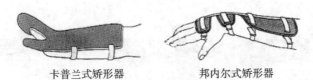

卡普兰式矫形器　　　　　邦内尔式矫形器

图 3-2-16　抗痉挛腕手矫形器示意图

关节屈曲和伸展。

（1）上翘式动态矫形器：也称腕背屈动态矫形器。利用钢丝、橡皮筋及弹簧的弹性，辅助腕关节、手指伸展。同时腕关节和手指还可以屈曲。适用于腕伸肌及指伸肌的麻痹。还适用于桡神经麻痹，因此也称桡神经麻痹用矫形器（图 3-2-17）。

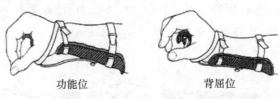

功能位　　　　　　　　背屈位

图 3-2-17　上翘式动态矫形器示意图

（2）托马斯（Thomas）式悬吊矫形器：采用安装在前臂背侧面的弹簧片和橡片筋的弹性，辅助掌指关节的伸展运动，并且使掌指关节保持在背屈状态并可活动的矫形器（图 3-2-18）。

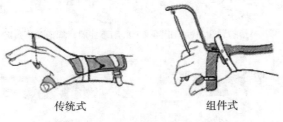

传统式　　　　　　　　组件式

图 3-2-18　托马斯式悬吊矫形器示意图

（3）奥本海默（Oppenheimer）式矫形器：又称活动上翘式矫形器。使连接支撑前臂半月箍的弹簧钢丝在腕关节处形成一个环，用以保持手掌的背屈位。该矫形器与托马斯式悬吊矫形器相比有简便、体积小、重量轻的优点，但容易向末端移动，应注意金属环箍和弹簧圈的位置。桡骨神经麻痹可使用此矫形器（图 3-2-19）。

（4）布鲁姆伯格（Bloomberg）式矫形器：又称克伦扎克铰链上翘式矫形器。它利用克伦扎克铰链弹簧的弹性辅助腕关节背伸。注意不要碰到桡骨和尺骨茎突（图 3-2-19）。

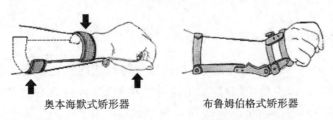

奥本海默式矫形器　　　　布鲁姆伯格式矫形器

图 3-2-19　奥本海默式和布鲁姆伯格式矫形器示意图

（5）恩根式（Engen）系列矫形器：这是一系列将拇指固定在对掌位，用带轴的支杆对第 2、3 指进行支撑的同时保持掌指关节的可动性，再利用驱动装置带动 2、3 指与拇指闭合，从而实现三指捏取、夹持动作的矫形器。使腕部屈曲控制矫形器，可防止腕关节屈曲挛缩，预防屈腕屈指肌挛缩，由于矫形器将患手维持于功能位，并使屈指肌处于适当张力，故有利于握持动作，适用于颈 6 平面完全性四肢瘫痪（图 3-2-20）。

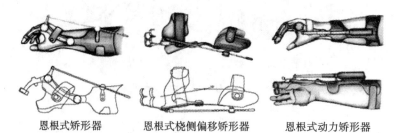

恩根式矫形器　　恩根式桡侧偏移矫形器　　恩根式动力矫形器

图 3-2-20　恩根式系列矫形器示意图

（6）组件式腕手动态矫形器：利用钢丝、橡皮筋及弹簧的弹性，辅助腕关节、手指伸展，同时腕关节和手指还可以屈曲，并利用铝合金片或塑料作支架，用螺丝将各个零部件组合在一起的矫形器。适用于腕伸肌及指伸肌的麻痹或腕屈肌及指屈肌的麻痹。图 3-2-21 为各种形式的组件式腕手动态矫形器。

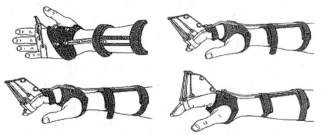

第2～5指的远端和近端指间关节的动态伸展，掌指关节固定

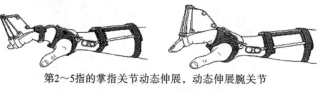

第2～5指的掌指关节动态伸展，动态伸展腕关节

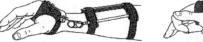
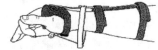

只有腕关节动态伸展　　　腕关节固定，动态屈曲
　　　　　　　　　　　　第2～5指的指间关节

图 3-2-21　组件式腕手动态矫形器示意图

（肖晓鸿、赵乐）

五、对掌矫形器

对掌矫形器（opponents orthosis）是为了保持拇指与其他四指尤其是食指、中指的对掌位而使用的矫形器。腕关节能够主动控制时，采用短对掌矫形器；腕关节不能主动控制时，需要采用长对掌矫形器。对掌矫形器多用金属条或塑料板做成，限制腕关节背屈或内收，使拇指保持掌位，适用于对掌功能障碍的患者。

1. 静态对掌矫形器　静态对掌矫形器常见的类型有兰乔（Rancho）型、C 形片型、恩根（Engen）型、贝尼特型等（表 3-2-1）。

（1）静态短对掌矫形器：支持拇指到指间关节处，使拇指保持对掌位。适用于拇指掌指关节处的桡侧副韧带损伤，拇指骨关节炎，在 C_7、C_8、T_1 处的脊髓损伤，低位正中神经麻痹（包括尺神经、正中神经）及偏瘫等（图 3-2-22）。

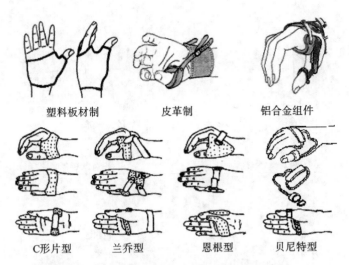

塑料板材制　　　皮革制　　　铝合金组件

C形片型　　　兰乔型　　　恩根型　　　贝尼特型

图 3-2-22　几种静态短对掌矫形器示意图

表 3-2-1　静态对掌矫形器常见的类型

对掌矫形器类型	短对掌矫形器结构特点	长对掌矫形器结构特点	适应证
兰乔（Rancho）型	由从手背绕经小指侧到第 2 掌骨小头、从下边支撑手掌的掌弓支条和对掌挡片构成	由前臂、手背侧的前臂支条和掌弓支条、对掌挡片连接而成	短对掌矫形器适用于拇指掌指关节处的桡侧副韧带损伤、拇指指骨关节炎，在 C_7、C_8、T_1 处的脊髓损伤，周围神经麻痹，包括尺神经、正中神经及偏瘫等；长对掌矫形器适用于 C_5、C_6 处的脊髓损伤，周围神经麻痹，包括尺神经、正中神经、桡神经及偏瘫等
恩根（Engen）型	塑料制的手掌部延长到小鱼际肌的外侧，能更好地稳定手掌、保持拇指的对掌位	由塑料制的手掌部和沿前臂腹侧面使腕关节保持背屈位的金属前臂组成	
C形片型或贝尼特（Benet）型	手掌部用 C 形片及手背部向小鱼际肌突出的支条支撑。与兰乔型不同，没有掌侧支条	由延伸到掌骨的前臂侧支条和横附在手背上尺侧支撑第 5 掌骨小头的支条、对掌挡片等构成。与兰乔型不同，没有掌侧支条	

（2）静态长对掌矫形器：支撑拇指到前臂长度的 2/3 处，并保持拇指的对掌位和腕关节的功能位。适用于高位的正中神经麻痹（包括尺神经、正中神经、桡神经）、$C_5 \sim C_6$ 处的脊髓损伤及偏瘫等（图 3-2-23）。

2. 动态对掌矫形器

（1）动态短对掌矫形器：它们一般利用弹簧、钢丝、橡皮筋等弹性物体使拇指保持对掌位，辅助对掌运动，也可以作为屈肌力量练习。适用于低位正中神经麻痹（图 3-2-24）。

（2）动态长对掌矫形器：根据伴有手指屈曲挛缩的病情，增加了指间关节伸展辅助装置；还可同时采用掌指伸展辅助装置，用以保持掌指关节的背屈位。当掌指关节伸展挛缩时，可以增加掌指屈曲辅助装置（图 3-2-25）。

3. 夹持矫形器　一种通过用支杆将拇指固定在对掌位，用金属或塑料框架对第 2、3 指进行支撑，同时保持其掌指关节可动性，从而可用这 3 个手指进行三点捏取的矫形器。夹持矫形器品

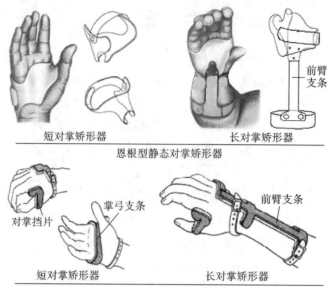

恩根型静态对掌矫形器

短对掌矫形器　　　　　长对掌矫形器

前臂支条

对掌挡片　　掌弓支条　　　　前臂支条

短对掌矫形器　　　　　长对掌矫形器

兰乔型静态对掌矫形器

图 3-2-23　静态长对掌矫形器示意图

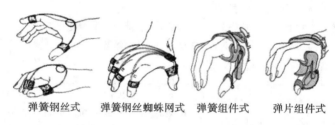

弹簧钢丝式　弹簧钢丝蜘蛛网式　弹簧组件式　弹片组件式

图 3-2-24　动态短对掌矫形器示意图

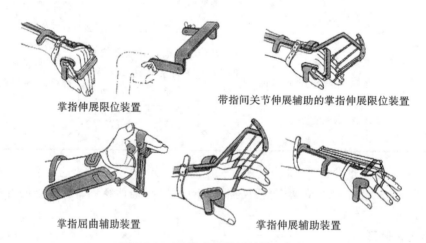

掌指伸展限位装置　　　带指间关节伸展辅助的掌指伸展限位装置

掌指屈曲辅助装置　　　　　掌指伸展辅助装置

图 3-2-25　动态长对掌矫形器示意图

种繁多,以腕关节驱动式夹持矫形器应用较多。常用的有兰乔(Rancho)型、恩根(Engen)型、威斯康星大学型、IRM 型(美国纽约大学康复医学院)、RIC 型(美国芝加哥康复医学院)等(图 3-2-26,图 3-2-27,表 3-2-2)。

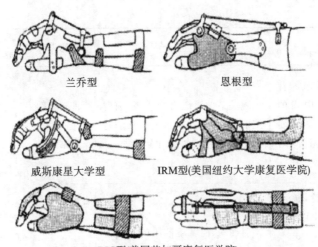

兰乔型　　　　　　　　　恩根型

威斯康星大学型　　　IRM型(美国纽约大学康复医学院)

RIC型(美国芝加哥康复医学院)

图 3-2-26　腕关节驱动式夹持矫形器的种类示意图

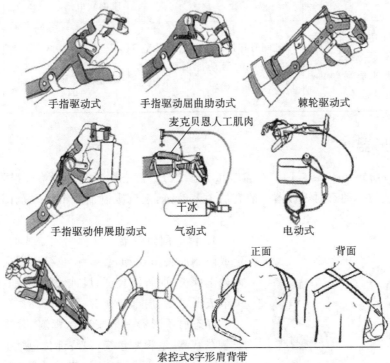

手指驱动式　　手指驱动屈曲助动式　　棘轮驱动式

麦克贝恩人工肌肉

手指驱动伸展助动式　　气动式　　　　电动式

正面　　　背面

索控式8字形肩背带

图 3-2-27　夹持矫形器的驱动形式示意图

表 3-2-2　夹持矫形器的驱动形式对比

形式	特征	适应证	驱动力源	残存神经平面	参考
手指驱动屈曲助动式	以手运动为力源,并装有屈曲辅助用弹簧	腕关节屈肌、手指伸肌的肌力为4级,拇指对掌肌的肌力为3级	屈曲用弹簧	$C_7 \sim C_8$	图 3-2-27
手指驱动伸展助动式	以手运动为力源,并装有伸展辅助用弹簧		伸展用弹簧		图 3-2-27

续表

形式	特征	适应证	驱动力源	残存神经平面	参考
腕关节驱动式	利用腕关节的背屈使食指、中指的掌指关节被动屈曲,与拇指成对掌位	腕关节伸肌肌力为4级,前臂旋前、腕关节及掌指关节活动范围正常,拇指、食指间无挛缩	屈肌肌腱固定术原理	C_6	图3-2-27
棘轮驱动式	安装棘轮,被动性将手指固定在任何位置	肘屈肌、前臂旋前肌的肌力为4级,腕关节及掌指关节活动范围正常,拇指、食指间无挛缩	棘轮	C_5臂丛神经麻痹(完全性)	图3-2-27
体外来源驱动式	利用气压、电动等外力装置进行驱动		气动(麦克贝恩人工肌肉)、电动	C_5	图3-2-27
肩背带索控式	利用肩背带的索控装置,通过自身力源来驱动(如同索控式假手)	健侧肩胛带及患侧的腕关节、掌指关节的活动范围正常,拇指、食指间无挛缩	肩胛带运动	C_5偏瘫(中等程度痉挛)	图3-2-27

六、肘矫形器

肘矫形器(elbow orthosis,EO)有静态和动态之分。静态肘矫形器没有安装肘关节铰链,肘关节固定在功能位。动态肘矫形器一般有肘关节铰链,起到限制肘关节运动范围和辅助肘关节运动的功能。

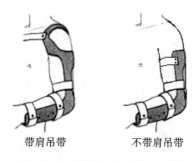

带肩吊带　　　　不带肩吊带

图3-2-28　静态肘矫形器示意图

1. 静态肘矫形器　又称为固定式肘矫形器,用于固定或限制肘关节运动,促使病变组织痊愈。适用于肱骨内外上髁炎、肘管综合征、尺神经松解、肌腱前移术后、肘关节成形术后、肘部烧伤等(图3-2-28)。

静态肘矫形器一般安装在背侧,肘关节屈曲挛缩时安装在掌侧,呈管头包绕,包绕部位包括上臂远端2/3,前臂近端2/3。术后固定肘关节的位置时,一般要求肘关节屈曲90°,前臂旋前、旋后中立位,要避免压迫腋窝、肱骨内侧髁、外侧髁和尺骨鹰嘴。

2. 动态肘矫形器　又称为可动性肘矫形器。这一类多带有肘关节铰链。可使用小的牵引力改善肘关节的伸展畸形或屈曲畸形,辅助力弱的肘关节完成屈肘动作,肘关节成形术后控制肘关节的异常活动。适用于关节挛缩、肌力低下、关节不稳定以及功能肢位的保持等。肘关节可在限定范围内活动或锁定。常用于矫治肘关节的挛缩变形。

(1)支条式肘矫形器:用两侧支条和臂筒,使肘关节保持固定位。肘铰链可选用固定式或角度可调式的单轴铰链。用于肘关节挛缩,肌力低下,肘关节不稳定等病症(图3-2-29)。

(2)组件式动态肘矫形器:采用塑料板材、肘关节铰链和尼龙搭扣等材料,按照不同的型号组合装配而成的各种肘矫形器(图3-2-30)。

(3)软性肘矫形器:软性肘矫形器是用于固定和保持肘关节的功能位,限制肘关节的异常活

Note

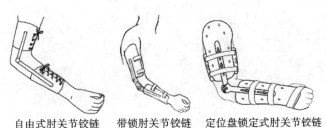

自由式肘关节铰链　　带锁肘关节铰链　　定位盘锁定式肘关节铰链

图 3-2-29　支条式肘矫形器示意图

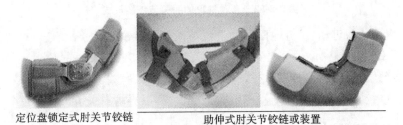

定位盘锁定式肘关节铰链　　　　　助伸式肘关节铰链或装置

图 3-2-30　组件式动态肘矫形器示意图

动,可预防治疗肘关节软组织损伤和关节炎等。常用的有护肘、网球肘带、高尔夫球肘带(图 3-2-31)。

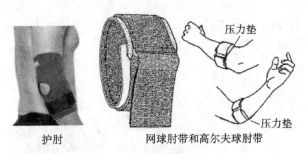

护肘　　　　　网球肘带和高尔夫球肘带

压力垫

压力垫

图 3-2-31　软性肘矫形器示意图

知识链接

网球肘与高尔夫球肘

1. 网球肘　又称肱骨外上髁炎,是因急、慢性损伤造成的肱骨外上髁周围软组织的无菌性炎症。因好发于网球运动中,挥拍击球时肘部疼痛而得名。

2. 高尔夫球肘　又称肱骨内上髁炎,是屈肌起点的慢性损伤性炎症。该病是由于前臂外旋反复运动和过多的屈腕动作所致。肱骨内上髁炎因常见于高尔夫球运动员而得名。临床表现主要为肘关节内侧局限性疼痛、压痛,屈腕无力,肘活动正常。该病的发病率较肱骨外上髁炎要少得多。

【注】肘关节铰链的分类(图 3-2-32)。

(1) 按关节的结构形式分类:①自由式肘关节铰链:能够自由屈伸,提供肘关节内外侧的稳定性。②棘轮式肘关节铰链:可以在各种屈曲角度锁定,全屈时开锁,提供内外侧的稳定性和可调性。③带锁肘关节铰链:可以在各种屈曲角度锁定,拉一下控制锁就可以锁定关节,再拉一下控制锁就松开关节,提供肘关节内外侧稳定性。④助屈、伸式肘关节铰链:安装有一个帮助前臂屈曲、伸展的弹簧,帮助肘关节屈曲、伸展运动。提供内外侧稳定性和屈曲、伸展助动。⑤定位盘锁定式肘关节铰链:可以在不同的屈曲角度锁定,为了矫正肘关节屈曲挛缩或伸展挛缩变形,采

Note

201

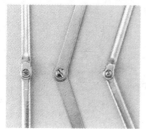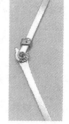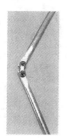

伸展限制型　　　　　定位盘锁定型　　　双轴型

图 3-2-32　几种常见的肘关节铰链形式

用只能在改善挛缩方向可动、反方向限制的定位盘锁定式肘铰链。

（2）按关节铰链的轴的多少分类：①单轴肘关节铰链：其铰链轴心的位置应与人体肘关节的转动中心一致，即轴线与肱骨内外的连线一致。适用于矫正肘关节的畸形。②双轴肘关节铰链：需较大的肘关节运动范围时，可以采用双轴肘关节铰链，以提高肘关节的活动度。

七、平衡式前臂矫形器

平衡式前臂矫形器（balanced forearm orthosis，BFO）又称为轴承式前臂矫形器，还可称为可动的臂托。主要用于肩、肘关节肌肉重度无力，或麻痹而同时使用轮椅的患者。它利用两个滚珠轴承和轴，依靠肩胛带的上举或抑制来代偿肩、肘及前臂的功能，安装在轮椅上使用，辅助用餐。适用于肩、肘关节运动无力（如颈椎损伤、颈 4 神经节残存的四肢麻痹、臂丛神经损伤、格-巴二氏综合征、肌肉萎缩）、肩屈曲、肘伸展肌的肌力为 1～2 级甚至以上者。但要求肩肘关节仍有 1～3 级肌力（图 3-2-33）。

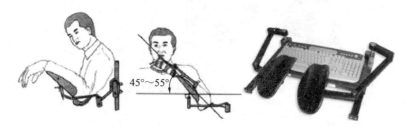

$45°～55°$

图 3-2-33　平衡式前臂矫形器示意图

八、肩矫形器

肩矫形器（shoulder orthosis，SO）有静态（固定）和动态之分。

1. 肩固定矫形器　主要采用塑料板材或合成树脂制作而成，完全包住肩关节至肘上方。适用于肩关节的骨折、肱骨骨折（图 3-2-34）。

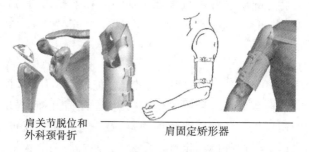

肩关节脱位和　　　　　　　　肩固定矫形器
外科颈骨折

图 3-2-34　肩固定矫形器示意图

2. 护肩　用柔软弹性材料制成。对肩关节、肩胛及上臂的肌腱能起支持、稳定、减免负荷、保暖和解除疼痛等作用。用于肩部肌肉扭伤、撕裂、肩关节周围肌腱炎、类风湿关节炎等（图3-2-35）。

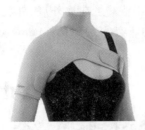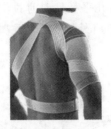

图 3-2-35　护肩示意图

3. 肩背带　采用弹性织物制作而成，无论是在站立、步行，还是久坐时都可以使人挺胸扩背，维持正确的姿势，保持肩部的伸展状态、消除肩部的紧张和疲劳，防止颈椎病和驼背，消除不良姿势。这种矫形器的两侧带有泡沫海绵的肩垫，肩带在背部交叉，并可以调节松紧度，固定在腰间。一般穿在衣服里面，不易被人发现，非常适合长期从事伏案工作的人群使用。如果在前面锁骨部分的背带加宽，还可以起到固定和稳定锁骨的作用，适用于锁骨骨折（一般在外侧 1/3 处）的固定（图 3-2-36）。

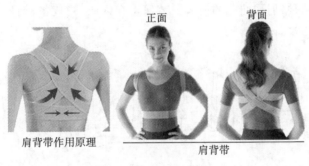

肩背带作用原理　　　正面　　背面　　肩背带

图 3-2-36　肩背带示意图

4. 翼状肩胛矫形器　俗称压肩支架，由金属条、肩胛压力垫、胸压力垫和一些带子构成。翼状肩胛畸形是由于前锯肌麻痹所致。此矫形器可压住肩胛骨，防止其后移，辅助恢复肩关节外展功能，减轻患者肩部的疲劳（图 3-2-37）。

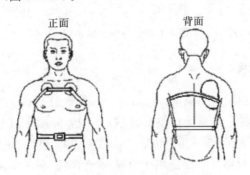

正面　　　　背面

图 3-2-37　翼状肩胛矫形器示意图

知识链接

　　翼状肩是前锯肌功能受损引起的一种表现，引起前锯肌功能不良的主要有前锯肌及其支配神经的损伤，或进行性肌营养不良等疾病。

九、习惯性肩脱位用矫形器

习惯性肩脱位的患者几乎都是向前脱位,容易发生在肩外展、外旋运动时。因此,习惯性肩脱位用矫形器是用来限制肩外展、外旋运动的。有霍曼(Hohmann)型、桑代克(Thorndike)型(图3-2-38)。

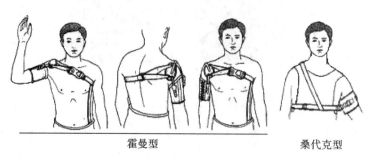

霍曼型　　　　　　桑代克型

图 3-2-38　习惯性肩脱位用矫形器示意图

上肢吊带是由肩部吊带、肘部托套、腕部托套、肘部固定托等组成,适用于肩部损伤疼痛和肩周围肌肉麻痹时的保护,也可预防肩关节半脱位。最常见的是上臂吊带和肩吊带。常用的有肘屈曲式与肘伸展式的两种:肘屈曲式的使肩关节保持在内收、内旋位;而肘伸展式的对肩关节的运动没有限制(图 3-2-39)。

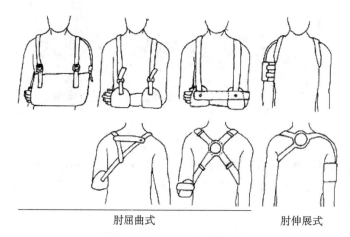

肘屈曲式　　　　　　肘伸展式

图 3-2-39　各种上肢吊带

十、肩肘腕手矫形器

肩肘腕手矫形器(shoulder-elbow-wrist-hand orthosis,SEWHO)有静态和动态两种形式。

1. 静态肩肘腕手矫形器　又称为肩关节外展矫形器,俗称飞机架或托肩架,主要作用是固定肩关节于外展 $45°\sim80°$,前屈 $15°\sim30°$,内旋 $15°$,屈肘 $90°$,伸腕 $30°$ 的功能位,用以减轻肩关节周围肌肉、韧带负荷。这种矫形器主要适用于臂丛神经麻痹、肩关节融合术后的保护,可分为塑料式、金属架式、组件式(图 3-2-40)。

2. 动态肩肘腕手矫形器　动态肩肘腕手矫形器又称为功能性上肢矫形器。对于单侧上肢麻痹而可以步行的患者,使用橡胶带、棘轮机构以及夹持矫形器来代偿肩关节功能(锁定及屈曲 $45°$)、肘关节功能(锁定及屈曲 $135°$)、前臂回旋(固定在中立位)以及手指夹持功能。这种矫形器,适用于臂丛神经损伤(上肢性及完全性)、分娩麻痹、颈髓不全损伤、重度小儿麻痹引起的肩屈肌、肱三头肌的肌力只有 2 级以上的患者(图 3-2-41)。

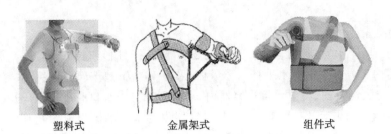

塑料式　　　　　金属架式　　　　　组件式

图 3-2-40　静态肩肘腕手矫形器示意图

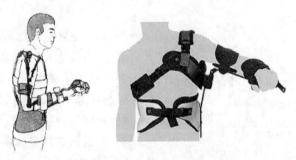

图 3-2-41　动态肩肘腕手矫形器

十一、上肢矫形器的制作

(一) 上肢矫形器的制作要点

1. 病情检查和诊断　检查的内容包括患者的一般情况、病史、体格检查、ROM、肌力、目前使用矫形器的情况。康复治疗组根据患者各方面的情况拟定康复治疗方案和矫形器处方。

2. 上肢关节取型位(以功能位为例)　上肢关节的功能位是指能充分发挥上肢功能作用的关节固定位置。各关节处于不同位置时,上肢的功能作用及其发挥的程度也不尽相同。肩关节:成人肩外展 45°~80°,前屈 15°~30°,内旋 15°;儿童外展 70°。肘关节:一侧关节僵硬屈 70°~90°;如两侧关节僵硬,右侧屈 70°,左侧屈 110°(生活习惯使用左侧者相反)。腕关节:背屈 20°~30°。手指及拇指:拇指中度外展对掌,掌指关节屈 45°;远端指间关节屈 25°,半握拳状。

3. 上肢测量　包括上肢的长度、周径和体积测量。

1) 长度与周径的测量　见表 3-2-3。

表 3-2-3　上肢长度与周径的测量

	上肢长度测量		上肢周径测量
上肢长度	从颈椎 7 棘突至桡骨茎突尖部或中指指尖	肩关节周径	从肩峰经过腋窝环绕一周
上臂长度	从肩峰至肱骨外上髁,亦可从肩峰至尺骨鹰嘴突	上臂周径	于肱二头肌中部环绕一周
前臂长度	从肱骨外上髁至桡骨茎突,亦可从尺骨鹰嘴至尺骨茎突	肘关节周径	自尺骨鹰嘴经肱骨内髁、肘皱襞至肱骨外上髁环绕一周
手指长度	从掌骨头至指尖	前臂周径	于肱骨内上髁下约 6 cm 处绕环一周
		腕关节周径	经尺、桡骨茎突尖端环绕一周
		手指周径	可用皮尺分别在各指近、中、远指节测量其周径

2）体积的测量

（1）测量工具：①水容器：该容器多为有机玻璃器具，圆柱形或长方形，在容器一侧上方有一个排水口，容器内下方有一横向水平杆。②量杯：采用 1000 mL 玻璃杯，上有水容量刻度。

（2）测量方法：测量前，将温水倒进容器内，水面刚好与排水口高度一致，量杯放在排水口下方，嘱患者将被测量的患手放进水容器内，此时容器内的水逐渐溢出流入量杯中，患手握住容器的水平杆，以保证每次测量肢体时均处在相同的位置。量杯测出的排水量即是被测肢体的体积，再用同样的方法测量健侧手，作双侧对比，用以评定手的体积变化，判断患肢是否有肌肉萎缩、肿胀、水肿等。

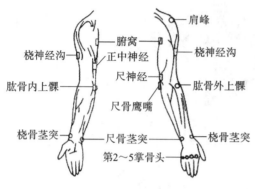

图 3-2-42 上肢免荷部位示意图

4. 上肢免荷部位 上肢免荷部位十分重要，可以避免矫形器对肢体某些敏感部位的压迫或造成损伤。如：骨突起部位受压，易引起局部不适、疼痛，甚至造成皮肤压疮、溃烂；长时间压迫外周神经会引起肢体感觉异常，严重造成神经麻痹；关节受压会引起关节的红肿或畸形。因此，在为患者装配矫形器时，应尽量避免对这些部位施压，或采用局部增加软垫的方法免除其压力（图 3-2-42）。

5. 上肢轮廓图（以腕手矫形器为例）

轮廓图是根据上肢的外形描绘出的线条图，它是制作上肢矫形器的基础。以低温塑料板材为材料制作的矫形器大多数都需要获取患肢的轮廓图。在取得矫形器板材样式之前，需要根据患者肢体状况，在矫形器设计原则的指导下，以轮廓图为依据，绘制出符合治疗要求的矫形器纸样。①患者取坐位：患肢前臂平放于白纸上，中指与前臂的中线成一条直线，铅笔垂直于桌面，沿肢体边缘画出其轮廓图，如果患肢畸形或痉挛十分严重影响绘图，可以先画出患者的健侧手，然后利用白纸背面阴影用铅笔描出其图形，以替代患肢轮廓图。②记录相关的标志点：根据肢体测量尺寸，以肢体轮廓线为基础，放大轮廓的尺寸，一般是在轮廓的两侧各放宽该肢体周径长度的 3/4，掌部是以其厚度的 1/2 尺寸放宽。最后，注明患者姓名、性别、诊断、矫形器名称、左右侧、辅助件及制作日期等，并填写好矫形器病历卡（图 3-2-43）。

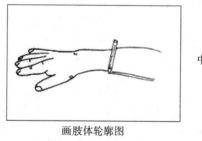

画肢体轮廓图

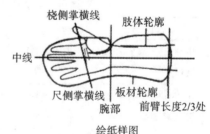

绘纸样图

图 3-2-43 画上肢轮廓图示意图

6. 上肢矫形器病历卡 见表 3-2-4。

表 3-2-4 上肢矫形器病历卡

姓名：_____	性别：男、女	测量时间：_____
年龄：_____	职业：_____	测量者：_____
现病史：（发病时间、症状、并发症、治疗过程等）		

续表

既往史：

诊断：

矫形器类型及附件：

ROM、肌肉的力量：

肩关节：

肘关节：

腕关节：

其他：

尺寸测量：（左/右）

注：○——围长　□——长度　△——宽度

（二）上肢矫形器制作范例

1. 用低温塑料板材制作上肢矫形器

第一步：加热、塑形。将已剪好的纸样画到板材上。用剪刀或刀将板材裁剪好（注：低温热塑材料在热水中稍加热后较易切割）。将板材在 70 ℃左右的恒温水箱中加热 1～2 分钟，待材料软化后，用夹子或巾钳取出，再用干毛巾吸干水滴，稍冷却一会儿感觉到不再烫手后，立即放到患者身上塑型。为加快硬化成型的速度，可用冷水冲。对大型矫形器，必须用宽绷带将矫形器固定，以使矫形器更好地和身体伏贴。

第二步：修整、修剪和修边。①修整：要观察初步成型的矫形器有无偏斜和旋转，关节角度是否达到要求，是否保持关节正常对线和其他治疗需要。如有差异，可用电吹风、电烙铁对不平整的部位和边缘加热、磨滑，注意温度不能太高，必要时重新塑型。②修剪：当矫形器的基本形态完成后，将多余的边缘剪去，矫形器两侧边缘高度一般是肢体周径的 1/2。除骨折需要将邻近关节同时固定起来之外，其他矫形器的长度不应影响邻近关节的运动。③修边：矫形器的边缘若有毛刺、锐角会刺激皮肤引起疼痛，甚至伤及皮肤。修边时要将边缘部分充分软化后剪裁，通过塑料板材的自缩性能使边缘光滑，必要时用布轮机打磨抛光，也可用薄泡沫板材或皮革包边。

第三步：加固。材料薄、强度低而受力大的矫形器应加固。可采取两块材料加热软化后粘合

Note

207

（软化后有很强的自粘性），在两层材料之间加铝条、汽水吸管，边缘向外翻转等方法。

第四步：安装免压垫。采用软性材料放置在免压部位，减少局部的压力，这类材料通常称免压垫。免压部位主要是骨突起处、神经的表浅部位、伤口及疼痛部、受累关节。免压垫应稍大于免压部位，厚度一般为 5 mm，通常剪成椭圆形，如果必须是长方形垫，应将四个边角剪成圆弧形。

第五步：安装附件。①支架：亦称托架，是牵引关节的支撑装置。由钢丝、铝合金条、管型热塑材料等制造，将其夹在两层板材之间，或用铆钉固定。一般是在静止性矫形器基础上安装各式支架，并通过橡皮筋或导线与被牵引的部位相连，组成动态性矫形器。有的辅助屈曲运动，有的辅助伸展运动。受力不大的小托架在矫形器上塑型后再安装，而较大的托架常在矫形器成型前先安装。②弹性材料：主要有橡皮筋、钢丝、弹簧。可作为矫形器的外动力，以助肢体的被动运动或牵伸。由于材料的质地或结构不同，产生的弹力有强有弱，应根据治疗要求预制或选择。③铰链：上肢铰链主要是肘关节铰链和腕关节铰链，作用是支持关节运动或限制关节的活动范围。在手术早期或治疗的某一阶段需要关节在一定范围内活动时，可以通过调节铰链上的固定螺丝来确定关节活动范围及锁定状态，达到限制关节活动，乃至禁止关节活动的目的。④手指配件：指牵引手指时采用的指套、指钩、指帽及导线等，是连接手指的辅助件。手指配件通常用于手指关节挛缩后的牵伸、手指的被动屈伸运动、限制手指的活动范围、手指的抗阻训练等。

第六步：安装固定带。固定带能使矫形器附着于肢体上。常选择尼龙搭扣固定带或帆布固定带。尼龙搭扣可用粘胶粘在矫形器上，皮革和帆布制的固定带则用铆钉或加一层板材固定。帆布带固定肢体的稳定性比单纯尼龙搭扣固定的好，尤其是大关节或挛缩的关节更为适合。安装固定带时要注意：①固定带应直接接触皮肤，使患者能感受到均匀、稳定的压力；②根据治疗要求，固定带不应影响所期待关节的运动；③固定带不应跨越关节和骨突部分，避免对骨、关节、皮肤的损伤；④为了不影响血液循环或不引起肢体疼痛，压力应适度；⑤固定带穿脱方便，其颜色尽可能与矫形器颜色相近。

第七步：训练和使用。

（1）试穿（初检）：了解矫形器是否达到处方要求、舒适性及对线是否正确、动力装置是否可靠，必要时进行调整。初检的矫形器是没完成的半成品，后期修改容易、费用少。初检可以对写出的处方进行及时的修正，还可以按产品作用、设计要求和质量标准进行恰当的生物力学检查，这对保证穿戴训练、交付使用时最大限度地取得满意结果非常重要。只有通过了初检，才能允许交付患者训练、使用。检验的主要内容：是否达到了预计的目的；矫形器的内层、边缘、铆钉等是否光滑；试穿半小时后取下皮肤是否发红、发紫，且持续 20 分钟以上（表 3-2-5）。

表 3-2-5　上肢矫形器的检查

检 查 项 目	是	否
一般情况：		
1.矫形器合身吗？		
2.矫形器是否限制了关节活动？		
3.如果需对关节制动，是否允许每天取下矫形器做被动运动？		
4.是否达到了理想的功能？		
5.穿上矫形器半小时后皮肤是否发红？		
6.是否影响皮肤感觉，如出现麻木？		
7.矫形器是否美观，患者能接受？		

续表

检查项目	是	否
牵引矫形器:		
1.如用橡皮筋,指套是否与手指垂直?		
2.牵拉力是否能使关节稍超过其活动受限处?		
3.是否随着 ROM 的改善,经常调整矫形器?		
4.是否有每日的使用时间表?		
动态矫形器:		
1.机械部分是否安全可靠?		
2.控制开关是否置于有主动运动、感觉、不会因习惯动作而意外触发的地方?		
3.控制部分是否稳定、准确?		
4.患者在任何位置都能操纵矫形器吗?		
5.患者能自己正确穿上或让别人帮助穿上吗?		
6.动力是否已准备好,如充电、充气?		
7.是否妨碍本来能做的功能活动?		
8.能正确捡起以下物体吗?		
①能压扁变形的物体,如棉花、纸杯		
②玻璃、金属物体		
③小件物体		
④大件物体,如啤酒瓶、杯子		
⑤吃饭用具		
9.能否顺利放开抓到的物体?		
10.腕驱动矫形器的抓握力是否与腕伸力成正比?		
11.屈曲铰链矫形器的小指和无名指是否干扰拇指、食指和中指的抓握?		

（2）矫形器使用训练：包括教会患者穿脱矫形器、穿上矫形器进行一些功能活动，根据不同的品种进行适当的训练，如用屈指铰链矫形器进行抓握各种不同大小和形状的物体练习，熟练掌握外部动力矫形器的操纵。

（3）终检：由康复医师负责。检查矫形器的装配是否符合生物力学原理，是否达到预期的目的和效果，了解患者使用矫形器后的感觉和反应。矫形器合格后方可交付患者使用。终检工作由医生、治疗师、矫形器技师等康复专业人员共同协作完成。其主要内容包括：矫形器生物力学性能的复查；矫形器实际使用效果的评价；残疾人身体、心理康复状况的评定。

第八步：随访。对需长期使用矫形器的患者，应 3 个月或半年随访一次，以了解矫形器使用效果及病情变化，需要时应对矫形器做修改调整。

上述矫形器临床工作程序中的处方、初检、终检是矫形器临床医疗工作中三项主要任务。初次装配矫形器者应严格地履行上述三项程序。当患者以旧换新时，初检与终检可以合二为一；当随访不满意时则应坚持反复检查、修改，直至满意为止。

2. 用高温热塑板材制作上肢矫形器

高温热塑板材制作上肢矫形器与低温塑料板材制作上肢矫形器步骤相似。不同的是因软化温度高，需在 160～180 ℃的烘箱内加热。高温热塑板材的冷却速度慢，不能直接在患者身上成形，否则容易引起烫伤，所以必须先做一个石膏模型（先做阴模，再做阳模）。

Note

【注意事项】在设计、制作和使用矫形器时应该注意以下一些事项。

（1）任何矫形器应尽量合身，以防止压疮和摩擦。穿上矫形器30分钟后应无皮肤过度受压的表现。减轻压力的方法：①增大受力面积；②扣带不要太紧；③边缘向外翻转并磨滑，铆钉也要磨滑，转角处要削圆；④防止出现扭力。一般不要压住大鱼际和骨突。背侧矫形器在设计时应预留一定空间用于加衬垫，以保护手背表浅的骨骼和肌腱。

（2）设计尽量简单、美观，患者易于穿戴和取下。

（3）选择合适的材料和辅件。大矫形器要透气好，可选有孔的材料，或塑型前在板材上打一些孔。

（4）塑型时患者肢体放于合适的位置。手指的功能位是半屈曲状，拇指的功能位是拇外展和对掌，腕的自然位是背屈 15°～30°。

（5）注意矫形器的长度。腕矫形器的长度为前臂的近 2/3 处，宽度为前臂周径的一半。如果要保留手的抓握功能，矫形器长度不能超过远端掌横纹，其远端也应与掌横纹的倾斜一致，即桡侧高于尺侧。

（6）动力矫形器应用最合适的旋转力牵引，使手指在任何位置指套都与手指垂直，以消除对关节的额外牵拉或挤压。有活动关节的矫形器，其活动轴应与人体关节的运动轴一致。保持矫形器与解剖结构的对线一致：塑型时肢体不要偏弯；应知道缠绕卷带时对矫形器产生的旋转力；铰链或钢丝线圈对准关节轴；使手指屈曲的牵拉方向指向舟状骨。

3. 用低温塑料板材制作上肢矫形器范例

（1）近端指间关节助伸矫形器的制作。作用：增加近端及远端指间关节的活动度。适应证：手指关节僵硬、手指肌腱挛缩等（图3-2-44）。

（2）固定式拇指矫形器的制作。作用：固定鱼际肌的位置，保持拇指于功能位。适应证：急性掌指关节炎、类风湿关节炎、拇指扭伤、正中神经麻痹、烧伤等（图3-2-45）。

（3）动态尺神经损伤矫形器的制作。作用：辅助第4和第5手指的内在肌运动。适应证：适用于尺神经损伤（图3-2-46）。

（4）长型拇指固定矫形器的制作。作用：固定和限制腕关节、掌指关节。适应证：拇指关节炎、拇指扭伤、腱鞘炎、类风湿关节炎等（图3-2-47）。

（5）休息位腕手矫形器的制作。作用：保持手腕、手掌、手指于功能位、休息位或中立位。适应证：臂丛神经麻痹、弛缓性偏瘫、创伤性肌腱挛缩、烧伤等（图3-2-48）。

（6）锥状休息位腕手矫形器的制作。作用：支撑腕手于休息位（让所有的掌弓肌肉处于放松状态）。适应证：弛缓性麻痹（臂丛神经损伤、偏瘫、截瘫）（图3-2-49）。

（7）类风湿关节炎休息位腕手矫形器的制作。作用：保持腕关节、手掌、手指于休息和重新对线的位置上。支撑掌弓，让腕和手部肌肉放松。适应证：预防和治疗类风湿关节炎产生的上肢变形（图3-2-50）。

（8）固定式腕手矫形器的制作。作用：固定手腕关节及拇指关节于功能位。适应证：急性腕关节炎、腕扭伤、狭窄性肌腱滑膜炎、桡侧茎突炎、腕管综合征、舟骨骨折等（图3-2-51）。

（9）背侧腕手矫形器的制作。作用：保持腕关节于功能位。适应证：瘫痪乏力（桡神经麻痹、多发性肌炎、偏瘫、臂丛神经损伤）、肌腱损伤等（图3-2-52）。

（10）抗痉挛性腕手矫形器的制作（长收肌）。作用：维持手的功能位，抑制手部痉挛。适应证：所有长屈肌痉挛的脑瘫患者（图3-2-53）。

（11）抗痉挛性腕手矫形器的制作（内收肌）。作用：维持一个松弛的抗痉挛姿势。适应证：手部小肌肉痉挛的脑瘫患者（需要耐用型休息位手部矫形器）（图3-2-54）。

（12）掌指关节助伸腕手矫形器的制作。作用：辅助掌指关节伸展，提高掌指关节伸肌功能。适应证：桡神经麻痹、掌指关节神经损伤、类风湿关节炎、术后伸肌辅助等（图3-2-55）。

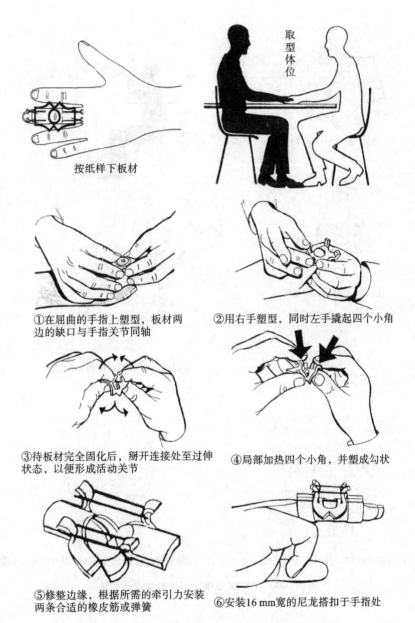

按纸样下板材

取型体位

①在屈曲的手指上塑型，板材两边的缺口与手指关节同轴

②用右手塑型，同时左手撬起四个小角

③待板材完全固化后，掰开连接处至过伸状态，以便形成活动关节

④局部加热四个小角，并塑成勾状

⑤修整边缘，根据所需的牵引力安装两条合适的橡皮筋或弹簧

⑥安装16 mm宽的尼龙搭扣于手指处

图 3-2-44　近端指间关节助伸矫形器的制作示意图

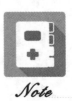

Note

211

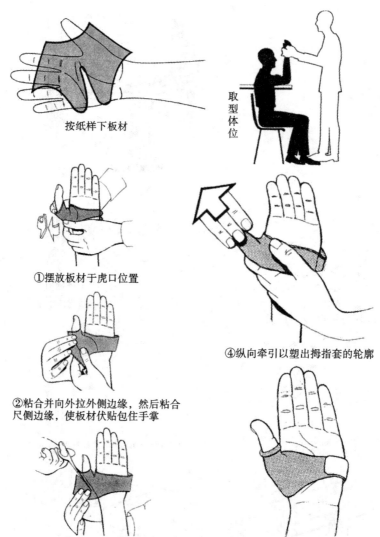

按纸样下板材

取型体位

①摆放板材于虎口位置

④纵向牵引以塑出拇指套的轮廓

②粘合并向外拉外侧边缘，然后粘合尺侧边缘，使板材伏贴包住手掌

③趁板材还软时，剪掉拇指接合处多余的板材

⑤整形翻边，加25 mm宽的尼龙搭扣于尺侧

图 3-2-45　固定式拇指矫形器的制作示意图

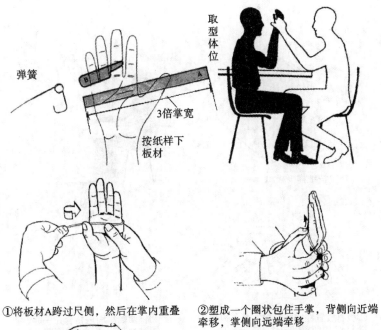

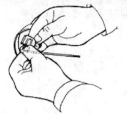

①将板材A跨过尺侧，然后在掌内重叠

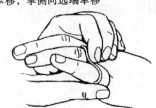

②塑成一个圈状包住手掌，背侧向近端牵移，掌侧向远端牵移

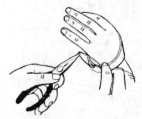

③加热弹簧，并熔入尺侧两层板材中

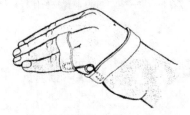

④用板材B制作成一个双指环，围绕第4指，部分覆盖第5指

⑤扭卷弹簧两圈，并于适当的长度剪断；加热弹簧钩，并嵌入双指环的尺侧

⑥局部加热两层板材，并牢固地粘合在一起；修整边缘，调整弹簧至休息位

图 3-2-46　动态尺神经损伤矫形器的制作示意图

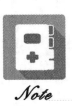

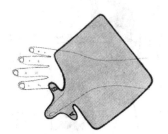

按纸样下板材

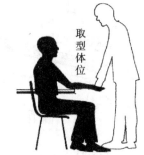

取型体位

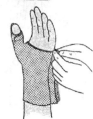

①板材放置在前臂桡侧，覆盖拇指，翻起A、B两翼以包住第一节指骨

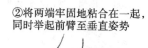

②将两端牢固地粘合在一起，同时举起前臂至垂直姿势

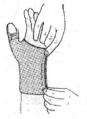

③边缘粘合在一起，并沿前臂拉长使板材伏贴

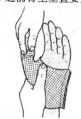

④摆好拇指位置，塑出掌弓的轮廓，待板材硬化为止

⑤裁剪多余的材料，局部加热后进行修整翻边，最后在开口处固定尼龙搭扣

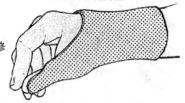

图 3-2-47　长型拇指固定矫形器的制作示意图

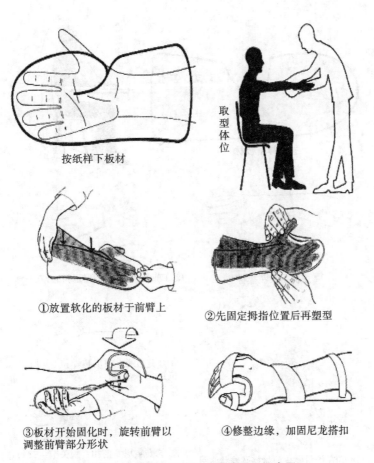

按纸样下板材

取型体位

①放置软化的板材于前臂上

②先固定拇指位置后再塑型

③板材开始固化时，旋转前臂以
调整前臂部分形状

④修整边缘，加固尼龙搭扣

图 3-2-48　休息位腕手矫形器的制作示意图

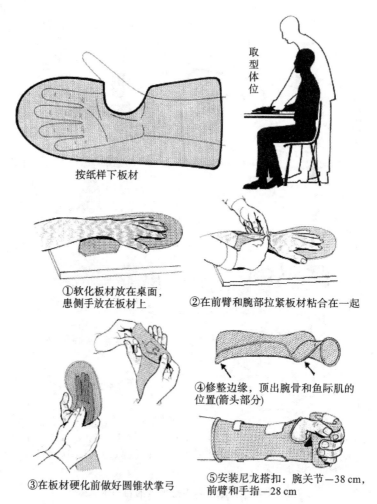

按纸样下板材

取型体位

①软化板材放在桌面，患侧手放在板材上

②在前臂和腕部拉紧板材粘合在一起

③在板材硬化前做好圆锥状掌弓

④修整边缘，顶出腕骨和鱼际肌的位置(箭头部分)

⑤安装尼龙搭扣：腕关节—38 cm，前臂和手指—28 cm

图 3-2-49　锥状休息位腕手矫形器的制作示意图

Note

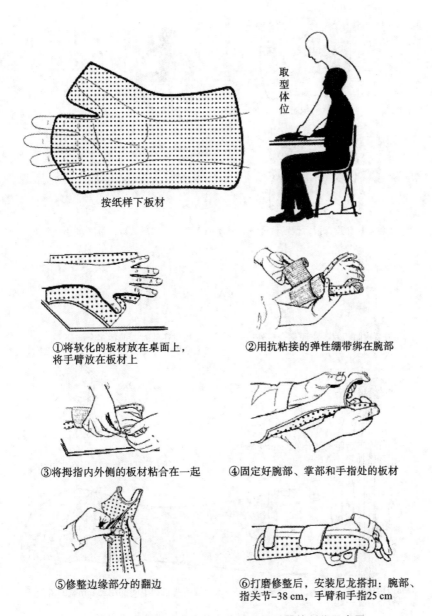

按纸样下板材

取型体位

①将软化的板材放在桌面上，将手臂放在板材上

②用抗粘接的弹性绷带绑在腕部

③将拇指内外侧的板材粘合在一起

④固定好腕部、掌部和手指处的板材

⑤修整边缘部分的翻边

⑥打磨修整后，安装尼龙搭扣：腕部、指关节−38 cm，手臂和手指25 cm

图 3-2-50　类风湿关节炎休息位腕手矫形器的制作示意图

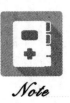

Note

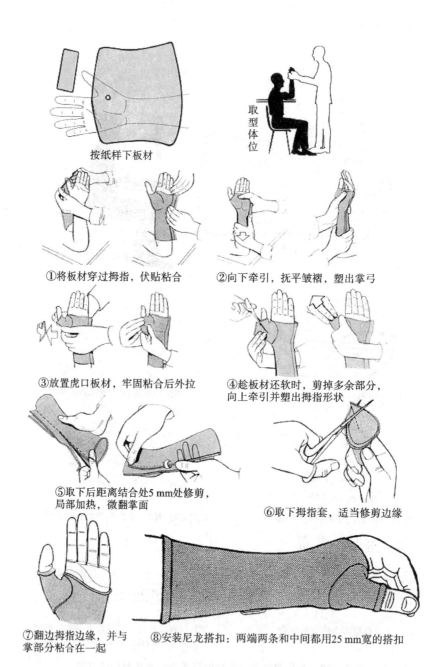

按纸样下板材

取型体位

①将板材穿过拇指，伏贴粘合

②向下牵引，抚平皱褶，塑出掌弓

③放置虎口板材，牢固粘合后外拉

④趁板材还软时，剪掉多余部分，向上牵引并塑出拇指形状

⑤取下后距离结合处5 mm处修剪，局部加热，微翻掌面

⑥取下拇指套，适当修剪边缘

⑦翻边拇指边缘，并与掌部分粘合在一起

⑧安装尼龙搭扣：两端两条和中间都用25 mm宽的搭扣

图 3-2-51　固定式腕手矫形器的制作示意图

Note

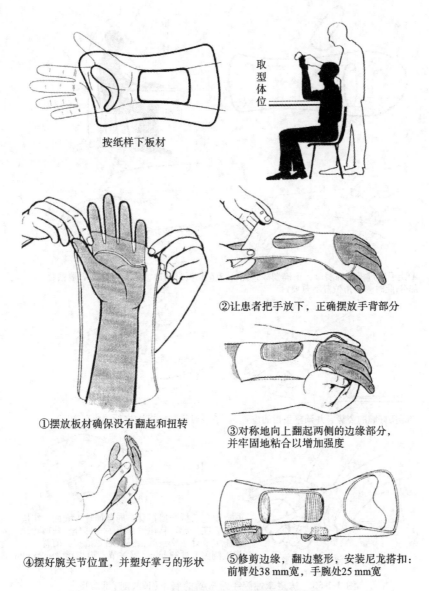

按纸样下板材

取型体位

①摆放板材确保没有翻起和扭转

②让患者把手放下，正确摆放手背部分

③对称地向上翻起两侧的边缘部分，并牢固地粘合以增加强度

④摆好腕关节位置，并塑好掌弓的形状

⑤修剪边缘，翻边整形，安装尼龙搭扣：前臂处38 mm宽，手腕处25 mm宽

图 3-2-52　背侧腕手矫形器的制作示意图

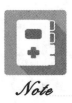

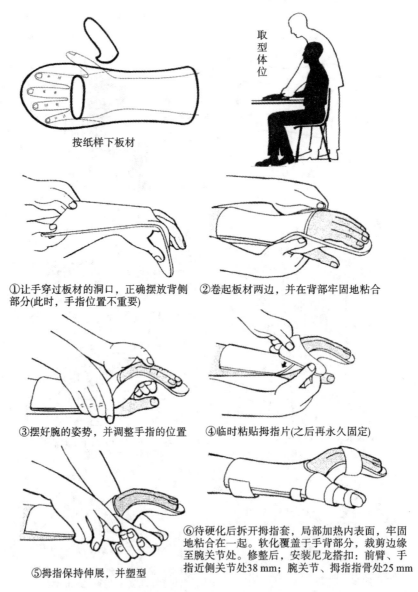

按纸样下板材

取型体位

①让手穿过板材的洞口，正确摆放背侧部分(此时，手指位置不重要)

②卷起板材两边，并在背部牢固地粘合

③摆好腕的姿势，并调整手指的位置

④临时粘贴拇指片(之后再永久固定)

⑤拇指保持伸展，并塑型

⑥待硬化后拆开拇指套，局部加热内表面，牢固地粘合在一起。软化覆盖于手背部分，裁剪边缘至腕关节处。修整后，安装尼龙搭扣：前臂、手指近侧关节处38 mm；腕关节、拇指指骨处25 mm

图 3-2-53　抗痉挛性腕手矫形器的制作(长收肌)示意图

Note

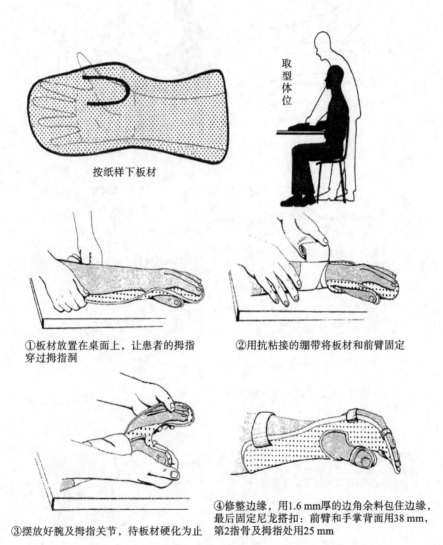

按纸样下板材

取型体位

①板材放置在桌面上，让患者的拇指穿过拇指洞

②用抗粘接的绷带将板材和前臂固定

③摆放好腕及拇指关节，待板材硬化为止

④修整边缘，用1.6 mm厚的边角余料包住边缘，最后固定尼龙搭扣：前臂和手掌背面用38 mm，第2指骨及拇指处用25 mm

图 3-2-54　抗痉挛性腕手矫形器的制作（内收肌）示意图

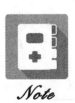

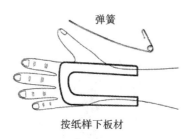

弹簧

按纸样下板材

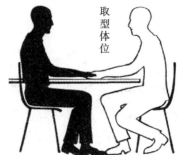

取型体位

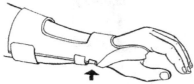

①以背侧式为基础，于两侧翻边处正后位置剪出缺口

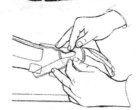

②放置U形板材于矫形器背侧，将两臂指向缺口位置，塑成两个接合钩状

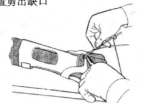

③加热四个弹簧，并逐一熔入U形托架上

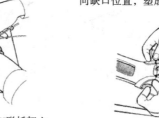

④粘合一条1.6 mm厚的材料覆盖弹簧

⑤修剪整形重叠部分、抚平接合处勾状，弯曲弹簧至适当长度，按照手指大小形状弯成手指托，并用薄型板材覆盖弹簧指托

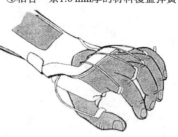

图 3-2-55　掌指关节助伸腕手矫形器的制作示意图

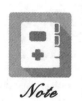

Note

222

　　（13）尺骨骨折矫形器制作。作用：利用对骨折处软组织的压迫和骨折部位的固定促进骨折愈合。适应证：功能性骨折（图 3-2-56）。

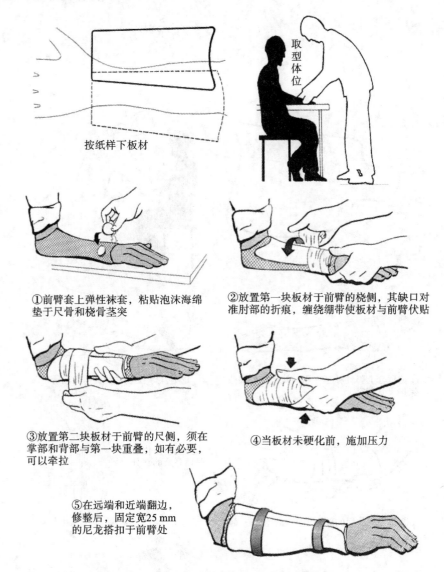

按纸样下板材

取型体位

①前臂套上弹性袜套，粘贴泡沫海绵垫于尺骨和桡骨茎突

②放置第一块板材于前臂的桡侧，其缺口对准肘部的折痕，缠绕绷带使板材与前臂伏贴

③放置第二块板材于前臂的尺侧，须在掌部和背部与第一块重叠，如有必要，可以牵拉

④当板材未硬化前，施加压力

⑤在远端和近端翻边，修整后，固定宽25 mm的尼龙搭扣于前臂处

图 3-2-56　尺骨骨折矫形器制作示意图

　　（14）Colles 骨折矫形器的制作。作用：利用对骨折处软组织的压迫和骨折部位的固定促进骨折愈合。适应证：功能性骨折（图 3-2-57）。

　　（15）肱骨骨折矫形器制作。作用：利用对骨折处软组织的压迫和骨折部位的固定促进骨折愈合。适应证：功能性骨折（图 3-2-58）。

　　（16）背侧肘伸肘矫形器的制作。作用：固定并伸展肘关节。适应证：预防和治疗肘关节屈曲挛缩、上肢烧伤后的定位（图 3-2-59）。

　　（17）肱骨外上髁炎肩肘腕手矫形器的制作。作用：放松肱骨外上髁部分的肌肉。适应证：急性网球肘（图 3-2-60）。

　　（18）肩吊带的制作。作用：预防和治疗肩关节脱位、半脱位、骨折等而免除完全固定。适应证：偏瘫、臂丛神经损伤等（图 3-2-61）。

　　（19）肩外展矫形器的制作。作用：保持和固定肩关节、肘关节于功能位。适应证：臂丛神经损伤、腋神经麻痹、肩关节骨折、肩关节脱位、肩关术后固定等（图 3-2-62）。

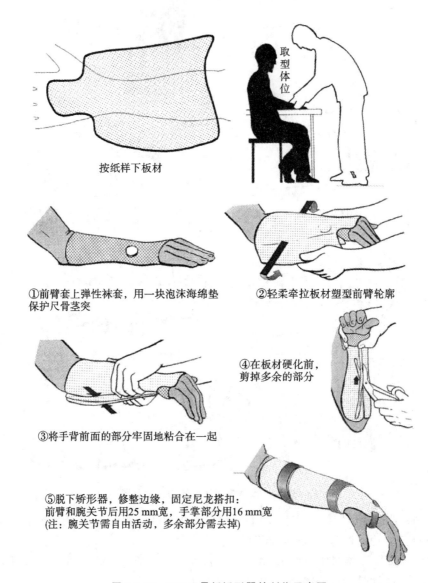

按纸样下板材

取型体位

①前臂套上弹性袜套，用一块泡沫海绵垫保护尺骨茎突

②轻柔牵拉板材塑型前臂轮廓

④在板材硬化前，剪掉多余的部分

③将手背前面的部分牢固地粘合在一起

⑤脱下矫形器，修整边缘，固定尼龙搭扣：
前臂和腕关节后用25 mm宽，手掌部分用16 mm宽
(注：腕关节需自由活动，多余部分需去掉)

图 3-2-57　Colles 骨折矫形器的制作示意图

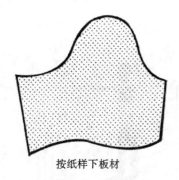

按纸样下板材

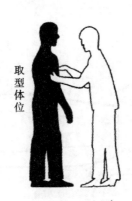

取型体位

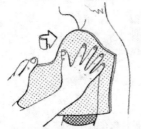

①上臂套上弹性袜套，并将板材放置在臂上

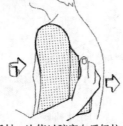

②将板材一边绕过腋窝向后轻拉，并塑出上臂的轮廓

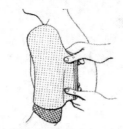

③将板材在臂后面粘合在一起

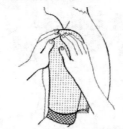

④牵拉板材，塑出肩峰的形状

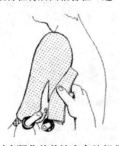

⑤在板材未硬化前剪掉多余的部分

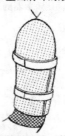

⑥脱下矫形器，裁剪和修整边缘，使肘关节自由活动，固定两条25 mm宽的尼龙搭扣于上臂的近端和远端

图 3-2-58　肱骨骨折矫形器制作示意图

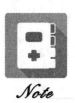

Note

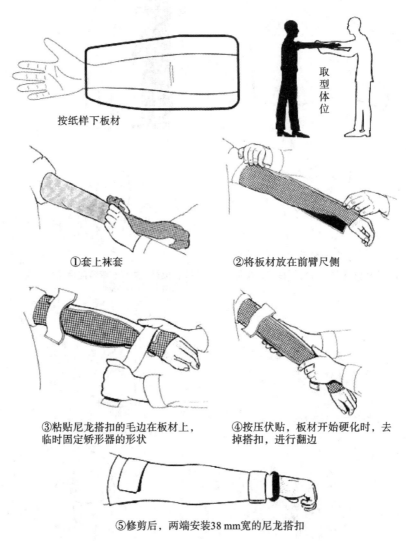

按纸样下板材

取型体位

①套上袜套

②将板材放在前臂尺侧

③粘贴尼龙搭扣的毛边在板材上，临时固定矫形器的形状

④按压伏贴，板材开始硬化时，去掉搭扣，进行翻边

⑤修剪后，两端安装38 mm宽的尼龙搭扣

图 3-2-59　背侧肘伸肘矫形器的制作示意图

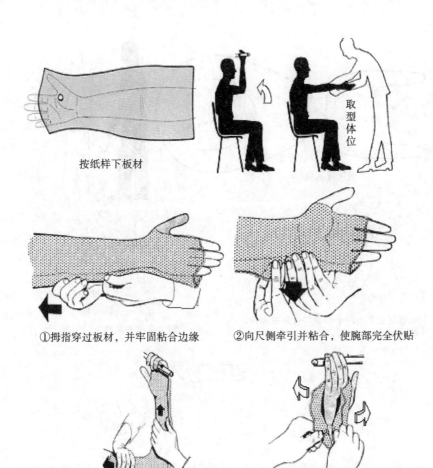

按纸样下板材

取型体位

①拇指穿过板材，并牢固粘合边缘　　②向尺侧牵引并粘合，使腕部完全伏贴

③让患者慢慢屈肘，向两端牵引，
抚平肘部皱褶

④待板材固定后，从接合处打开，卸下矫形器

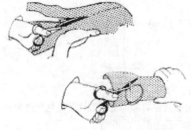

⑤修剪边缘，预留5 mm间隙，前出
拇指洞，让拇指活动自如

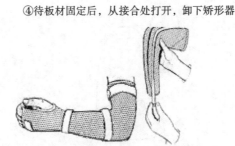

⑥粘合1.6 mm厚的材料于边缘，安装
25 mm宽的尼龙搭扣于前臂的近远端、
肘部上端、手腕关节处

图 3-2-60　肱骨外上髁炎肩肘腕手矫形器的制作示意图

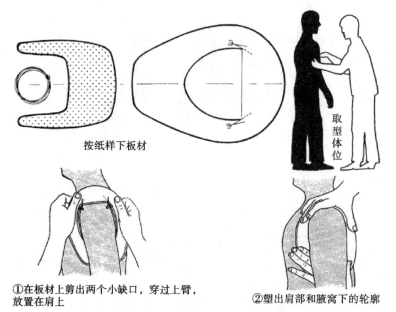

按纸样下板材

取型体位

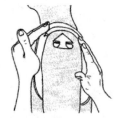

①在板材上剪出两个小缺口，穿过上臂，放置在肩上

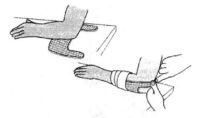

②塑出肩部和腋窝下的轮廓

③在板材硬化前，向上卷起平直边缘，塑成槽管状

④摆放另一块模板在桌面上，然后放置前臂于上面。用绷带固定，粘合接头处

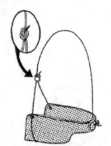

⑤用尼龙绳穿过前两孔和一个后孔，调整到适当的长度后打好结固定

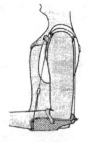

⑥修整边缘后在肩部加垫，最后安装尼龙搭扣：肩吊带和腕关节处用25 mm宽

图 3-2-61　肩吊带的制作示意图

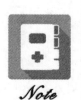

Note

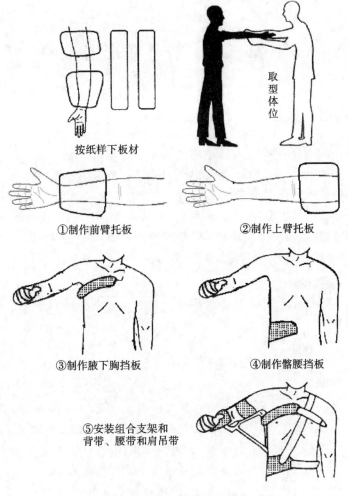

按纸样下板材

取型体位

①制作前臂托板　　②制作上臂托板

③制作腋下胸挡板　　④制作髂腰挡板

⑤安装组合支架和
背带、腰带和肩吊带

图 3-2-62　肩外展矫形器的制作示意图

（肖晓鸿）

复习思考题

1. 上肢矫形器的基本功能有哪些？

2. 上肢矫形器的适应证有哪些？

3. 上肢矫形器按部位分为哪几类？

4. 简述手指矫形器的种类和适应证。

5. 简述手矫形器的种类和适应证。

6. 简述腕手矫形器的种类和适应证。

7. 简述肘矫形器的种类和适应证。

8. 简述肩矫形器的种类和适应证。

9. 简述肩肘腕手矫形器的种类和适应证。

10. 简述上肢矫形器的制作要点。

11. 用低温或高温塑料板材制作一款上肢矫形器。

12. 简述上肢矫形器的检查要点。

Note

第三节　脊柱矫形器

一、脊柱矫形器的概述

（一）脊柱矫形器的定义

脊柱矫形器（spinal orthosis，SO）又称为躯干矫形器，是指用于头、颈、胸、腰骶等躯干部位的矫形器。脊柱矫形器是通过作用于皮肤、软组织、肋骨的应力，来达到稳定脊柱和矫正脊柱畸形的目的。脊柱矫形器有两种类型：一类是预制品，可以迅速装配，如软式围领、费城颈托、围腰等；另一类是定制的模塑制品，需根据患者的具体情况模塑成型，要通过取型、成型、加工等复杂的程序和步骤完成，如色努式矫形器、波士顿式矫形器等。

知识链接

脊　柱

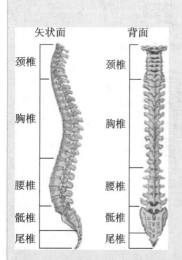

图 3-3-1　脊柱的结构示意图

1. 脊柱的结构　脊柱由 26 块脊椎骨合成，即颈椎 7 块、胸椎 12 块、腰椎 5 块、骶骨 1 块、尾骨 1 块；由于骶骨有 5 块，尾骨有 4 块，所以正常脊柱也可以由 33 块组成。脊柱由椎骨及椎间盘构成，由于脊柱周围有坚强的韧带，又因彼此之间有椎间关节相连，所以虽然每个椎骨之间的活动范围很小，但连接在一起，其活动范围却很大，因此脊柱是一个相当柔软又能活动的结构。随着身体运动载荷的变化，脊柱的形状可有相当大的改变。脊柱的活动度取决于椎间盘的完整，以及相关椎骨关节突间的和谐。脊柱 3/4 的长度是由椎体构成的，1/4 的长度由椎间盘构成。脊柱是身体的支柱，上部长，能活动，好似支架，悬挂着胸壁和腹壁；下部短，比较固定，身体的重量和所受的震荡即由此传达至下肢（图 3-3-1）。

2. 脊柱的功能　脊柱为人体的中轴骨骼，是身体的支柱，有负重、减震、保护和运动等功能。人体直立时，重心在上部通过齿状突，至骨盆则位于第 2 骶椎前左方约 7 cm 处，相当于髋关节额状轴平面的后方，膝、踝关节的前方。脊柱上端支撑头颅，胸部与肋骨结成胸廓。上下肢的各种活动，均通过脊柱调节，保持身体平衡。脊柱有四个生理弯曲，即颈曲、胸曲、腰曲和骶曲。正常脊柱颈椎前凸为 20°～40°；胸椎后凸为 20°～40°；腰椎前凸为 40°～60°。脊柱畸形有脊柱侧弯、脊柱后凸-过屈和脊柱前凸-过伸等畸形。人体正常四个生理弯曲使脊柱如同一个弹簧，能增加缓冲震荡的能力，加强姿势的稳定性，椎间盘也可吸收震荡，在剧烈运动或跳跃时，可防止颅骨、大脑受损，脊柱与肋、胸骨和髋骨分别组成胸廓和骨盆，对保护胸腔和盆腔脏器起到重要作用。另外，脊柱具有很强的运动功能。

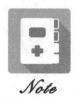

3. 脊柱相关疾病及病因

1）退行性病变：①脊柱椎间盘退变使椎间隙逐渐变窄，脊椎周围组织相对松弛，在诱因作用下椎体易发生滑脱或错位，使神经、血管等受到刺激而致病；②突出的椎间盘与血肿组织直接刺激窦椎神经而出现症状；③椎体边缘骨刺直接压迫或刺激神经根、椎动静脉、交感神经、脊髓而致病；④椎间盘及小关节的退变使黄韧带松弛，渐而增生、肥厚，并向椎管内突入，钙化或骨化时可刺激脊神经根或脊髓。

2）慢性劳损：如不当的工作姿势、不适当的体育锻炼、不良的睡眠姿势、旧伤未愈再受新伤。

3）咽喉部炎症：咽喉部和颈椎周围软组织有密切联系，咽喉部的细菌和病毒可以沿淋巴管扩散到颈部枕环关节周围的肌肉、韧带、关节囊等，引起肌肉痉挛、收缩，颈项韧带和关节囊病变，从而出现颈部肌张力下降、韧带松弛，导致颈椎失稳和骨质增生。

4）诱发因素：如感受风寒湿邪、内分泌失调、轻微扭挫伤、过度疲劳等。

5）外伤：如交通意外、运动损伤、生活与工作中的意外、游乐性损伤、医源性意外等。

6）脊柱畸形（图 3-3-2）

（1）矢状面畸形：①正常脊柱：脊柱整体的侧面观，可见四个弯曲，颈曲和腰曲凸弯向前，椎间盘较厚，其前部尤甚，胸曲和骶曲凸弯向后，椎间盘变薄。②驼背：胸椎过度后凸，腰椎轻微前凸。③脊柱前凸：腰椎过度前凸，胸椎轻微后凸。④凹背：胸椎过度后凸、腰椎过度前凸。⑤圆背：仅胸椎过度后凸。⑥平背：脊柱没有明显的四个生理弯曲。

（2）冠状面畸形：①正常脊柱：正常的脊椎的所有棘突都在枕骨粗隆至尾骨尖的垂直线上，由正面或背面看都应是直立成直线的。②脊柱侧弯：脊柱的走向偏离了人体的正中线，向左或向右发生弯曲，并超过正常的弯区。

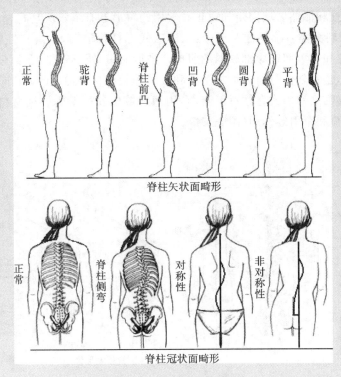

脊柱矢状面畸形

脊柱冠状面畸形

图 3-3-2　脊柱畸形示意图

（二）脊柱矫形器的分类

1. 脊柱矫形器按功能分类 ①固定式：限制脊柱运动。②矫正式：矫正脊柱畸形，维持脊柱对线。③免荷式：减轻脊柱载荷。

2. 脊柱矫形器按部位分类（ISO 标准）（图 3-3-3）

（1）颈椎矫形器（CO）：用于全部颈椎区域的矫形器可分为限制颈椎活动的颈托，支条式、模塑式颈椎矫形器。其作用是固定颈椎位置，限制颈椎活动，减轻颈椎压力。适应证有颈椎骨折、错位、增生、椎管狭窄等。限制颈椎运动，减轻头部的重量对颈椎的压力。还有颈矫形器延伸到胸部的，称为颈胸椎矫形器（CTO），其适应证有颈髓损伤、骨折、韧带骨化症、软骨症、肿瘤术后等。

（2）骶髂矫形器（SIO）：用于全部或部分骶髂区域的矫形器。其作用是用于稳定骶髂关节及耻骨联合。常见的有骶髂带，适用于骶髂关节或耻骨联合部不稳定。

（3）腰骶椎矫形器（LSO）：用于全部或部分腰椎骶髂区域的矫形器，常用的有围腰，用皮革或帆布制成，能减轻脊柱负担。其作用是稳定腰骶椎，限制腰椎的过度活动，并减轻腰椎的承重。适用于腰椎间盘滑脱，陈旧性腰椎骨折，腰部肌肉、韧带或关节劳损。腰骶椎矫形器还有限制躯干屈伸，侧屈的奈特式，限制躯干侧屈和后伸的威廉姆斯式以及限制躯干屈伸的椅背型腰骶椎矫形器。

（4）胸腰骶椎矫形器（TLSO）：用于全部或部分胸椎，腰椎及骶髂区域的矫形器种类很多，常用的有软性胸腰骶椎矫形器，限制胸腰椎屈曲、侧屈及扭转的模塑式矫形器，限制躯干前屈的朱厄特式矫形器，限制躯干屈伸的泰勒式矫形器以及腋下型脊柱侧弯矫形器（波士顿式、大阪医大式、色努式）。其作用是稳定胸椎、腰椎和骶髂，矫正腰椎前凸、驼背、腰椎脊柱侧弯、胸椎脊柱侧弯等畸形。

（5）颈胸腰骶椎矫形器（CTLSO）：矫形器作用于整个脊柱，下至骨盆，上至枕骨，用于全部或部分颈椎，胸椎，腰椎和骶髂区域固定和矫正。常用的矫形器有米尔沃基式脊柱侧弯矫形器。

3. 按结构与材料分类 ①脊柱矫形带：又称软式脊柱矫形器，是由软性材料和弹性材料构成的，其作用为支撑和部分固定腹部软弱的肌肉。如骶髂带、矫形腰带、孕妇带等。②围腰：又称半硬式脊柱矫形器，是在软性材料中增加塑料和金属等硬性材料构成的，其作用是加强对脊柱的固定和矫正。③背架：又称硬式脊柱矫形器，是用塑料或金属框架等硬性材料制作而成的，对脊柱起固定、支撑、免荷和牵引等作用（图 3-3-4）。

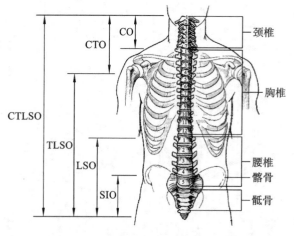

图 3-3-3　脊柱矫形器按部位分类示意图

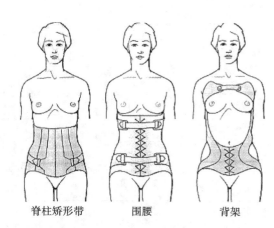

图 3-3-4　脊柱矫形器按结构与材料分类示意图

4. 按治疗病变名称分类 如腰椎前凸矫形器，驼背矫形器，椎体滑脱矫形器，斜颈矫形器，脊柱侧弯矫形器等。

5. 按人名、地名分类　如色努式矫形器,密尔沃基式矫形器,波士顿式矫形器等。

（三）脊柱矫形器的基本功能

1. 固定和支撑功能　用于支撑变弱或麻痹了的肌肉和不稳定的关节,以便于坐下或站立。使损伤的部位固定或保持在容易发挥功能而且舒适的位置,防止脊柱不稳定,减少并发症,促进韧带和骨骼的愈合。

2. 保护和矫正功能　预防和矫正因肌肉不平衡,重力或引起组织挛缩变形的异常力所导致的进行性脊柱变形。利用安装在矫形器上的矫正装置,对已经变形的脊柱进行矫正,达到改善姿势,矫正脊柱畸形的目的。

3. 牵引和免荷　通过借助腹部和胸部的压力作用及人体的呼吸运动达到对椎体纵向牵引和免荷的功能,从而减轻椎体间局部承重,促使炎症消退,病变或骨折愈合,缓解神经压迫,解除肌肉痉挛,增加力量,改进功能。

4. 消除或减轻疼痛　限制脊柱运动,稳定病变关节,从而减轻局部疼痛,便于站立与步行。

【注】穿戴矫形器会出现一些副作用:①行动不便、局部疼痛、骨质疏松、皮肤磨损;②长期佩戴会造成肌肉萎缩、肺活量减小、运动时能量消耗大、外观难看、肌无力,甚至会造成一些患者即使没有必要再穿用也离不开矫形器的现象;③对于固定矫形器的情况,还会引起关节挛缩,阻碍脊柱运动;④还有心理上的依赖,症状加重或隐匿疾病的发展。

因此要注意以下几点:①根据不同疾病的不同程度选择合适的脊柱矫形器;②在不影响治疗效果的前提下,尽量缩短使用时间;③穿戴期间,应在医生或矫形器师的指导下,适时地脱下脊柱矫形器进行适当的针对性锻炼,如腰背肌肉的等长运动训练;④可以根据疾病康复的情况和缓解程度,及时更换固定性能较小的脊柱矫形器或停止脊柱矫形器的使用。

（四）脊柱矫形器的适应证

1. 疼痛　如腰部疼痛、坐骨神经痛、坐骨神经根炎、腰椎间盘突出症等。

2. 脊柱固定或手术后固定　如脊柱手术前后、脊柱融合术后、椎间盘手术后、脊柱骨折等。

3. 脊柱关节病　如脊柱关节炎、如类风湿脊柱炎、脊柱软骨病、脊柱结核等。

4. 脊神经麻痹　麻痹性病变,如小儿麻痹后遗症、脊髓发育不良等。

5. 脊髓损伤　如脑瘫、截瘫、脊柱裂等。

6. 脊柱外伤　如脊椎滑脱、颈椎扭伤、椎间盘突出症、颈椎病、脊椎骨折或脱位等。

7. 脊柱畸形　斜颈、青少年驼背、脊柱侧弯、脊椎前凸和后凸等。

（五）脊柱矫形器的生物力学原理

1. 骨盆固定　骨盆是脊柱的基础,要矫正或固定脊柱,必须首先固定骨盆,骨盆采用三角形固定。

2. 脊柱矫形器对躯干提供支撑力　通过提供躯干的支持力使胸腹盆腔内压增加,从而减少脊柱及其肌肉、韧带的纵向负荷。

3. 三点力控制系统　在矢状面和冠状面,采用三点力控制系统固定和矫正脊柱。

4. 通过被动和主动的矫正力来改变脊柱的对线关系　①被动矫正:外在压力通过矫形器上的各种压力垫施加在人体的某个部位上。②主动矫正:矫形器在人体的各种压力垫相对应的区域应该有压力的释放区,人体通过呼吸运动,胸腔和腹腔会增大,但由于一侧受压,脊柱只能向有空间的释放区域偏移,一般在矫形器的释放区域开有窗口,因此,人体可以通过自身的呼吸运动产生矫正力。

5. 抗旋　脊柱一般表现为三维空间的改变,因此,椎体会在水平面产生旋转,在水平面必须采用相反方向的力矩进行抗旋,力的作用点应该作用于与胸椎相连的肋骨上(图 3-3-5)。

Note

233

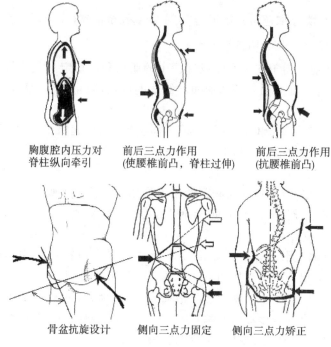

胸腹腔内压力对　　　前后三点力作用　　　前后三点力作用
脊柱纵向牵引　　　(使腰椎前凸，脊柱过伸)　　(抗腰椎前凸)

骨盆抗旋设计　　　侧向三点力固定　　　侧向三点力矫正

图 3-3-5　脊柱矫形器的生物力学原理示意图

二、头颈部矫形器

头颈部矫形器主要用于治疗头颈部外伤或疾病。其作用机制是通过固定、限制、支撑、牵引等减少头颈部的载荷和运动，从而起到保护、预防和治疗头颈部的各种疾病。

头颈部矫形器按照其作用范围分为头部矫形器（HO）、颈矫形器（CO）、颈胸矫形器（CTO）、头颈胸矫形器（HCTO）等。适应证：①外伤，如颈椎扭伤、颈椎骨折和脱位等；②先天性畸形，如先天性斜颈、短颈等；③退行性颈椎病，如颈椎病、颈椎间盘突出症等；④颈椎炎症，如颈椎骨关节炎、风湿性关节炎和类风湿关节炎等。

1. 头颅矫形器（head orthosis，HO）　目前广泛应用的头颅矫形器是头颅骨保护性和矫正性头盔，又称矫形头盔（cranial helmet，CH）。颅骨保护性头盔多采用塑料模塑、合成树脂或硅胶制作而成，并在内部加有泡沫海绵，主要作用是覆盖颅骨的缺损部位，保护患者的颅骨缺损和部分颅骨修复术后保护，也适用于一些不能自主控制运动者以避免脑颅部损伤，如小儿脑瘫。矫正性头盔多采用模塑、合成树脂制作而成，并在内部加有泡沫海绵，常用于矫正 3～13 个月的婴幼儿的头颅骨畸，但不适用于有佝偻病、脑颅部积水和头部皮肤炎症的患儿（图 3-3-6）。

2. 颈矫形器（cervical orthosis，CO）　俗称颈托，是用于限制全部或部分颈椎运动的矫形器。颈矫形器可分为两类：一类是预制品，可以快速装配，包括围领、头环式颈椎矫形器等；另一类是需定制的模塑制品，各种颈部矫形器对颈椎功能控制能力不同。常见的颈椎矫形器有软式围领、费城颈托、模塑式颈矫形器、带金属支条的颈矫形器、索米式矫形器（SOMI）、头环式颈胸矫形器（Halo CTO）等。使用颈椎矫形器的目的如下：①保持良好的生理对线，并使骨稳定；②使肌肉松弛，消除疼痛；③预防变形；④为了免除对神经的压迫而对骨骼进行牵引；⑤为了促进软组织的愈合而对运动加以限制；⑥支撑头部的重量（免荷）。

（1）软式颈托（soft collar）：又称软式围领，通常采用软性泡沫海绵或橡胶、后侧的闭合处通常都是自粘式的结构，可轻度限制颈椎的屈伸运动和侧向运动，穿戴舒适，重量轻，易清洗，围领上端为曲线形状，符合人体生理特点，并有轻度限位作用。软式颈托主要适用于颈部肌肉的扭

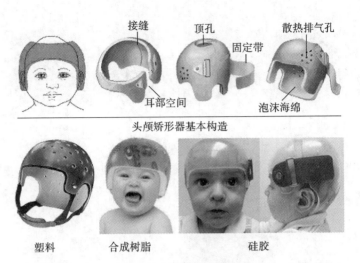

图 3-3-6 头颅矫形器

伤,轻度的骨性损伤,颈椎病与颈部疾病的康复等。软式颈托也可以用于夜间睡眠时使用(白天换用硬式围领),以减少不适。此外,软式围领还有较好的保暖功能(图 3-3-7)。

(2) 硬式颈托(hard collar):其结构为软硬双层结构,内面一层采用软性的泡沫海绵或硅胶,外面一层采用硬性的塑料板材或铝合金加固,后面采用尼龙搭扣或皮带固定。与软式颈托相比,更能起到限制颈椎屈伸、侧向和旋转运动,并可纵向牵引、减轻颈椎压力、矫正变形颈椎,提供支撑等功能。硬式颈托分为固定式和可调式颈托两种类型。固定式颈托一般高度不能调节;可调式颈托分为上下或内外两层,一般采用金属杆作为调节装置,可以调节颈托的高度,从而增加了颈矫形器的适用范围。硬式颈托适用于颈椎骨折、颈椎韧带损伤、颈部的严重扭伤;预防颈椎风湿性关节炎引起的骨脱位;颈部退化性病变;预防颈部屈侧瘢痕造成的挛缩;颈部软组织损伤和颈椎病等,但不适用于开放性的颈部骨折与脱位(图 3-3-7)。

(3) 杆式颈矫形器(poster cervical orthosis):也称杆式颈托,这种颈矫形器多用金属杆加塑料板制成,其下颌托、胸托、枕托与后背托之间的连接为金属杆。按连接杆的数量可以分为二杆、三杆和四杆结构形式。并且可以进行高度的调节,从而调节颈托对颈椎的牵引力,同时它们还具有较好的限制颈屈伸、侧向运动功能,并可轻度限制颈椎的旋转运动功能,而且可以选择性地控制头的位置,适用于颈部畸形(斜颈和短颈)、颈椎骨折,颈椎关节炎、椎体滑脱等疾病,并可自我牵引治疗,对颈椎、胸椎 1~2 椎体亦有固定作用(图 3-3-7)。

(4) 头环式颈胸矫形器(halo cervical thoracic orthosis,halo CTO):俗称头环式颈托或哈罗式颈托。这种矫形器分为上下两个部分:上部为一个带四个不锈钢顶尖螺丝的颅骨环,颅骨钉尖端穿透颅骨的外板,以固定头颅;下部为一个热塑性塑料板模塑的胸托板和背托板,中间以四个带镙杆的立杆相连,此杆长度可调。头环式矫形器是所有颈矫形器中固定性能最好的矫形器,它可以良好地限制颈椎各个方向的运动,能相当好地固定头部,保持良好对线,减轻头颈部轴向载荷的功能。适用于创伤后、手术后、脊柱骨折、C_1 和 C_2 的骨折、C_1 至 T_3 高度的不稳定性骨折、颈椎骨融合术后、颈部肿瘤切除后、颈部脊髓损伤后的固定(图 3-3-7)。

(5) 费城式(philadelphia collar)颈托:采用 PE 泡沫板材和塑料板材制成,带通气孔,前后方各有一块有增强板材,围长可调节,具有固定颈椎、保持正常体位;限制颈椎过度活动、保持稳定;减轻负荷、改善椎间隙的负荷状态等功能。费城式颈托适用于颈椎单纯骨折、脱臼,头痛和颈部疼痛,偏头痛,颈部肌肉损伤,退行性颈椎病,颈椎的风湿性关节炎,手术后的颈部固定(不包括结构性损伤),颈椎间盘突出症等(图 3-3-8)。

(6) 充气式颈托:采用充气式结构,对颈部进行部分固定和牵引,具有舒适性强、重量轻、携

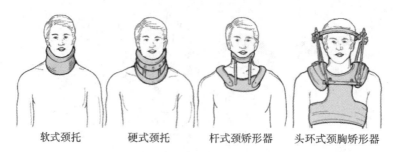

软式颈托　　　硬式颈托　　　杆式颈矫形器　头环式颈胸矫形器

图 3-3-7　几种颈矫形器示意图

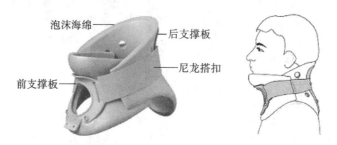

图 3-3-8　费城式颈托示意图

带使用方便、不限制患者活动等特点,适用于轻度颈椎病患者(图 3-3-9)。

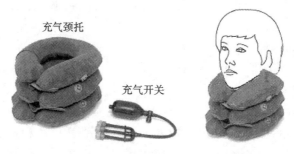

图 3-3-9　充气式颈托示意图

（7）胸枕颌矫形器(sternal occipital mandibular immobilizer, SOMI)矫形器:又称索米式(SOMI)颈托。它是一种颈胸矫形器,由三个部分组成:胸骨支撑板(胸托)、前侧下颌部支撑板(下颌托)、枕骨部支撑板(枕骨托),并采用前侧的杆式结构,背部用带子固定,没有金属类的硬部件,可在卧床时使用。它还能随意调节下颌托与枕骨托的高度,从而固定胸骨、枕骨和下颚骨,限制头部和颈椎屈伸、侧屈和旋转运动。该矫形器不但可以较好地控制颈椎屈伸、侧向和旋转运动,而且可以方便地为仰卧患者从前方穿戴。适用于治疗颈椎关节炎,颈椎融合术后和颈椎稳定性骨折,也常用于去除头环式颈胸矫形器之后。SOMI 矫形器经过不断改良,使其制作更加简便,佩戴更加方便舒适(图 3-3-10)。

（8）金属架颈托(wire frame collar):也称校长式颈托(headmaster collar)或钢丝颈托。它采用开放性设计,在软性材料的管子中装有金属圈,可以手动弯曲金属圈进行调节,在颈后可以根据需要加不同形式的枕托。金属架颈托适用于治疗颈部屈侧瘢痕,预防挛缩、颈部畸形、颈部软组织损伤和颈椎病等(图 3-3-11)。

（9）模塑式颈矫形器(molded cervical orthosis):简称模塑式颈托,除模塑式颈矫形器(CO)外,还有模塑式头颈矫形器(molded head cervical orthosis, HCO)和模塑式头颈胸矫形器(molded head cervical thoracic orthosis, HCTO)。它们采用热塑板材在阳模上模塑成型制作的,分为前后两片,用带子固定,能较好地固定和有效地限制各个方向的颈部运动。为了进一步

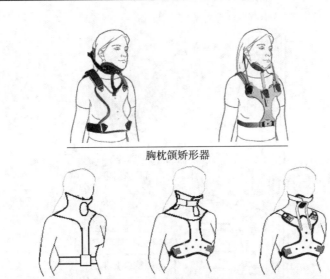

胸枕颌矫形器

超莱特式颈胸椎矫形器　　费城式颈胸椎矫形器　　约翰逊式颈胸椎矫形器

改良型颈胸椎矫形器

图 3-3-10　胸枕颌矫形器颈托示意图

限制颈椎活动，这种矫形器有时要延伸到胸廓的上部，限制胸部的运动，形成了一种模塑式头颈胸矫形器（HCTO），从而更好地限制颈椎的各种运动，并借助肩部和胸部的支撑，向上对颈椎形成牵引作用。模塑式矫形器适用于颈椎畸形（斜颈、短颈）、颈椎骨折、脱位、颈椎韧带损伤、颈部的严重扭伤和颈椎术后的固定等颈部需要完全固定和免荷的情况，但不适用于有开放性、创伤颈椎损伤（图 3-3-12）。

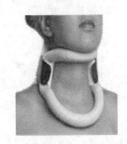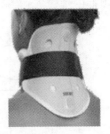

图 3-3-11　金属架颈托示意图

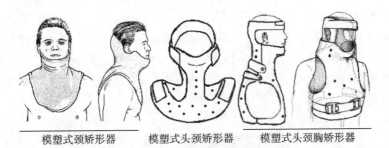

模塑式颈矫形器　　　模塑式头颈矫形器　　　模塑式头颈胸矫形器

图 3-3-12　模塑式颈矫形器示意图

（10）颈椎牵引带：又称颌枕牵引带，其牵引效果取决于牵引角度、时间和牵引重量三个重要因素。①牵引角度：一般为前屈 10°～30°，牵引角度越小，其最大作用力越靠上，反之亦然。②牵引重量：一般为人体的 1/10～1/7。所以牵引重量一般从 5～6 kg 开始，最大不能超过 15 kg。③牵引时间：一般每天 1～2 次，每次 20～30 分钟，牵引重量越大，牵引时间就越短，反之亦然。④牵引体位：卧位坐位均可，牵引时，全身肌肉放松，并配合颈肩部的热疗，牵引效果更佳。⑤适应证和禁忌证：适用于各种常见的颈椎病，但不适用于骨肿瘤、特异性炎症（如结核）、脊髓型颈椎病和颈椎节段明显不稳定者（图 3-3-13）。

（11）颈椎保健枕：根据人体生物力学的原理进行设计，并采用记忆海绵制作而成，可以满足人体侧睡、仰睡对枕头高度的不同需求，采取了波浪形（元宝形）设计，使得无论仰睡、侧睡，使用者的颈椎都能获得最佳支撑，有效修复由于白天工作和生活所带来的颈椎劳损。采用球面设计，

Note

237

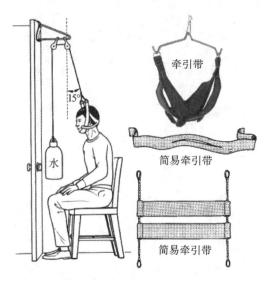

图 3-3-13　颈椎牵引带示意图

均匀支撑头部，中间低两侧高，前侧低后侧高，从而使颈椎自然弯曲并稍向后仰，有助于增加枕头对颈部的牵引力，有益于对颈椎病的预防、保健和治疗，并能促进睡眠（图 3-3-14）。

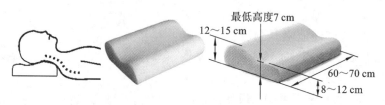

图 3-3-14　颈椎保健枕示意图

三、骶髂矫形器

1. 骶髂带（sacroiliac delt）　又称骨盆带（pelvic belt），是一种 5～10 cm 宽的带子，有弹性和非弹性两种形式。其中非弹性骨盆带多用帆布或皮革制成，弹性骨盆带是用强力弹力布制作，置于髂嵴与大转子之间，环绕骨盆。有时会增加左右两条会阴带以防止移位。其主要目的是用于稳定骨盆和骶髂关节，而且还可通过提高腹压，增强脊柱的支撑力。骶髂带适用于治疗腰痛、外伤及产后引起的骶髂关节或耻骨联合分离（图 3-3-15）。

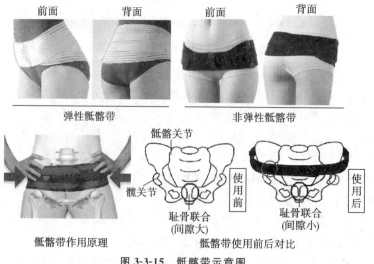

图 3-3-15　骶髂带示意图

2. 骶髂围腰　一种紧身式的软式矫形器,其宽度大于骨盆带,前面上缘达到髂嵴水平,下缘至耻骨联合,后面宽,上缘到腰部,下缘至臀纹上方 2 cm 左右。骶髂带可以通过束紧带、皮带、尼龙搭扣等进行调整,为了加强强度,骶髂带中安装了硬性或半硬性的金属扁簧、金属弹性片或塑料板。骶髂带除固定和限制骶髂关节运动功能外,还通过腹部压力来减少下腰段的负荷,从而减轻下腰部的疼痛。适用于产后或外伤后引起的骶髂关节、耻骨联合的不稳定和下腰部的疼痛和软组织损伤(图 3-3-16)。

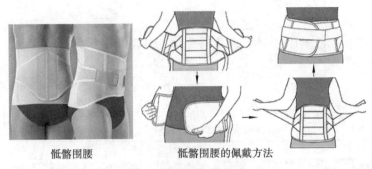

骶髂围腰　　　　　骶髂围腰的佩戴方法

图 3-3-16　骶髂围腰示意图

3. 孕妇带　孕妇专用,采用弹性或半弹性材料制作,适合预防妇女怀孕时体态变形而引起的腰椎前凸,同时可以预防背痛和腹肌衰弱,还可以保护胎儿良好的胎位(图 3-3-17)。

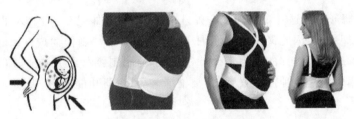

图 3-3-17　孕妇带示意图

4. 硬式骶髂矫形器　采用低温或高温热塑板材制作而成,然后安装皮带和拉力带固定。与软式骶髂矫形器相比,具有更好的固定和支撑作用,但舒适性不如软式骶髂矫形器。硬式骶髂矫形器适用于各种骶髂关节疼痛和受损伤患者(图 3-3-18)。

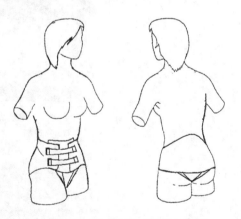

图 3-3-18　硬式骶髂矫形器示意图

四、腰骶矫形器

(一) 软式腰骶矫形器

软式腰骶矫形器(LSO)也称为软式围腰,由结实耐磨的弹性材料、非弹性软式材料(如帆布或皮革)制成,内置刚性支条或压力垫,给腹部和软组织施加一定的压力,通过提高腹腔压力,以减轻腰骶椎及其周围肌肉的体重负荷,并通过"三点力"作用以及感觉反馈作用来限制脊柱的运动,从而达到矫正畸形、消除疼痛的目的。软式腰骶矫形器是使用最多最普遍的脊柱矫形器。它具有强度高、弹性好、穿戴舒适、耐用、透气性好、重量轻的特点,并有支持、防护作用。一般常用的有弹力围腰、布围腰、皮围腰等。

1. 弹性腰骶矫形器　又称弹力围腰。这种矫形器用弹性或半弹性材料制作,或者用橡胶和织物复合材料并根据尺寸制作而成。腰围用带子、垫子加固,或既加带子又加垫子,通过环状包容使腰椎抗前凸。由于此矫形器具有一定的弹性,因此只是限制腰骶部的部分运动,而不是阻止

Note

其运动。由于它又有热治疗作用,因此可以放松和促进人体局部的血液循环。弹性腰骶矫形器主要适用于疝、胃下垂、腹部手术后防止腹肌下垂、减肥和缓解腰椎综合征等(图 3-3-19)。

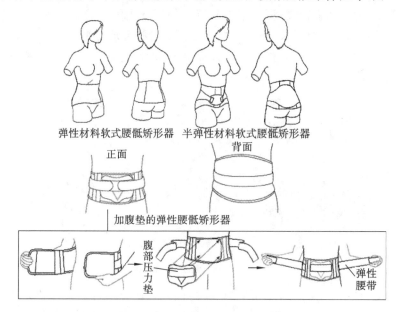

图 3-3-19　弹性腰骶矫形器示意图

2. 软性腰骶矫形器　这种矫形器在非弹性的软性材料(如帆布)中加入了刚性材料,如弹性扁簧、弹性钢片或塑料板,因此又称为软性围腰,它是根据尺寸制作而成的。这类矫形器采用骨盆的固定和骶骼的支撑及腹部的压力带设计,可以部分限制腰骶部的屈曲、伸展和旋转运动。软性腰骶矫形器适用于治疗各种慢性背腰痛、腰椎综合征、腹肌功能不全、腹部手术后的固定等(图3-3-20)。

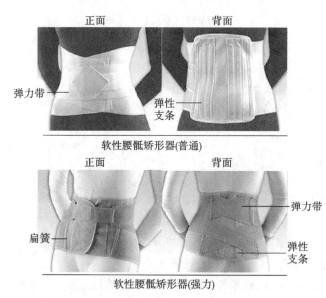

图 3-3-20　软性腰骶矫形器示意图

(二) 框架式腰骶矫形器

框架式腰骶矫形器主要采用金属或塑料板材和软性材料以框架的形式制作而成。

1. 屈伸控制式腰骶矫形器(flexion-extension LSO)　简写为 FE 式 LSO,这类矫形器以椅背式腰骶矫形器(chair back LSO)为代表。

椅背式腰骶矫形器：组件包括骨盆带、胸带、两根脊椎旁支撑板及腹带。从生物力学上来说，这种矫形器是两个"三点力"作用系统的组合。第一个三点力作用系统是由两个胸部支条及骨盆支条所提供的向前方向的反作用力，与腹带提供的向后方向的作用力所构成的，其目的是增加腹压和减少腰椎前凸，减少脊柱的负荷；第二个三点力作用系统是由腹带所提供的两个向后方向的反作用力，与脊椎旁两直立支条提供的向前方向的作用力所组成的，其目的是限制脊柱的后伸，限制腰椎前屈。由于使用两个三点力作用系统，所以可以限制腰椎屈曲及伸直的动作，且能够增加腹内的压力，用来减少下腰部的动作范围，从而减少因运动所造成的腰酸背痛，适用于下腰痛、腰部运动损伤、中部腰椎稳定性性骨折、腰部脊椎滑脱、腰椎不稳定、腰椎间盘突出症等。但由于其作用力臂有限，不能提供足够长的杠杆力量，因此不适用于控制胸腰部骨折部位的运动及腰骶部骨折的运动。改良型的椅背式腰骶矫形器多采用塑料板材模塑而成，佩戴更加贴身和舒适，效果更加理想（图3-3-21）。

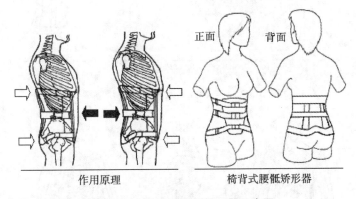

作用原理　　　　　椅背式腰骶矫形器

图 3-3-21　椅背式腰骶矫形器示意图

2. 屈伸侧屈控制式腰骶矫形器（flexion-extension-lateral LSO）　可简写成 FEL 式 LSO，这类矫形器以奈特式（骑士式）腰骶椎矫形器（Knight LSO）为代表。

奈特式腰骶椎矫形器：这种矫形器的材料、结构、作用与椅背式腰骶矫形器类似，不同之处在于它比椅背式腰骶矫形器增加了侧方的金属支条，因此它可以更好地限制侧方活动。奈特式腰骶椎矫形器是通过前面的软性材料（牛皮或帆布）侧面和后面用铝合金或不锈钢组成的框架结构，它通过三点力作用原理来控制躯干腰骶部的屈伸，又通过侧方支条来限制躯干的侧向运动。该矫形器具有较好的限制腰椎屈伸、侧屈、旋转运动，利用腹压支撑体重，减少腰椎承重作用，适用于治疗腰椎间盘突出症、腰椎结核、腰椎骨性关节炎、腰椎前凸引起的疾病，如脊椎裂、脊椎滑脱、变形性脊柱病等。但由于其作用力臂有限，不能提供足够长的杠杆力量，因此不适用于腰椎骨折，仅适用于中部的腰椎稳定性、非压缩性骨折（图3-3-22）。

3. 后伸侧屈控制式腰骶矫形器（extension-lateral LSO）　可简写 EL 式 LSO，这种矫形器以威廉姆斯（Williams）式 LSO 为代表。

威廉姆斯式腰骶矫形器：由骨盆带、胸带、侧方直条和腹带构成，主要作用是利用"三点力"系统限制腰段躯干的后伸，侧屈运动，但允许腰部的屈曲运动，让患者在坐、站、步行中保持腰骶段脊柱处于屈曲位。它增加了腹压，减少了腰椎、腰骶关节的承重，减少了腰椎前凸和限制了躯干的侧屈和后伸活动，适用于治疗腰椎前凸、下腰痛、腰椎间盘突出症、腰椎的峡部裂、腰椎滑脱等；不适用在病理上不允许的屈曲位的疾病，如压缩性骨折、驼背等（图3-3-23）。

（三）模塑式腰骶矫形器

模塑式腰骶矫形器采用塑料板材成型制作而成的腰骶矫形器。

1. 波士顿式腰骶矫形器（Boston LSO）　这种矫形器用低温热塑板材整体成型制作而成，大面积与人体接触，波士顿式腰骶矫形器主要通过提高腹部压力对脊柱起到固定、支撑和牵引的作

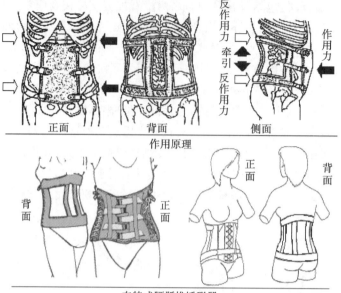

图 3-3-22　奈特式腰骶椎矫形器示意图

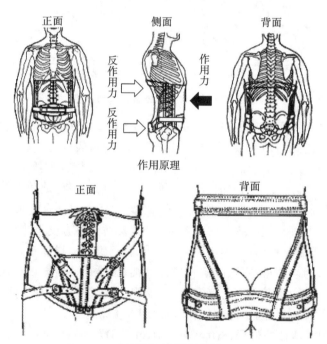

图 3-3-23　威廉姆斯式腰骶矫形器示意图

用,它还可以根据疾病的位置增加胸部压垫。由于采用低温板材制作,制作快捷、方便、易修改、固定性好,适用于急性腰痛症、变形性脊椎病、腰椎间盘突出症、脊椎滑脱、腰部的术后固定等(图3-3-24)。

2. 抗腰椎前凸矫形器　采用前后两块塑料板材成型制作而成,前面为腹部压力板,后面开有窗口,上缘到胸腰过渡段,下缘至骶骨,从而形成一个"三点力"作用系统。它通过强大的腹部压力和背后臀大肌及胸腰椎过渡段的反作用力进行腰椎前凸的矫正,其后背开有窗口,这样可以通过呼吸作用达到主动抗前凸的矫正目的,适用于治疗腰椎间盘突出症、腹肌功能不全(肥胖、疝等)、腰椎关节退化等(图3-3-25)。

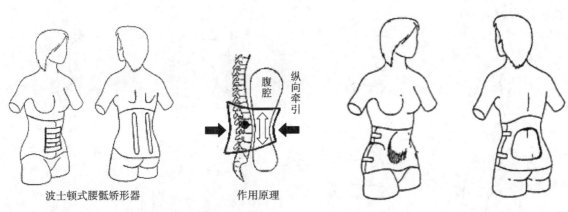

图 3-3-24 波士顿式腰骶矫形器示意图　　　　　图 3-3-25 抗腰椎前凸矫形器示意图

3. 贝克式(Becker)矫形器 这种矫形器的外形结构与抗腰椎前凸矫形器类似,它采用前后两块塑料板材成型制作而成,前面为腹部压力板,后面一块开有窗口。不同之处在于其上缘到肩胛下角,下缘到臀沟。其背部和腹部的压力板用带子连接,可以进行无级调节。有时前凸位置过高,还可以增加胸部的压力垫,适用于治疗腰椎前凸、腰椎间盘突出症、青少年驼背等(图3-3-26)。

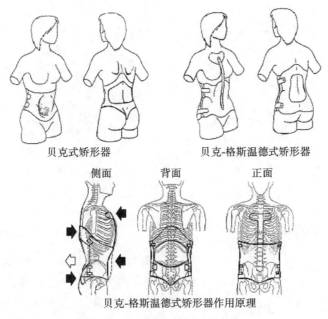

贝克式矫形器　　　　　　　贝克-格斯温德式矫形器

侧面　　　背面　　　正面

贝克-格斯温德式矫形器作用原理

图 3-3-26 贝克式矫形器示意图

五、胸腰骶矫形器

(一) 软式胸腰骶矫形器
软式胸腰骶矫形器主要采用软性材质的材料如纤维织物、皮革、弹性纤维等制作而成。

1. 约翰(John)式胸腰骶矫形器 这是一种在腰骶围腰的基础上改进的软式胸腰骶矫形器。它的腹部带有压力板,采用带子和搭扣固定,根据尺寸进行制作。它具有防止腰椎前凸的腰骶部分和防止胸椎后凸的背肩带,并通过背肩带阻止畸形的发生,适用于老年骨质疏松、老年性驼背和 T_9 以下的退化性病变(图3-3-27)。

2. 背姿带 采用高弹性带子和搭扣环并根据尺寸或样品制作而成,它可以根据需要调节带子的拉力,通过拉力提醒患者保持直立,适用于矫正姿势性驼背,还可以预防儿童和青少年姿势性驼背(图 3-3-28)。

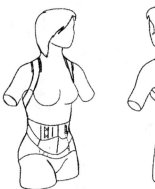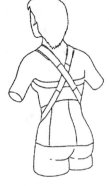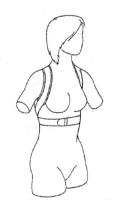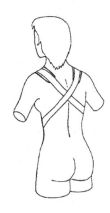

图 3-3-27　约翰式胸腰骶矫形器示意图　　　　　图 3-3-28　背姿带示意图

3. 肋骨骨折带　采用坚固、高弹性材料并根据尺寸或样品制作而成,它是包容整个胸廓的固定带,适用于肋骨的骨折(图 3-3-29)。

4. 鸡胸矫形带　它是一种带胸垫的矫形带,采用胸部的金属压力垫和金属支条与可以调节的皮带相连接,通过适当的调节对胸部的压力来达到矫正鸡胸的目的,适用于鸡胸畸形的矫正(图 3-3-30)。

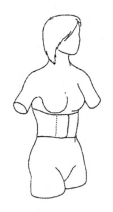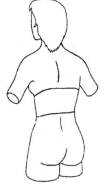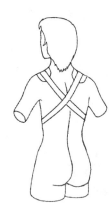

图 3-3-29　肋骨骨折带示意图　　　　　　　图 3-3-30　鸡胸矫形带示意图

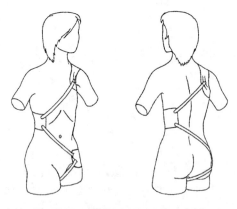

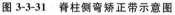

图 3-3-31　脊柱侧弯矫正带示意图

5. 脊柱侧弯矫正带　由肩袖、强力弹性带、胸托和髋托四个部分组成。它的前后呈"Z"字形,构成"三点力"作用原理,可对儿童和青少年特发性和姿势性脊柱侧弯进行辅助治疗和矫正,适用于胸腰椎段 20°左右的单向脊柱侧弯(图 3-3-31)。

(二)硬式胸腰骶矫形器

1. 屈伸控制式胸腰骶矫形器(Flexion-Extension TLSO)　简写为 FE 式 TLSO。这类矫形器以泰勒式(Taylor brace)矫形器为代表。

泰勒式矫形器是一种胸腰骶矫形器(TLSO),是一种具有代表性的支撑胸腰椎或上部腰椎的脊柱矫形器。躯干后面有两根胸腰骶椎支条,与肩胛带的支条和骨盆环带箍连接在一起,并采用肩背带固定和调节,腹部采用内有压力垫的帆布腹托。还有一种奈特-泰勒式矫形器(Knight-Taylor brace),它的腰骶段采用奈特式矫形器的模式,胸部采用 8 字形肩背带。它们都具有使胸椎伸展

Note

和减少腰椎前凸的两种功能,其目的是固定腰椎和下胸椎,以限制脊柱活动,适用于腰椎及下胸椎对各种症状,如脊柱结核、类风湿脊柱炎,腰骶椎骨折、脊椎滑脱、预防老年性骨质疏松引起的老年性驼背和脊柱压缩性骨折。由于没有足够的骨盆限制,所以不适用于治疗青少年驼背(图3-3-32)。

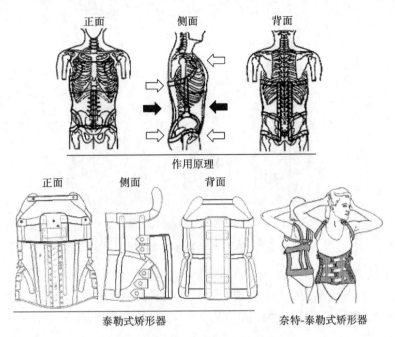

正面　　　　　　　侧面　　　　　　　背面

作用原理

正面　　　侧面　　　背面

泰勒式矫形器　　　　　　　　　奈特-泰勒式矫形器

图 3-3-32　奈特-泰勒式矫形器示意图

知识链接

青少年驼背

　　奥地利的医生舒尔曼(Scheuermann)于 1921 描述了一种常见于青少年的胸椎或胸腰段的僵硬型脊柱后凸(驼背)畸形,其表现为椎体前方塌陷呈楔状变形,造成驼背。由于好发年龄为 14～17 岁的青少年,所以又称青少年驼背或舒尔曼病。其病因尚不明确,本病是一种主要引起青少年结构性驼背的疾病,其发病率约为 0.4%,多见于男性,男女之比大约为 2:1。

2. 屈曲控制式胸腰骶矫形器(Flexion TLSO)　简写为 F 式 TLSO。这类矫形器以朱厄特(Jewett)式胸腰骶矫形器为代表。

(1)朱厄特式胸腰骶矫形器:又称超伸展式胸腰骶矫形器,由胸部压力垫,耻骨压力垫和背部压力垫组成,并且是根据尺寸或样品制作组装而成的。由胸部压力垫与耻骨压力垫产生的向后反作用力,由背部胸腰椎压力垫产生的向前作用力限制腰椎前屈,但允许自由后伸,这种典型"三点力"控制系统限制胸腰段脊柱前屈,促进其后伸,以增加腰椎前凸,对脊柱侧弯和旋转有限制作用。适用于治疗胸腰椎压缩性骨折、胸腰椎结核,预防类风湿脊柱炎引起的驼背畸形和治疗青少年驼背。还可以用于治疗由于骨质疏松症引起的椎体骨折及骨质疏松症。但不适用于不稳定的骨折和某些病理性的骨折,如脊柱滑脱。与朱厄特式胸腰骶矫形器类似的一种矫形器为十字形前脊柱过伸式胸腰骶矫形器,其主要特点是用腹部的压力箍代替了朱厄特式胸腰骶矫形器的耻骨压力垫(图 3-3-33)。

(2)贝勒尔(Bahler)式矫形器:也是一种屈曲控制式胸腰骶矫形器,它采用三点作用力原理,

Note

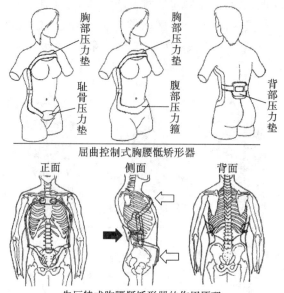

屈曲控制式胸腰骶矫形器

朱厄特式胸腰骶矫形器的作用原理

图 3-3-33　朱厄特式胸腰骶矫形器示意图

在腹部支撑杆上联合安装了胸部压力垫和耻骨压力垫,背托和腹托通过腰带相连,这样既可以使腹部的腰椎免荷和腰椎前凸,又可以使胸椎后伸,并且其胸部和耻骨压力垫的位置还可以根据需要进行调节,一般按照尺寸制作而成,适用于治疗胸椎和腰椎的压缩性骨折、青少年驼背(图 3-3-34)。

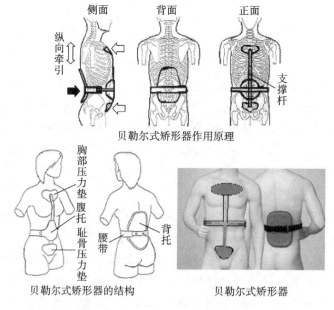

贝勒尔式矫形器作用原理

贝勒尔式矫形器的结构　　　　贝勒尔式矫形器

图 3-3-34　贝勒尔式矫形器示意图

3. 屈曲侧屈旋转控制胸腰骶矫形器(flexion-lateral flexion-rotation TLSO)　简写为 FLR 式 TLSO。这类矫形器以传统的斯坦德勒(Steindler)式矫形器为代表。

斯坦德勒(Steindler)式矫形器:一种传统的胸腰骶矫形器,这类矫形器多为按石膏模型制作的金属框架结构,包括骨盆支条、后背支条、胸部支条、侧方支条、前面支条、两个胸托垫和一个耻骨联合托垫。金属条外面包履一层塑料防护层,两个胸垫分别位于胸骨柄的两侧锁骨的下方,耻骨垫位于耻骨联合部位。现代的这类矫形器选用塑料板模塑成型。这种结构使矫形器牢固地固定在骨盆上,从而使脊椎得到确实的固定,适用于辅助治疗胸椎、腰椎骨折和结核等(图 3-3-35)。

4. 屈伸侧屈旋转控制式胸腰骶矫形器(FELR 式 TLSO) 这类矫形器以模塑式胸腰骶矫形器为代表。

模塑式胸腰骶矫形器:又称背心式矫形器(body jacket orthosis)或塑料背心(plastic body jacket)。这种矫形器是用热塑性塑料板材按患者身体的石膏模型模塑而成的,除身体的骨突起部分外,身体的各部位与之全面接触,对胸、腰、骶椎

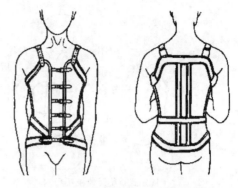

图 3-3-35 斯坦德勒式矫形器示意图

有良好的固定和支撑、限制运动和保持对线的作用。它可以分为若干组"三点力"作用系统来达到限制脊柱的屈伸、侧屈和旋转运动的目的。这类矫形器可分成前开口、后开口和两侧开口。前或后开口者整体性好,生物力学性能好,但是卧位穿戴不方便,适用于脊柱术后固定、脊柱不稳定性骨折、脊柱旁肌肉萎缩、脊椎狭窄、脊柱前凸、脊柱后凸、脊柱侧弯、骨质疏松导致的压缩性骨折、轮椅上坐姿的保持等(图 3-3-36)。

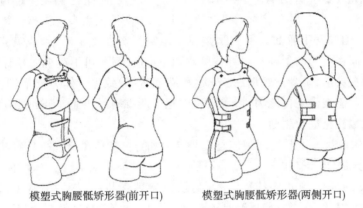

模塑式胸腰骶矫形器(前开口)　　模塑式胸腰骶矫形器(两侧开口)

图 3-3-36 背心式矫形器示意图

六、颈胸腰骶矫形器

颈胸腰骶矫形器按功能分为固定式和矫正式两种类型。一般采用金属支条和塑料板材,按照患者的石膏模型进行加工制作,它是在胸腰骶矫形器的基础上增加了颈托装置。胸部压力垫起固定和防止倾斜的作用,根据疾病位置的高度调节背部压力垫的高度,如疾病至 T_{10} 时避开肩胛骨,至 T_8 时包住肩胛骨,高于 T_8 时包住头部。这类矫形器还需要有颈托。①固定式颈胸腰骶椎矫形器:适用于 T_8 以上的脊柱融合术后的固定。②矫正式颈胸腰骶椎矫形器:适用于治疗在 T_8 以上的脊柱后凸(图 3-3-37)。

七、脊柱侧弯矫形器

(一) 脊柱侧弯的概述

脊柱侧弯(scoliosis)又可称为脊柱侧凸,典型的脊柱侧弯包括三维的脊柱和肋骨畸形,脊柱侧弯不仅仅是指脊柱的一个或数个节段向侧方弯曲,在冠状面内偏离枕骨中点至骶骨棘连线,而且常伴有椎体旋转、椎体楔形、生理弯曲改变或胸廓变形等。国际脊柱侧弯研究学会(Scoliosis Research Society,SRS)对脊柱侧弯定义如下:如果脊柱向左或向右偏离了从枕骨结节到骶骨棘这一条中轴线,并超过 10°,即为脊柱侧弯。根据其病因可以分为特发性侧弯、肌性侧弯、神经性

Note

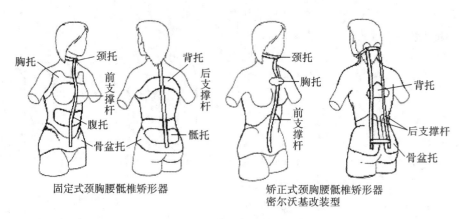

固定式颈胸腰骶椎矫形器   矫正式颈胸腰骶椎矫形器 密尔沃基改装型

图 3-3-37　颈胸腰骶矫形器示意图

侧弯、代谢性侧弯、姿势性侧弯和先天性侧弯等。脊柱侧弯在一般人群中相对比较常见(2%～3%的人受到脊柱侧弯的影响),有大概10%的青少年有一定程度的脊柱侧弯,但是只有不到1%的人脊柱侧弯(侧弯角度超过20°)需要进行纠正治疗。其中特发性脊柱侧弯占发病总人数的85%以上,其中青春发育期的青少年(12～16岁)特发性脊柱侧弯(adolescent idiopathic scoliosis,AIS)占85%以上,男女孩发病率之比为1:10,女孩大大多于男孩。特发性脊柱侧弯从字面理解是脊柱向侧方发生弯曲。但实际是在三维空间都发生了畸形,也就是在水平面、矢状面、额状面都有不同程度的畸形存在。脊柱侧弯如不适时治疗,可引起继发性脊柱病变以及脊髓神经受压,如椎间盘突出、坐骨神经痛、关节炎、腰背痛等,导致患者体力较差,工作能力和生活质量下降,部分患者可能丧失工作能力,严重者可因躯干严重畸形扭曲,挤压心肺等内脏器官,引起呼吸循环系统疾病,甚至危及生命。

1. 脊柱侧弯的症状　主要表现为体态姿势异常和身体功能障碍及椎体结构改变等。

1) 体态姿势异常(图 3-3-38)

(1) 站立状态:①头偏离正中线;②一侧肩膀或肩胛骨凸起(右侧最常见);③双肩不等高;④脊柱明显弯曲;⑤髋部不平衡,腰际高低不一;⑥骨盆不等高,臀部倾斜突出;⑦双下肢不等长;⑧胸部乳房不对称;⑨腰椎前突。

(2) 弯腰状态:左右高低不等或明显肩胛骨隆起,即所谓的"剃刀背"。

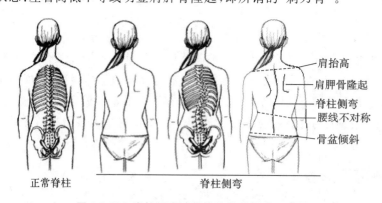

正常脊柱   脊柱侧弯

肩抬高
肩胛骨隆起
脊柱侧弯
腰线不对称
骨盆倾斜

图 3-3-38　脊柱侧弯造成体态姿势异常示意图

2) 椎体结构　①多数侧弯发生在胸椎上部,凸向右侧;②其次好发于胸腰段,凸向左侧者较多;③一般最常见的是S形侧弯,即在胸椎和腰椎两个部位同时发生反方向侧弯;④脊柱在侧弯的同时还伴有椎体的旋转,一般常见的是胸椎逆时针方向旋转,腰椎顺时针方向旋转;⑤弯曲出现的节段:有胸段侧弯、胸腰过渡段侧弯、腰段侧弯、胸和腰段双侧弯(图 3-3-39)。

3) 身体功能障碍　①疼痛:背部疼痛或肌肉痉挛。②经常疲劳:如腰背酸痛,四肢肌肉无

Note

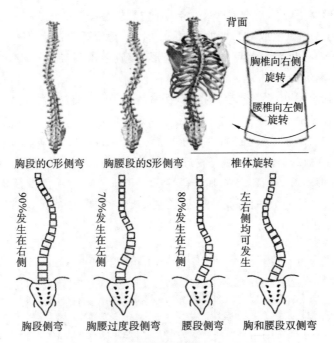

图 3-3-39 脊柱侧弯造成的椎体结构异常示意图

力,四肢反应敏感度不同。③脏器官功能不良:消化不良,食欲不振,心搏加速,心慌意乱,气短,胸腹胀满。④体质差:躯干矮小,体力较弱等。

4)心理方面的影响:脊柱侧弯最严重的危害并不是这些外观上的变化,而是由于脊柱侧弯本身和外观变化以后带给患者身体上和心理上不健康的发育。因为外形的异常,患者会产生自卑心理,不喜欢和人交往,不喜欢公共场合,喜欢独来独往,久而久之会影响心理的健康,严重者会发展成自闭症等。

多数特发性侧弯发生在胸椎,凸向右侧;其次好发于胸腰段,凸向左侧者较多;腰椎代偿性侧弯,脊柱呈"S"形侧弯,同时伴有椎体旋转,似"拧毛巾"状。青少年的特发性脊柱侧弯,是一种严重影响患者身体正常发育的疾病,通常都会随着生长发育而持续加重,严重者导致胸廓变形,影响心肺功能,甚至出现神经压迫症状导致瘫痪。目前公认的较为有效的治疗方法有矫形体操、矫形器、理疗和手术,外科手术创伤大、风险高、费用高,大多青少年达不到手术的指征,也不愿进行,矫形体操和理疗也只能作为治疗的辅助方法,因此矫形器就成为患者和家长的首选。

（二）脊柱侧弯矫形器概述

脊柱侧弯矫形器(Scoliosis Orthosis)是用于治疗脊柱侧向弯曲及伴有回旋变形的矫形器。治疗脊柱侧弯的矫形器非常多,如色努(Cheneau)式、波士顿(Boston)式、密尔沃基(Milwaukee)式、大阪医大(Osak Medical College,OMC)式、查尔斯顿(Charleston)式、施罗斯(GBW)式等,利用脊柱侧弯矫形器矫治脊柱侧弯,是非手术治疗脊柱侧弯方法中较为有效的方法之一。

1. 脊柱侧弯矫形器的适应证

（1）适合矫形器治疗的情况:①20°～40°之间的轻度脊柱侧弯、婴儿期和早期少儿期的特发性脊柱侧弯,偶尔 40°～60°之间也可用矫形器治疗;②骨骼未成熟的患儿早期宜用矫形器治疗;③跨度长的弯曲,矫形器治疗效果佳,如 8 个节段 50°侧弯矫形器治疗效果优于 5 个节段的 50°脊柱侧弯者;④40°以下弹性较好的腰段或胸腰段侧弯,矫形器治疗效果最佳;⑤先天性脊柱裂、先天性半椎体、脑瘫、小儿麻痹后遗症等引起的脊柱侧弯;⑥需手术治疗的脊柱侧弯严重者(Cobb角大于 50°),术前穿戴矫形器用于防止畸形的发展。要取得较好的疗效,前提是具有两年以上的骨骼发育时间。

（2）不适合矫形器治疗的情况：①青少年期的脊柱侧弯超过 50°时，不宜再用矫形器治疗；②两个结构性弯曲到 50°以上或单个弯曲超过 50°时，不宜用矫形器治疗；③合并胸前凸的脊柱侧弯，不宜用矫形器治疗。因矫形器可加重前凸畸形，使胸腔前后径进一步减小；④患者及家长不合作者不宜用矫形器治疗。

国际脊柱侧弯协会给出了一个治疗指南（图 3-3-40）。竖轴是侧弯恶化的发生率，恶化率超过 60%，就需要矫形器矫形。横轴是进行性因子，该因子超过 1.6 就需要矫形器矫形，中间的曲线是恶化率的走向，在图的下方是进行性因子计算公式。如一个 12 岁的女孩，侧弯 20°。骨龄一级，其进行性因子是 1.42，对应的区域是物理治疗，恶化的风险是 40%，暂时不需要矫形器治疗；一个 14 岁的男孩，侧弯 40°，骨龄 3 级，其进行性因子是 2.2，对应的区域是矫形器治疗，恶化的风险是 95%。当然，这只是一个评估的方法，还需要结合脊柱偏移情况，椎体旋转度等综合分析，然后给出治疗方案（图 3-3-40）。

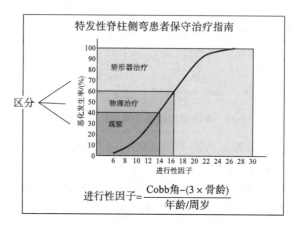

$$进行性因子 = \frac{Cobb 角 - (3 \times 骨龄)}{年龄/周岁}$$

图 3-3-40　国际脊柱侧弯协会脊柱侧弯治疗方法指南示意图

2. 脊柱侧弯矫形器的治疗原理　一定要秉持三维空间矫正，额状面控制脊柱侧弯，矢状面控制驼背、腰椎前凸和脊柱纵向牵引，水平面控制脊柱和骨盆的旋转。

（1）"三点力"原理：在矢状面和冠状面上利用三点作用系统进行固定和矫正。

（2）抗旋：在水平面采用相反方向的力矩进行抗旋。

（3）压力区与释放区：利用压力垫减少压力区的压强和水平方向的扭转，同时在压力垫相对应的方向上留有压力释放区，如开窗口或多余空间。

（4）免荷和持续性被动牵引：利用胸托、腹托、盆托的压力，使胸腔、腹腔、盆腔产生对脊柱的持续性纵向牵引力。实践证明：腹部的适当的压力可以使 $T_{12} \sim L_1$ 间的纵向压力减少 55%，$L_5 \sim S$ 间的纵向压力减少 30%，背部肌肉能耗降低 55%。

（5）骨盆固定：骨盆是整个脊柱的基础，固定骨盆，可以限制脊柱活动，为矫正脊柱畸形奠定良好的基础。

（6）躯干上的作用力：通过肋骨作为杠杆作用于侧弯和旋转的椎体，并且要避开人体的骨突部分和敏感部分，如乳房等。

（7）被动矫正和主动矫正：通过矫形器的施压进行被动矫正，通过腹腔和胸腔的呼吸运动进行主动矫正，这是因为腹腔和胸腔的横向运动受到限制，只能主动纵向运动，从而到达主动牵引的目的（图 3-3-41）。

（三）脊柱侧弯矫形器的种类

1. 密尔沃基式矫形器（Milwaukee brace）　它是一种颈胸腰骶椎式的脊柱侧弯矫形器，也是第一款用于治疗脊柱侧弯的现代矫形器，是 1945 年由美国威斯康星医学院（Medical College of

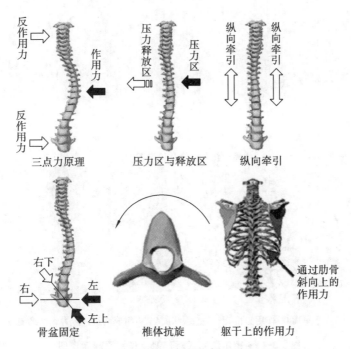

图 3-3-41 脊柱侧弯矫形器的治疗原理示意图

Wisconsin)和密尔沃基儿童医院(Milwaukee's Children's Hospital)的两位医生沃尔特-布朗特和阿尔特-斯密特(Walter Blount & Albert Schmidt)共同开发的,历经多年的更新换代,直到1975年才基本定型,就是我们现在所看到的形式。密尔沃基式脊柱侧弯矫形器之所以能够沿用至今,主要是它对胸部的尤其是高位的胸椎脊柱侧弯有较好的疗效。

它的主要部件由枕托、喉托、骨盆托、前后支条、侧方压力垫组成。其特点是患者穿戴后能产生被动和主动两种矫正力,被动矫正力为纵向牵引力和侧向压力,主动矫正力则是通过患者主动进行"伸长"和"离垫"动作而产生。穿戴时间约为每天 23 小时。该矫形器的最大缺点是,颈项周围的上部结构对患者日常生活活动的限制较大,而且外观上碍眼,会给大部分是青春期少女的患者带来心理障碍。适用于胸椎 6(T_6)以下、Cobb 角 20°~50°的脊柱侧弯的患者使用(图 3-3-42)。

2. 波士顿式(Boston brace)矫形器 一种胸腰骶椎式脊柱侧弯矫形器,是 20 世纪 70 年代初最受欢迎的治疗脊柱侧弯的矫形器,是由波士顿儿童医院的霍尔(Hall)博士和米勒先生(Miller)共同开发的第一款模塑成型的脊柱侧弯矫形器。它是一种腋下型脊柱侧弯矫形器,以密尔沃基式脊柱侧弯矫形器设计方法为基础,去掉了前后支条,可根据患者的需要加装上压力垫、支条、颈托等部件。其作用是在额状面上利用三点力进行矫正,利用压力垫减少水平面上的扭转,利用腹托减少腰椎前凸和提高腹腔内压以产生对脊椎的牵引力,关键是腰椎垫、胸椎垫的使用要得当,适用于侧弯角度小于 50°(最佳矫正度数为 Cobb 角 20°~40°)、侧弯椎体在胸腰椎以下(多用于T_{10}以下)脊柱侧弯的患者(图 3-3-43)。

3. 大阪医科大学式(osak medical college,OMC)矫形器 一种胸腰骶椎式的脊柱侧弯矫形器,由大阪医科大学矫形技术人员开发的一种腋下型脊柱侧弯矫形器。它在波士顿式脊柱侧弯矫形器基础上进行了改良,在胸椎主弯曲对面的腋下安装了高位胸椎垫,并利用搭扣带的牵引,提供矫正胸椎弯曲的上位矫正力量。其矫正作用的要点是以骨盆托为基础,确保对主弯曲以下部分的矫正;利用高位胸椎垫,对胸椎的弯曲进行矫正和改善脊柱的平衡,适用于矫正侧弯顶点在第 8 胸椎(T_8)以下的脊柱侧弯患者(图 3-3-44)。

4. 查尔斯顿(Charleston)式矫形器 也称为查尔斯顿弯曲背架(Charleston bending brace)

Note

251

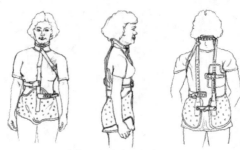

密尔沃基式脊柱侧弯矫形器

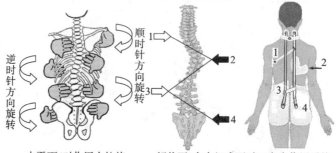

图 3-3-42 密尔沃基式矫形器及作用原理示意图

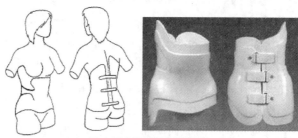

波士顿式脊柱侧弯矫形器

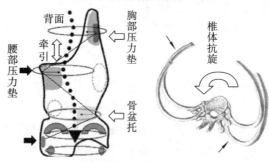

波士顿式脊柱侧弯矫形器作用原理

图 3-3-43 波士顿式矫形器及作用原理示意图

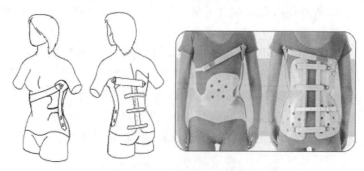

图 3-3-44 大阪医大式矫形器

或查尔斯顿式夜用矫形器。它是由弗雷德里克-雷德博士(Dr. Frederick Reed)和拉尔夫-霍佩先生(Mr. Ralph Hooper)共同研发的一种夜用矫形器,是通过人体模型模塑而成,借助于患者每天 8 小时睡眠时间对侧弯部分进行过柱矫正,适用于 19 岁以下特发性脊椎侧弯的矫正及各种疾病引起的脊椎侧弯的固定和矫正(图 3-3-45)。

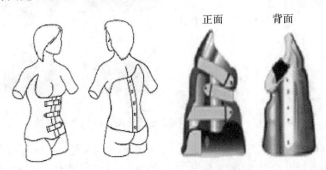

图 3-3-45 查尔斯顿式矫形器示意图

5. 色努式(Cheneau)矫形器 由法国医生色努创制,又称为 CTM 式矫形器。该矫形器是目前国内制作、装配较多的脊柱侧突矫形器。该矫形器是用塑料板在阳模上整体热塑成型的。矫形器的显著特点是具有系列的针对脊柱侧突弯曲和扭转的三维压力垫和较大的释放空间(即力量释放区开有窗口)。其作用除利用三维压力垫减少水平面上的扭转,利用腹托提高腹腔内压以产生对脊柱的牵引力之外,还在穿戴中通过前面的窗口进行呼吸,起到调整胸廓、脊柱形状的主动矫正作用。色努式矫形器的治疗原理与波士顿式矫形器相似,增加了腋下向上的支撑力和矫正旋转力,适用于矫正侧弯顶椎 T_6 以下、Cobb 角小于 45° 的特发性脊柱侧弯患者和其他脊柱侧弯患者的保守治疗。穿戴时间约为每天 23 小时(图 3-3-46)。

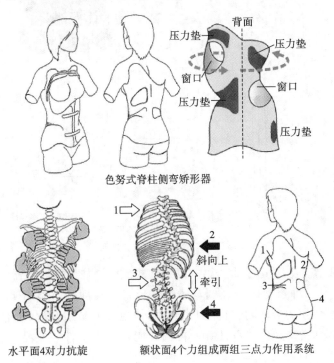

图 3-3-46 色努式脊柱侧弯矫形器及作用原理示意图

6. 色努-波士顿-威士巴登(cheneau boston wiesbaden,CBW)式矫形器 它是一种德国人在色努式脊柱侧弯矫形器的基础上,同时又吸取了波士顿式矫形器的优点并加以改造而成的一种脊柱侧弯矫形器,同样适用于 T_6 以下、Cobb 角小于 45° 的特发性脊柱侧弯患者,在欧洲较为流行。CBW型和色努型的主要区别：色努式为前开口，CBW式为后开口（图3-3-47）。

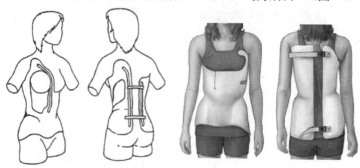

图3-3-47 色努-波士顿-威士巴登式脊柱侧弯矫形器

7. 斯塔格纳拉（stagnara）式矫形器 也称为里昂式背架，是一种组合式的矫形器。它由前后各一根金属条将二块骨盆壳体和腋下的环形托相连接而成。腰椎和胸椎部的环形压垫可根据患者的需要进行上下调节。它不仅可以治疗脊柱侧弯，而且可以作为固定式矫形器用于手术后的胸椎和腰椎的固定，起到支撑脊柱的作用。由于其可调性和可修改性，所以在欧美各国极为流行。适用于Cobb角为50°以内的胸腰椎和中高胸段侧弯及胸腰椎手术后的固定（图3-3-48）。

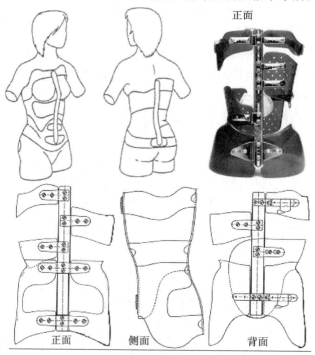

正面 侧面 背面

图3-3-48 斯塔格纳拉式矫形器

8. TriaC式矫形器 它是迄今为止第一款组件式成品脊柱侧弯矫形器。它采用简洁的支条和搭扣的组合而成，是一种新型的脊柱侧弯矫形器形式。其额状面采用4个力组成两组"三点力"作用系统，其矫正作用力较小，抗旋能力也较小，缺乏纵向牵引装置，适合于Cobb角为15°～35°的轻微的脊柱侧弯。它轻便、贴身、隐蔽、可调性能好且为组件式成品。它在美国很受欢迎，但在欧洲却受到冷落（图3-3-49）。

9. 脊柱侧弯矫正带 它是一种软性脊柱侧弯矫形器，根据尺寸制作而成，由两对三点力作用系统构成额状面的脊柱侧弯矫正系统。它在侧弯侧和对侧的肩部、髋部设置压力垫来限制畸形的发展，但不限制其他运动，适用于儿童期脊柱侧弯和手术期间等待的脊柱侧弯患者（图3-3-50）。

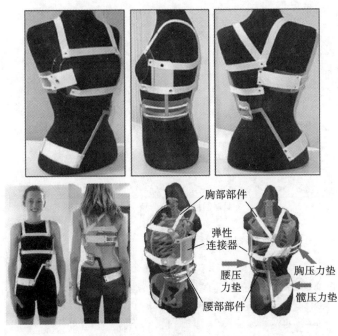

图 3-3-49 TriaC 式矫形器示意图

胸部部件
弹性连接器
腰压力垫
腰部部件
胸压力垫
髋压力垫

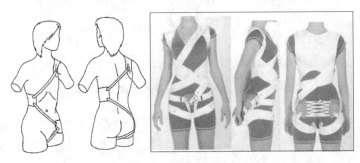

图 3-3-50 脊柱侧弯矫正带

10. 罗森伯格(Rosenberger)式矫形器 这是一种胸腰骶椎式的脊柱侧弯矫形器,是弗吉尼亚大学罗森伯格教授于 1986 年推出的一款采用热塑板材模塑而成的夹克式脊柱侧弯矫形器。它采用了全封闭式结构,按照脊柱侧弯三维矫正的原理,克服了以往矫形器要么笨重、要么不雅观、要么治疗效果不理想等缺点。综合考量整个矫形器的设计与制作,将三维拉力带和压力垫结合在一起,达到既轻巧、贴身和治疗效果较良好的特点,适用于治疗 T_8 以下、Cobb 角为 50°以内的特发性脊柱侧弯或手术后的固定(图 3-3-51)。

11. GBW 式脊柱侧弯矫形器 2008 年左右,德国维斯(Weiss)博士在他外祖母卡塔丽娜·施罗斯(Katharina Schroth)和他母亲对脊柱侧弯研究的基础上,利用现代计算机(CAD/CAM)技术,结合百年历史的施罗斯家族体操,通过自己研究的独特的脊柱侧弯分型体系,使每个患者得到最个性化的 GBW(Gensingen Brace Weiss)式脊柱侧弯矫形器,世人一般将施罗斯矫形体操和 GBW 式矫形器合称为施罗斯疗法。GBW 式脊柱侧弯矫形器则是通过 3D 扫描仪获取患者身体数据,并结合最先进的计算机辅助设计和制造技术,将色努矫形器改进得更加小巧、有效,并可以利用现代 3D 打印技术进行加工,使其成为目前世界最先进的脊柱侧弯矫形器,它具有个性化制造的特点,比其他任何矫形器更加透气、小巧、隐蔽和有效。同时,维斯博士将施罗斯家族百年来在脊柱侧弯保守治疗领域积累的独门绝技——施罗斯矫形体操与最现代的 GBW 式矫形器相互配合,形成了一套较为完整的治疗脊柱侧弯的施罗斯体系,让脊柱侧弯患者能够得到最大程度的恢复(图 3-3-52)。

Note

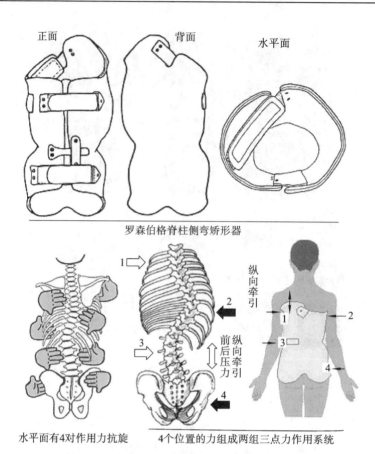

正面　背面　水平面

罗森伯格脊柱侧弯矫形器

水平面有4对作用力抗旋　4个位置的力组成两组三点力作用系统

图 3-3-51　罗森伯格式矫形器及作用原理示意图

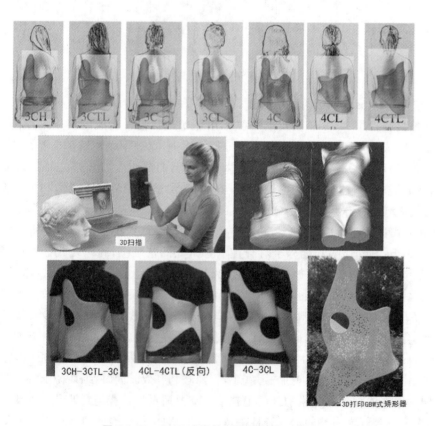

图 3-3-52　GBW 式脊柱侧弯矫形器示意图

八、脊柱矫形器的制作

（一）高温热塑板材制作脊柱矫形器

以色努脊柱侧弯矫形器的制作为例，具体如下。

1. 采集病史

（1）疼痛：询问疼痛的部位，是持续性的还是偶发的。疼痛的性质是抽动的痛、灼痛、钝痛，还是锐痛。记录疼痛发生的日期，诱发因素和缓解因素。

（2）功能障碍：询问患者在家中有何种功能障碍。在户外活动、工作、上学时有何种功能障碍。活动持续时间与疲劳的关系如何。

（3）既往矫形器治疗史：询问患者以往是否使用矫形器治疗，对治疗效果是否满意？对矫形器的材料、重量、穿着、设计、耐久性是否满意。

（4）其他治疗史：询问患者以往接受过何种药物治疗或手术治疗，或体操治疗、电刺激治疗。

（5）治疗目的：询问患者要求治疗是为了减轻疼痛、改善外观，还是为改善呼吸功能。

2. 脊柱侧弯的检查

1）全身检查：让患者脱光上衣，彻底暴露躯干，进行全身检查，检查内容包括：亚当式试验、体态姿势检查、双下肢长度测量等。

（1）亚当式试验（adam's test）：这个试验就是让患者双腿直立，向前弯腰成 90°鞠躬状，检查背部是否左右高低不平或明显肩胛骨隆起。因为脊椎侧弯会旋转或推挤胸肋骨，会让肩胛骨隆起、背部高低不一（图 3-3-53）。

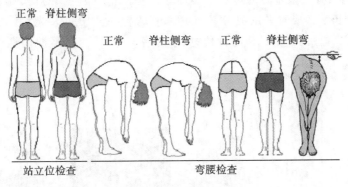

正常　脊柱侧弯　　正常　　脊柱侧弯　　正常　　脊柱侧弯

站立位检查　　　　　　　　弯腰检查

图 3-3-53　亚当式试验示意图

（2）体态检查：①骨盆倾斜检查：患者站立位，从背后检查骨盆有无水平面倾斜，如有倾斜，在脚底垫适当木块，直至骨盆保持水平位。②脊柱侧弯的偏差量检查：用垂线从第 7 颈椎棘突垂下，检查垂线偏离臀缝的间距；看是否脊柱枕骨粗隆中点垂线正好通过臀沟中线，若是，则是代偿性脊柱侧弯，否则为非代偿性脊柱侧弯（主动性脊柱侧弯）。③胸廓变形程度检查：乳房发育大小、胸廓厚度。④背部肌肉情况检查：手法推脊柱，检查背部骨骼肌肉的强度。⑤棘突划痕检查：身体尽量前屈，双手自然下垂，脊柱变形更突出，常见"剃刀背"。从第 7 颈椎的棘突开始，用食指和中指指腹按着向下滑移，出现一条充血的痕迹来判断脊柱是否正常。⑥脊柱侧弯可变程度检查：由二人共同进行，一人在前用双手辅助患者两侧髂骨部，另一人在后左手托压住患者左腋下，右手掌托压胸椎弯曲突点下方，观察脊柱侧弯的变化。⑦其他检查：检查患者的肩胛骨位置是否对称，患者双手臂自然下垂时与身体的空隙是否左右相等（图 3-3-54）。

（3）双下肢长度测量：测量下肢长度以确定双下肢是否等长，下肢长度的测量标准为髂前上棘或肚脐至内踝的距离（图 3-3-55）。

2）特殊检查　具体如下。

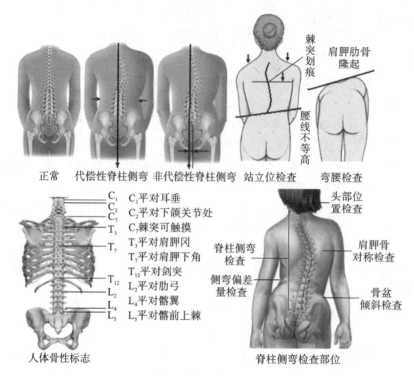

图 3-3-54　体态检查示意图

（1）X 光片检查：脊柱最基本的影像学诊断应当包括站立位全长的正、侧位 X 光片。X 光片应该显示脊柱的全长。必要时采用两个 X 光片来获取脊柱全长的 X 光片。X 光片拍摄时患者取站立位，以便对其脊柱的平衡性进行评估；如果患者不能站立（神经肌肉性脊柱侧弯），可采取坐位或卧位进行拍摄（图 3-3-56）。

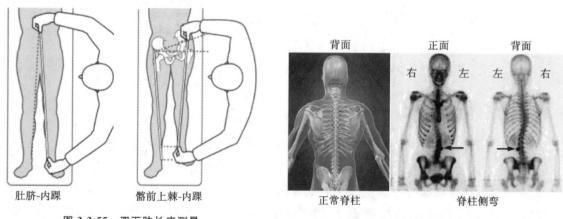

图 3-3-55　双下肢长度测量

图 3-3-56　正位相的 X 光片示意图

（2）脊柱侧弯角度的测量：有两种测量方法，具体如下。①Cobb 角：最常用，上端椎上缘的垂线与下端椎下缘的垂线的交角即为 Cobb 角。若端椎上、下缘不清，可取其椎弓根上、下缘的连线，然后取其垂线的交角即为 Cobb 角。②Ferguson 角：很少用，有时用于测量轻度侧弯。找出端椎及顶椎椎体的中点，然后从顶椎中点到上、下端椎中点分别画两条线，其交角即为脊柱侧弯角度（图 3-3-57）。

【注】端椎和顶椎：上、下端椎是指侧弯中向脊柱侧弯凹侧倾斜度最大的椎体。脊柱侧弯凸侧的椎间隙较宽，而在凹侧椎间隙开始变宽的第一个椎体被认为不属于该弯曲的一部分，因此其相邻的一个椎体被认为是该弯曲的端椎。顶椎则是处于上下端椎之间，变形最小，离中轴线最远的

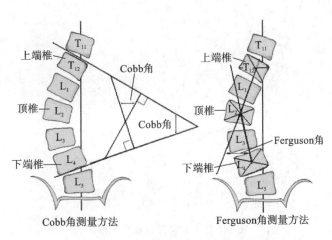

图 3-3-57　脊柱侧弯角度的测量示意图

椎体。脊柱侧弯的程度按 Cobb 角分类如下。①轻度的脊柱侧弯:Cobb 角小于 40°。②中度的脊柱侧弯:Cobb 角为 40°~60°。③重度的脊柱侧弯:Cobb 角为 60°~80°。④极重度的脊柱侧弯:Cobb 角大于 80°。轻度的脊柱侧弯没有明显的不适,外观也看不到明显的身体变形。重度的脊柱侧弯可影响生长发育,使身体变形;如在胸后背部隆起一个"肋峰",称为"剃刀背"。胸廓变形,会使内脏的功能和活动受到影响和限制,稍运动就会出现心慌、气急、胸闷、口唇发紫,并有食欲减退、消化不良等症状,寿命变短,一般寿命不超过 50 岁。

(3) 椎体旋转度的测定:Nash 和 Mod 根据正位 X 光片上椎弓根的位置,将其分为五个度数等级。具体如下。0 度:椎弓根对称。1 度:凸侧椎弓根移向中线,但未超出第一格,凹侧椎弓根变小。2 度:凸侧椎弓根已移至第二格,凹侧椎弓根消失。3 度:凸侧椎弓根移至中央,凹侧椎弓根消失。4 度:凸侧椎弓根越过中央,靠近凹侧(图 3-3-58)。

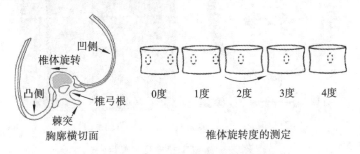

图 3-3-58　椎体旋转度的测定示意图

(4) 脊椎弹性检查:X 光片正面但患者需向左弯照、右弯照,并用 Cobb 角方法测量出向左弯照、右弯照的角度后与原本直立位所测量的角度相减即是脊椎关节本身的弹性指数,这是代表脊柱侧弯可能恶化或减轻的度数空间(图 3-3-59)。

(5) 骨骼成熟度的评估:骨骼成熟度在评估脊柱侧弯的进展和决定治疗措施中非常重要,常用髂骨骨骺来估计,即 Risser 征。可将髂嵴分成 4 等份,骨化由髂前上棘移向髂后上棘,骨骺移动 25% 为 Ⅰ 度,50% 为 Ⅱ 度,75% 为 Ⅲ 度,移动到髂后上棘为 Ⅳ 度,骨骺与髂骨融合为 Ⅴ 度,此时骨骼发育停止。另外,X 线侧位片上椎体的骨骺环与椎体融合也说明脊柱生长发育停止。

(6) 足部畸形检查:患者除去鞋袜,足底涂上水彩,站立于放有白纸的硬质地面,观察足印,注意足跟外翻和内外侧纵弓情况。最好的检查方法是利用静态和动态的足底检测仪更为准确。根据统计数据表明:绝大部分脊柱侧弯患者存在两侧足弓不对称或主侧弯一侧呈扁平足的现象。

(7) 其他特殊检查:①CT 检查:CT 扫描或 CAT 扫描(计算机轴面体层摄影),明显优于传统体层摄影术。传统体层摄影术中模糊不清的成像已经被 CT 计算机处理后的清晰成像所取代。

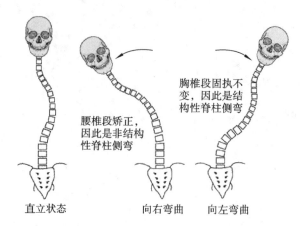

胸椎段固执不变，因此是结构性脊柱侧弯

腰椎段矫正，因此是非结构性脊柱侧弯

直立状态　　　　向右弯曲　向左弯曲

图 3-3-59　脊椎弹性检查示意图

一般 CT 显示的是患者横断面(轴面)上的解剖，也可以显示其他平面上的。CT 扫描在脊椎、脊髓、神经根病变的诊断上具有明显的优越性，尤其对普通影像显示不清的部位(枕颈、颈胸段等)更为突出。由于它比普通 X 线密度分辨高 20 倍，故能清晰地显示椎骨、椎管内、椎旁组织的细微结构。特别是脊髓造影 CT 扫描，它能更好地了解椎管内的真实情况，了解骨与神经成分的关系，可为手术治疗提供宝贵资料。②核磁共振成像(MRI)检查：如果其他检验出现异常结果，MRI 是一种新的无损伤性多平面成像检查，对椎管内病变分辨力强，不仅可提供病变部位、范围，对其性质如水肿、压迫、血肿、脊髓变性等分辨力也优于 CT，但尚不能完全代替 CT 或脊髓造影，它们各有其适应证(图 3-3-60)。

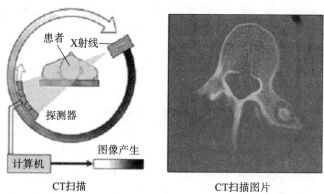

患者　X射线

探测器

计算机　　→　图像产生

CT扫描　　　　　　　　CT扫描图片

图 3-3-60　CT 扫描及其图片

3. 取型

1) 尺寸测量(图 3-3-61)

(1) 前面：①胸骨柄末端至耻骨联合；②胸骨上端末至耻骨联合；③两侧髂前上棘之间距；④髂腰部软组织的可压量(用卡尺)；⑤腋下至髂嵴上缘。

(2) 后面：①两侧髂上棘之间距；②两侧腋下至大转子；③患者取坐姿，测肩平面至平板椅面距离。

2) 免荷和骨位置的标记(使用变色铅笔画，患者躯干套上紧身袜套)(图 3-3-62)

(1) 前面：①两侧锁骨走向；②胸骨柄上端；③胸骨柄下端；④胸肋弓走向；⑤两侧髂前上棘；⑥两侧髂翼走向；⑦耻骨联合；⑧乳房的轮廓。

(2) 后面：①肩胛骨下角；②脊柱侧弯走向；③两侧髂后上棘；④臀部皱褶。

(3) 侧面：①腋下高度；②大转子。

3) 取型(图 3-3-63)

(1) 患者站在取型框架内，脚底垫一块前低后高的斜面板。患者站于斜面板，腿为屈曲状

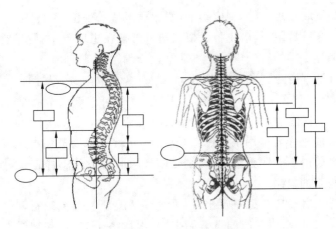

图 3-3-61 尺寸测量示意图

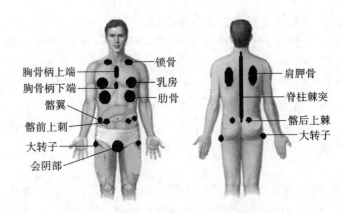

图 3-3-62 免荷和骨位置的标记示意图

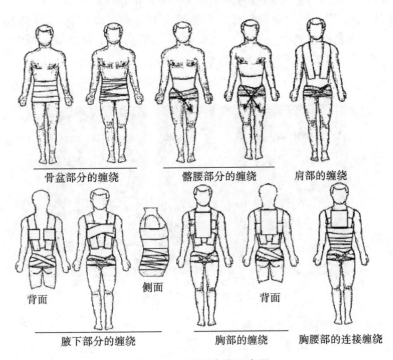

图 3-3-63 取型步骤示意图

态,双膝抵住前横杆的软垫,双手扶住两侧扶手,伸直躯干位挺胸状态。检查腰椎生理前凸是否消除。

（2）如患者双侧下肢长短不等，则应垫平，使骨盆保持水平位。

（3）为了便于切开石膏阴型，事先将一根细塑料管挂在患者脖子上沿胸前垂下，其长度到大腿上部止。

（4）让患者保持站直姿势。取宽度为 15 cm 的石膏绷带，入水浸透挤干多余水分后，从髋部自下而上圆周缠绕，直至髂腰上 10 cm 为止，厚度为 4～5 层。该工作由前后两人配合进行。

（5）在石膏绷带未凝固前，取一约 150 cm 长的石膏绷带，浸水挤干缠成绳状，从后往前束紧两侧髂腰部。在后方的操作者可用手拉住腰后中部的石膏绳，以避免由于束紧作用而造成腰椎前弓。要注意骨盆部位的石膏阴型形状，特别是髂腰的形状是否合适是很重要的，因为骨盆的合适与否会直接影响矫正的效果。

（6）待下半段石膏阴型基本凝固硬化后，再继续从腰部往上缠绕石膏绷带至肩部。肩部的阴型可使用两条宽 15 cm、厚约 5 层的石膏绷带，一次性搭于双肩，和缠绕上来的绷带重合。缠绕时注意两侧腋下高度。

（7）在缠绕过程中，应始终注意患者双肩和髋部保持平行。在石膏带未完全凝固前，可进行适当矫形。这种矫形方法和前面提到的矫形方法一样，但一般用于技术熟练者，初学者不宜采用。

（8）待石膏阴型基本硬化后，在阴型的居中面和侧面标出重线，然后从前面中部沿塑料管剪开，脱下阴型，并随即用石膏绷带封好剪裁。

（9）修剪阴型腔髋部口平面，使之垂直于阴型两侧面标注的垂线。然后将髋部口和两肩部口用石膏绷带封闭。灌注石膏阳型，将抽真空管子从颈部插入。

4. 修型

脊柱侧弯矫形器的矫正效果成功与否，关键在于石膏型技术。石膏型技术最重要的是修型技术。所以，对脊柱侧弯的病理特点、生理状况和矫正原理是否清楚，全部在修型过程中反映出来。具体地说，修型者必须对石膏阳型的各个部分，要十分清楚地了解哪些是削减区，哪些是填补区，其作用又是什么，等。下面介绍色努矫形器的修型过程。修型前，首先取出患者的 X 光片的正位片和侧位片，用透明纸将脊柱侧弯的走向和脊柱体轮廓描下来。然后将透明纸按骨突标记放在石膏阳型背面。用彩色铅笔描画出矫形器的轮廓、压垫及释放区（免荷区）位置和形状（图3-3-64）。

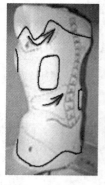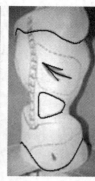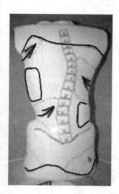

图 3-3-64　修型模型示意图

1）削减区域（以 S 形侧弯，胸椎右凸为例）

（1）腹部的削减：从脊柱侧弯矫形器的矫正原理上来讲，腹部的压力区是基础。通过腹部的压力使腰椎生理前弓消除，为矫正脊柱的水平扭转创造条件，这是色努矫形器利用呼吸作用来矫正脊柱侧弯的一个很重要因素。腹部压力区对稳定矫形器的基座——骨盆腔体来讲也是很重要的。腹部的削减，上至胸腔肋弓下缘，下至耻骨联合上方，整个形状从侧面看为弧面过渡，弧度的最低点以两侧髂前上棘为准。

（2）左胸下部的削减：左胸下部的压力区对应于右后背主压力区。若以脊柱为轴心，则必须有一个力矩才能使轴转动，因此压力区应修成逐渐向上过渡的斜面，一般要压住第九、十根肋骨。

（3）两侧髂腰的削减：两侧髂腰为髂嵴上沿的软组织。这两侧的成型好坏对矫形器的基座是否稳定有直接关系。髂腰部的削减，既要考虑到矫形器的稳定性，也要考虑肌肉组织的承重能力，需要修整得平滑过渡，髂腰部一般要削减 2～3 cm。

（4）两侧锁骨部的削减：右肩锁骨下方的压垫压力区，以及左肩锁骨下方的压垫不应有压力；但两侧压垫要同时起到使胸上部伸直的效果。压垫可直接作用于锁骨上，高度不能超过肩平面，压垫下侧要考虑到胸部发育情况。

（5）两侧腋下的削减：左侧腋下是矫正脊柱胸椎侧弯的重要压力区，一般要削去 2～3 cm。同时还要考虑腋下压垫对腋部的支撑力，具体地说，要让患者感觉到左腋下既有往右推的压力，又有往上撑的推力才行。

（6）臀部的削减：臀部区域的压力，既要保证腰椎部躯干的伸直，又要增强骨盆基座的稳定性。由于臀部软组织多，一般可削减 2～3 cm。

（7）两侧大转子上部的削减：两侧大转子上部需适当削减，其作用是保持矫形器基座额状面的稳定性，一般左侧需削减多一些，但不能让大转子受压。

（8）后腰椎部的削减：后腰椎压力区是矫正腰椎侧弯的主压力区。由于腰椎无肋骨，压垫作用可直接作用于脊柱横突上，一般削去 2 cm 左右的厚度。凹陷处边缘应是过渡斜面。

（9）后胸右外侧的削减：胸后右外侧是矫正脊柱胸椎部侧弯的扭转的主压力区。压垫的形状应符合脊柱侧弯最突点以下肋骨的走向，一般要压住 3 根肋骨。通过压垫的作用，既要把脊柱往左推（侧弯矫正），又要往前推（水平扭转矫正），还往上推（脊柱伸直），这是一种综合性的作用力。

（10）肩胛骨的削减：后背左肩胛骨的压力区可与前面右肩锁骨下压垫形成对应力，肩胛骨的压力范围应以能压住一半肩胛骨为合适，位置太高会影响躯干的伸直。

2）添补区域　从总的添补原则来讲，所有压垫相应的位置都应添补，以便形成压力释放的空间。对于一些开窗口部位，则需在开窗口位置周围进行添补即可，以便形成过渡翻边。这样，一不会挤压软组织，二是可以增强矫形器的刚度。另外，一些添补部位为骨突的真空区和一些肌腱的免压区。

（1）髂前上棘部位的添补：髂前上棘和整个髂嵴的骨突部位不能受压。在两侧髂前上棘处添补石膏，每一步为 1.5～2 cm，然后沿髂嵴往后添补并逐渐加厚。在患者取坐姿时，骨盆会发生少量前倾，髂嵴部的适当添补可以使该部位不会和矫形器腔体产生挤压。

（2）胸右下方的添补：胸右下方则根据右后背主压力区的相对位置，留出一定的空间，以释放来自胸右侧压垫的力量，一般情况下，这里为窗口区，所以只在窗口边缘添补过渡斜面即可。

（3）胸上部的添补：由于穿戴矫形器者大部分为发育期中的女性，为了保证其胸部的正常发育和呼吸，需在胸部乳房上方进行添补并形成过渡斜面。这部分也为开窗口区。

（4）后背左胸部的添补：是相对于后背右外侧压力区而进行的添补，一般这里开大窗口。

（5）后背右腰部的添补：是相对于后腰椎压力区的能量释放区而进行的添补，可根据情况开窗口或不开窗口，如不开窗口时，添补时应考虑加厚的程度。

石膏的阳型经过削减和添补后，要对照原先描画的矫形器轮廓和压垫位置进行检查。最后用细石膏锉打磨后，再用水砂纸将石膏阳型表面打磨光滑。

5. 成型

1）阳型的准备

（1）防水处理：石膏阳型在使用热塑板材成型前必须干燥。这是因为在经过软化后的板材温度都在 100 ℃ 以上,如果石膏阳型表面,有水分或湿气,当热塑板材包覆在石膏阳型上时,石膏阳型表面的水分受高温而蒸发出来,可形成气体停留在阳型表面和板材之间,造成热塑板材表面凹凸不平,并且使热塑板材的冷却速度加快,不易成型。一般情况下可放在自然阳光下晒干或用烘箱烘干。但这两种方法均需要较长时间。为此,推荐使用 PVC 液态膜。可将 PVC 液态膜在湿的石膏阳型表面涂刷二遍,一般 5 分钟后可干燥,还可在石膏表面形成一侧防水膜,起到隔水作用。

(2) 保温处理:将石膏阳型套上一层纱套,在两髂腰和凹陷处可用少许粘合剂粘牢。石膏阳型表面的纱套不得有皱褶,套纱套的目的是在石膏阳型表面形成一层保护层,延迟板材的冷却时间,使板材各部分同时冷却。改性聚乙烯或改性聚丙烯板材的软化温度都在 160 ℃ 以上,它的软化温度区间在 130～160 ℃ 之间。也就是说板材温度低于 130 ℃ 以后,板材开始发硬,不易成型。板材软化从烘箱拿出时为 160 ℃,在一般 25 ℃ 左右的室温下降至 130 ℃ 只有 3～5 分钟的时间,所以,制作者必须在这 3～5 分钟内完成热塑板材的对缝捏合,两端定位,压垫部位和两侧髂腰部等凹陷处的成型加工。如果在板材硬化前未能结束这些工作,有可能会导致整块板材的浪费。另外,套上纱套后,对矫形器表面的平整度大有提高,一些修磨痕迹之处也被掩盖。

(3) 矫形器轮廓的描画:用彩色笔在阳型表面的纱套上画出矫形器的轮廓和压垫部位、开窗口位置等,以便热塑板材在成型后,可根据表面的轮廓先描在热塑板材表面。

2) 板材的准备　制作色努式脊柱侧弯矫形器一般采用改性聚乙烯板材,其厚度依患者身体强弱和矫正量大小选用。常规使用 4～5 mm 厚的板材。板材的使用面积依据石膏阳型的上下围长和高度而定,一般按石膏阳型高和围长各放出 10 cm 的余量。裁剪后的板材应修去毛边,并用丙酮一类清洁剂擦净表面。将平板加热器升温至 160 ℃,再将板材放入。一般加热时间为 15～20 分钟,直至板材呈透明状为止。

3) 成型过程

(1) 石膏阳型可取两种状态固定于台钳上,一种垂直放置。我们认为初学者宜采用水平放置的方法,即石膏阳型的背面朝上放置。另外,台钳扣应改装成钳形夹口,以使水平放置的石膏阳型在加工中能方便地做 180°翻身。

(2) 准备好弹性绷带一卷(无弹性绷带,使用一般帆布带也可),约 3 m 长,再准备石棉手套两副和剪子、小刀、滑石粉等。

(3) 两人同时操作这道工序:两人同时抓捏已软化的热塑板材四角,从加热器中取出,置于阳型背面,然后一人将两边自然下垂的板材在石膏阳型前面中部对缝捏合,注意对缝的垂直,并及时用剪子修去多余边料,对缝处留出 1 cm 的余边。另一人同时用钉枪将两端的板材固定。并趁板材处于软化状态,按压两髂腰处和压垫凹陷处,根据情况,及时翻转石膏阳型,使热塑板材尽快和石膏阳型伏贴。如发现一些凹陷部难以成型,则可以用小刀在邻近的窗口部划十字口,消除板材局部的应力,使各部位成型。

(4) 真空成型方法:真空成型方法是一种较省力的方法,但需使用较多的板材,特别是两端板材要长一些,另外,必须使用抽真空管。当板材软化后并包覆在石膏阳型上时,将两端的软化板材集成一团捏合,以便封闭空气;另有一抽真空管的一端,则使软化的板材围住管子封闭。然后打开真空泵,抽出阳型表面和封闭式热塑板材内的空气,使板材伏贴于阳型表面。

(5) 当各部位伏贴后,为防止板材在冷却中的内应力对凹陷处产生影响,需用弹性绷带将两髂腰勒紧。其方法为:将绷带一端钉于耻骨联合处,然后将绷带斜着向一侧髂腰凹部勒过,再从后部绕经另一侧髂腰后回到原处。一些压垫凹陷处可采用一些纱套重叠垫压住,外围再用绷带缠绕以保持压垫的压力。

(6) 经 4 小时左右待热塑板材冷却后,在热塑板材表面,依据里面的轮廓线透描出矫形器的轮廓。然后先用振动锯切开两端,再沿中部切开,脱模,取下矫形器毛坯。

6. 适合性检查

1) 半成品修整：①用手提电锯修出矫形器轮廓和开窗口部分的孔；②前中部开缝的宽度为 6 cm；③用砂纸磨：将边口打磨光滑并倒角，不得有毛刺；④准备临时性扣带两根。

2) 试穿检查程序　具体如下：

（1）站立位检查：①在试样中，为便于检查各压垫的位置和间隙状态，让患者脱去内衣；但在正常穿戴时可穿一件单衣；②患者穿上矫形器，腹部用临时性扣带扎紧，胸上部用扣带将两侧腋下扎紧；③首先检查两髂腰部是否合适，有无压痛；④检查患者对腹部压力区的感觉和臀部下边缘的松紧；⑤检查腋下的压垫和高度；⑥检查患者对后背胸椎压垫和腰椎腰垫的感觉。由于在最后穿戴时，压垫部位还需增贴软性压垫块，故这时压垫的压力允许不达到矫正力量，但不允许产生间隙；⑦检查锁骨下两侧压垫位置和开关是否符合要求；⑧窗口边缘与身体的接触情况，窗口边缘不得挤压皮肤或软组织。

（2）坐位检查：①让患者坐在平板凳上，检查矫形器后面下边缘距座椅平面的距离，应有 2 cm 间距；②检查前腹部下边缘是否压迫耻骨联合；③检查两腋下高度；④检查锁骨下压垫是否不超过肩平面。

对于上述部位的检查，凡不符合要求处都应用彩笔描画下来，然后对其外形轮廓及开窗口部及时修改，并再行试穿检查。对于压垫部主要检查压垫位置是否准确。矫形器板材为热塑板材，可局部加温变形进行修改，重要的是整个矫形器和身体配合的伏贴程度。另外，对于两侧锁骨下的压垫，如果由于胸上部的窗口较大而影响压垫的强度时，一般需要在试穿完成后，在两侧压垫部增加铝合金或金属扁条进行铆接，以加强压垫力量。试穿时，让患者穿戴矫形器 20～30 分钟，然后取下矫形器，检查各压垫部位在皮肤上的反应，以确定矫形器有无不合适的压迫之处，以及压垫位的压力大小。

7. 附件的安装及复查

1) 边口处理　矫形器是直接穿戴于人体躯干上的支具，所以矫形器所有外形边缘和开窗口处边缘都必须打磨光滑，打磨光滑边口的程序是先使用砂纸磨修平整，再使用白橡胶磨将边口上的棱角打磨光（白橡胶磨为软磨头修磨硬塑料边棱角的效果很好），最后用白羊毛毡磨抛光。

2) 连接件的固定　色努式脊柱侧弯矫形器胸上锁紧连接件为金属件，是一种可调试结构，该连接件用铆钉固定。腹部锁紧带为两根尼龙扣带，分别用铆钉连接，为了防止在收缩腹部时夹伤皮肤，一般在腹部铆接一块 10～20 cm 宽的内衬塑料板，厚度约 1 cm。

3) 压垫的定位　矫形器共有两处放置压垫，一为后背腰椎侧凸压垫，另一为胸椎侧凸压垫。根据压力面积和形状制作压垫，材料为微孔泡沫板材，其硬度类似常规 PTB 小腿内衬套的聚酯泡沫板。第一次制作的压垫厚度一般为 1 cm 左右，待患者穿戴矫形器一段时间后，再根据矫正效果逐渐增厚，压垫用人造革包住，粘在矫形器内面压垫位置。

4) X 光检查　当压垫粘于矫形器内面时，事先用曲别针折成"V"形，置于压垫中，"V"形针的尖角指向脊柱。这样，患者在穿上矫形器经 X 光检查时，就能清楚地看到脊柱的矫正效果和压垫的位置是否正确。

5) 复查　矫形器的穿戴不同于一般的假腿和假手的制作，它的作用效果需要经过相当长的时间才能看出，加之各个患者情况不一样，刚穿戴矫形器的效果还不能说明矫形器的作用好坏。一般患者在穿戴矫形器 15 天后还需回到矫形师和康复医师处，并再次进行 X 光片检查和矫形器的使用检查，根据使用情况再次对压垫进行调整。以后每 3 个月坚持检查一次。特别是对于发育期中的青少年，家长和老师以及家庭、社会环境，对治疗的配合都是不可缺少的。所以作为矫形师和康复医师都应全面、综合地考患者的治疗效果，以保证患者的康复（图 3-3-65）。

【注意事项】装配脊柱矫形器须知

（1）患者佩戴矫形器时，必须能够舒适地坐下。如腰骶矫形器在设计时需考虑在矫形器下

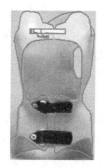
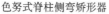
色努式脊柱侧弯矫形器

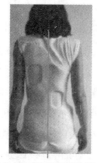
穿着色努式矫形器的效果

图 3-3-65　矫形器的附件的安装及复查示意图

缘与身体之间留有空隙,以防压迫皮肤。因为患者在坐位时骨盆倾斜,改变了力线和矫形器的位置,故设计矫形器时必须评估站立位与坐位的改变。

(2) 用塑型法制作的贴附于身体的矫形器必须避免对呼吸、消化和咀嚼等生理运动的干扰。虽然矫形器的目的在于固定脊柱或矫正脊柱畸形,但在设计时必须考虑到呼吸和消化过程中的胸腹部活动,为此,可以在矫形器对应胸腹部的前侧开窗。同样,在设计颈椎矫形器时应考虑到患者张口、咀嚼等活动,为此,矫形器的下颌托一定要合适。

(3) 虽然短期使用躯干矫形器可以减轻肌肉痉挛,稳定脊柱和减轻疼痛,但长期使用躯干矫形器会导致肌肉萎缩,脊柱活动度减少和心理依赖。因此要定期复查患者,以确定在适当的时机停止使用矫形器,并进行体疗。对青少年特发性脊柱侧弯的矫形器治疗,应结合体疗,以维持肌肉和脊柱的柔顺性。

【注】脊柱侧弯矫形器使用指南

(1) 脊柱侧弯矫形器的使用方法　①须全天使用,每天穿戴 23 小时。清洗、运动时可脱下;②穿一层吸湿性好的内衣,将搭扣拉紧;③进行适当的皮肤按摩;④保持皮肤干燥;⑤使用第一个月为适应阶段,应注意观察,不能只追求矫正效果;⑥使用 30 分钟出现疼痛,必须修改矫形器的压力垫;⑦每 3 个月复查和调整一次,进行拍片、观察压力部位情况、发展情况,发育情况等;⑧矫形器应每年更新一次;⑨使用过程中须注意加强腰背肌运动和训练。

(2) 脊柱侧弯矫形器停止使用的标志　①身体的生长速度明显变慢,每年少于 1 cm;②脊柱侧弯角度在 20°以下;③女孩月经初潮 2~2.5 年;④侧弯角度增加不明显,一年少于 5°;⑤一般穿到患者骨骼发育结束;⑥矫正后 Cobb 角大于 30°的患者还应继续穿戴 1~2 年。

(3) 脊柱侧弯矫形器停止使用的方法　①脱去矫形器 2 小时后拍片,侧弯变化不大于 3°,可以每日脱去 2 小时,持续 3 个月,以后逐步脱去 4 小时、8 小时、12 小时;②白天不用,但夜间要使用一年以上;③在确定矫正效果稳定后,应增加体疗训练、体育活动的时间,加大肌力练习的强度;④每天脱去矫形器 2~3 小时,3 个月后拍片检查;⑤采用间隔穿戴的方法,白天不穿,晚上穿戴矫形器半年到一年。

(4) 脊柱侧弯矫形器的使用注意事项　①脊柱侧弯矫形器穿戴后,骨盆围应左右对称地将髂嵴完全包住、无压痛。②矫形器侧方压力垫的位置应在主弯曲椎体的下方附近,压力方向斜向上,并观察压力垫处是否疼痛。患者坐下时,矫形器的前下方应以不顶痛为原则,后方应距椅子 2~3 cm。③初次穿戴时第一天为 2~3 小时,以后逐渐增加穿戴时间,3~5 天适应后则应超过 20 小时。一个月后应及时复查,进行调整。以后每隔 3~6 个月复查一次,密切观察,直到骨龄成熟。④何时决定不再穿矫形器是一件非常重要的事,可以逐渐减少穿戴时间,同时做 X 光检查脊柱变化。若确实没有变化,方可脱下矫形器,但要在理疗师的指导下做医疗体操,一般女孩应穿到 18 岁,男孩穿到 20 岁。⑤佩戴矫形器的基本原则:Cobb 角小于 20°,可进行体疗操,加强锻炼(单杠、游泳);20°~40°,体疗操加矫形器,同时必须坚持锻炼;大于 45°,手术治疗。⑥定期复查。

(二) 低温热塑板材制作脊柱矫形器

颈托的制作(以颈矫形器的制作为例)。作用:支撑颈椎或治疗颈椎瘢痕及斜颈。适应证:类

Note

风湿关节炎、颈椎滑脱、颈椎稳定性骨折、烧伤后的定位、斜颈的矫正、退化性颈椎病等(图 3-3-66)。

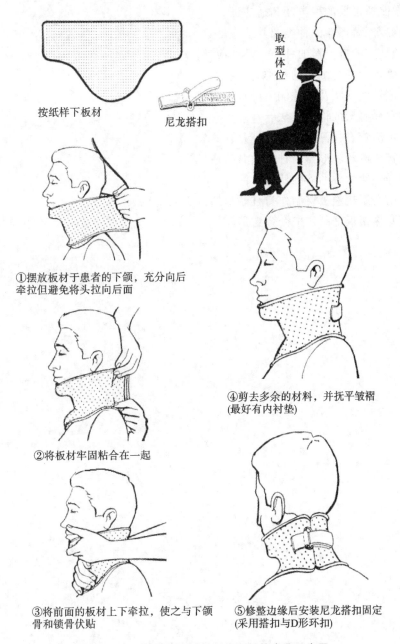

按纸样下板材　　尼龙搭扣　　　取型体位

①摆放板材于患者的下颌，充分向后牵拉但避免将头拉向后面

②将板材牢固粘合在一起

③将前面的板材上下牵拉，使之与下颌骨和锁骨伏贴

④剪去多余的材料，并抚平皱褶(最好有内衬垫)

⑤修整边缘后安装尼龙搭扣固定(采用搭扣与D形环扣)

图 3-3-66　用低温热塑板材制作颈托的步骤示意图

(肖晓鸿)

复习思考题

1. 简述脊柱的功能和生物力学特点。
2. 简述脊柱相关的疾病及病因。
3. 脊柱矫形器的种类有哪些？
4. 脊柱矫形器有哪些功能？其主要适应证及作用原理是什么？

5. 简述颈部矫形器的种类及其适应证。

6. 简述骶髂矫形器的种类及其适应证。

7. 简述腰骶矫形器的种类及其适应证。

8. 简述胸腰骶矫形器的种类及其适应证。

9. 简述颈胸腰骶矫形器的种类及其适应证。

10. 脊柱侧弯及脊柱侧弯的种类有哪些？

11. 脊柱侧弯的症状及脊柱侧弯的危害有哪些？

12. 简述脊柱侧弯的检查方法。

13. 非手术治疗脊柱侧弯的适应证是什么？

14. 简述脊柱侧弯矫形器的种类及其适应证。

15. 简述脊柱侧弯矫形器的使用方法。

16. 简述用高温热塑板材制作脊柱矫形器的工艺过程。

17. 用低温热塑板材制作一个颈矫形器。

第四章　其他康复辅助器具技术

熟练掌握：轮椅的基本结构；轮椅的选配技术；轮椅的使用技术；影响助行器选用的因素；常用的助行器的种类和使用方法；各类自助具的选择与应用；助听器的选配原则及选配助听器的适应证与禁忌证；影响助视器适配的因素；常用的助视器使用训练方法；姿势（卧姿、坐姿和站姿）辅助器的适配原理、常用的种类及特点；常用康复训练器具的基本结构组成、基本用途。

掌握：轮椅的结构（包括附属结构）；轮椅的适用范围和特点；轮椅的保养与维修技术；助行器的分类；助行器的功能；自助具的选用与制作原则；一些简单自助具的制作方法；助听器的性能及指标、助听器的选配步骤、佩戴助听器的注意事项；助视器的作用原理；常用的助视器的种类和特点；姿势辅助器的基本功能、适配原则和适配前的评估方法；常用康复训练器具的结构性能要求、安全使用的方法。

了解：轮椅的定义；轮椅的分类；轮椅的测试评估方法；轮椅使用者的家居改造；助行器的定义。自助具的定义、自助具的种类；使用自助具的目的；助听器的定义及分类、助听器的基本构造及工作原理；助视器的定义及分类；助视器的保养方法；助视器的验配步骤；姿势辅助器的定义与分类；常用康复训练器具的结构参数。

第一节　轮　　椅

一、轮椅的概述

（一）轮椅的定义

轮椅（Wheelchair）通常是指带有行走轮子的座椅，它是康复的重要工具，它不仅是肢体伤残患者的代步工具，而且更重要的是能够使患者借助于轮椅进行身体锻炼和参与社会活动等。

（二）轮椅的分类

轮椅种类很多，具体分类如下。

1. 按材料分类　一般可分为钢质、铝合金和钛合金轮椅等。①钢质轮椅：价钱相对较便宜，但缺点是较重，不方便搬移，且推动起来也较困难，此外，钢质轮椅在遇水或在潮湿环境下会生锈，不够耐用。②铝合金轮椅：占现代轮椅数量大部分，其优点是重量较轻、防锈，且推动起来较钢质轮椅容易。③钛合金轮椅：钛合金在金属材料中综合性能最佳，价格也较贵，其优点是重量较轻、耐磨耐腐且具有弹性，钛合金轮椅为高档轮椅。除此之外还有性价比更高的碳纤维轮椅等。

Note

269

2. 按类型分类 可以分为标准轮椅(standard wheelchair)和特殊轮椅(special wheelchair)两大类。

3. 按驱动方式分类 可以分为手动轮椅和动力轮椅。

(1)手动轮椅:按操作者的不同还分为:自推式和助推式轮椅。自推式轮椅是由使用者自己推行的,特点是有驱动功能的手推圈,后车轮较大。助推式轮椅是由照顾者推行的,特点是有驱动功能的手推把、无驱动手推圈、后车轮直径较小。手动轮椅按驱动方式的不同分为前轮驱动、后轮驱动、单侧驱动和摆杆驱动轮椅,其中后轮驱动轮椅使用普遍。常用的后轮驱动轮椅包括普通型轮椅、功能型轮椅、高靠背轮椅和运动型轮椅等。

(2)动力轮椅:包括以蓄电池为能源的直流电机驱动的电动轮椅和以燃油发动机驱动的机动轮椅。使用者通过简单的控制装置自行操作。

①电动轮椅:一种以蓄电池为能源、电子装置控制驱动的动力轮椅,使用者可通过控制装置自行驱动轮椅行进,适用于高位截瘫、偏瘫及下肢功能障碍者使用。

②机动轮椅:以燃油为动力的机动轮椅(残疾人摩托)。其启动、制动及其他控制装置全部由驾驶员的上肢操纵,座位有靠背和能限制髋部左右移动的装置。机动轮椅安装有下肢防护装置和放置拐杖的位置,要求驾驶者上肢健全、视觉和精神状况良好。

(三)轮椅的结构

轮椅一般主要由轮椅架、车轮(大车轮、小脚轮)、驱动装置、制动装置、座椅和靠背五部分组成(图 4-1-1)。

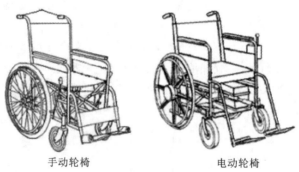

手动轮椅　　　　　　　　电动轮椅

图 4-1-1　轮椅基本结构示意图

1. 轮椅架 ①固定式轮椅:结构简单,强度和刚度好,但不用时占用空间较大,上下车不方便。②折叠式轮椅:具有交叉折叠车架的轮椅是可以折叠的,以便于携带和运输。折叠式轮椅的扶手或脚踏板均为拆卸式。轮椅两侧扶手有固定式和可拆卸式两种。可拆卸式轮椅方便使用者在轮椅与床、汽车等之间的转移。轮椅架多为薄壁钢管制成。高档轮椅架采用合金材料,以减轻轮椅重量(图 4-1-2)。

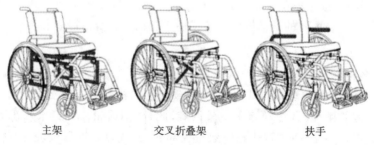

主架　　　　　　交叉折叠架　　　　　　扶手

图 4-1-2　轮椅架示意图

2. 车轮 普通轮椅装有一对大车轮和一对小脚轮,每个大车轮都装有驱动轮圈即手推圈,使用者双手驱动手推圈使轮椅前进、后退或转向,一对前小脚轮,可自由转动(图 4-1-3)。

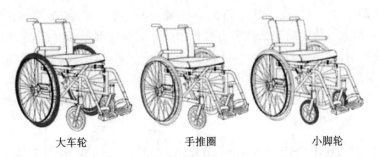

大车轮　　　　　　手推圈　　　　　　小脚轮

图 4-1-3　轮椅轮示意图

（1）大车轮：承载主要的重量。轮的直径有 51 cm、56 cm、61 cm、66 cm 数种。除了少数用实心轮胎外，多用充气轮胎。

（2）小脚轮（转向轮）：与转向系统连接决定行进方向，大多数小脚轮在大车轮之前，直径有 12 cm、15 cm、18 cm、20 cm 数种，直径大的小脚轮易于越过小的障碍物和特殊的地毯。但直径太大使整个轮椅所占空间变大，行动不方便。

3. 驱动装置　手推圈为自推式轮椅所独有，直径一般比大车轮小 5 cm。偏瘫患者用单手驱动时，再加一个直径更小的以供选择。手推圈一般由患者直接推动，若功能不佳，为了便于驱动，可有下列方式的改动：在手推圈表面加橡皮等以增加摩擦力或沿手推圈四周增加推动把手——推把。推把有以下几种。①水平推把：用于 C_5 脊髓损伤时。因此时，肱二头肌健全，手放在推把上，靠屈肘力可推车前进。若无水平推把，则无法推动。②垂直推把：用于类风湿关节炎肩手关节活动受限时。因此时无法使用水平推把。③加粗推把：用于手指运动严重受限而不易握拳的患者，也适用于骨关节炎、心脏疾病或老年患者（图 4-1-4）。

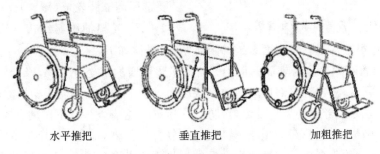

水平推把　　　　　　垂直推把　　　　　　加粗推把

图 4-1-4　轮椅推把形式示意图

轮椅轮胎有如下三种类型。具体特点如下。①实心轮胎：在平地走较快且不易爆破，易推动，但在不平路上振动大，且卡入与轮胎同宽的沟内时不易拔出。②充气内胎型轮胎：较难推，也易刺破，但振动比实心的小。③充气无内胎型轮胎：因无内胎不会刺破，而且内部也充气、坐起来舒服，但比实心者较难推（图 4-1-5）。

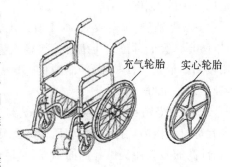

充气轮胎　　实心轮胎

图 4-1-5　轮椅轮胎示意图

4. 制动装置　又称刹车装置，它是使大车轮能完全停止运动的装置。大车轮应每侧轮均有刹车，当然，偏瘫者只能用单手刹车，为了加大患者的刹车力量，可在刹车上增加延长杆，使患者的健侧手能同时操纵两侧刹车，但此杆易发生损坏。故使用轮椅前应首先检查刹车的安全性，刹车性能不佳的不得在户外使用。刹车有以下几种形式。①凹口式刹车：此刹车安全可靠，但较费力。调整后在斜坡上也能刹住，若调到 1 级在平地上不能刹住为失效。②肘节式刹车：利用杠杆原理，通

Note

过几个关节而后制动,其力学优点比凹口式刹车强,但失效较快,如不经常检查会影响安全。
③铰链式刹车:采用关节铰链的灵活性和力量传递的形式进行刹车,其刹车速度较快,操作灵活,适合于运动轮椅的制动(图 4-1-6)。

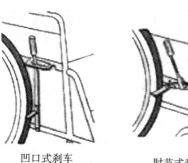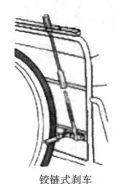

凹口式刹车　　　　肘节式刹车　　　　铰链式刹车

图 4-1-6　轮椅刹车

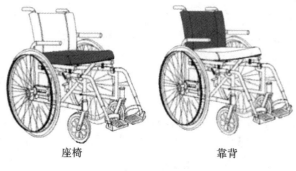

座椅　　　　　　靠背

图 4-1-7　座椅和靠背示意图

5. 座椅　其高、深、宽取决于患者的体型,其材料质地也取决于患者的病种(图 4-1-7)。

6. 靠背　起支托乘坐者的背部的功能。靠背有高矮及可倾斜和不可倾斜之分,若患者对躯干的平衡和控制能力较好,可选用低靠背的轮椅,使患者有较大的活动度,反之,要选用高靠背轮椅(图 4-1-7)。

7. 轮椅的附属结构　轮椅除基本结构之外,还具有一些根据乘坐者需要而设置的附属结构,具体如下。

1) 坐垫　放置在轮椅座椅表面的垫子。轮椅坐垫可增加乘坐舒适感,降低轮椅在不平坦的地面上移动时的震荡,减轻对臀部接触面的直接压力。坐垫对需长期使用轮椅的患者非常重要,它能让患者保持较好的舒适的坐位姿势,预防皮肤压疮。轮椅坐垫有不同的种类,一般厚度为 5~10 cm,如海绵坐垫、充气(充水)坐垫、凝胶坐垫、复合型坐垫等,为防止座位下陷可在坐垫下放一张厚度为 0.6 cm 的胶合板。选择一个合适的坐垫要考虑许多因素,不合适的坐垫可能是造成压疮的一个因素(图 4-1-8)。

(1) 海绵坐垫:价格较低,加工改造也较方便,如希望在哪里减少压力,就把哪里削出一个凹洞,以防止骨突的部位或压疮直接接触坐垫。缺点是易变形,耐用程度和透气性较差。还有一种是用慢回弹聚氨酯(PU)海绵制成的,外观结构像蜜蜂的巢,中间有很多微小的孔,可使空气流通,减压效果也好。

(2) 凝胶坐垫:由黏性凝胶制成,受到挤压,凝胶能随使用者的身体活动改变形状,以减少骨头突起部位的压力,有很好的均压作用。凝胶有不同的黏稠度,从外观上来看,分为流体和固态的,黏性高的凝胶能提供稳固的承托,黏性低的凝胶能根据身体形态的改变而调整,但承托力弱。同时,凝胶与人体接触后温度上升缓慢,坐在上面会感觉比较凉快,但比较重。

(3) 充气(充水)坐垫:通过周期充气(水)和放气(水)的方法,动态地改变坐垫压力分布,以均衡臀部的压力,促进身体组织和血液的循环。缺点是稳定性不足,易被划破。

(4) 复合型坐垫:用两种或两种以上材料结合制作的坐垫,如将凝胶和记忆海绵结合,坐垫臀部的位置使用凝胶材料,其他部分为慢回弹聚氨酯海绵材料,这样上层较软下层稍硬,既有较好的减压性,也具有相应的支撑性,目前较为流行。

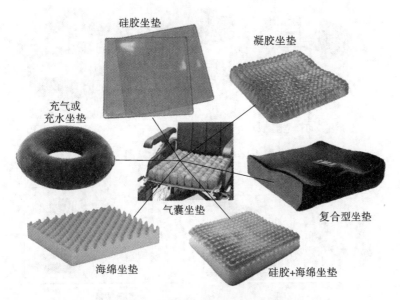

图 4-1-8 各种类型的轮椅坐垫示意图

2）前臂手托（扶手） 作用是保证患肢处于功能位,避免前臂滑落。可以根据患者的需要,采用高密度聚氨酯材料模塑成型,也可以用热塑板材制作。扶手板的长度、大小可以定制,一般高出座椅面 22.5～25 cm,将其固定在轮椅扶手上供读书、用餐等。扶手适合各类上肢感觉神经和运动神经受损的病残者,根据其伤残具体情况选用。扶手可分为固定式和可调式,另外,扶手也有长短之分,长的可为使用者提供较佳的承托,短的则可方便使用者接近桌子。

（1）固定式扶手:将扶手或选择适合患肢的组合件安装在轮椅扶手上,位置固定（图 4-1-9）。

（2）可调式扶手:在扶手下安装角度调节器,使患肢得到多种位置的放置,更加符合患者的需要（图 4-1-9）。

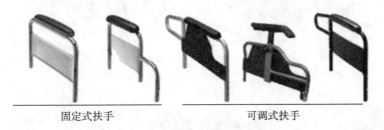

固定式扶手　　　　　　可调式扶手

图 4-1-9 轮椅扶手示意图

3）头颈托 是安装在轮椅靠背上方提供头颈部支撑的装置。这类附件一般采用高密度聚氨酯材料制作,可根据患者的实际情况选配形状和大小不同的头托或颈托,然后将其安装在轮椅靠背上方。这种轮椅和附件的组合非常适合患有神经系统疾病、脑损伤的成年人以及脑瘫儿童使用（图 4-1-10）。

4）固定带 是为患者躯干或肢体提供固定、保护和防止患者从轮椅中滑落的软质宽带。固定带多由尼龙织品或软质皮革制成,可根据需要截取合适的长度和形状,加工制作简单,使用方便,用于对躯干、肢体各部位的固定保护,是常用的轮椅附件。特别适用于平衡控制能力不佳的肢体多动症、肌痉挛患者（图 4-1-11）。

5）足护带 用于防止轮椅乘坐者足部滑出脚踏板的保护带（图 4-1-11）。

6）脚踏板与腿托架 脚踏板与腿托架是连接在一起的（图 4-1-12）。

（1）脚踏板:放置足部,大部分脚踏板可以向上翻起和向外分开的,脚踏板向上翻起是便于

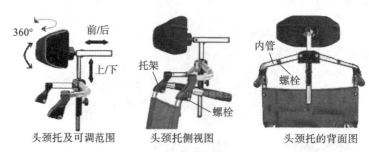

图 4-1-10　轮椅头颈托示意图

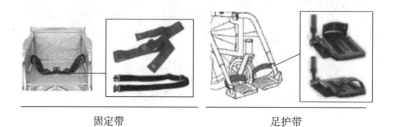

图 4-1-11　轮椅固定带和足护带示意图

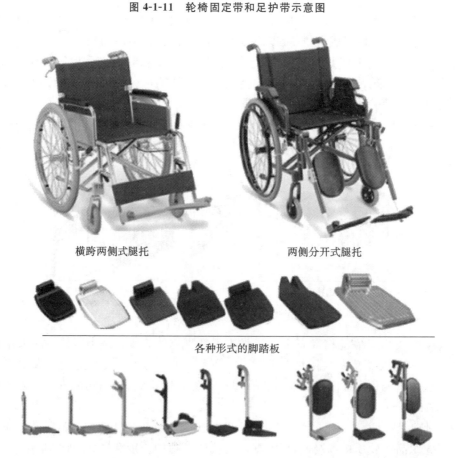

图 4-1-12　轮椅脚踏板与腿托架示意图

患者将足放在地面上,脚踏板向外分开便于轮椅接近床边、坐便器等。

（2）腿托架（附属腿托）：腿托支托小腿部分和足部,可分为横跨两侧式和两侧分开式,这两种腿托又可以是固定式和可拆卸式两种,膝关节角度有可调的和不可调的。

7）防翻轮　是安装于轮椅架后面双侧或中间起保护作用的小轮。如果患者单独使用轮椅，当重心超过稳定极限发生向后方的倾斜时，防翻轮随即着地，可以阻止人和车发生向后的翻倒。但安装后可能会影响轮椅在街道上行驶的性能。有的轮椅安装了防倾杆代替防翻轮，其作用有两个方面：①当要抬起脚轮时可踏下防倾杆；②当轮椅过度后倾时此杆先着地，防止轮椅向后方倾倒（图4-1-13）。

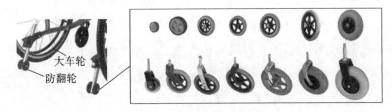

图 4-1-13　轮椅防翻轮示意图

8）小滚轮　安装于轮椅架后下方的两侧，可临时起到替代大车轮作用的一种小轮。当患者乘坐轮椅出入较狭窄的通道时，为了减少轮椅的横截面尺寸，可将轮椅的大车轮卸下，用小滚轮代替行驶而通过（图4-1-14）。

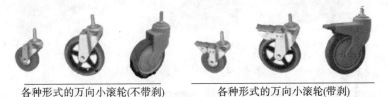

各种形式的万向小滚轮(不带刹)　　　各种形式的万向小滚轮(带刹)

图 4-1-14　轮椅小滚轮示意图

9）轮椅桌　临时安装在轮椅上提供患者日常生活帮助的特制小桌。轮椅桌通常用硬塑料板或木板制作，大小与轮椅的尺寸相匹配。桌面可以为长方形或半圆形，边缘部位稍微隆起，边角圆滑安全，可供患者在轮椅中完成吃饭、阅读等日常生活及一些简单的康复训练（图4-1-15）。

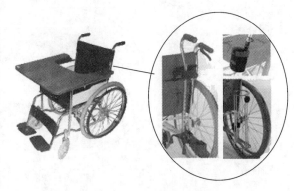

10）存放器　提供乘坐者存放拐杖、雨伞等物品的一种简易装置。如对于可持拐行走的患者，可根据其生活习惯，将拐杖存放器安

图 4-1-15　轮椅桌和存放器示意图

装在轮椅的一侧，使患者可携带拐杖乘坐轮椅外出，坐行随意（图4-1-15）。

11）驱动轮挡板　安装在扶手下面椅座和驱动轮之间的薄板。挡板一般用轻质合金材料或木板制成，其直径与手圈直径相匹配，能有效覆盖驱动轮上的辐条，使患者操作轮椅时安全可靠，避免了手指被辐条绞伤和乘坐者衣服等异物卷入驱动轮辐条所带来的危险。

12）制动手柄加长杆　安装在刹车柄上以利患者省力的装置，对于手部力量较弱的患者可选用长手柄的制动装置。这是利用杠杆原理制作的制动器附件。加长杆的套管应与轮椅手刹柄相匹配，当患者的臂力或握力较弱时，可将加长杆套在手刹柄上，使患者能轻松有效地操作刹车系统，保护患者的安全（图4-1-16）。

13）推动手柄　他人推轮椅前进和转向的控制装置。一般采用PU橡胶和海绵制作而成（图4-1-16）。

14）轮椅手套　患者佩戴的保护双手的手套。轮椅手套一般采用软皮革制作。患者佩戴轮

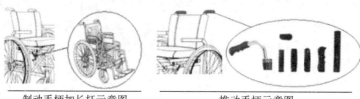

制动手柄加长杆示意图　　　　　　推动手柄示意图

图 4-1-16　轮椅制动手柄加长杆和推动手柄示意图

椅手套驱动轮椅,既可以避免手部因长时间驱动而被手轮圈磨伤,也可以避免因轮椅快速运行而被手轮圈烫伤。轮椅手套适合上肢运动功能保存较好、经常自己操纵轮椅出行的患者选用,特别是轮椅运动爱好者及轮椅运动员的必备品(图 4-1-17)。

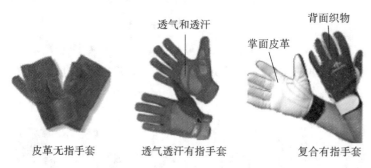

皮革无指手套　　　　透气透汗有指手套　　　　复合有指手套

图 4-1-17　轮椅手套示意图

　　15)轮椅电脑架　适用于大部分手推及电动轮椅,容易安装及拆除,可与轮椅共同折合,独特设计,可全方位调整角度及高度,适合不同年龄和体型的患者(图 4-1-18)。

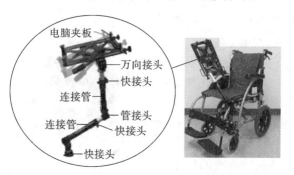

图 4-1-18　轮椅电脑架示意图

　　轮椅主要部件的分型及选用条件见表 4-1-1。

表 4-1-1　轮椅主要部件的分型及选用条件

轮椅部件	部件类型	选定条件
车型	户外型(普通型)	在室内也可使用
	室内型(前轮驱动型)	转圈所占空间较小,但上下车欠方便
	可折叠式	存放及携带方便
	固定式	价格便宜,但携带及运输不便
大车轮胎	充气轮胎	可用于户外未铺路面的道路
	实心胎	适用于室内和铺路面的道路

Note

续表

轮椅部件	部件类型	选定条件
手推圈/推把	垂直式	适用于 C_5 平面脊髓损伤
	水平式	适用于肩手关节活动受限的患者
	加粗式	适用于手指运动受限而不易握拳的患者
小脚轮	12.7 cm 实心轮胎	脚可触地,便于以脚蹬地滑动轮椅
	20.3 cm 充气轮胎	可轻易越过小的障碍物,适宜在未铺路面的道路上行驶
	20.3 cm 实心轮胎	适用于体胖、下肢强直或平衡能力弱者,可防止上下车的滑动
制动刹车	凹口式	制动可靠,但较费力
	肘节式	肌力较弱者或上肢关节移动受限制者使用
	延长杆式	可更省力或用对侧手操纵
靠背	加安全带	座位平衡性差,在轮椅上不稳定时使用
	拉链式	便于从后方将前臂伸肌力量弱的患者抬下
	可后倾式(多角度)	屈髋困难、年老体弱等需半躺体位者
扶手	固定式	侧方转移时不便移动
	可拆卸式	上下车及转移时更便利
	桌用扶手	接近桌子方便
	侧挡板	可防止所穿衣物卷入车轮
脚踏板	固定式	上下车及靠近低位不便
	可拆卸式	上下车便利
	可翻转移动式	便于不同的患者按自身要求进行调节
腿托	腿托护板	可防止脚从后方滑落,适用于下肢完全瘫痪者
	腿前挡	适用于下肢控制弱或僵硬者,可防止脚从前方滑落
轮椅附件	轮椅桌	可借轮椅桌吃饭、手工练习及作业训练
	坐垫	增加舒适感,减少压疮发生
	手套	防止驱动轮椅时手的损伤,特别是残疾人运动员
	头颈枕托	适用于颈部支撑力量较弱者

二、轮椅的种类和特点

(一)普通轮椅

普通轮椅根据型号及价格不同又分为硬座和软座轮椅、充气轮胎和实心轮胎轮椅、固定式和折叠式轮椅(图 4-1-19)。

1. 适用范围 ①行动能力减退和丧失者,如截瘫、偏瘫、截肢、骨折、下肢麻痹、严重的下肢关节炎等肢体功能障碍者;②重症疾病引起的身体衰竭,痴呆、脑血管疾病、严重帕金森病、中枢神经疾病导致的独立行动有危险者等;③老年人、身体虚弱等行动困难者。

2. 特点 ①患者可自己操作固定式扶手或可拆卸式扶手;②患者可自己操作固定式脚踏板或可拆卸式脚踏板;③外出携带或不用时可折叠放置。

(二)特殊轮椅

特殊轮椅,其功能较普通轮椅齐全,不只是残疾人和行动不便者的行动工具,同时也具备其

Note

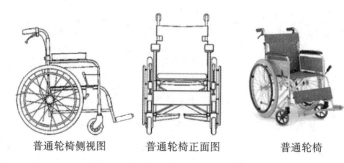

图 4-1-19 普通轮椅的结构示意图

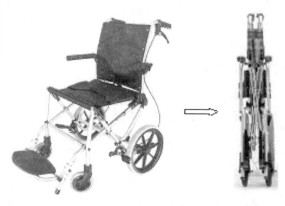

图 4-1-20 轻便轮椅示意图

他功能。特殊轮椅视患者情况而定,有多种不同配件,可搭配特殊控制器使用,或是可以改装成运动轮椅等特殊装置。例如加强载重量,特殊坐垫或靠背,颈部支撑系统,腿部可调节,有可拆卸的餐桌等,为有特殊需求的患者使用(图 4-1-20)。

1. 轻便轮椅 分为标准型(成人型)和小型(儿童型)。

(1)适用范围:适用于经常依靠轮椅上下汽车的患者。

(2)特点:①其样式与标准轮椅相同,但重量仅大约为标准轮椅的 2/3;②轻便轮椅也可以折叠,轮子也可以拆卸;③为了便于患者完成转移动作,所有的轻便轮椅的脚踏板应该能够旋转并可以拆卸,两侧的扶手也应该是可拆卸的。

2. 躺式靠背轮椅 能够向身后倾斜 30°~90°的轮椅,包括靠背倾躺型、靠背与座椅同时倾躺型两种。高位脊髓损伤的患者使用这种轮椅,更易于保持平衡和呼吸通畅。其重量明显大于标准轮椅,总长度也较长,因此,在较窄的地方操作不太方便。①靠背倾躺型:主要特点是靠背可以由坐姿调整到平躺的姿势,利用姿势的变换,进行臀部减压,并可以克服姿势性的低血压。为避免使用者平躺时轮椅的后倾,采用了后轮后置的设计,这样轮椅长度增加,转弯半径变大。②靠背和座椅同时倾躺型:主要特点是靠背和座椅可以同时调整至后倾,在使用者从坐姿向后倾的过程中,身体不会与轮椅接触面产生摩擦,既达到了臀部的减压,又避免了剪力和摩擦力的产生(图 4-1-21)。

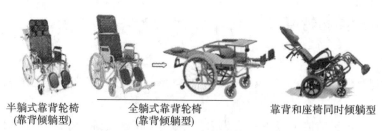

半躺式靠背轮椅　　　全躺式靠背轮椅　　　靠背和座椅同时倾躺型
(靠背倾躺型)　　　　(靠背倾躺型)

图 4-1-21 躺式靠背轮椅示意图

(1)适用范围:适用于高位截瘫者及年老体弱多病者。

(2)特点:①躺式靠背轮椅的靠背高至患者头部,有可拆卸式扶手与旋扣式脚踏板,脚踏板可升降、可做 90°旋转,腿部支架可调整至水平位置;②靠背可分段式调整角度或可无段式任意调整至水平(相当于一张床),患者可在轮椅上休息,还可拆卸头枕。

3. 电动轮椅 附有马达与电池,一次充电续航力 20~60 km、最大速度 8~15 km/h、爬坡角度最大为 12°、充电需 4～6 小时,有单手控制装置,乘坐者只需推动控制杆即可前进、后退和转弯,可在室内外使用。电动轮椅的重量连同电池在内,大约相当于标准手动轮椅的两倍。电动轮椅有标准型(成人型)和小型(儿童型)两种型号(图 4-1-22)。

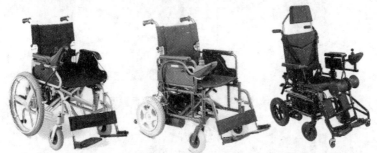

带大后轮的标准型电动轮椅　　带小后轮的标准型电动轮椅　　高靠背电动轮椅

图 4-1-22　电动轮椅示意图

(1) 适用范围:适用于手部功能不全和重度瘫痪或需要较大移动距离的患者,如高位截瘫或偏瘫等但有单手控制能力的人。

(2) 特点:①上肢或手控制:用摇杆方式控制。②呼吸控制:用吹吸控制。③下颌控制:用头部等下颌控制。

4. 洗浴与坐便轮椅　①坐便轮椅:带便盆的轮椅。②洗浴轮椅:用于患者洗浴用的轮椅。一般洗浴与坐便轮椅融为一体设计,保证既可以洗浴,又可以坐便,有自推式和助推式两种形式(图 4-1-23)。

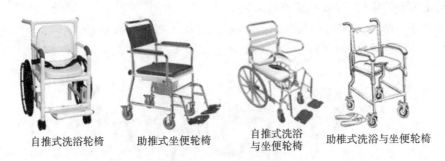

自推式洗浴轮椅　　助推式坐便轮椅　　自推式洗浴　　助椎式洗浴与坐便轮椅
与坐便轮椅

图 4-1-23　洗浴与坐便轮椅示意图

(1) 适用范围:适用于老弱病残者在冲淋洗浴和坐便时使用。

(2) 特点:①洗浴与坐便轮椅一般采用折叠式设计,车架可折叠,椅背、靠背都可根据患者情况不断更换,扶手及脚踏均为可拆卸式,便盆取放方便;②这种轮椅经过防水处理,抗氧化;③面料防水,透气性优良;④防滑特殊设计,如轮椅的前后轮均有带锁装置,以保证轮椅在使用过程中的稳定和安全。

5. 单侧驱动轮椅　利用健手单侧驱动手圈或推杆的轮椅(图 4-1-24)。

(1) 适用范围:适用于偏瘫及单侧上肢功能障碍者。

(2) 特点:位于患者上肢健侧的轮椅大车轮有两个驱动手圈,其中最外侧的手推圈上安装有推杆。使用者利用单侧上肢通过轮椅后轮的两个驱动手圈,分别控制前进和后退。

6. 运送轮椅　这是一种由护理人员驱动的轮椅,前后轮都较小,以降低造价和减轻重量,其重量大致与轻便轮椅相同。一般分为普通型和轻便型两种(图 4-1-25)。

(1) 适用范围:主要用于护理方面的轮椅,适用于手部功能不全和重度瘫痪及年老体弱多病者。

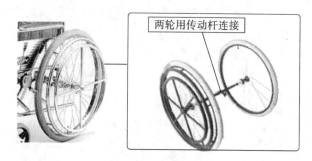

两轮用传动杆连接

图 4-1-24　单侧驱动轮椅示意图

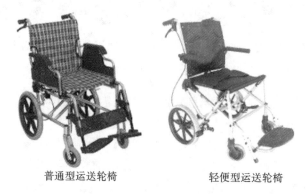

普通型运送轮椅　　　　　　轻便型运送轮椅

图 4-1-25　运送轮椅示意图

（2）特点：①车架可以折叠，扶手一般为可调式；②手推把旁边设有推把刹车系统，方便照顾者控制推动轮椅时的速度，可减低意外的风险。

7. 运动轮椅　配合各式运动所使用的轮椅，供残疾人进行体育活动、休闲运动时使用，分球类和竞速类。设计特殊，使用材料一般采用铝合金或轻型材料，结实轻巧（图 4-1-26）。

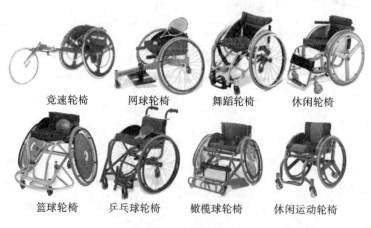

竞速轮椅　　网球轮椅　　舞蹈轮椅　　休闲轮椅

篮球轮椅　　乒乓球轮椅　　橄榄球轮椅　　休闲运动轮椅

图 4-1-26　运动轮椅

（1）适用范围：为从事各项运动的患者使用，有舞蹈轮椅、竞速轮椅、网球轮椅、篮球轮椅、乒乓球轮椅、休闲运动轮椅等。

（2）特点：一般具有轻量化与耐用特点，许多高科技材质都会用上，从整体上看，运动轮椅外观比较简洁、美观，便于使用，而且时尚。①轮子数量：一般由 4～5 个轮子构成，中间两个大轮子，前面有一个或者两个小轮子，后面还各有一个小轮子。前后轮都很小，后轮（防翻轮）主要是为了防止轮椅在激烈的比赛中产生后翻现象，而前轮很小是为了在转弯时很灵活。②靠背和扶手：靠背很低，扶手也基本没有，这主要是为了在比赛时让运动员的双臂解放出来，运动灵活。

Note

③大车轮与水平面的夹角:运动轮椅的大轮子与水平面一般成一个的锐角("八"字形),以提高运动轮椅在运动和比赛相撞过程中的稳定性及拐弯的灵活性。④运动轮椅的底座:不是传统的十字交叉形,而是一个固定的横梁,并有一定的弧度,这样就使运动轮椅有很好的稳定性。⑤车架:运动轮椅不能折叠。在材料选择上,运动轮椅一般材质较轻,以铝合金、优质合金钢、钛合金、碳纤维为主,但价格较贵。⑥不同运动项目的轮椅各有不同的特点,具体如下:篮球要求的灵活性高,冲撞性强,轮椅在设计上就特别在前端有护栏,使双腿在护栏以内,在冲撞时能够有效地保护运动员的膝盖免受冲击;橄榄球的要求和篮球很近似,不同的是,橄榄球轮椅在轮子的辐条外装有护板;网球运动员由于要手持球拍,要求轮椅在运动员身体前方留有足够的空间挥拍。因此,网球轮椅的前端非常简洁,只有一个很小的脚踏板;竞速轮椅车身比较长,前端只有一个轮子且相对竞赛轮椅比较大,灵活性较差,但是其速度非常快。对残疾人来说,运动轮椅就是他们从事各种运动、休闲和奔跑的工具。

8. 手摇轮椅(手摇三轮车)　一般结构上是三个轮,由手动装置传输至驱动轮使其运动。使用者上肢驱动手摇三轮车的方式有立摇式、平摇式和推拉式。传动装置有链条传动、齿轮传动和连杆传动。制动装置有手动刹车装置和坡道制动装置,另外也可以有变速和倒车装置。手摇三轮车按驱动装置主要分为两类:前轮驱动和后轮驱动(图4-1-27)。

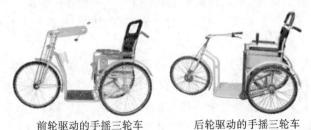

前轮驱动的手摇三轮车　　后轮驱动的手摇三轮车

图 4-1-27　手摇轮椅示意图

(1)适用范围:适合于下肢截肢者、偏瘫患者及老年人使用。

(2)特点:①手摇三轮车因其轮径较大,所以能适应多种道路行驶,主要是在户外作为较长距离的代步工具,并可以适当装载货物。②具有行驶速度较快、省力等特点。③前轮驱动的手摇三轮车:结构简单,可以用双手或单手完成驱动和转向,但这种手摇三轮车操作稳定性差,爬坡能力也比后轮驱动手摇三轮车差。④后轮驱动的手摇三轮车:比较容易操作,腰部活动也较小,爬坡性能较好,但传动结构较复杂。

9. 代步车　属于广义的轮椅,分别有三轮、四轮和六轮的,三轮的最为常见,电动代步车以电动马达驱动,机动代步车以燃油发动机驱动,时速限制 0～40 km/h,并按负载能力分级。机动代步车作为残疾人专用车辆属非机动车管理,上路时要注意带上残疾人证,并在慢车道上行驶,车速不要大于 20 km/h(图4-1-28)。

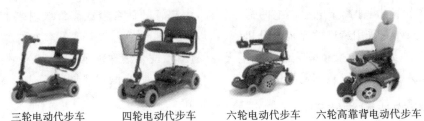

三轮电动代步车　　四轮电动代步车　　六轮电动代步车　　六轮高靠背电动代步车

图 4-1-28　电动代步车示意图

(1)适用范围:适用于上肢功能健全需要自行移动较远距离的患者及意识清醒的老年人。

(2)特点:①轮子都较小,轮胎采用充气型轮胎,便于保持运行时的平稳性。②因为多在户外行驶,缺乏安全性。

10. 站立轮椅　这种轮椅是一种站、坐两用轮椅,可以使患者自己站起和坐下,以完成某一动作。患者按动一个按钮后,轮椅的座位就会自动升高到所需的高度,患者还可以按自己的意愿随时或反向进行,供患者进行站立训练,其目的如下:①防止患者骨质疏松,促进血液循环,增强心肺功能和肌力训练;②防止压疮的发生;③增强泌尿系统功能,预防尿路阻塞;④减少便秘的发生;⑤方便患者取物;⑥增强患者的康复信心等(图 4-1-29)。

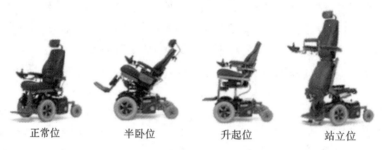

正常位　　　　半卧位　　　　升起位　　　　站立位

图 4-1-29　电动站立轮椅示意图

(1)适用范围:适用于截瘫、中风和脑瘫患者等。

(2)特点:膝部具有独特髌韧带支撑,有自动回位的功能,当患者进行坐姿位和站立位转换时两脚膝部会自动分开和并拢,还可在站立位电动行走。

11. 其他特殊轮椅　为了某些残疾患者的特定需要,还有多种特殊轮椅。

(1)攀爬轮椅(爬楼梯轮椅):这种轮椅具有爬楼梯和保持自身平衡的功能。这种新型轮椅可以通过特殊的旋转式双轮设计帮助患者轻松地爬上楼梯,而且,双轮的设计可以使它"直立"起来,为患者提供更高的视角,因为这种轮椅内置有陀螺仪和传感器,所以可以自动保持轮椅的平衡,为患者上下楼梯和生活提供巨大的便利(图 4-1-30)。

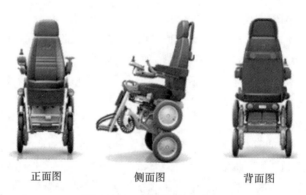

正面图　　　　　侧面图　　　　　背面图

图 4-1-30　攀爬轮椅示意图

(2)概念轮椅:由锂离子电池供电的都市轮椅,由超轻的钛合金或碳纤维材料制作而成,整个轮椅设计巧妙,它采用特殊的座椅提升机制,可以方便地将患者提升至更高的位置,便于患者拿取物品或与他人面对面交谈。它还采用了无轮辐设计,配合滚珠轴承一起,可有效减缓前进的阻力。此外,这种轮椅可以根据需要进行特殊定制,使用起来更加舒适(图 4-1-31)。

三、轮椅的选配与使用

(一)轮椅的选配

1. 轮椅的选配原则

1)因人而异　必须根据不同的使用者选配适当的轮椅型号。

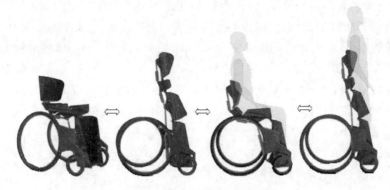

图 4-1-31　概念轮椅示意图

（1）四肢瘫患者：①驱动：患者上肢功能障碍，手部的抓握、伸展及活动度受限。因此选配轮椅时，要重点考虑手推圈具有较大的摩擦力，如手推圈带有突出物等。②移位：患者下肢完全瘫痪，支撑力丧失。选配轮椅要考虑移位的需求，脚踏板能够外旋，扶手要能够上掀和拆卸。③臀部的减压：除利用调整姿势减压外，还要考虑选配减压坐垫。

（2）截瘫患者：截瘫患者上肢功能正常，下肢瘫痪，日常生活、户外活动以及参加社会活动都离不开轮椅，因此要注重选配质轻、驱动和活动性能好的轮椅。

（3）脑性麻痹患者：脑瘫患者的控制能力和协调性较差，头及颈部软弱无力，乘坐轮椅时，身体会向前溜滑和无法控制头部。应考虑以下两点。①轮椅的摆位功能：依照使用者的需要加装支撑装置，如定制坐垫，加装头枕、外展挡板、分腿板、安全带等。②选配靠背和座椅可以同时倾躺的轮椅。

（4）偏瘫患者：①使用单侧驱动轮椅最为合适，若市场没有产品，一般选用座椅较低的轮椅，以便单手驱动轮椅时，由足来控制行进的方向。②偏瘫者一般需要从侧向进行转位，扶手要能够上掀，脚踏要能够旋开。③偏瘫患者单侧身体无力，控制姿势能力也较差，如长期使用布制的软座轮椅，难以控制坐姿的平衡，使用硬座带有坐垫的轮椅，则有助于保持正确的姿势。

（5）截肢患者：截肢患者因身体体重不平衡，乘坐轮椅时的重心会相对靠后。因此在选配轮椅时要考虑以下两点。①轮椅的稳定性能：加装倾翻轮，后轮后置，将座高降低，以增加稳定性。②对于膝下截肢患者：使用能够上抬腿托的轮椅，以预防膝关节挛缩。

2）适合即最好　轮椅的选配不是价格越高越好，功能越全越好，最重要的是适合自己使用。因此选购轮椅时，要到专业机构在专业人员的评估和指导下进行。

（1）好轮椅具备的基本条件：① 符合患者的病情需要，如截肢患者轮椅的重心应偏后些，偏瘫患者宜用由单侧手和足驱动的轮椅等。② 结实、可靠、耐用。③ 规格尺寸与患者的身材相应。④ 移动灵活省力，制动良好。⑤ 性价比高、价格适中。⑥外观应满足一般美学要求。

（2）不适合的轮椅引起的问题：使用不适合的轮椅不但会造成经济上的浪费，还会引起下面的问题：①产生压疮或血液循环不良；②皮肤磨损或关节受损；③使用者不能推动轮椅；④不方便上下车（床）；⑤使用者容易疲倦；⑥上下斜坡有失控危险等。

2. 轮椅选配　选配轮椅前应清楚地了解使用者（患者本人及护理人员）的需要，包括使用者所需的功能、使用者的体型和年龄等。在选配过程中主要考虑轮椅的尺寸大小，特别是座位宽窄、深浅与靠背的高度以及脚踏板到坐垫的距离是否合适，还要考虑轮椅的性能、轮椅的重量、使用环境、外观等问题。最后就是要考量自己本身的经济能力，选配一款适合自己需要又能够负担的轮椅。

1）使用者情况

（1）使用者的身体状况：①身体状况：如四肢活动能力较差的使用者应选用较多功能的轮

Note

283

椅,如可拆或可升降的脚踏板和扶手,以便搬扶和支撑四肢。②年龄:年龄较大但活动能力较佳的使用者可考虑选择较轻的轮椅,以减少在使用轮椅时所产生的关节劳损。

(2) 使用者的体型:一般轮椅的座椅宽度可分为 40 cm 或 46 cm。如体型较大的使用者则需要选用较宽的车架,即 46 cm 的。

(3) 使用者的使用环境:如选配家居使用的轮椅,应考虑家居的空间及家具的高度。要顾及大门、房门、厕所门或浴室门等可否让轮椅活动自如。另外,家具的高度如床、桌、椅及厕所等是否便于搬扶使用者本身。

2) 轮椅的尺寸(图 4-1-32)

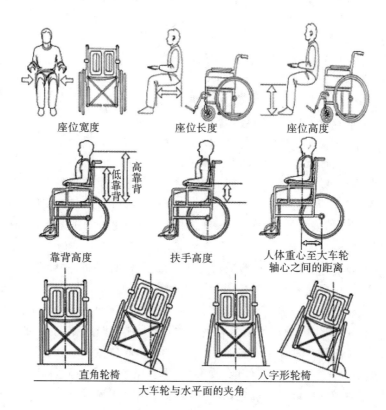

座位宽度　　　座位长度　　　座位高度

靠背高度　　　扶手高度　　　人体重心至大车轮轴心之间的距离

直角轮椅　　　　　　　八字形轮椅
大车轮与水平面的夹角

图 4-1-32　轮椅的尺寸示意图

(1) 座位宽度:测量坐下时两臀间或两股之间的距离,再加 5 cm,即坐入轮椅后,身体与轮椅侧板之间左右各有 5 cm 的缝隙。①座位太窄:上下轮椅比较困难,臀部及大腿组织受到压迫。②座位太宽:则不易坐稳,操纵轮椅不方便,双肢易疲劳,进出大门也有困难。

(2) 座位长度:坐入轮椅后,轮椅座椅外端与腘窝相距 5 cm。①若座位长度太短:体重将主要落在坐骨上,易造成局部受压。②若座位长度太长:会压迫腘窝部影响局部的血液循环,并易刺激该部皮肤。③对大腿较短或有髋、膝屈曲挛缩的患者,则使用短座位较好。

(3) 座位高度:测量坐下时足跟(或鞋跟)至腘窝的距离,再加 4 cm,在放置脚踏板时,板面至少离地 5 cm,即坐入轮椅后,臂托与腰部齐平。座位高度太高,轮椅不能入桌旁。座位高度太低,则坐骨承受重量大。

(4) 靠背高度:靠背越高,越稳定,靠背越低,上身及上肢的活动范围就越大。①低靠背:测量椅面至腋窝的距离(一臂或两臂向前平伸),将此结果减 10 cm。②高靠背:测量椅面至肩部或枕部的实际高度。

(5) 扶手高度:坐下时,上臂垂直,前臂平放于扶手上,测量椅面至前臂下缘的高度,加

Note

2.5 cm,即双前臂双手能自然放于臂托上。适当的扶手高度有助于保持正确的身体姿势和平衡,并可使上肢放置在舒适的位置上。①扶手太高:上臂被迫上抬,易感疲劳。②扶手太低,则需要上身前倾才能维持平衡,不仅容易疲劳,而且影响呼吸。

(6)人体重心至大车轮轴心间的距离:距离越大,稳定性越高、灵活性越差;距离越小,稳定性越低、灵活性越好;大多数轮椅的这种距离可以调整,一般对于下肢截肢患者所使用的轮椅,这种距离较大,以减少患者身体不平衡所造成的不稳定性,而对于运动轮椅,这种距离较小,以保证运动的灵活性。

(7)大车轮与水平面的夹角:大车轮与水平面保持一定的夹角,既降低了乘坐者和轮椅的重心,又增大了稳定区的面积,这样既可以增加轮椅的稳定性,又可以增加轮椅运动的灵活性,尤其是在拐弯过程的灵活性。但此角度过大,会使轮椅的宽度尺寸过大,造成运行中的麻烦。运动和休闲轮椅一般采用此种设计。

3)轮椅的功能　①活扶手、活脚踏板轮椅,适合截瘫患者使用,训练、移位方便。②固定扶手、固定脚踏板,可满足老年使用者需要。③洗浴与坐便轮椅可解决使用者在轮椅上洗浴和如厕问题。

4)轮椅的结构　①靠背:高靠背轮椅适合高位截瘫患者使用,它比普通轮椅高出一个头枕的位置,高的部分可根据需要拆卸,靠背部分可以任意调节角度。②座位:硬座轮椅支撑好,软座轮椅折叠方便。③轮子:大车轮轮椅带手推圈,可以用手推圈主动自推前行。小车轮轮椅只能被动助推前行,但便于携带。④轮胎:充气轮胎减震好,免充气轮胎不用打气,不存在扎胎问题。⑤普通轮椅适用范围较大,特殊轮椅适合于特殊要求的患者使用,普通轮椅稍加改造便可成为特殊轮椅。⑥加宽轮椅承重量大,适用于体型和体重较大的患者。

5)轮椅的性能　轮椅应需具备以下的基本条件:坚固耐用、容易推动以及有效的刹车系统。

6)轮椅坐垫　选择轮椅坐垫应重点考虑坐垫的均压功能、稳定性、活动度、透气性和耐用性等因素。

(1)应力:应力分别来自垂直坐垫的压力和平行坐垫的剪力。一般的海绵坐垫可以减少臀部的受压,但仍会产生剪力。充气、凝胶等低拉扯、低摩擦的坐垫才能较为有效地克服剪力。

(2)稳定性:对于不能控制躯干的患者而言,考虑坐垫的稳定性很重要。如复合型坐垫能提供较好的稳定性。

(3)活动度:如乘坐轮椅者常常需要转位、移动或外出,轮椅经常需要折叠和携带,应选择质轻、便于收纳,低剪力等活动度较好的充气坐垫。

(4)温度与透气性:温度与透气性是相互影响的,坐垫透气性差,使用者容易出汗,造成压力点的潮湿,增加了产生压疮的可能性,如塑胶面的坐垫防水但透气性差,若使用者有排泄控制方面的障碍,需要使用防水的坐垫时,可在坐垫的面上加一层吸汗的材质。通常凝胶坐垫较凉爽,由沟槽或排气材料制成的坐垫较透气,棉质坐垫较吸汗。

7)轮椅其他方面:①轮椅的材质:常用的材质有铝合金、钛合金和钢质。②轮椅的重量:铝合金和钛合金轮椅轻便,不怕水,钢质轮椅比较重。③轮椅的价格:铝合金和钛合金轮椅比较贵,钢质轮椅相对便宜。④轮椅其他辅助件:为了满足特殊患者的需要而设计的,如增加手柄摩擦面、加长刹车手柄、有防震装置、扶手上安装了臂托、安装了方便患者吃饭与写字的轮椅桌等。

3. 轮椅的处方　是康复治疗师根据使用者(包括患者和护理人员)的年龄、疾病、功能障碍、移动能力、生活方式、居住环境、经济能力等多方面的情况综合地加以考量而写出的轮椅选配方案。轮椅处方主要考虑轮椅的尺寸大小,特别是座位宽窄、深浅与靠背的高度以及脚踏板到坐垫的距离是否合适,此外,还要考虑患者的安全性、操作能力,以及轮椅的重量、使用地点、外观、价格等问题(表 4-1-2)。

表 4-1-2　轮椅选配处方表

1.基本资料:

姓名:＿＿＿＿　性别:□男 □女　生日:＿＿＿＿　身高:＿＿＿＿cm 体重:＿＿＿＿kg

诊断:＿＿＿＿＿＿＿＿＿＿＿＿＿＿＿＿＿＿＿＿＿＿＿＿＿＿＿＿＿＿＿＿

侧面图　　　　　　正面图

2.测量尺寸:

使用者形体测量:座宽(A):＿＿＿cm　座长(B):＿＿＿cm　座高(C):＿＿＿cm

座位臀足间距离(D):＿＿＿cm　　体重:＿＿＿kg

注:①座宽:两臀或两股间距离＋5 cm。②座长:后臀部至小腿腓肠肌间水平距离－6.5 cm。③座高:鞋跟至腘窝距离＋4 cm,脚踏板距地大于5 cm。④靠背高度:低靠背——椅面至腋窝距离－10 cm;高靠背——椅面至肩或枕部距离。⑤扶手高度:椅面至平放的前臂下缘＋2.5 cm。

3.轮椅选配:(请在□内打钩)

车型:□固定式　　□可折叠式

驱动方式:□手动(□双轮、□单轮:□左、□右)　□电动(□手控、□下颌控、□气控)

其他(自动、他动)

大车轮尺寸:□50.8 cm　□61.0 cm　□66.0 cm　□无手推圈　□有手推圈

小车轮(方向轮)尺寸:□12.7 cm　□20.3 cm　□带锁　□不带锁

轮胎:□实心　□一般充气　□低压充气

座位:□硬座　□软座　□特殊要求

坐垫:□海绵坐垫　□真空棉坐垫　□充气坐垫　□充水坐垫　□凝胶坐垫　□复合型坐垫

□硅胶坐垫　□其他　特殊说明事项:

靠背:□普通　□有靠头枕　□靠背可倾　□拉链式

扶手:□普通固定　□阶梯式　□一般可掀式　□可移动　□可装轮椅桌

制动刹车:□凹口式　□肘节式　□延长杆式

脚踏板:□普通固定　□可拆卸　□可翻转移动　□其他

腿托:□固定式　□可旋开式　□可掀卸式　□腿托护板　□腿前挡

其他附件:□前臂手托或支撑架　□固定带　□多用托盘　□拐杖存放器　□便桶　□其他＿＿＿＿＿＿

特殊说明事项:

治疗师:＿＿＿＿＿＿

年　　月　　日

(二)轮椅的使用

轮椅是使老弱病伤残者实现生活自理的一种重要康复工具。许多老弱病伤残者虽然丧失了行走功能,但借助于轮椅,可以自由活动、料理家务,甚至胜任适当的工作;除了用于代步外,还可以通过轮椅锻炼身体,改善心血管系统的功能,减少并发症的发生,提高他们对生活的乐趣和信心。所以,掌握轮椅的使用技术极为重要。

1. 坐轮椅的姿势(图 4-1-33)

(1) 坐姿端正、双眼平视、两肩放松、双手握扶住扶手,身体上部稍向前倾。

(2) 臀部紧贴后靠背,当驱车运动时,臀部与腹肌收缩,有利于骨盆的稳定,并减少臀部的异常活动。

(3) 大小腿之间的角度在 110°~130°范围以内,以 120°为最合适,髋部与膝部处于同一高度,内收肌痉挛者,需在两膝间放置坐垫以预防压疮。

(4) 两足平行,双足间距与骨盆同宽,有利于稳定骨盆,并可分担身体重量。

(5) 驱车时,肘关节保持 120°左右为宜,以避免上肢肌肉疲劳。

(6) 坐不稳的患者或下斜坡时要给患者束腰带。行进时速度缓慢,并随时观察患者情况。

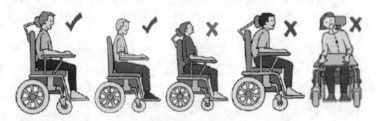

图 4-1-33 轮椅坐姿示意图

2. 护理人员使用

(1) 打开轮椅:①先把轮椅向外稍微打开;②手掌向下,双手平放在座位两侧;③上半身微微用力向下压,轮椅会向外打开(注意! 切勿把手指伸到坐垫下,或抓住坐垫两侧,否则会弄伤手指)(图 4-1-34)。

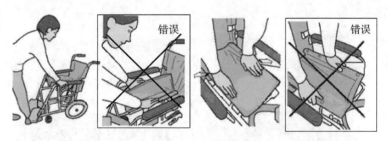

图 4-1-34 打开轮椅示意图

(2) 折合轮椅:①折合前先把脚踏板收好;②站在轮椅旁边,将坐垫向上拉起;③把坐垫向上拉,直至轮椅完全折合(图 4-1-35)。

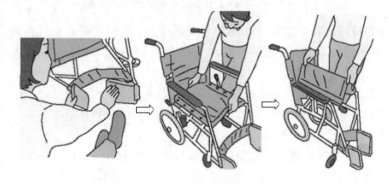

图 4-1-35 折合轮椅示意图

(3) 前进或后退:①四轮着地法:轮椅保持水平推或四轮着地(图 4-1-36 左)。②二轮着地法:前车轮(方向轮)离地,后轮(大车轮)着地,轮椅后倾 30°推或拉(图 4-1-36 右)。

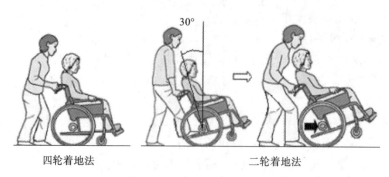

四轮着地法　　　　　　　　二轮着地法

图 4-1-36　护理人员使用轮椅前进或后退示意图

（4）上台阶的方法：①在台阶前稍微用力把轮椅向下压，使前车轮离地（注意！切勿把轮椅过度后倾，否则有可能造成后翻，产生危险）。②把前轮放在台阶上后，将轮椅向前推（图 4-1-37）。

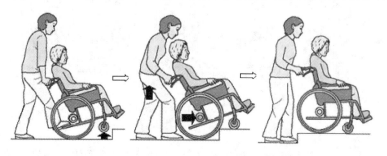

图 4-1-37　护理人员使用轮椅上台阶的方法

（5）下台阶的方法：①背向前方；②把轮椅后轮稍微提起后向后拉；③将后轮轻放着地后，再慢慢向后拉（图 4-1-38）。

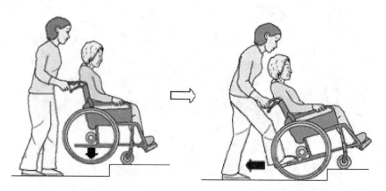

图 4-1-38　护理人员使用轮椅下台阶的方法

（6）过小坑的方法：①在小坑前稍用力把轮椅向下压，使前车轮离地后再向前推；②待小轮越过小坑后，将前车轮轻着地；③把后车轮稍稍提起后向前推，待越过小坑后再轻放着地（图 4-1-39）。

（7）上下楼梯：①一人式：二轮着地法，向后拖，逐级而上；下楼梯反之。②二人式：同一人式，另一人置轮椅前方协助（图 4-1-40）。③四人式：同一人式，轮椅前后方各二人，协调一致。

3. 自行使用

1）在平地上推动轮椅：自己操作轮椅向前推时，操纵前先将刹车松开。

（1）前进：①身体向后坐下，眼看前方，双手向后伸，稍屈肘，双手紧握手推圈的后半部分；②推动时，上身前倾，双上肢同时向前推并伸直肘关节，当肘完全伸直时，放开手推圈，如此重复进行。一侧肢体功能正常，另一侧功能障碍者，可以利用健侧上下肢同时操纵轮椅。方法如下：先将健侧脚踏板翻起，健足放在地上，健手握住手轮。推动时，健足在地上向前踏步，并与健手配

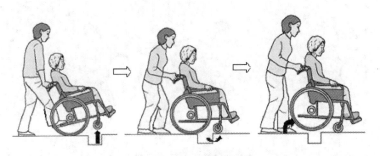

图 4-1-39　护理人员使用轮椅过小坑的方法

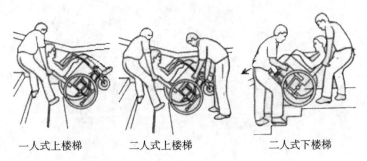

一人式上楼梯　　　二人式上楼梯　　　二人式下楼梯

图 4-1-40　护理人员使用轮椅上下楼梯

合,将轮椅向前移动(图 4-1-41 左)。

(2)后退:双臂在轮把之间绕过椅背,伸肘置双手于手推圈上;倾身向后,压低双肩,使手臂能用足够力气将车轮向后推动,对于不能将轮椅推上斜坡者,可运用这一方法使轮椅倒上斜坡;偏瘫患者患肢与健侧协调运动推动轮椅行进(图 4-1-41 右)。

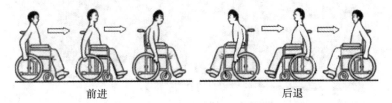

前进　　　　　　　　　　后退

图 4-1-41　自行在平地上推动轮椅示意图

2)轮椅转向:以向左转向为例:右边的手推圈朝前推,左边的手推圈朝后推;反之亦然(图4-1-42)。

3)后轮平衡:一般依靠轮椅后轮进行上下台阶,对于后轮的平衡技术应使患者掌握三个基本动作:①轮椅翘起时小轮离地,患者在大轮约 10点处握住驱动手轮,向后方转动后轮快速向前推时,惯性会使前轮离地翘起;②注意保持轮椅后轮的平衡;③在后轮平衡时行进、转弯(图 4-1-43)。

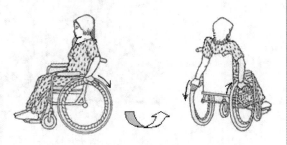

图 4-1-42　自行使用轮椅转向示意图

4)上下台阶(路沿):轮椅的使用包括上台阶(路沿)和下台阶(路沿)两部分。具体方法如下。①上台阶(路沿):前轮离台阶数厘米,面对台阶,前轮抬起置于台阶上,前轮退到台阶边缘,患者的双手置于驱动手轮恰当位置,用力驱动轮椅完成上台阶。②下台阶(路沿):轮椅后退到台阶边缘,患者双手控制轮椅下降,同时转动轮椅,把前轮从台阶上放下(图 4-1-44)。

5)上下斜坡:①上斜坡:身体前倾,双手分别置于手推圈顶部之后,腕关节背屈、肩关节屈曲并内收向前推动车轮,通过转换车轮方向,使之与斜坡相交,还能使轮椅在斜坡上立足(注意:如

Note

289

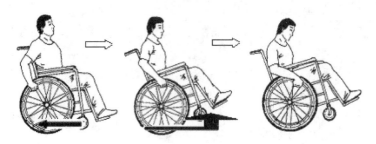

图 4-1-43　后轮平衡示意图

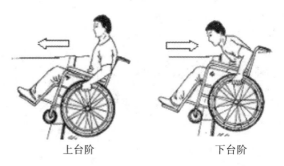

上台阶　　　　　　下台阶

图 4-1-44　自行使用轮椅上下台阶示意图

果上坡时轮椅后倾,很容易发生轮椅后翻)。②下斜坡:伸展头部和肩部,并应用手制动,可将双手置于车轮前方或在维持腕关节背屈时将一掌骨顶在手推圈下方进行制动(图 4-1-45)。

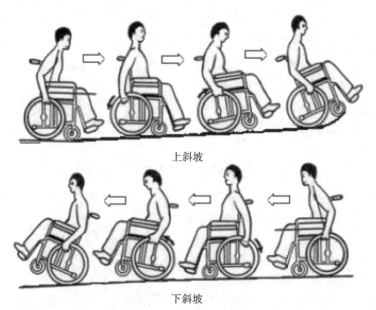

上斜坡

下斜坡

图 4-1-45　自行使用轮椅上下斜坡示意图

6)上楼梯

(1)用臀部移动法上楼梯:①转移到台阶上;②把轮椅向后放倒在楼梯上;③向上移动一个台阶;④重新放好腿的位置;⑤拉轮椅上一个台阶;⑥稳住轮椅向上移一个台阶(图 4-1-46 上)。

(2)坐在轮椅里上楼梯:①双腿和轮椅绑在一起;②抓住护栏,轮椅向后放倒在楼梯;③准备上台阶;④上台阶(图 4-1-46 下)。

7)下楼梯

(1)坐在轮椅里抓住护栏下楼梯:①开始位:轮椅退到最高台阶的边缘;②轮椅下台阶;③手

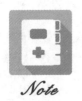

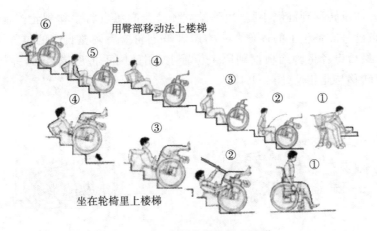

用臀部移动法上楼梯

坐在轮椅里上楼梯

图 4-1-46 自行使用轮椅上楼梯

的位置调节(图 4-1-47 上)。

(2)利用后轮平衡下楼梯:①用后轮平衡好轮椅,后轮放在最高台阶的边上;②控制住轮椅下降;③通过拉轮反作用于楼梯而稳住轮椅(图 4-1-47 下)。

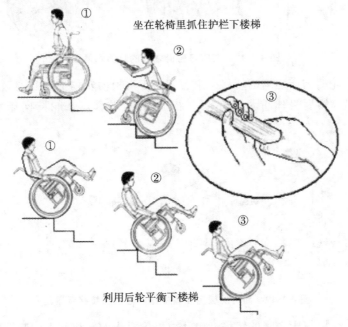

坐在轮椅里抓住护栏下楼梯

利用后轮平衡下楼梯

图 4-1-47 自行使用轮椅下楼梯

4. 轮椅转移 应用轮椅的患者,常需由轮椅转移至床、便桶、浴池和汽车等或进行相反方向的转移,这都需要以科学方法进行训练,也只有当残疾患者能熟练掌握转移技术后,方有可能达到生活自理和从事适当工作。

转移的方式有立式转移和坐式转移。立式转移适用于偏瘫以及本位转移时能保持稳定站立的任何患者。坐式转移有三种形式:①用滑板的侧方滑动转移;②不用滑板的侧方转移;③前后滑动转移。坐式转移主要应用于截瘫以及其他下肢运动障碍的患者(如两侧截肢患者)。

1)偏瘫患者在床与轮椅之间的转移 床铺高度要与轮椅座接近,床头宜装一短扶手,轮椅带有制动器和拆卸式脚踏板。轮椅放在患者的健侧。轮椅与床尾稍呈一定角度(30°~45°)。①患者坐在床旁,首先锁上轮椅的刹车。②躯干向前倾斜,同时用健侧位的脚和手向下撑,而移向床边。③将健侧膝屈至 90°以上,并把健侧脚移到患侧脚的稍后方,便于两足自由转动。④抓住床扶手(假如平衡不稳则抓住较远的轮椅扶手的中部),患者的躯干向前移动,用自己的健侧臂

Note

291

向前撑,使大部分体重转移到健侧小腿,达到站立体位。⑤患者将手移到轮椅远侧扶手的中部,并移动两足,使自己呈准备坐下的体位。⑥当患者坐上轮椅后调整自己的位置,松开刹车,后退轮椅离开床。⑦最后患者将脚踏板摆到原来位置上,用健侧手将患腿提起,并把足放在脚踏板上。从轮椅向床转移与此相反(图 4-1-48)。

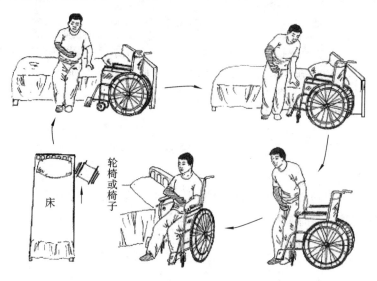

图 4-1-48　在床与轮椅之间的转移示意图

2) 截瘫患者在轮椅与床之间的转移　患者侧坐于滑板的轮椅侧,然后扭转臀部并扭离轮椅坐垫,向床方向转移,然后身体重量压在双上肢上,完成转移。从轮椅向床转移与此相反(图 4-1-49)。

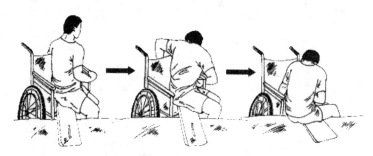

图 4-1-49　利用滑板完成轮椅与床之间的转移示意图

3) 截肢患者在轮椅与床之间的转移　包括由患侧至床的转移和由健侧至床的转移。

(1) 由患侧至床的转移:将轮椅与床调整成约 45°角,在患侧的轮椅扶手和床之间放置一个滑板,滑板插入患侧的臀下,患者双手扶住轮椅扶手撑起身体坐在滑板上,移动身体重心转移到床上。反之亦然(图 4-1-50 左)。

(2) 由健侧至床的转移:将轮椅与床调整成约 45°角,患侧的手扶住靠床一侧的轮椅扶手,健肢一侧的手扶住床,转动身体至床上。反之亦然(图 4-1-50 右)。

【使用轮椅的注意事项】

(1) 刹车:上下轮椅之前一定要刹车。轮椅两侧都有手刹,使轮椅固定,避免挪动,以防止患者跌倒或其他危险情况发生。但下坡时不能用它来制动轮椅,否则会损坏轮胎,甚至产生翻车的危险。下坡时,可用双手握着手推圈,以握力大小控制下坡的速度。

(2) 脚踏板:任何时间,切勿站在脚踏板上。因为脚踏板没有太大的承重功能,踩着上下轮椅容易使轮椅失去平衡,发生危险。

(3) 上下坡:①如果轮椅遇斜坡,最好倒着下坡;②上下坡时,不可任意改变方向,以防轮椅

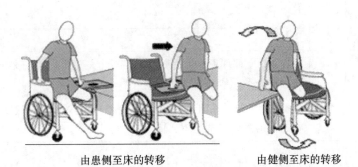

由患侧至床的转移　　　　　　　由健侧至床的转移

图 4-1-50　由轮椅到床的转移训练示意图

翻倒;③遇台阶,踩住防倾杆,使其前小轮抬高,才能越过障碍物,如不抬高,靠用力冲撞,强行超越,会使前叉变形,产生翻车等严重后果。

（4）长期乘坐轮椅者要防止压疮:可通过撑起或挪动身体的方式改变姿势,以舒缓臀部的压力;也可通过坐垫、使用躺式和靠背轮椅进行减压。

（5）其他:要注意系好轮椅上的安全带;不要随意拆除轮椅上的防翻轮;折叠或撑开轮椅时一定注意不要夹到手。

（三）轮椅的保养与维修

1. 轮椅的维护和保养　使用轮椅一段时间后,为了确保使用者的安全和轮椅的最佳状态,轮椅需定期维护和保养。①一般一个月左右检查一次,轮椅使用频率最高的部位是大轮、小轮、手闸、脚踏板等。②维护保养轮胎要注意尽量在平滑的路面使用,减少坑洼道路造成的磨损。③充气轮要保证八九成气量,充气量太足或亏气,轮胎都易磨损。④轴承使用半年左右,上一点机油,使其磨合更润滑,寿命更长。⑤手刹车频繁使用后,注意螺丝是否紧固。螺丝松动,手刹车失灵不起作用,容易造成摔伤。⑥注意将脚踏板的高低、角度调节到适合使用者的位置,避免冲撞、磕碰脚踏板,保持清洁,防止湿滑。⑦椅面和靠背的维护,可以根据需要,使用减压效果好、透气性强、易清洁的坐垫,如防压疮坐垫,毛巾座、靠垫、席垫等。⑧坐垫高度要适当,保持使用者整体稳定性、安全性很重要。⑨在使用轮椅过程中遇雨淋后应及时擦干,正常使用的轮椅也应经常用细软干布擦拭,并涂上防锈蜡,使轮椅持久保持光亮、美观。⑩轮椅长期不用时要放在阴凉干燥处,不要在上面长期放重物,并经常擦拭表面。

2. 轮椅的检测与维修　见表 4-1-3。

表 4-1-3　轮椅的检测与维修

序号	故障	检测与维修
1	轮胎穿洞	①给轮胎充气;②揿下轮胎时感觉要结实,如果手感柔软和压得进去,可能是漏气或内胎穿洞
2	锈蚀	以目视法检查轮椅表面有没有锈蚀斑,尤其是轮子、手环、轮辐及小轮。可能成因:①轮椅摆放在潮湿的地方;②轮椅没有定期保养及清洁
3	不走直线	轮椅自由滑行时,不直线滑动。可能成因:①轮子松脱;②轮子变形;③轮胎穿洞或漏气;④轮子轴承破损或锈蚀;⑤轮子轴承润滑油不足
4	轮子松脱	①检查后轮的螺栓及螺帽是否上紧;②轮子转动时是否沿直线行走,或有左右摆动
5	轮子变形	修理会比较困难,有时要请专业轮椅维修机构进行修理

序号	故障	检测与维修
6	部件松脱	检查以下部件是否上紧和运作正常：①交叉折叠支架；②座位／背垫套；③侧挡板或扶手；④脚踏板等
7	刹车调校不当	①用刹车把轮椅制动；②在平地上试行推动轮椅；③留意后轮是否有移动，刹车运作正常时，后轮是不会转动的

（四）轮椅的测试评估方法

1. 车轮着地性　当使用者自主驱动行走时，如经过一个小坎，或者不小心压在一块石头上，不能出现其他轮子悬空，造成方向失控，而使轮椅突然转向形成安全威胁。

测试要求：将装有试验用假人的手动四轮轮椅任何一个车轮抬高 20 mm 的高度，其余车轮都应着地。

2. 动态稳定性　当使用者自主驱动，要爬上（下）一个斜坡，或者要横向驶过一段坡道时，在一定的坡度之内，不允许出现朝各个方向的翻倒。

测试要求：将装有试验用假人和制动后的手动四轮轮椅置于斜度可调的测试平台上，先将轮椅按推上、推下斜坡的方向放置，均匀地增加平台斜度，在 10°以内，上坡位轮子不得离开测试台面；然后将轮椅按向左、向右与斜面成直角放置，在 15°以内，上坡位轮子不得离开测试台面。

3. 驻坡性能　护理者将使用者推至斜坡处因故将车闸刹好离开了，不允许出现轮椅沿着坡度下溜或者翻倒的情形。

测试要求：将装有试验用假人的手动四轮轮椅的制动器调整适当并刹紧，按向前、后、左、右四个方向置于斜度可调的测试平台上，小脚轮处于拖曳位置，等速率增加平台斜度，在 8°以内，不得出现滚动、滑动及车轮离开测试台面的现象。

4. 滑行偏移量　使用者让轮椅短距离滑行时，不能发生侧方向的滑移；再者，轮椅出现跑偏意味着装配不平衡，必然导致使用者左右操纵力量的不均衡，时间一长，会影响身体及双臂的发育和发展。

测试要求：将装有试验用假人的手动四轮轮椅推置于测试斜坡上，使其右边的驱动轮与零线重合，小脚轮调至向前滚动的方向，靠势能使轮椅沿斜面下滑，在 2.5°的检验轨道内距零线的偏差值应小于 350 mm。

5. 最小回转半径的测试　在水平测试面上由操作人驱动轮椅做 360°双向转向，其值不得大于 0.85 m。

6. 最小换向宽度的测试　在水平测试面上由操作人驱动轮椅只允许一次倒退即可将轮椅回转 180°的最小通道宽度，其值不得大于 1.5 m。

7. 椅座垂直静载荷测试要求　在轮椅椅座上放置 20 kg 的预置载荷，加 130 kg 的静载荷及 10 分钟后撤去静载荷，椅座变形挠曲度应小于 100 mm，左右靠背管与扶手管交点的左右间距变形量不得超过 20 mm，轮圈内面与扶手管外面的距离变形量应小于 5 mm，除去载荷后的永久变形量不超过 3 mm。

8. 靠背垂直静载荷测试要求　在轮椅靠背上放置 20 kg 的预置载荷，加 55 kg 的静载荷及 10 分钟后撤去静载荷，靠背变形弯曲曲度应小于 100 mm，左右靠背管与扶手管交点的左右间距变形量不得超过 20 mm，除去载荷后的永久变形量应不超过 3 mm。

9. 整车耐冲击测试　将空载的展开状态的轮椅水平抬高 400 mm，使其自然落地，3 次，无变形、断裂、脱焊和损坏等异常现象。

10. 小脚轮耐冲击测试　将装有假人的轮椅从测试斜面平台上由上向下行驶，使之与台阶高差相撞,3次,应无变形、断裂、脱焊和损坏等现象。

11. 椅座耐冲击　一般轮椅的使用者都不易缓慢地起身和坐下,相对猛然坐下的时候多,所以要求椅座要达到一定的强度。

测试要求:将轮椅水平放置在测试台上,使装有 25 kg 铁砂的足球自 250 mm 高度处自由落在椅座上 3次,应无变形、断裂、撕裂、脱焊和损坏等现象。

12. 整车强度耐疲劳性　检验轮椅的寿命,模仿平常道路和坡道情形,整个轮椅要在试验台上不停地滚动两个星期,看看能经得起多长时间的折腾。

测试要求:将装有试验用假人的轮椅固定于专用试验台上,以凸轮偏心高为 20 mm、频率为 1 Hz,两轮偏心同相位及异相位 180°各运转 50 万次,应无变形、断裂、脱焊和损坏等异常现象,并能正常行驶。

(五) 轮椅使用者的家居改造

1. 正门出入口

(1) 固定斜坡道:梯级和正门的门槛是轮椅使用者进门的障碍,需改成斜坡道。伤残使用者当中,特别是轮椅使用者,是很难使用轮椅上陡峭的斜坡的。理想的坡道是 1∶20(高度比长度),最斜的也不要超过 1∶12。

(2) 斜坡道的应用:有些屋子在门口有几级楼梯,轮椅使用者很难进入。便携式斜坡道,其特色是简单、易用和方便携带,不失为一个好的选择。要留意的是,这些斜坡道必须能耐受天气的变化,设施附近亦要有充足的照明。在某些情况下,在室外或室内设置一台电动升降台,也是可行之计。

2. 厨房的设计　改装厨房时,需兼顾每一个细节,筹划要详细。厨房里的储物设施会给轮椅使用者带来很多困难。储物地方必须伸手可及。厨房的设计必须让轮椅进出畅通无阻,并附有关的改装设施。轮椅使用者进入建筑物遇到的第一道障碍是如何进出门口。门口至少要阔到 760 mm,厨房和客厅的地台要在同一水平。厨房设计范例:炉灶的高度应要调低到适当的位置。

3. 洗手间的设计

(1) 空间:伤残者在沐浴、如厕和其他方面的自理,都需要别人的协助,所以,需预留协助者的空间。另外,尚要找地方摆放扶抱用具(诸如浴室用提升装置、浴缸板、淋浴椅等)。轮椅使用者的浴室应该以较大面积的为宜(图 4-1-51)。

(2) 洗手盆:洗手盆之下必须有足够空间,让轮椅使用者的腿膝移入,盆底离地面有 685 mm 便算合适。

洗手间设计范例:厕所的门口要开阔,必要时加上扶手;坐厕的高度要加高至与轮椅座位的高度相同;洗手盆的高度是十分重要的;洗手盆之下要有足够空间让轮椅容易驶近。

(3) 坐厕的高度:坐厕标准高度在 380～420 mm 之间,那样是不适宜轮椅使用者使用的。一般而言,坐厕高一点比较理想(450～475 mm),因为方便他们在同一水平过椅。然而,安装新坐厕太过昂贵,市面上有很多厕所座位加高器,可以将坐厕提升至理想的高度。

(4) 扶手:供伤残使用者使用的扶手,通常会安装在厕所后面和两旁。扶手可挨近厕盆,至于高度则要参考人体测量的数据为准,一般介于 810～940 mm。就功能而论,横放式的扶手方便推起身体,垂直式的则可借力拉起身体。混合式扶手集合了垂直式、横放式和折合式三款扶手的特点,轮椅使用者在稳定姿势和转移身体时会更得心应手。设置扶手的范例:垂直式扶手;横放式扶手;可向上收折的扶手。

4. 电力开关件及电源插头插座的位置　电力开关的位置离地面高度不超过 1100 mm 为宜。插头插座则要离地面不少于 500 mm。

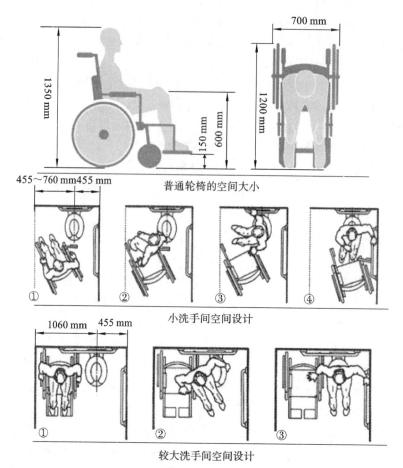

图 4-1-51 洗手间空间设计示意图

（肖晓鸿、肖源）

复习思考题

1. 简述轮椅的分类和结构（包括附属结构）。
2. 简述轮椅坐垫的种类和特点。
3. 简述轮椅的适用范围和特点。
4. 简述轮椅的选配原则。
5. 选配轮椅应注意的问题。
6. 模拟为截肢患者开出一份轮椅选配的处方。
7. 实际操作并熟练掌握轮椅的使用技术。

第二节 助 行 器

一、助行器的概述

（一）助行器的定义

助行器（walking aids）是指辅助人体支撑体重、保持平衡和站立行走的工具和装置。在站立和行走时,身体获得平衡的程度称为稳定度,影响稳定度的两个因素是身体的重心和足与地面形成的支撑面,身体是否获得平衡取决于重心线是否落在支撑面内,重心线落在支撑面内身体就可获得平衡,反之,就会失去平衡而倾倒。重心线与支撑面边缘连线之间的夹角称为稳定角。稳定角的大小与稳定度成正比。对于下肢功能减弱的患者,支撑面的减小造成稳定角的明显减小,可使稳定度降低而易倾倒,使用助行器可使身体的支撑面增大,可在站立和行走过程中增大稳定度(图 4-2-1)。

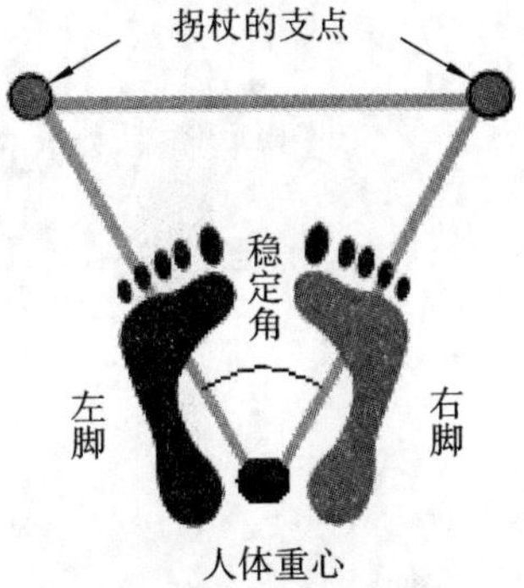

图 4-2-1　助行器的原理示意图

(二) 助行器的分类

助行器从操作力源上可分为三大类,即无动力式助行器、动力式助行器、功能性电刺激助行器。

(1) 无动力式助行器:无人体外部力源,患者利用自身体能操作的助行器。

(2) 按形式分类:无动力式助行器可分为两大类。①手杖式:又称拐杖,这类助行器小巧、轻便,但支撑面积小、稳定性差,如手杖、前臂杖、腋杖、盲用手杖(有一定的支撑功能)、附带座椅的手杖等。②步行架式:又称助行架,这类助行器比较笨重,但支撑面积大、稳定性好,如步行器、步行椅等,按结构分为框式、轮式和台式等。

(3) 按结构分类:无动力式助行器又分为四种类型。①固定式助行器:其结构尺寸不能改变。②可调式助行器:其结构尺寸可以调节但不能折叠。③折叠式助行器:其整体结构可以折叠。④折叠可调式助行器:其整体结构可折叠、尺寸可以调节。

2. 动力式助行器　由人体外部动力驱动的助行器。动力式助行器是一种辅助患者站立、行走的特殊双足步行装置。目前,对于下肢完全失控或上肢力量欠缺的瘫痪患者,单纯依靠拐杖及助行器还不能帮助行走。利用膝踝足矫形器限定关节活动范围,并同时辅以拐杖等器具支撑体重,保持重心移动时身体平稳的方法被广泛应用于截瘫患者的康复训练。但是,借助膝踝足矫形器步行会消耗患者的大量体能,患者步行时的能耗达相同条件下健康人的 5~12 倍。由外部能源补充能耗的步行器则可以克服无动力步行器的不足。外动力助行器是指由人体能以外的力驱动的外骨骼式双足步行机械,它是一种复杂的人-机仿生系统,能够模仿正常人行走时的步态,使截瘫患者被动行走,达到辅助步行的目的。

3. 功能性电刺激助行器　通过电刺激使下肢功能丧失或部分丧失的截瘫患者站立行走的助行器。在一定频率的电脉冲作用下,瘫痪肌肉产生强直收缩,形成肌力,从而带动骨骼运动。此助行器由主机、电极、行走开关、调整档四部分组成,主机相当于袖珍收音机大小,使用时可固定在腿上、挂在裤腰带上或放入口袋里,以 3 V 干电池作能源,采用导线、插头、插座连接式结构。红色标记为正极,安装在皮肤表面,杂色标记为负极,置于腓总神经最浅处,薄形开关粘贴在足跟部,足离地时开关接通,输出信号,刺激神经肌肉,促使垂足保持正确姿势,足着地时,开关切断。主要适用于瘫痪肌肉功能活动训练,对偏瘫、截瘫和脑瘫患者有一定的治疗效果,如增强肌力,纠正足下垂和异常步态。对某些患者,在选择电刺激方法助行之后,应首先规划步态,步态的选择应以最基本、最必要的简单步态为主,不应追求过于复杂的步态,否则电刺激系统将变得十分复杂(图 4-2-2)。

(三) 助行器的功能

1. 保持平衡　颅脑外伤或多发性硬化症患者,平衡功能受损时可用助行器来加宽步行的基底;存在明显运动功能障碍而且双下肢无力的老年人等,助行器有保持身体平衡的作用。

2. 支撑体重　脊髓灰质炎或下肢神经损伤时,可补充肌力;骨质疏松或半月板切除后,可用

297

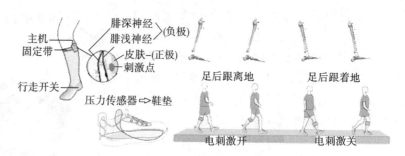

图 4-2-2　功能性电刺激助行器示意图

来保护受损的骨或关节；偏瘫、截瘫后，患者肌力减弱或双下肢无力不能支撑体重或因关节疼痛不能负重时，助行器可以起到替代作用。

3. 增强肌力　由于要支撑身体，减轻下肢负重，上肢需用力下压，因此对上肢伸肌有增强肌力的作用。

4. 辅助行走　扩大患者行走时的支撑面，增加步行时的稳定性。

5. 其他　①肢体障碍患者其他脊柱侧弯或肢体变短时用来代偿畸形；②骨性关节炎或下肢骨折后，用来缓解疼痛；③偏盲或全盲时用作探路器；④提醒别人注意自己是走路慢和不稳者，以免受到伤害。

二、助行器的选配与使用

（一）影响助行器选用的因素

1. 身高、体重和年龄　这些可决定助行器的规格、重量和耐用程度。

2. 全身情况、疾病情况　这些可决定患者何时需要应用助行器及何时进行辅助器具的改变。

3. 患者平衡能力　平衡能力的好坏决定了患者是否允许不用拐，是否可以仅用一根手杖，还是需要提供更多更好的支持。

4. 认知能力　患者是否可以学会正确地使用助行器，是否认识到在应用时可能的危险（如在斜坡上使用带轮的助行器，在硬滑的地面上使用拐杖），能否做相应的调节和应付；如果助行器出现缺陷，患者能否发现和注意。

5. 下肢承重能力　患者下肢是否完全不能承重，还是能部分承重或充分承重；下肢承重时是有明显疼痛，或轻微疼痛或无痛。

6. 下肢肌力、步态和步行功能情况　如单侧使用拐杖，可以改善臀中肌麻痹或肌力下降的患者在步行中的躯干侧倾。如双侧使用拐杖，则可以帮助一侧下肢肌肉广泛麻痹的患者改善步行功能。

7. 上肢的力量和手的握力　患者手抓握的方式和力量以及上肢的力量直接决定是否能使用，如何使用助行器。

8. 步态　患者是否有能力用正常步态，或由于身体情况的限制而需用另一种步态。

9. 使用环境　助行器在何种环境下应用，使用频度如何，是用来上下楼梯、上下公共汽车、上下小汽车，还是用在狭窄的通道上行走。

10. 生活方式　患者的活动范围和活动频率如何，是否需要将助行器和轮椅或汽车结合应用于日常生活。

11. 应用助行器的理由　患者使用助行器是用于克服特别的身体困难，还是仅仅用于支撑，还是想表明自己走路不稳。

（二）拐杖的种类和使用方法

目前市场上的助行器种类繁多，只有选择合适的助行器才能给患者的生活带来最大的方便。无动力式助行器结构简单、价格低廉、使用方便，是最常用的助行器。下面介绍几种常用的无动力式助行器的选择与应用方法。

1. 拐杖（Crutch）的种类　可将其分为手杖、前臂杖、腋杖和平台杖四大类。

1）手杖　手杖为单侧手扶持以助行走的工具，适用于上肢和肩部肌力正常的偏瘫患者和单侧下肢瘫痪患者。有以下几种（图4-2-3）。

（1）单足手杖：与地面仅有一个接触点，好处在于轻巧且适合上下楼梯，但由于提供支撑与平衡作用较少，适用于握力好、上肢支撑力强的患者，如偏瘫患者、老年人等。对于上肢支撑力强，平衡功能较差的患者则不适用。

（2）多足手杖：与地面有三四个接触点，由于底面积较大，所以能提供比一般手杖较好的支撑与稳定性。

①三足手杖：由于三个足呈品字形，在任何平面都具有稳定性，适用于平衡能力稍欠佳而用单足手杖不安全和行走于不平路面上的患者。

②四足手杖：中风的偏瘫患者在刚开始进行康复训练时，可以为其提供较好的稳定性。用四足手杖，当行走的路面不平时，容易造成摇晃不稳的现象，因此建议最好在室内使用。一般四足手杖的使用多半是暂时性的，当步伐愈来愈稳时，就可以走向室外，改用一般手杖。

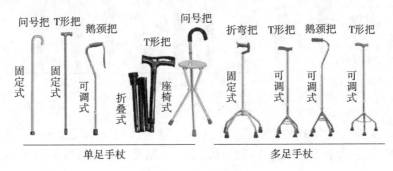

图4-2-3　手杖示意图

2）前臂杖　又称肘杖，把手的位置和支柱的长度可以调节，夹住前臂的臂套通常为折叶形式，有前开口和侧开口两种。此拐杖可单用也可双用，一般可减少下肢40％～50％的负重，可提供较好的腕部稳定性。①优点：轻便、美观，而且用拐时，手仍可自由活动，例如需用该手开门时，手可脱离手柄去转动门把手，而不用担心手杖脱手，其原因是臂套仍把拐固定在前臂上。②缺点：穿脱困难，需要患者上肢有良好的力量，稳定性不如腋杖。适用范围如下。①下肢双侧无力或不协调：如脊髓损伤后或在某些脊柱裂病例中。②单侧下肢无力且该侧肢体不能负重：如踝骨折或半月板切除的早期。③双侧下肢严重无力或不协调，或双上肢无足够力量使用手杖的情况，如进行性肌营养不良或颅外伤后（图4-2-4）。

3）腋杖　一种人们熟悉、价格低廉、最常用的助行器，为木制或金属制，具有较好减轻下肢承重、保持身体平衡、协助站立及步行的作用。此拐杖可单用也可双用，一般可减少下肢80％的负重，分为固定式和可调式，前者不能调节，一般为木制，后者可调范围达122～153 cm。腋杖由腋托、把手、侧弓、调节杆、橡皮头（拐杖头）、调节螺丝及螺栓等部分构成。腋托上一般装有海绵套，避免在腋窝处严重压迫神经。①优点：可靠，稳定，适合上下楼梯。②缺点：笨重、外观不佳、易产生腋下压迫。腋杖主要靠手握把手来支撑体重，而腋托主要用于掌握方向，可增强身体的平衡性和稳定性，适用于任何原因导致的步行不稳定、下肢无力和下肢不能承重，且手杖、多足手杖或前臂杖无法提供足够稳定性的患者（图4-2-5）。

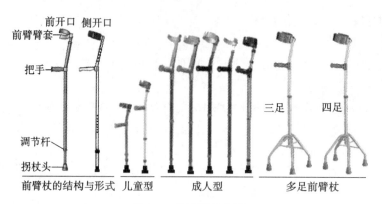

图 4-2-4 前臂杖示意图

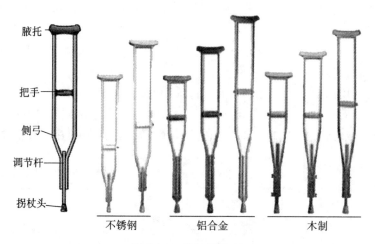

图 4-2-5 腋杖示意图

4）平台杖　又称类风湿拐或前臂支撑杖,有固定带,可将前臂固定在前臂平台托上,前臂平台托前方有一把手,适用于类风湿关节炎、烧伤、肱三头肌无力及手部变形而无法用手支撑行走者(图 4-2-6)。

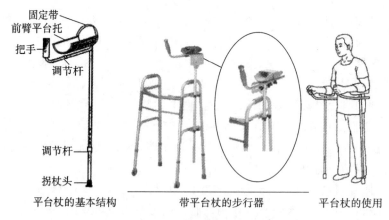

图 4-2-6　平台杖的示意图

2. 拐杖的尺寸　选择合适尺寸的拐杖是保障患者安全、最大限度地发挥拐杖功能的关键。

（1）手杖的尺寸:手杖的长度是站立位时大转子至地面的高度。正确地测量手杖长度是当患者直立且手杖着地时,手肘应弯曲 20°～30°。手肘弯曲 20°～30° 的目的在于使手能自由向前活动,而不影响身体重心的改变。实际测量时,测量由手掌心到第 5 趾骨外侧 15 cm 左右最为适当。手杖长度不适当可产生以下后果。①手杖太长时:会增加承重时肘关节的弯曲及上臂三角

Note

300

肌的负担,也会使手腕往外溜,减少握力,还会使肩膀往上提,造成脊柱侧弯。②手杖太短时:肘关节要完全伸直,往前时躯干要跟着往前弯,不但加重腰部肌肉的负担,也会增加上下楼梯的困难。

【注意事项】测量时患者应穿常穿的鞋站立(图 4-2-7)。

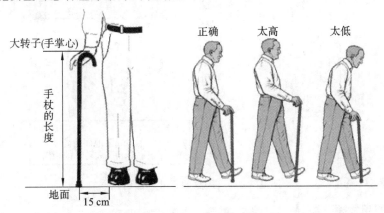

图 4-2-7　手杖的尺寸示意图

(2) 前臂杖的尺寸:前臂杖长度是肘关节下 2.5 cm 处至第 5 脚趾外 15 cm 处的距离,即图 4-2-8 中 A+B 的距离。两边的手握柄的高度要能使肘关节弯曲 20°~30°。

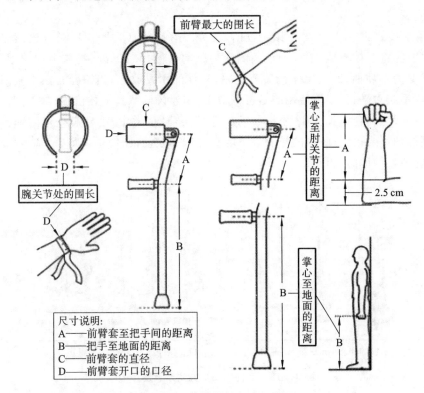

图 4-2-8　前臂杖的尺寸示意图

(3) 腋杖的尺寸:确定腋杖长度最简单的方法如下。①站立位身高乘以 77%。②站立位身高减去 41 cm。③仰卧位腋下量至脚跟的长度再加 5 cm。④站立位,从腋下 5 cm 处量至第五脚趾外 15 cm。⑤若患者下肢或上肢有短缩畸形,可让患者穿上鞋或下肢矫形器仰卧,将腋杖轻轻贴近腋窝,测量至第五脚趾外 15 cm 与足底平齐处的距离即为腋杖最适当的长度。腋杖的把手高度为伸腕握住把手时,肘关节成 30°屈曲,腋下至重心的距离,或把手手柄的高度与股骨大转子持平。

【注意事项】①测量时患者应穿常穿的鞋站立。②腋托(腋托一般包有海绵)顶部与腋窝的距离应有 5 cm 或三横指,过高会压迫臂丛的血管和神经,过低则不能抵住侧胸壁,失去稳定肩部作用,而且导致走路姿势不佳(图 4-2-9)。

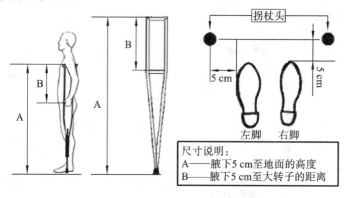

图 4-2-9　腋杖的尺寸示意图

3. 拐杖的使用方法

1) 手杖的使用方法　在使用手杖的过程中,肘关节最好能弯曲 20°～30°,两肩保持水平。手杖应拿在健侧手上,行走顺序为,1 杖→2 患→3 健,即手杖先向前,再迈患侧腿,最后迈健侧腿。或手杖与患肢一起向前迈进,最后迈患侧腿。上下楼梯时,则遵守健上患下(健侧先上,患侧先下)的原则。

(1) 使用手杖前的要求:①当使用手杖时,要先系好鞋带;②站直身体,放松肩膀;③用健侧的手持握手杖;④将手杖点地,手杖位于健侧腿小趾前外侧 10 cm 处,将体重均匀地分担到双脚和手杖上;⑤肘关节屈曲 20°～30°,腕关节背屈,持杖的手要放松,当手臂自然下垂时,手杖手柄的位置应该与手腕水平;⑥如果使用的是可调节手杖,建议调节到上述位置;⑦木制的手杖(或固定式手杖)需要裁剪到合适长度;⑧手杖要求质地结实,轻重适中,手柄有一定的摩擦,把手要牢固,调节长度的销钉要锁定,底端的橡胶垫不能有磨破和松动;⑨使用多足手杖时,手杖的底端部分要能够平稳地接触地面(图 4-2-10)。

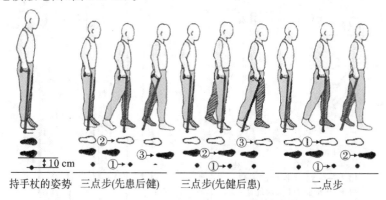

图 4-2-10　手杖的使用方法示意图(一)

(2) 使用手杖行走:

①三点步:绝大部分偏瘫患者的步行顺序为,1 杖→2 患→3 健,即先伸出手杖,再迈患腿,最后迈健腿。少数患者步行顺序为,1 杖→2 健→3 患,即先伸出手杖,再迈健腿,最后迈患腿。

②两点步:1 杖和患→2 健,即同时伸出手杖和患腿,再迈出健腿。这种方法步行速度快,适合于偏瘫程度较轻、平衡功能好的患者。

【注意事项】行走时要保持良好姿势——挺腰收腹。

③使用手杖上下楼梯:尽量使用有安全扶手的楼梯。一手握扶手,另一手持手杖,这种方式

Note

仅在手足够有力时用。a.上楼梯:开始时健侧手扶楼梯扶手,手杖放在患侧腿外侧,1健手→2健腿→3手杖→4患腿,即先健侧手前上移,健腿迈上一级楼梯,将手杖上移,最后迈上患侧腿。b.下楼梯:1健手→2手杖→3患腿→4健腿,即先健侧手向前下移,然后手杖下移,患侧腿下移,健侧腿下移(图4-2-11)。

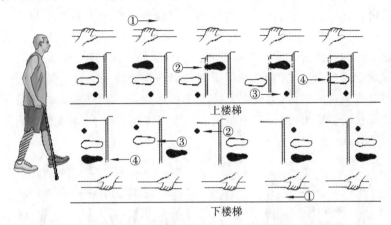

上楼梯

下楼梯

图 4-2-11　手杖的使用方法示意图(二)

④使用手杖上下台阶:a.上台阶:手杖放在健侧,身子靠近最底下的台阶,然后1健腿→2手杖→3患腿,即先上健侧腿,再上手杖,最后上患侧腿,重复这些动作,一级级台阶上。b.下台阶:手杖放在健侧,身子靠近待下台阶顶端,然后1手杖→2患腿→3健腿,即先下手杖,再下患侧腿,最后下健侧腿,重复这些动作,一级级台阶下。切记:"健肢先上,患肢先下"(图4-2-12)。

⑤使用手杖坐下:a.坐下之前,先移动身子,使小腿后面正好碰到椅子边缘。b.将手杖放置一旁。c.靠在椅子边上,然后双手向后摸到并抓住椅子扶手或者椅子座位上。d.慢慢地下降身子到椅子上,将身体重量尽量分担到健侧腿上,并且双手用力支撑。e.必要时可移动背部靠在椅子上(图4-2-12)。

【注意事项】尽量不要坐在不稳固或者非常矮的椅子上。

⑥使用手杖站起:a.在站起之前,先将手杖移动至椅子扶手边上,或者直接握在手中(健侧手);b.移动身体,靠近椅子边缘;c.向下支撑椅子扶手或者椅子表面,然后身体轻微向前倾;d.使患脚稍微向前,然后用健侧腿支撑站起;e.站起后,保持身体稳定,再移动手杖至健侧腿外约10 cm;f.按如前所述的方法行走。

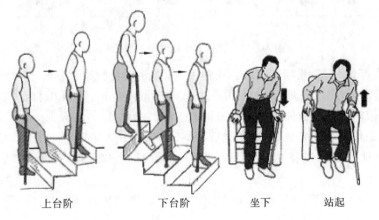

上台阶　　　　　下台阶　　　　　坐下　　　　　站起

图 4-2-12　手杖的使用方法示意图(三)

2)腋杖的使用方法　当握力、前臂力较弱时,可以使用腋杖或前臂杖。腋杖或前臂杖的使用方法与手杖的使用方法基本相同,它们可以单用,也可以双用,单用时,步行方法同手杖,双用步行时可以使用四点步、三点步、二点步、摆至步、摆过步等。

（1）使用腋杖前的要求：腋杖是一种腿脚受伤时帮助行走的工具。在进行挂拐活动前必须注意以下几点。①双手挂拐站直身体，大转子的高度即为把手的位置，拐杖头放在人的脚前侧和外侧各5 cm左右。②调节腋杖到合适长度，一般腋杖顶部距离腋窝2～3指宽（约5 cm），不是把腋杖直接顶到腋窝，腋杖的手柄位置需要调节到双臂自然下垂时手腕水平位。③当使用腋杖支撑时，肘关节可以适当弯曲。④使用时，靠肘关节的屈伸和扶在把手上的腕来发力，而不是腋下，否则可能压迫腋下的神经血管。⑤腋垫应抵在侧胸壁上，通过加强肩和上肢得到更多的支持，正常腋杖与躯干侧面应成15°角。⑥腋托和把手部分都不能松动。⑦为了保证使用腋杖后能步行，上肢和躯干必须要有一定的肌力，为固定上肢来支撑体重，需要背阔肌、斜方肌、胸大肌、肱三头肌等用力。为使腋杖前后摆出，需要三角肌用力。为牢固握住把手，需要前臂屈肌和伸肌及手部屈肌用力（图4-2-13）。

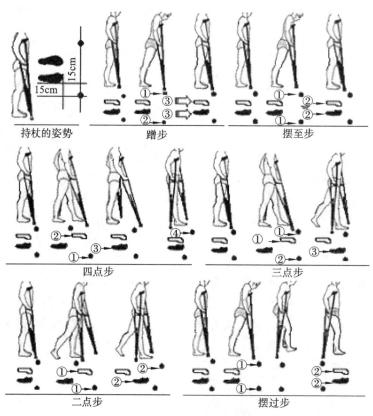

图4-2-13　腋杖的使用方法示意图（一）

【注】根据实际情况，参照以下列举的几种方式，指导患者使用双拐时要选择患腿负重程度。①不负重：患腿不受力，也就是保持患腿离开地面。②轻负重：可以用脚趾点地来维持平衡。③部分负重：可以将身体部分体重分担到患腿上。④可忍耐负重：将大部分体重甚至所有重量负担到患脚，能忍耐即可。⑤完全负重：完全负重，只要不痛。

（2）使用腋杖行走　以持双腋杖步行为例，根据腋杖和足移动顺序不同，分为以下几种形式。

①蹭步：1左拐→2右拐→3双足，即先伸出左腋杖，再伸出右腋杖，然后两足同时拖地向前，到达腋杖附近。

②摆至步：1双拐→2双足，即同时伸出两侧腋杖，支撑并向前摆身体使双足同时拖地向前，到达腋杖落地点附近。

【注】此方法双足着地点不能超过双拐的连线。摆至步主要利用背阔肌来完成，步行稳定，具

有实用性,但速度较慢,适用于在道路不平、人多、拥挤的场合下使用。

③四点步:1 左拐→2 右脚→3 右拐→4 左腿,即先伸出左腋杖,然后迈出右腿,再伸出右腋杖,最后迈出左腿。

【注】此方法稳定性好,练习难度小,步行速度较慢,适用于双下肢运动功能障碍患者。

④三点步:方法是先将肌力较差的一侧脚和两侧腋杖同时伸出,再将对侧足(肌力较好的一侧)伸出。

【注】此方法步行速度快,稳定性良好,适用于单侧下肢运动功能障碍患者。

⑤两点步:方法是一侧腋杖和对侧足同时伸出,再将余下的腋杖和足伸出。

【注】方法是在四点步的基础上练习的,其稳定性不如四点步,步行环境与摆过步相同。

⑥摆过步:行进时双侧拐同时向前方伸出,患者支撑把手,使身体重心前移,利用上肢支撑力使双足离地,下肢向前摆动,双足在拐杖着地点前方位置着地,再将双拐向前伸出取得平衡。

【注】此方法与摆至步相似,但双足不拖地,而是在空中摆向前,双足着地点必须超过双拐的连线,落在双拐的前方。故步幅较大、速度快、姿势轻快美观。要求患者的躯干和上肢控制力必须较好,否则容易跌倒。适用于路面宽阔、行人较少的场合,一般用于患者恢复后期的步态训练。

【注意事项】在开始行走之前,先确保已经站稳,然后再将腋杖分置身体两侧。行走过程中不要顶在双拐的腋托上。

(3) 使用腋杖起身站立:①在站立前,先确定椅子或床是否稳定牢固;②健腿支撑在地面上,身体向前移动到椅子或床的边缘;③将双拐并拢合在一起,用患腿一侧的手握住腋杖手柄,健侧的手扶住椅子扶手或床沿;④两手一起支撑用力,同时健肢发力站起,保持站稳(图 4-2-14 左)。

(4) 使用腋杖坐下:①身体向后慢慢退,直到正常侧的腿碰到椅子或者床沿;②保持体重在健腿上,将双拐并拢合在一起;③用患腿一侧的手握住腋杖手柄,健侧的手放到椅子或床缘上,然后弯曲健侧膝盖,慢慢坐下;④坐下过程慢慢来。始终保持双拐放在椅子旁边。

【注意事项】除非治疗师(医生)允许患肢部分负重,否则在坐下过程中仍需保持患肢离开地面不受力(图 4-2-14 右)。

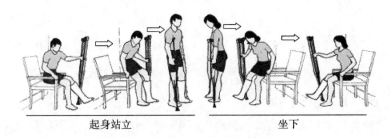

起身站立　　　　　　　坐下

图 4-2-14　腋杖的使用方法示意图(二)

(5) 使用腋杖上下台阶或楼梯　a. 如果台阶或楼梯有扶手,尽量利用扶手,将两个腋杖合在一起,用远离楼梯扶手一侧的手握住;b. 另一手扶住楼梯扶手,身体尽量靠近扶手;c. 上下没有扶手的楼梯时,根据指导方法,两手各持一腋杖,如同行走时一样(图 4-2-15 左)。

①上楼梯(有扶手):a. 准备上楼时,移动身体靠近最底层的一级楼梯;b. 合并双拐一手持握,另一侧手扶住楼梯扶手,身体尽量靠近扶手;c. 两手同时支撑,将健腿向前跨上一级楼梯;d. 体重保持支撑在健腿上;e. 再移动双拐和患腿上到同一级楼梯;f. 不断重复,上楼。一级一级楼梯上,不要太急(图 4-2-15 中)。

②上楼梯(无扶手):a. 准备上楼时,移动身体靠近最底层的一级楼梯;b. 两手各持一腋杖,同时支撑,将健腿向前跨上一级楼梯;c. 体重保持支撑在健腿上;d. 再移动双拐和患腿上到同一级楼梯;e. 不断重复,一级一级上楼梯,不要太急。

【注意事项】上楼时，如果有人协助，请人站在患者身后保护（图 4-2-15 右）。

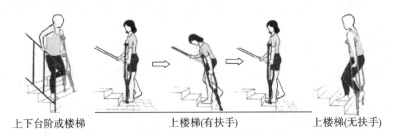

上下台阶或楼梯　　　　　　上楼梯(有扶手)　　　　　　上楼梯(无扶手)

图 4-2-15　腋杖的使用方法示意图(三)

③下楼梯（有扶手）：a.移动身体靠近待下楼梯的边缘；b.合并双拐一手持握，另一侧手扶住楼梯扶手，身体尽量靠近扶手；c.一手扶住扶手缘向下，另一手握住双拐移至下一级楼梯上，同时移动患腿向下；d.双手支撑稳定后，再移动健腿下一级楼梯；e.不断重复，一级一级下楼梯，不要太急（图 4-2-16 左）。

④下楼梯（无扶手）：a.移动身体靠近待下楼梯的边缘；b.两手各持一腋杖，将双拐移至下一级楼梯上，同时患腿跟上；c.双手支撑稳定后，重心下移，再移动健腿下一级楼梯；d.不断重复，一级一级楼梯下，不要太急。

【注意事项】下楼时，如果有人协助，请人站在患者前面保护。切记"健腿先上，患腿先下"（图 4-2-16 中）。

（6）通过门口　先确保大门有足够的空间允许双足和双拐通过。打开门之后，先将靠近门一侧的腋杖脚顶住大门，然后通过门口（图 4-2-16 右）。

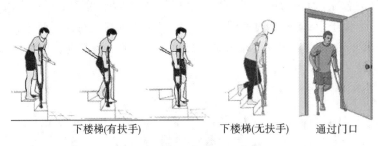

下楼梯(有扶手)　　　　　　下楼梯(无扶手)　　　　通过门口

图 4-2-16　腋杖的使用方法示意图(四)

（三）步行器的种类和使用方法

1. 步行器的种类　步行器（walker）也称步行架（walking frame），步行器是使用较为广泛的一种助步行走工具，它是一方框型、四脚（三脚）架的金属制辅助步行辅助器具。它可将部分体重经由上肢转移到步行器上，而减轻双脚的负担。同时，使用它们可扩大整体的底面积，增加稳定性。而在所有的步行辅助器中，步行器所能提供的支持力及稳定度最大，但越稳定的辅助器具，转移越不容易，所以行走速度也最慢。步行器的主要功能：①有助于行走，缓解疼痛；②有助于保持平衡；③肌肉无力时有助于支撑身体；④有助于减少患腿负重；⑤使用双拐较为吃力；⑥有助于恢复正常行走步态。主要适用于平衡能力差、使用拐杖不稳定的患者，如下肢受伤或手术后使用拐杖较为吃力的患者，步态不稳、腿脚无力的患者等。步行器可以移动、携带、折叠，可在户外及室内等较平坦的地方使用，不合适于上下楼梯。步行器按结构分为框式、轮式和平台式等，按支撑方式分为手撑式、手扶式和臂支撑式等。其常用的类型（图 4-2-17）如下。

（1）固定式：采用框架结构，具有很高的稳定性能，需要抬起步行器前行。主要用于上肢功能健全、下肢平衡能力较差的步行困难者，如下肢损伤或骨折不能负重、关节炎、运动失调症、步行困难者以及长期卧床需要进行步行训练者。

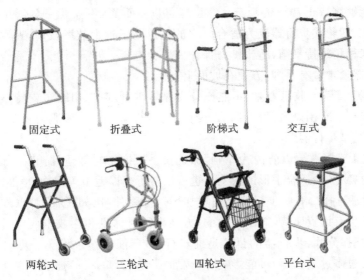

固定式　　折叠式　　阶梯式　　交互式

两轮式　　三轮式　　四轮式　　平台式

图 4-2-17　常用步行器的种类

（2）折叠式：在使用和功能方面基本与固定式步行器相同，由于可以折叠，所以有携带方便及不占空间的优点。

（3）阶梯式：扶手为阶梯式的框架结构，除具有普通框式步行器的功能外，还可以辅助下肢肌力低下的患者利用阶梯扶手从坐位到站位。

（4）交互式：采用框架结构，无脚轮，可调节高度。使用时先向前移动一侧，然后再向前移动另一侧，如此来回交替移动前进。适用于立位平衡差、下肢肌力差的患者或老年人，其优点是如厕也很方便。

（5）两轮式：前面装有固定脚轮，后面的支脚垫具有一定的摩擦力和防滑性能，具有很好的方向性，但转弯不够方便；使用者可以靠推动步行器前移。适用于下肢肌力低下、慢性关节炎、脑血管疾病引起的步行障碍者，也可用于长期卧床者的步行训练。

（6）三轮式：前面装有万向的导向轮，后面装有两个驱动轮，由于具有三点稳定性，可作为外出用途的助行器，并附有刹车及储物筐（袋）。适用于下肢力弱，平衡功能差，且步行道路不平坦的患者。

（7）四轮式：分为前轮为活动脚轮或四轮均为活动脚轮两种类型，具有以下特点。①转弯半径小，移动灵活；②手闸可分别用于行进中遇到坡度或障碍物时的短暂制动和停止行进时的后轮锁定；③其设计非常人性化，装有坐垫、储物筐以方便患者休息或存放物品。特别适合于老年人出行时使用。

（8）平台式：带有臂支撑平台、两个活动脚轮和两个固定脚轮，其特点是支撑面积大，稳定性能更好。步行器的高度应以身体直立，在肘屈曲近30°的状态下，将前臂放在平台上为宜，以利用步行器带动身体向前行进。适用于全身肌力低下者、脑血管疾病引起的步行障碍者、慢性关节炎患者以及长期卧床者的步行训练。

2. 步行器的选择　常见的步行器有适合室内使用，也有适合室外的；有轻质金属制成方便提举的，也有较重但带轮子方便推行的。

1）步行器类型的选择　步行器的支撑面积大，较拐杖的稳定性高。其类型的选择具体如下。

（1）下肢因素：①患腿无法负重者：可以选择无轮的步行器。它的优点是支持牢固，不易滑动，但行走速度相对较慢。适合术后早期训练。②患腿部分负重者：选择两轮式步行器比较适合。没有轮子的两只脚可以防止步行器滚动滑走，带轮子的脚方便推行。使用前提是必须有一

Note

307

定的活动能力,能够维持正常行走步态。③患腿可以负重者:不需要完全依靠步行器来维持步态,可以负重行走,四轮式步行器较为适合。它的优点在于行走效率较高,速度快。但是行走要求高,一般仅用来稍稍维持平衡,适当借力保护。适合老年人步行外出,不适合术后患者早期使用。四轮式步行器通常带有手刹,方便在坡面上行走。

(2)上肢因素:①双上肢肌力差、不能充分支撑体重时,应选用腋窝支持型步行器。②上肢肌力较差、提起步行器有困难者,可选用前方有轮型步行器。③上肢肌力正常,平衡能力差的截瘫患者可选用交互型步行器。

2)步行器扶手选择　要以防滑为原则,保证扶手抓握松软舒适,防止手部磨损。如果手部抓握有困难,宜更换宽厚、适合手形的扶手。也可以自行裹以毛巾等织物,增厚以增加舒适度。

3)步行器附件选择　有些步行器上面增加了一些附件,比如托板,可以放置物品、挂袋,可以方便携带物品;也有设置座椅、篮子之类的,方便出行时休息和摆放东西。可以根据需要来选择。但是凡事要把握分寸,步行器的目的是助步行走,不能当作手推车。可以适当携带少量物品,但放置物不要过多过重,否则可能影响步行器的平稳(图4-2-18)。

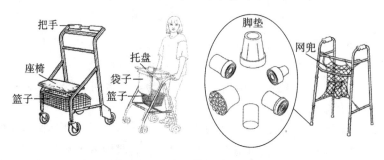

图 4-2-18　步行器的选择示意图

【步行器选择的注意事项】①要注意检查产品的外观质量,产品的表面不应有毛刺和锐边,连接螺钉应有防护帽,手柄套配合紧密不松动,脚垫、手柄等塑胶和着色产品使用中不应掉色。②脚垫要有弹性和一定的摩擦力,特别要试用一下产品,在正常使用情况下不会产生异响,空载时步行器着地要平稳。③要检查高度和折叠等调节装置,在不使用任何工具的情况下,各定位销能够完全插入定位孔中并固定可靠。

3.步行器的使用

1)步行器使用前须知

(1)步行器高度的调节:使用步行器首先要根据自己身高和自身状况进行高度调节。身体直立,以肘关节屈曲20°～30°的状态手持步行器,使步行器的高度与身体大转子(关节突起部位)保持水平位置。步行器的高度是通过腿部的伸缩杆来进行调节的(图4-2-19)。

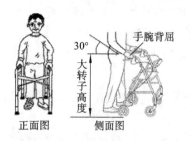

图 4-2-19　步行器高度的调节示意图

(2)正确姿势:①行走前先穿好鞋;②身体站直站稳,双目视前;③将步行器置于面前,人站框中,左右两边包围保护;④两手握住步行器的扶手;⑤将步行器高度调整为,双臂自然下垂时,双肘可以稍弯曲,手柄恰在手腕高度,这样行走时就可以降低肩背部负重受力,减少劳损。

【注】可以选择下列患腿负重方式:①不负重:即患腿不受力,也就是保持患腿离开地面。②轻负重:可以用脚趾点地来维持平衡。③部分负重:可以将身体部分体重分担到患腿上。④可忍耐负重:将大部分体重甚至所有重量分担到患脚,能忍耐即可。⑤完全负重:完全负重,只要不痛。

2)使用步行器行走(三点步)　①步行器置于面前,站立框中,左右两边包围。②双手持扶手向前移动步行器约一步距离,将步行器四个脚放置地上摆稳。③双手支撑握住扶手,患腿向前摆动,重心前移。④稳定后移动健腿向前一步,可适当落在患腿前方。⑤重复这些步骤,向前行走(移动:步行器→患腿→健腿)。

【注意事项】①步行器前移时,要保持背部挺直。②不要站离步行器太靠后,要站在框架的中间。③如果不是因为下肢损伤,而是维持平衡,使用步行器时可以在框架内按正常步态行走。④上下楼梯时不适合使用步行器来辅助,可以利用楼梯扶手支撑身体:上楼梯时,健肢先上,患肢再上;下楼梯时,患肢先下,健肢再下(图 4-2-20 上)。

　　3) 使用步行器上下台阶　①上台阶:行走到台阶边,尽可能靠近,站稳后,双手扶住把手移动步行器,步行器→患腿→健腿,即步行器先上一级台阶,再移动患腿上一级台阶(不负重),最后移动健腿上一级台阶(图 4-2-20 中)。②下台阶:先移动步行器靠近台阶,双手扶住把手移动步行器,即步行器先下一级台阶,再移动患腿向下,最后健腿下来(图 4-2-20 下)。

【注意事项】①如果患腿有石膏或者矫形器固定伸直位,可先上健腿。②可以用步行器上下一两级台阶,但是不要上下楼梯,楼梯较窄容易造成步行器支撑不稳而摔倒。

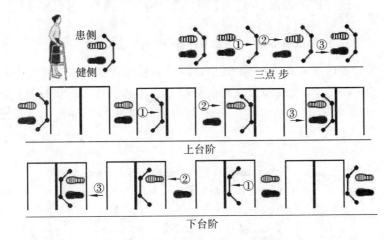

图 4-2-20　步行器的使用方法示意图

　　4) 使用步行器坐下、起身或站立　①移步到待坐椅子前,扶住步行器,背对椅子;②后移健腿,使腿后方碰到椅子;③患腿略滑向前伸;④双手向后扶住椅子扶手,重心后移;⑤慢慢弯曲健腿,坐到椅子上;⑥反过来做可以起身站立(图 4-2-21)。

【注意事项】不要坐在不稳固或者过低的椅子上。

　　5) 几种常见步行器的使用方法

　　(1) 固定式步行器的使用方法:①使用者双手握住步行器,站稳;②提起步行器;③放置于身前一臂远的地方;④一侧腿向前迈出,注意患侧或肌力较弱

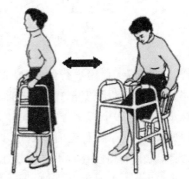

图 4-2-21　使用步行器坐下、起身或站立示意图

的腿先迈出,足跟落在步行器后腿位置;⑤另侧腿跟上,站稳。这样重复②③④⑤步骤逐渐稳步前进(图 4-2-22)。

　　(2) 交互式步行器的使用方法:交互式步行器的行走方法与固定式步行器不同,使用者不用提起步行器,是靠双臂交替推动步行器向前行进的。①使用者双手握住步行器,站稳。②先推动一侧步行器前移。③对侧脚前移一步。④推动另一侧步行器前移。⑤对侧脚前移一步。重复②③④⑤步骤交互式前进(图 4-2-23)。

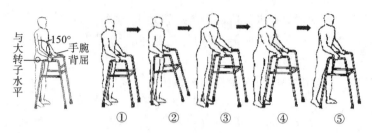

图 4-2-22　固定式步行器的使用方法示意图

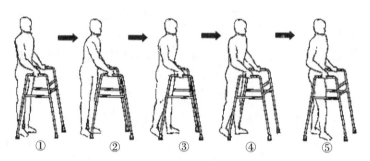

图 4-2-23　交互式步行器的使用方法示意图

（3）两轮式步行器的使用方法：两轮式步行器是靠使用者双臂推进步行器前进的。①使用者双手握住步行器，站稳。②推动步行器向前移动。③④靠双臂支撑步行器，一侧腿向前移动，注意身体的重心也随着向前移动。⑤另一侧脚向前跟进一步。重复②③④⑤步骤前行（图4-2-24）。

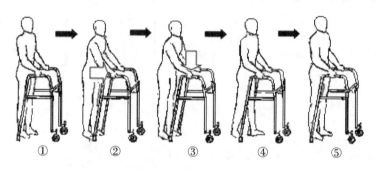

图 4-2-24　两轮式步行器的使用方法示意图

【注意事项】①使用步行器前，应先检查一下步行器有无伤痕，折叠关节、调节钮、脚垫和脚轮是否完整牢靠，以保证安全；②行走前检查步行器的脚垫是否老化磨损，发现问题须及时更换；③检查步行器的四个脚是否处于同样高度，确保平稳；④行走时不要穿拖鞋或高跟鞋，尽量穿着有牢固保护的鞋子；⑤行走时不要把步行器放得太靠前，否则容易摔倒，一般以正常行走一步的距离为佳；⑥坐下和起身时不要倚靠压在步行器上，否则容易使步行器翻倒；⑦避免在湿滑的路面上行走，如果不可避免，请放慢步伐；⑧避免在地毯上行走；⑨定期对步行器及其附件（轮子、螺丝、橡胶垫等）进行检查，及时发现问题，及时处理。

（肖晓鸿）

复习思考题

1. 解释助行器的定义。

2. 简述助行器的分类。

3. 简述助行器的功能。

4. 简述影响助行器选用的因素。

5. 简述常用的助行器的种类及正确选配和使用方法。

第三节　自　助　具

一、自助具的概述

(一) 自助具的定义

功能障碍患者部分功能已丧失,不能独立地进行各种日常生活活动,为了帮助他们解决困难,需设计一些专门的器具或器械来加强其减弱的或代偿其已丧失的功能,这些器械统称为功能辅助性器具(functional aids)。根据其复杂程度又可分为技术性辅助器具和自助具(self-help devices or self-help aids)。自助具是为了帮助身体功能障碍患者完成日常生活活动而设计的简单器具,它结构简单,没有能源,离开人的操作不会自动工作。而技术性辅助器具往往复杂,需能源驱动,自动化程度较高,人在其中只起按动开关的触发和启动作用,其余动作由机械自动完成。自助具有两种类型:一部分是为日常生活动作特意加工制作的;另一部分是普通用具按特殊的使用目的改造而成的。

(二) 使用自助具的目的

自助具能够提高患者的生活自理能力,使其省时、省力地完成一些原来无法完成的日常生活活动,自助具的使用有助于树立患者的自信心,同时也是一种积极的治疗手段。使用自助具可达到以下目的:①代偿因关节活动受限、肌肉无力或瘫痪所导致的部分运动功能障碍;②代偿因不自主运动所导致的运动功能障碍;③代偿部分感觉功能障碍;④增加物体或器皿的稳定性以便于使用;⑤在各种不同的体位对患者的身体给予支持;⑥帮助患者进行信息交流及社会交往等。

(三) 自助具的种类

自助具的种类很多,包括简单的日常生活用具、较复杂的电动装置以及计算机控制的遥控系统。根据其用途又可分为进食类、梳洗类、穿着类、如厕沐浴类、阅读书写类、通信交流类、厨房烹饪类、取物类、文娱休闲活动类、职业活动类等。自助具的使用不能代替患者的全面康复,因此,无论暂时还是长期使用,均应与其他康复治疗配合,以达到最佳的康复效果。

二、自助具的选配与使用

(一) 自助具的选用与制作原则

(1) 自助具的选用原则:①经济、可靠、实用;②有成品的尽量采用成品,没有成品的则需要在普通用具的基础上加以改造或自制。

(2) 自助具制作原则:①性能可靠:既能达到使用目的,又能够改善患者的生活自理能力。②物美价廉:外形美观、坚固耐用、轻便舒适、经济实惠、易购买。③使用方便:简便、易制作、易掌握、易打理、可以调节、方便携带。

(二) 各类自助具的种类和特点

1. 饮食类自助具

(1) 筷子、叉、匙子类:①弹簧筷子:在两根筷子间装有弹簧片,松手后可因弹簧的张力而自动分离,适用于手指伸肌无力或力弱不能使用筷子的患者。②粗手柄勺、叉:加粗手柄易于握持的勺叉,适用于指屈曲受限或握力不足的患者。③弯柄勺、叉:勺、叉的手柄呈弯形,有带角度的、不同宽窄的、可弯折的或成其他角度及形状的。适用于患者手关节僵直、变形,前臂和腕手关节活动受限,取食或进食困难者。④掌套式勺、叉:将叉勺加装手掌套或尼龙搭扣。适用于手屈曲痉挛、手指变形、握力丧失者。⑤掌持式勺、叉:将叉勺加装易于手掌握持的有一定角度的直柄。适用于手屈曲痉挛、手指变形、握力丧失者(图4-3-1)。

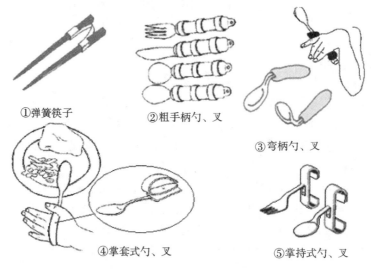

①弹簧筷子 ②粗手柄勺、叉

③弯柄勺、叉

④掌套式勺、叉 ⑤掌持式勺、叉

图 4-3-1 筷子、叉和匙子

(2) 碟、盘和杯类:①带吸管夹及吸管的杯子:将吸管固定器置于杯缘,再用带吸管夹的吸管吸取杯子中的饮料。适用于协调能力较差的患者,当患者的手根本无法持杯时,可使用吸管且角度可随意调整。②"C"形把的碗:碗的一侧或双侧安装有"C"形把。适用于握力不足的患者,用时四指一起穿入"C"形的中空部分。③双柄的杯子:在杯子的两侧装有双手柄。适用于单手的稳定性和协调性较差者、吞咽困难者和颈部活动障碍者。④双"环"形把的杯:在杯子的两侧装有双环形把柄,使用时四指一起穿入"环"形的中空部分。适用于单手稳定性和协调性较差者、吞咽困难者和颈部活动障碍者。⑤带碟挡的碟子:在碟子边缘有防止食物被患者推出碟外的碟挡。适用于单手稳定和协调性较差的患者。⑥带"环"形把的碗:碗的一侧或双侧安装有"环"形把,使用时四指或上肢穿入"环"形的中空部分。适用于单手握力不足的患者(图4-3-2)。

(3) 厨房刀、板类:包括倒"T"形锯刀、摇切刀、锯刀、带钉砧板等,帮助切割食物。适用于手指力弱,不能以食指掌面下压刀背,此时切物只好借助整个手和臂的力量来进行割切。①"T"形或"L"形刀:可用手握进行摇切。②反"L"形刀:可用手握进行摇切。③摇切刀:不仅可利用握力,而且可利用向两边摇动刀进行切割。④带环的摇切刀:不仅可利用握力,而且可利用向两边摇动的力进行切割操作。⑤带钉砧板:这种砧板带有侧面挡板,且在砧板上有两颗钉子,用以固定蔬菜、瓜果等(图4-3-3)。

2. 穿着类自助具 有穿衣棍、扣纽扣器、拉锁环、穿袜用具、穿鞋用具等。可分为以下两类:穿衣自助具和穿鞋袜自助具。①穿衣棍:用木棒制成,一端装上倒钩,另一端装上胶塞。使外衣、T恤衫易于脱离肩部。适用于关节活动受限者。②系扣钩、魔术扣:可以代替T恤衫外衣的纽扣,便于手指不灵活者穿衣。适用于手指功能障碍者使用。③鞋拔:一端手握持,另一端为薄扁弧形,利于患者穿鞋。适用于穿鞋弯腰不方便者。④穿袜用具:用一张硬壳纸或两条线带制成,帮助穿着袜子。适用于大腿关节不灵活或不能举肩者(图4-3-4)。

3. 个人卫生用具

(1) 梳洗修饰类自助具:延长和加粗梳子、镜子、牙刷的把手。①有吸附盘的刷子,带有C形

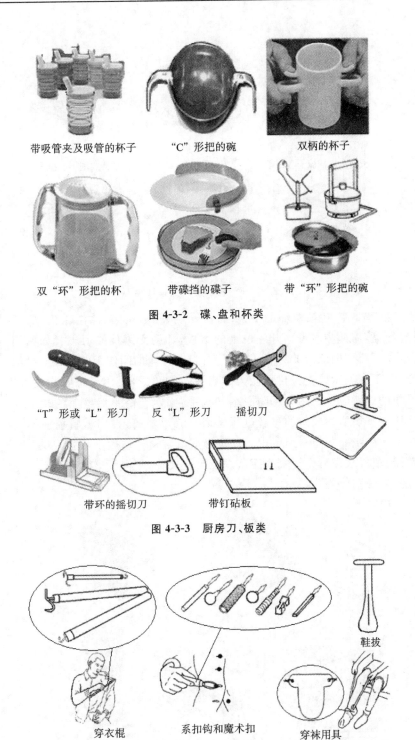

图 4-3-2　碟、盘和杯类

"C"形把的碗　　带吸管夹及吸管的杯子　　双柄的杯子

双"环"形把的杯　　带碟挡的碟子　　带"环"形把的碗

"T"形或"L"形刀　　反"L"形刀　　摇切刀

带环的摇切刀　　带钉砧板

图 4-3-3　厨房刀、板类

穿衣棍　　系扣钩和魔术扣　　穿袜用具　　鞋拔

图 4-3-4　穿着类自助具

把的电动剃须刀等。②长柄和弯柄梳子、刷子：梳子和刷子的手柄呈弯形或明显加长。适用于上肢活动受限者、抓握能力较差或无抓握能力者。③牙刷：手柄部加粗或呈环状。适合于上肢功能障碍者用于牙刷，包括抓握能力较差者使用的粗柄牙刷、无抓握能力者使用的手掌套式牙刷等。④掌持式刷子、梳子：手柄呈环状或半环状。适用于手屈曲痉挛、手指变形、握力丧失者。⑤开口剪：开口剪常处于开口状态，只需较小的力即可剪下物体。适用于一侧手功能障碍、手关节变形的患者。⑥弯管的清洁球：将洗浴清洁球固定在弯形的竹筒或塑料管中。适用于上肢关节活动受限者。⑦指甲刀：指甲刀底部固定在一平台上。适用于有单手活动能力者（图 4-3-5）。

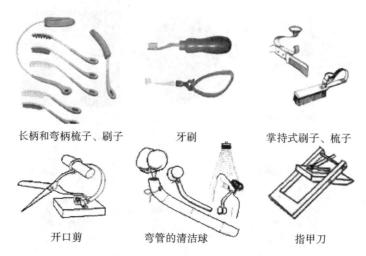

长柄和弯柄梳子、刷子　　　牙刷　　　掌持式刷子、梳子

开口剪　　　弯管的清洁球　　　指甲刀

图 4-3-5　梳洗修饰类自助具

（2）清洁卫生自助器：包括双环毛巾、长臂洗澡刷、肥皂网袋、沐浴轮椅等。①坐便椅：铺有软垫，其下方有便盆，需如厕时可移开座位上的木板，辅助无蹲位能力患者如厕用。适用于下肢关节活动受限，无下蹲如厕能力的患者。②便盆：患者卧床期间使用的盛装其排泄物的容器。适用于行动不方便、不宜下床或丧失自理能力的患者。③集尿器：用于患者小便时暂时盛装尿液。适用于行动不便的患者应急之用。④防滑垫和扶手：固定在浴室墙壁上的扶手和放置在浴室地面的防滑垫适用于平衡能力较差的患者进行洗浴。⑤淋浴椅：在旧塑料椅面钻一些排水孔或在废旧的框架椅子上缠绕一些塑料绳或内胎便可做成淋浴椅。适用于站立困难及平衡能力较差的患者。⑥清洗器：塑料水袋与充气式的面盆以及柔性长管，结构可整体移动。适用于卧床者在床上躺着洗发、洗手、洗脸等（图 4-3-6）。

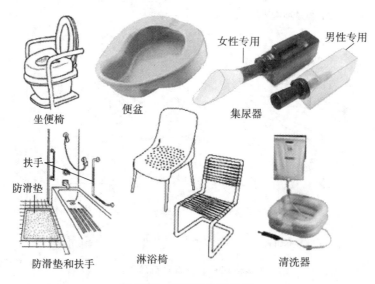

女性专用　　男性专用

坐便椅　　　便盆　　　集尿器

扶手
防滑垫
防滑垫和扶手　　　淋浴椅　　　清洗器

图 4-3-6　清洁卫生自助器

4. 书写学习自助具　①握笔套：将笔套在粗大的柄上，可帮助手指不能完成精细动作的患者使用。②握笔夹：将笔夹套在手上，可帮助手指功能障碍患者使用。③加粗笔：可用橡皮圈、橡胶管、海绵、纱布、胶带等绑在笔杆上加粗笔杆，可方便握持有困难患者使用。④书夹：两个夹扣夹住书的边缘，方便手指功能障碍患者阅读。⑤口棍及附件：利用口的咬合能力代替手的部分精细功能。适用于上肢功能瘫痪或缺失的患者（图 4-3-7）。

Note

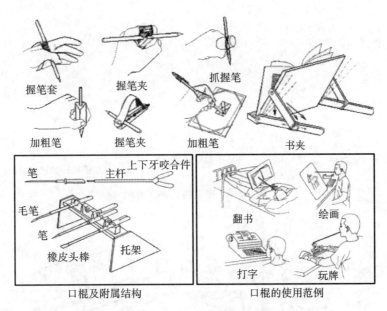

握笔套 握笔夹 抓握笔
加粗笔 握笔夹 加粗笔 书夹

笔 主杆 上下牙咬合件
毛笔
笔
橡皮头棒 托架
口棍及附属结构

翻书 绘画
打字 玩牌
口棍的使用范例

图 4-3-7 书写学习自助具

5. 取物和开启自助具 ①启盖器:可利用启盖器,以较小的力量开启瓶子、罐头等容器的盖子。适用于手握力不足者。②门把手:内衬加大摩擦的材料,省力且易于转动把手。适用于手无力者和老年人开闭房门。③钥匙扳手:用钥匙扳手夹住钥匙,以增大力臂,辅助开关门锁。适用于手握力不足、手功能障碍患者。④固定器:固定开启物品,以利用健手操作,如开启瓶子等。适用于偏瘫等单侧手功能障碍患者。⑤取物器:取物器的前端有夹子,便于抓取物品。适用于移动和站立困难者(图 4-3-8)。

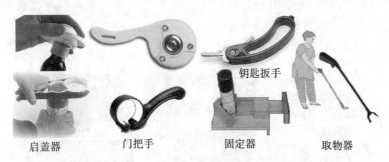

钥匙扳手
启盖器 门把手 固定器 取物器

图 4-3-8 取物和开启自助具

6. 园艺自助具 肢体功能障碍患者借助一些劳动或工作自助具能够从事力所能及的工作或劳动,不仅有利于患者提高生活自理能力、提高生活质量和回归社会,而且还可以促进患者肢体更好更快地康复。园艺自助具就是这种工具(图 4-3-9)。

7. 通信与娱乐类自助具 有挂钩的电话和有牌夹的扑克,都是手的精细功能有障碍的患者的通信或娱乐方面的自助具,类似这样的自助具有很多,有时只要将生活中一般性的物品加以改造就可以成为患者的非常实用的自助具了(图 4-3-10)。

8. 电脑辅助类自助具 电脑辅助类自助具又称电脑辅助器具(computer aids),简称电脑辅具,它是帮助一些身心功能障碍患者弥补肢体、感官、行动或其他身体机能的缺陷,以方便他们操作和使用计算机而专门研发设计的辅助器具。随着科学技术的发展,电脑技术和信息化建设也不断发展,互联网技术融入视听媒体所呈现的文字、动画、语音与影像等,界面的操作日趋简单化、人性化,使得电脑的应用更加丰富多彩和不可取代,尤其是互联网技术的运用,为身心功能障碍患者开启了平等参与社会的大门,极大地拉近了他们与外界的距离,为他们全面融入社会创造

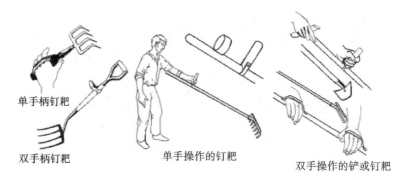

图 4-3-9　园艺自助具示意图

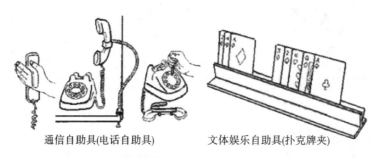

通信自助具(电话自助具)　　　文体娱乐自助具(扑克牌夹)

图 4-3-10　通信与娱乐自助具

了有利的条件。同时电脑信息技术具有迅速、及时和准确等特点,身心功能障碍患者通过使用电脑,也可以做出和健全人同样的工作成绩,享受同样的生活乐趣,对身心功能障碍患者共享社会资源,融入社会具有不可估量的作用。但是很多身心功能障碍患者由于生理或心理上的缺陷,无法像正常人一样自如地操作和使用电脑,从而失去了享受生活乐趣和参与社会的机会。常用的电脑辅助器具的种类及选配方法如下。

1)特殊键盘　几种特殊键盘如图 4-3-11 所示。

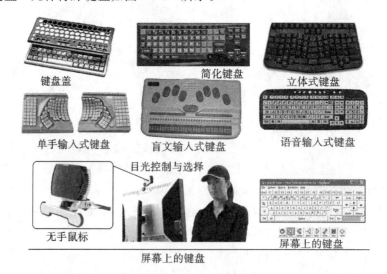

键盘盖　　　　　　简化键盘　　　　　立体式键盘

单手输入式键盘　　盲文输入式键盘　　语音输入式键盘

目光控制与选择

无手鼠标

屏幕上的键盘

图 4-3-11　特殊键盘示意图

(1)键盘盖:又称洞洞板,是在键盘外面盖上一块表面打了许多键盘洞的盖子,这样可以降低键盘的敏感度,对于手不协调的人是个很大的帮助。适用于一些无法悬空打字或精细动作不良的患者,如截瘫、偏瘫、脑瘫、帕金森病等患者。

(2)简化键盘:对于某些人而言,键盘上过多的文字、符号、字母易造成认识及使用上的困难,因此简化按键的外观或用特定颜色来避免不必要按键的碰触或加深某些按键的学习。适用于智力低下或一些认知能力较差的患者。

（3）立体式键盘:根据人体工程学原理进行设计,这种键盘能够有效地缓解患者腕管综合征、腱鞘炎和其他腕关节疲劳性损伤的疼痛症状。

（4）单手输入式键盘:专门为只能单手操作的患者提供单手快速、舒适进行电脑操作的键盘。

（5）盲文输入式键盘:这种键盘具有单手操控模式、文档可点显和打印、高质量的语音功能、内置调制解调器等特点,适用于盲人患者。

（6）语音输入式键盘:这种键盘具有如下特点:①一键式操作即可进入主菜单和在线帮助;②两键控制音量和速度;③盲文输入模式;④单手操作模式;⑤文档可点显和打印;⑥高质量的语音功能;⑦内置调制解调器。适用于视力功能障碍患者。

（7）屏幕上的键盘:屏幕上的键盘可为那些严重残疾无法正常使用标准键盘的患者提供一种替代方案。这类电脑辅助器具在计算机屏幕上提供一个特定的键盘模式,并包括扫描和可输入开关。患者通过目光移动选择屏幕上键盘的按键,并独立使用和控制按键进行上网。

2）特殊鼠标　操作鼠标看似简单,但对于手臂、手指功能受限,甚至是完全瘫痪无力的重度肢体功能障碍患者而言却是困难重重,即使在触控式电脑盛行且价格低廉的今天,仍然无法减轻重度肢体功能障碍患者使用计算机的困难。特殊鼠标要求滑动灵敏度适度降低,一般个人电脑的二键或三键的鼠标可简化成单键鼠标或使用轨迹球来替代鼠标,在软件上当然要配合避免使用多键的设计。另外,特殊鼠标在画面上的游标应力求放大及明显标示(图4-3-12)。

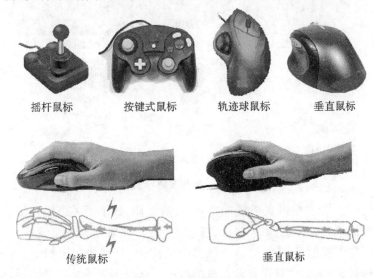

摇杆鼠标　　　按键式鼠标　　　轨迹球鼠标　　　垂直鼠标

传统鼠标　　　　　　　　　　　垂直鼠标

图 4-3-12　特殊鼠标示意图

（1）摇杆鼠标:将一般鼠标功能通过摇杆及按键来操控,操纵摇杆能控制游标方向,其他所有功能,如点击、双击、拖曳、横向或直向移动及速度均可用按钮控制。只需要在短时间内加以练习,就可以掌握其操作方法。用于掌指功能等精细动作缺损,能以手或脚操作摇杆及按键患者。

（2）按键式鼠标:将一般鼠标功能,透过按键来操控,按压按键就能控制游标方向,其他所有功能,如点击、双击、拖曳、横向或直向移动及速度均可用按钮控制。只需要在短时间内加以练习,就可以掌握其操作方法。适用于无法使用一般鼠标,但能以手的任一部位按按键的患者。

（3）轨迹球鼠标:不用移动鼠标,可用手掌或脚掌转动轨迹球完成操作。适用于手的精细功能障碍患者。

（4）垂直鼠标:人体工程垂直设计,使用时手腕直立在桌面上,符合经络原理,避免使用普通鼠标时前臂扭曲。鼠标脊背弧形环设计,紧贴并支撑起手掌。长期使用手部也不会产生酸楚、

Note

317

麻累的感觉,能更好地减缓手部疲劳,有效预防鼠标手和肩周炎等职业病。

【注】传统鼠标:手腕肌肉易疲劳,使手部关节变形,引起"鼠标手"和肩周炎等职业病。

3) 操作系统(图 4-3-13)

(1) 前臂支撑器:在电脑桌上固定一个可以调节的前臂支撑托,上肢便可随意转动。适用于上肢肌力麻痹患者。

(2) 鼠标辅具:根据手掌功能障碍而特殊设计的放置在鼠标上的手掌支撑托。适用于手掌活动受限患者。

(3) 键盘敲击器:根据患者手部的功能障碍而设计的各种键盘敲击器,种类有掌套式可调锤形键盘敲击器、掌套式锤形键盘敲击器、尺侧套式锤形键盘敲击器、掌握式锤形键盘敲击器、腕套式指压形键盘敲击器等。适用于上肢周围神经损伤及手指活动受限的患者。

(4) 头控式键盘敲击杆:采用一个带有敲击杆头套,套在患者的头部,用头控制与操作键盘。适用于上肢功能完全丧失的患者。

(5) 头控式电脑操作仪:利用红外线智能传感器,使用者可以将反光材料片直接贴在额头部位或固定在帽檐上等任何可使反光材料片缓慢移动的部位,也可使用反光指环等方法来控制光标的指向与操作。适用于上肢功能完全丧失的患者。

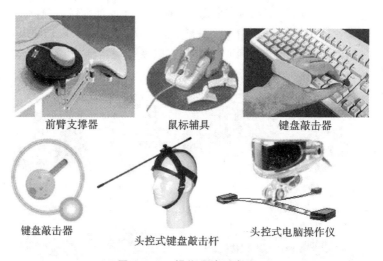

前臂支撑器　　　　鼠标辅具　　　　键盘敲击器

键盘敲击器　　　　头控式键盘敲击杆　　　　头控式电脑操作仪

图 4-3-13　操作系统示意图

4) 特殊控制开关　简单的开关只能产生开、关的选择,数个开关可组合出较多的选择,可帮助某些患者进行较简单的计算机操作。①大按钮开关:开关采用大按钮设计。适用于上肢精细功能障碍患者。②臂压按键式开关:含六个圆形开关按键,分别控制游标上下左右滑动,用臂按压开关来控制游标移动,从而达到操作计算机的目的。适合上肢手部功能障碍,但可以控制臂膀移动的患者。③脚踏式开关:开关采用脚踏方式来控制电脑开合、游标移动,从而达到操作计算机的目的。适用于上肢功能障碍而下肢功能正常的患者(图 4-3-14)。

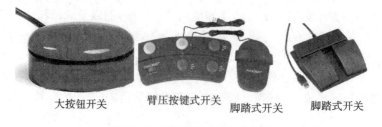

大按钮开关　　　　臂压按键式开关　　　　脚踏式开关　　　　脚踏式开关

图 4-3-14　特殊控制开关示意图

5）输出系统 ①触控式屏幕:触摸是一种最直觉式的输入方式,使用者可以用手指着屏幕与计算机沟通。在设计时可考虑使用较大屏幕。目前有音波式及电阻式两种触控式屏幕,可外挂于计算机屏幕上或内含于计算机主机内,但内含式效果较佳。②带放大镜功能的屏幕:屏幕上具有放大镜和色彩调节功能,能显示大的、高对比的文字,以便弱视和低视力患者阅读(图4-3-15)。

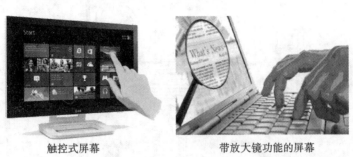

触控式屏幕　　　　　　　　　　　带放大镜功能的屏幕

图 4-3-15　输出系统示意图

6）其他电脑辅助器具 ①麦克风或语音辨识系统:对于言语功能正常而手功能障碍的患者可以用声音来操控电脑。②音效系统:针对许多无法辨识文字的智力功能障碍患者或感官功能缺陷的视力功能障碍患者,语音输出功能是相当重要的一环,因此在每个步骤的操作说明及画面之间的转换都必须有语音说明。③文字辨识系统:当患者因功能障碍而打字速度有困难时,可以利用扫描器将印刷稿件读入,利用文字辨识系统转换成文字,患者只要校正少数辨识错误的字即可。④打印机:打印机并非操作一般软件所必需的,但利用计算机的文书处理能力和点字打印机打印点字可供视力功能障碍患者阅读,就一般的患者而言,从打印机打印出他们的一些操作作品,如平面设计等,往往可带给他们很大的成就感。

9. 无障碍环境控制系统 一种供残疾人使用的辅助装置,它能使残疾人对居室环境中的各种护理或服务设施进行控制,如开关门,拉窗帘,控制电扇、电视机、视频娱乐设备等家电设备,控制电梯开关、病床升降、计算机操作等。

在人-机-环境康复系统中,身心功能障碍患者,可利用尚有或残存的能力直接同社会环境、自然环境、机器设备相互联系、相互作用、相互沟通,实现物质、能量和信息的交流。当力所不能及时,则需要依赖特殊界面、接口的辅助功能,来实现他们的生存和发展。那么无障碍环境控制系统就是所谓的智能界面、接口,为功能障碍患者创建全新的智能化的无障碍环境的技术平台,实现他们同人类社会及自然界的物质、能量和信息的交流,促进他们更好地融入社会。无障碍环境控制系统可以将各种智能产品与其他一些特有的高科技产品设计组合起来,为残疾人创建一个方便的生活环境。

无障碍环境控制系统在提高重度残疾人的生活质量方面有积极意义,它是指利用一个或多个电力控制系统来操控环境,也就是说无障碍环境控制系统就像一个遥控器,将家中、学校、工作场所以及休闲环境等日常活动空间中的各种电器相关用品的开关集中在同一个控制系统中,让行动不便的人只要利用这个系统,不必移动,就可以开关门、电灯或接听电话等,使得生活更有效率、安全,达到个人最大的功能性与独立性。无障碍环境控制系统的核心技术——接口技术:无障碍环境控制系统中最重要也是最难设计的是它的接口技术。接口技术提供一个残疾人与电器设备间的人机接口。

无障碍环境控制系统由输入装置、传输媒介、发射装置、接收装置、可控设备及输出装置共同组成。如启动控制开关,按照编制的程序将输入控制指令输入到显示器,当这一操作得到确认后,再将指令传入分配控制器以启动或关闭某种可控设备;若显示的指令不合自己的意愿时,则清除后重新按编码再次输入,直到显示出符合自己意愿的符号时,才将信息传入分配控制启动

Note

装置中自己想用的可控设备。环境控制器可接收头动、吹气、声音、触觉、视觉等操作指令,从而实现遥感式控制、接触式控制和气动式控制等控制方式,可控设备的类型可根据患者的实际需要而设定(图 4-3-16)。

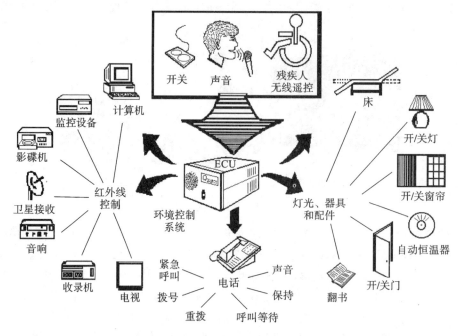

图 4-3-16　无障碍环境控制系统示意图

(三)自助具的选配

治疗师根据患者的需要,选择自助具并指导患者正确使用。选用以实用、经济、可靠为原则,可以利用患者现有的生活用具和日常生活用品,适当加以改造就可以制作成简单的自助具,例如,将普通的勺子加长、加粗或将把柄变弯便于患者进食时使用。选用和制作应遵循的原则如下。①性能可靠的原则:既能达到使用目的,又能够改善患者的生活自理能力。②物美价廉的原则:外形美观、坚固耐用、轻便舒适、经济实惠、易购买。③使用方便原则:简便、易制作、易掌握、易打理、可以调节、方便随身携带等。④就地取材的原则:有成品的尽量采用成品,没有成品的则需要在普通用具的基础上加以改造或自制。⑤通用化原则:大小、松紧可调,便于多人使用等。

自助具种类很多,选配起来很复杂,电脑辅助器具是一种自助具,其选配见表 4-3-1。

表 4-3-1　电脑辅助器具的选配

功能障碍患者		电脑辅助器具的选配
脊髓损伤	C_4平面损伤	①通过康复训练后,可使用头控式电脑操作仪、屏幕上键盘、吹气开关、垂直鼠标等仅用头部或口驱动的电脑操控辅具;②此类患者坐位时躯干不稳定,可以通过电脑操作姿势评测后,在其轮椅上安装坐姿保持器,稳定躯干,同时可以使用上肢支撑器,以便保持稳定;③使用可调高度电脑桌,随时调整,配合头控装置的使用;④若患者在提供支持下仍无法维持坐姿平衡或者不适于坐姿操作电脑,就应采用其他适宜的姿势来操作电脑。平躺姿势,要配用床上桌、床边桌;侧躺姿势,要配用侧躺板;俯卧姿势,要配用楔形板;半坐卧姿势,要配用坐卧躺椅

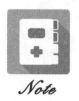

Note

续表

功能障碍患者		电脑辅助器具的选配
脊髓损伤	C₅、C₆平面损伤	此类患者除有能力使用上述 C₄平面损伤者的电脑辅具外,也可以利用上肢支撑器增强双上肢耐力,同时使用摇杆鼠标,利用前臂或手腕的粗大移动功能来拨动摇杆
	C₇平面损伤	①此类患者通过康复训练后,手上戴键盘敲击器,在键盘表面盖上键盘盖(洞洞板),用敲击器通过洞洞板上的洞点击按键,以增加输入的正确性;②除了使用摇杆鼠标和按键式鼠标外,也可以使用增大轨迹球鼠标或一般轨迹球鼠标,来提高鼠标的操控能力;③可以选择上肢支撑器以减轻上肢抗重力活动的疲劳感和坐姿矫正辅助器保持良好姿势为佳
	C₈～T₁₂平面损伤	由于姿势的稳定对于操作电脑很重要,所以要选用的辅助器具为坐姿矫正辅助器具,可以维持坐姿平衡
脑性瘫痪	痉挛型	选用坐姿保持器,以保持稳定的坐位姿势
	手足徐动型、震颤型、共济失调型等	可以选择合适的摇杆鼠标、按键式鼠标、键盘敲击器,再配上洞洞板等
	脑血管意外和颅脑损伤	要在康复训练后根据障碍情况选择电脑辅助器具。以偏瘫患者为例,具体如下:①患肢体功能障碍较重,可以通过戴肩吊带、分指板等使患肢保持良好肢位,同时加强健手的代偿活动,达到操作电脑的目的;②患肢功能障碍较轻,肩、肘关节等近端粗大运动存在,但手部抓握功能丧失,可选用上肢支撑器承托患肢,并使用不要求抓握动作的摇杆鼠标、按键式鼠标、轨迹球鼠标、键盘敲击器等,辅助健手来操作电脑
	帕金森病	选择按键式鼠标、轨迹球鼠标、键盘敲击器、洞洞板,以减少手部动作不灵活、不协调带来的干扰,提高操作电脑的速度和精确性
	上肢肌肉萎缩	可以通过上肢支撑器承托,增加上肢耐力,选择活动范围小的轨迹球鼠标,通过手指驱动来操控。如果肌力下降到四肢不能活动的情况,可以使用垂直鼠标、头控式电脑操作仪等电脑辅助器具
截肢	手部截肢	可以使用摇杆鼠标、轨迹球鼠标、键盘敲击器等
	腕关节离断	要对鼠标做一些改装,使用外接开关鼠标,外接手腕式水银开关、发夹式水银开关或脚踏开关,利用抖腕、抬头、踏脚的动作来"点击"鼠标左右键
	双上肢截肢	轨迹球鼠标、摇杆鼠标、按键式鼠标等都可以用来操控,头控式电脑操作仪和屏幕上的键盘更是不错的选择
	视力障碍	盲用软件是指专为盲人设计的软件,它们主要具有两大功能。①读屏器:将电脑屏幕的信息以语言的方式传递给盲人操作。②语音识别器:让电脑识别操作者发出的声音,自动完成常规的文字输入和常规的电脑操作,鼠标点到之处可以出现中文朗读
		屏幕放大器:为低视力患者服务,起到助视器的作用,可与视窗或视窗应用程序使用,包括文书处理、试算表、互联网及电子邮件。此放大软件以高科技设计,放大后,文字及影像可保持顺畅清晰,不会扭曲文字,如 ZoomText 软件

Note

自助具的适应证是生活自理和日常生活活动有一定的困难,但使用相应的自助具能够克服困难的患者。自助具的使用不能代替患者的全面康复,因此,无论暂时还是长期使用,均应与其他康复治疗配合,以达到最佳的康复效果。

（肖晓鸿）

复习思考题

1. 简述使用自助具的目的。
2. 简述自助具的种类。
3. 简述自助具的选用与制作原则。
4. 简述各类自助具的选择与应用。
5. 解释电脑辅助器具的定义。
6. 简述常用的电脑辅助器具的种类及特点。
7. 不同类型的功能障碍患者该如何进行电脑辅助器具的选配?
8. 简述无障碍环境控制系统的含义。

第四节　助　听　器

一、助听器的概述

（一）助听器的定义

助听器(hearing aids)是指一切有助于听力功能障碍患者改善听觉障碍,进而提高与他人会话交际能力的工具、设备、装置和仪器等。助听器是帮助人聆听的工具,它不能使患者的听力恢复正常,但能将声音放大到患者能听到的水平,其功能如下:①使患者改善听力,提高生活质量,享受生活;②有效保护患者残余听觉功能,防止语言分辨率进一步下降。

（二）助听器的分类

1. 按助听器外形分类　有盒式、耳背式、耳内式、耳道式、深耳道式之分(图 4-4-1)。

(1) 盒式助听器:又叫口袋式或袖珍式。比火柴盒略大,装在衣袋里,耳机戴在耳朵上,两者由一根导线相连。优点是功率很大,操作简单,价格低廉,适用于极重度聋或因手眼不便而不能使用较小助听器的患者。缺点是导线较长,外形太大,使用不便,不够美观,且功能较少,噪音大,尤其是患者自身衣物的摩擦声也被放大。

(2) 耳背式助听器:外形似香蕉,佩戴于耳朵背后,外形比较小巧,轻便,一般长 4～5 cm。耳背式助听器有多种档次和不同功能,可以适合各种程度、各种性质的听力功能障碍,它的功率可以很大,它还可以配接其他听觉辅助装置,使得患者在看电视、听课时能获得更好的听觉效果。由于性能优良,机壳可制成各种肤色,伏于耳后为头发所隐蔽,往往不为外人发现,能满足聋人心理要求,目前得到广泛的应用。

(3) 定制式助听器:它是耳内式助听器、耳道式助听器和深耳道式助听器的统称。它们需要按照患者的耳朵形状定做,助听器分别位于耳廓内、耳道内及耳道深部,体积依次减小,但功率也随体积逐渐减小,只适合轻度到中重度听力损失。优点:①外形小巧,美观,隐蔽;②能充分利用

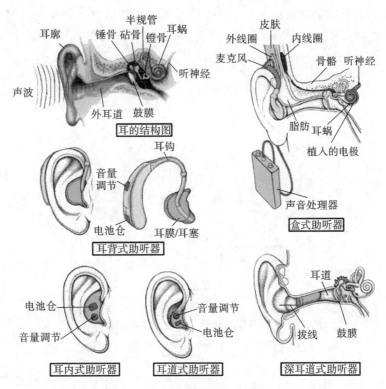

图 4-4-1 助听器的种类示意图

外耳的声音收集功能,可以用正常的方式来接听电话;③按照耳道形状定制,佩戴舒适,不会掉;④不易进水,进汗,利于助听器保养。缺点:①手眼活动不便的人不易操作;②价位也相对较高。

2. 按助听器技术线路的选择分类 有模拟助听器、电脑编程助听器和数字助听器三种。①模拟助听器:采用模拟的声音信号,功能简单,价格较便宜,主要起放大声音的作用,适合于传异性耳聋,原则上神经性耳聋患者禁用。②电脑编程助听器:运用集成电路芯片技术,通过编程器调节助听器的频响来精确补偿听力,其优点是调节范围广,余地大,且调节准确迅速,可随听力损失改变而进行相应的调节,能自动对输入声信号进行处理,能适应多种不同的听力环境的需要,不需要很多选配设备。③数字助听器:有一个数码转换器,可以将声音转化成数字信号,进行一系列运算,从而达到放大声音的目的,适用于神经性和混合性听力障碍的患者。

(三)助听器的基本构造及工作原理

助听器名目繁多,但所有助听器的基本结构和工作原理是一样的。任何助听器都包括以下六种基本结构。①话筒(传声器或麦克风):接收声音并把它转化为电波形式,即把声能转化为电能。②放大器或扩大器:助听器的心脏,它的功能是将电波信号放大。③接收器或耳机:把电信号转化为声音信号(即把电能转化为声能)。④音量调节开关:一般助听器上都有一个控制音量的调整钮,可以用来控制助听器的音量大小。⑤电源或电池:供放大器用的干电池,它提供助听器运作所需的电力来源,目前最常见的是锌空气电池,它是蓄电量最多、低污染的助听器专用电池。⑥外壳:不同外形的助听器有不同的外壳,一般耳内型助听器都是依照每个患者不同耳道形状定做的。助听器除有上述 6 个部件外,大多数型号的助听器还有 3 个附件,或称 3 个附加电路(音调控制、感应线圈、输出限制控制)(图 4-4-2)。

助听器是先将声信号转化为电信号,通过对电信号加以放大后,再转换为声信号,从而将声音放大的。在能量转换过程中,实现转化器功能的是麦克风和接收器。输入转化器由传声器(麦克风或话筒)、磁感线圈等部分组成,其作用是将输入声能转为电能,传至放大器。放大器将输入电信号放大后,再传至输出转化器。输出转化器由耳机或骨导振动器构成,其作用是把放大的信

Note

号由电能再转化为声能或动能输出。电源是供给助听器工作能量不可缺少的部分,另外还设有削峰(PC)或自动增益控制(AGC)装置,以适合各种不同程度听力功能障碍患者的需要(图 4-4-2)。

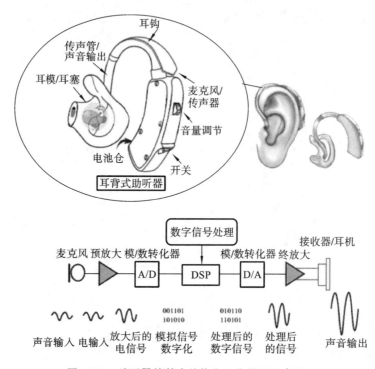

图 4-4-2　助听器的基本结构和工作原理示意图

(四) 助听器的性能及指标

一个合格的助听器至少应考虑以下六项性能指标。

1. 频率范围　低档助听器的频率范围至少在 300 Hz(赫兹),普通助听器高频应达到 4000 Hz,高级助听器的频率范围可在 80～8000 Hz 之间。

2. 最大声输出或饱和声压级(SSPL)　实际上代表了助听器的最大功率输出。使用助听器时的最大声输出应低于患耳的不舒适阈,必须控制最大声输出以保护患耳。

3. 最大声增益　主要表示助听器的放大能力,各国生产的助听器增益多在 30～80 dB(分贝)之间。一般来说,耳聋程度轻的要选择增益小的,程度重的应分别选用增益中等的或大的助听器。在具体使用时,助听器上都备有使声增益在一定范围内变动的音量调节开关。选配适合的助听器可依一些公式预先计算,最简易的方法是按照纯音听力图,对 500 Hz、1000 Hz、2000 Hz 三个音频的增益补偿调节,以其阈值的一半或稍多为宜,多能获得满意效果。

4. 频率响应和音调调节　为满足患者听力要求,助听器应提供各种不同的频率响应,频率不同反映在听觉上就是音调不同。为了使助听器的频率响应比较符合聋人的听力损失特点,音调调节钮上设置一些不同音调,通常 L 代表低音,N 为正常,H 为高音。

5. 信号噪声比(S/N)　助听器耳机放大后的输出往往是语言信号和噪声同时存在,信号与噪声的比值越大,语言信息输出的质量也越好。优质助听器的信噪比可达 40 dB,至少应保证不低于 30 dB。

6. 谐波失真　为了能高效地传输放大后的声信号,助听器的失真度应越小越好,按规定,失真应小于 10%,而小于 5% 的基本上可以保持语言的逼真性。

二、助听器的选配和使用

（一）助听器的选配原则

1. 根据时机选配助听器　听力障碍患者需先经过医治（或手术无效的），病变已完全稳定后才考虑配用助听器。对于最近发生的耳聋或处于活动期者可于静止后 1 年再决定，而遗传性缓慢进行的听力障碍患者应慎用助听器，最好应在听力学专家指导下配用。

2. 根据患者的症状选配助听器　双耳严重的外耳道炎、中耳炎流脓不止、双外耳道完全闭锁的不宜用气导助听器，可考虑用骨导式的，其他各类耳聋患者均以气导助听器为宜。

3. 根据助听器的性能选配助听器　盒式助听器佩戴不便，具有较多的低频噪声和摩擦噪声。耳内式和耳道式需要定期更换外壳，由于麦克风和耳机的距离近，为防止反馈啸叫，声输出不宜太大，并且价格相对较高。因此，患者不宜首选这几类助听器。耳背式助听器不但佩戴方便，而且在声输出的设计上具有很大的灵活性，因此应作为患者使用时的首选。其中数字助听器具有声音分析能力，分辨率高、佩戴舒适并且能有效地保护残余听力，因此患者应首选此类助听器。但对于听力损失严重的患者，为保证对声音的听感知，模拟助听器也是一种选择。

4. 根据听力测试结果选配助听器　选配前应做纯音听力测试，依听力图选用适宜的助听器。对感音神经性耳聋患者应尽可能测试阈上功能。

5. 根据听力障碍程度选择助听器　在条件许可的情况下，听力损失 90 dB 以下的患者可选用耳背式或耳内式助听器，听力损失 90 dB 以上的可考虑用耳背式助听器，极重度的听力损失可以考虑采用手术植入电子耳蜗。

6. 双耳助听器效果优于单耳助听器　双耳助听已成发展趋势，为听力障碍儿童语言康复应普遍推广使用双耳助听器，其优点较多，具体如下：①双耳选配对声源的定位度好，单耳定向错误可达 60～100 度，而双耳却小于 20 度；②双耳听力有响度总和效应，双耳选配有助于对言语信号的察觉和分辨；③双耳听力有减少噪声的作用；④双耳听力能消除头颅的阻隔作用；⑤双耳听力的音质好、更饱满、更自然，有立体声效果，使助听器佩戴者更轻松地获得听力。

7. 保证助听器的试用期　应为助听器使用者提供 2～3 周试用期，有的国家已成常规。这样可使听力障碍患者在专门人员指导下反复调整各项控制旋钮，选配最适宜的助听器而获得满意效果。

（二）选配助听器的适应证与禁忌证

1. 适应证　以下几种情况的听力障碍者可选配助听器。①年龄：使用助听器无严格的年龄限制，从 3 个月的婴儿到 95 岁或以上的老年人，皆可使用（学龄前儿童应及早选配助听器，以利于言语学习）。②耳聋程度：一般说来，听力丧失小于 30 dB 者不需配助听器，丧失 30～45 dB 者可以考虑配助听器，丧失 45～60 dB 者效果最好，丧失 60～90 dB 者效果较好，丧失 90～110 dB 者效果可疑，丧失 110 dB 以上者无效。③听力无波动 3 个月以上的感音神经性耳聋，如先天性耳聋、老年性耳聋听力损失超过 90 dB 的，佩戴助听器对提高言语听力的作用下降，但可使患者感知某些警告信号，如汽车喇叭声、关门声、铃声等，同时有助于提高其"看话"能力，消除患者的孤独感。④噪声性耳聋、外伤性耳聋和中毒性耳聋的稳定期等。⑤传导性耳聋或混合性耳聋听力损失在 40～60 dB 之间，佩戴助听器效果好。因此，当粘连性中耳炎、耳硬化症、慢性化脓性中耳炎的患者不具备听力重建条件时，可以选配合适的助听器。⑥对有重振或言语识别率低的耳聋患者，应选配具有自动增益控制、大输出限制或全动态压缩的助听器，以提高患者的环境适应能力和言语听力，并保护患者的现有听力。

2. 禁忌证　并非所有的听力障碍患者都可选配助听器，以下几种情况的听力障碍者不宜立即选配助听器：①明显的先天性或外伤性畸形；②近 3 个月内有急性中耳溢液史或近 3 个月内耳聋突然或迅速加重的;③近3个月内突发性单侧耳聋、眩晕的;④耳内有异物或耵聍栓塞的;⑤耳痛或耳部不适的。上述患者应该先经过医生采取适当诊疗措施,排除危险因素后,方可选配助听器。

知识链接

中国与国际听力残疾的分级标准对比见表4-4-1。

表4-4-1 中国与国际听力残疾的分级标准对比

中国标准		国际标准		听力损失程度/dB	沟通能力
类别	分级	分级	程度		
一		A	正常	0~25	对一般的声音及语言分析清楚
		B	轻度	26~40	对细小的声音难以分辨,如树林风吹声
重听	二级	C	中度	41~55	对日常语言有听觉上的困难,与人交谈感到模糊不清,开始需要借助助听器
	一级	D	中重度	56~70	对于较大的谈话声、汽车声仍感模糊,助听器帮助较大
聋	二级	E	重度	71~90	对于叫喊声及洪亮的声音,如汽车喇叭声、鼓声才有反应,助听器帮助较大
	一级	F	极重度	91~110	需要靠助听器的辅助才能感受到声音的振动力
		G	全聋	>110	根本听不见

(三) 助听器的选配步骤

助听器不是普通商品,应该遵循科学的选配步骤。

1. 听力资料准备 选择助听器最首要的是掌握准确的听力资料。①了解患者听力障碍的病因、病程、发病情况及伴随症状,对声音的反应、言语表达能力等,注意有无地域性耳聋和遗传性耳聋的倾向;②进行详细的耳科和相关系统的检查,重点是听觉机能和平衡机能的系统检查。其中行为测听、言语测听、声导抗测试应列为必查项目,必要时还应做听性脑干反应、学习能力测试等检查。

2. 选择助听器的类型

(1)佩戴耳选择:对于双耳均需助听器帮助的患者,原则上应双耳选配,这不仅符合听觉生理要求,也符合听觉心理要求,使患者听到的声音更为自然、均衡、清晰。如果因某种原因,一时难以做到,助听器应戴在听觉动态范围大的一侧耳上。另外,如果双耳的平均听力损失均不超过60 dB,则应戴在听力损失较重的一侧,如果双耳听力损失均超过60 dB,则应戴在听力损失较轻、听力曲线较平坦的一侧。

(2)助听器种类选择:选定助听器的功率和频响范围,了解助听器的种类及其优缺点。根据经验,耳背式助听器较适合聋儿使用。如有条件,可选择数字助听器或定制耳内式助听器。

(3)预调助听器:对助听器的音量、音调、最大输出及自动增益做调试,使之处于理论上的最佳状态。

3. 定制耳模 助听器须与耳模一起使用,没有耳模的助听器是不完整的助听器,一个合适的耳模对助听器的效果起到将近50%的作用,根据制作材料的不同,耳模可分为软耳模、半软耳模和硬耳模三种。软耳模与耳廓和外耳道软组织相容性好,不容易造成损伤,因此为患者使用助听器时的首选。耳模的形状与听力损失的程度有关,一般情况下:极重度和重度耳聋,选择密封性好的壳式耳模;重度和中重度耳聋,选择框架式耳模;中重度和中度耳聋,选择半框架式耳模;中度耳聋和轻度耳聋选择耳道式耳模。耳模的作用如下。①固定作用:可确保助听器不会移位,耳模是特别为个人的耳朵定制的,过了起初的适应期后,在佩戴时不会感觉到它的存在。②防止啸叫:啸叫是由于耳塞与外耳道结合不严密,产生漏声造成的。大小合适的耳模把声音从助听器传进耳内时,不会产生啸叫,可令佩戴者舒适准确地收听正常音量的声音。③提高声学效果:耳模可减少噪音,有助于佩戴者理解声波信息。在耳模上打一平行孔,可均衡耳道内外的压力,佩戴起来更舒适。

4. 助听器适应性训练 患者戴上助听器后,需要经过一段时间的适应性训练,才能对声音产生认识。适应训练的成功与否,是决定助听器验配周期长短的重要环节。在训练期间,要认真观察患者佩戴助听器的反应,尤其是不适反应。部分患者初戴助听器会不习惯,原因如下。①刚使用助听器所听到的声音和原有听力听到的声音存在差异,需要有一个适应阶段,一般需要1~3个月的适应期。②助听器放大所有声音,听力障碍患者长期生活在"安静"中,一旦听到外界的各种声音,一时不能适应,觉得吵而厌烦。因此佩戴者必须再次学会排除不需要的背景声音。最初阶段,需要有耐心,助听器的佩戴时间应慢慢加长,音量一开始应调小些,待习惯后再逐渐加大。③混合性耳聋、神经性耳聋的患者对声音的分辨力较差,除需使用高清晰度及带特殊电路的助听器外,还需要一个训练过程,越早佩戴助听器所需的适应时间越短。

几乎所有患者在佩戴初期,均对助听器或多或少地有些不适应,反应强烈者会出现拒戴现象。此时决不能采取强制措施,应设法转移他们对助听器的注意,或将音量降低直至将其关闭。在进行听觉练习时,应先在相对安静的环境中听取节奏明快但韵律柔和的声音,以增加"听"的兴趣。为防止产生听觉疲劳,开始练习时,声音应由小到大,佩戴时间应由短到长,声音环境应由简单到复杂。在进行适应性训练时,还要让患者分辨听力测试时使用的声音信号,例如纯音、啭音、窄带噪声、言语噪声、音响器具声等,以备再次检查和评估之用。

5. 助听效果评估 进行助听效果的数量评估,要从250 Hz到4 kHz的每一频程对患者的听阈进行测试,精确地调试助听器的音量、音调,使患者佩戴助听器后的听阈在正常的"香蕉图"内,听力损失得到最佳补偿。另外,还须依据患者听觉动态范围调试助听器的自动增益和声输出控制,保护患者残余听力不受损害。

患者选配助听器的最终目的是能够听清语言,进行正常的社会交往。因此,用言语测听对助听效果进行功能评估十分必要,应伴随患者逐渐掌握的词汇或语句跟踪进行。定期评估患者佩戴助听器后接受言语信息的能力,较全面地评价助听效果。

6. 听力和言语的康复训练 助听器佩戴的目的是听取声音和学习语言,为达此目的,应根据患者的听力损失程度、学习能力水平、助听器佩戴效果、家庭配合程度等制定相应的听觉语言训练计划和阶段目标,由言语治疗师与患者的家人共同实施。

(四)佩戴助听器后的注意事项

患者戴上助听器后,不要期待马上就能听到声音并理解所有的话语,这都需要一个适应的过程。下面介绍一下佩戴助听器后应注意的事项。

1. 培养患者戴助听器的兴趣 初戴时会感到不舒服,有的患儿一戴上助听器就又哭又闹,或者用手去抓,家长应想办法转移孩子的注意力或给孩子做示范动作,让其感觉戴上助听器后很高兴、很舒适,培养孩子戴助听器的良好习惯。

2. 先在安静的环境中使用　患者初戴助听器时,不要到闹市区或马路上,这样会感到耳内嘈杂、不舒服,应先在熟悉、安静的环境中使用,练习聆听熟悉的声音,例如,流水声、关门声、电话铃声等,逐步到多样化的声音环境中佩戴,以培养患者适应各种声音的能力。

3. 初戴时间不宜过长　患者初戴助听器,往往感觉不舒服,这都需要有一个适应的过程,一般在2周左右,开始戴时音量不要开太大了,然后逐渐增高,第一天戴1～2小时,第二天戴2～3小时,逐步延长时间,如果患者感到疲倦或不舒服,需立刻取下来,这样经过一段时间的适应和锻炼,患者就会习惯戴助听器。

4. 科学选配　对双耳均有听力损失的患者来说,双耳选配助听器是最科学的方案,但实际生活中往往有许多原因导致无法双耳选配,此时应参照双耳听力图,选择听力比较好的耳朵选配。这样对听力较好侧耳朵起到尽早保护的作用,且能提高言语识别率。对于高频听力损失严重,但低频尚好的听力损失患者,应选择高频补偿较好、降噪效果较好的数字助听器。数字助听器可以有效提高患者的言语分辨率。听力损失的耳部如果存在炎症,应先解决炎症,再佩戴助听器。

5. 对患者进行听力语言训练　大多数患者在理解别人说话和表达自己的意愿时,都会存在一些困难,如发音口齿不清,因此进行听力语言训练是非常关键的。首先让患者理解语言,训练患者对各种声音的辨别力,如听开门声、铃声、电视机声、狗叫声等,还可以让他边听边用手触摸发音物体来感觉声音的振动。然后是发展语言能力,先从单词开始,然后是词组、简单的句子,逐步地训练,在这个过程中,还应培养患者看口形说话的习惯,让患者在正常的环境中生活,这些都有助于患者理解和学到更多的语言等。

6. 儿童选配助听器　应考虑到儿童的耳道较成人而言,有短、平、宽的特点,在设置助听器的增益值和最大声输出值时要比成人略小。由于儿童的耳道尚在发育期,为了防止助听器发生啸叫,应定期更换耳模。

7. 助听器的保养　助听器是一个小型化集成电路,如果保养不当会影响其功能和使用寿命。①在表面柔软的东西上(如床、沙发等)佩戴或摘下助听器,切勿让助听器跌落在硬的物体表面上;②切勿让助听器接触到高温物品,避免受阳光直射,同时要远离辐射,勿尝试自行修理助听器;③在淋浴、进入浴缸或游泳之前,须先取下助听器,经常保持助听器干燥,除去助听器的湿气。在助听器受潮时,不要用微波炉或阳光来干燥它,而是取下电池,打开电池仓,用柔软的布拭抹助听器;④助听器不用时,应放在小儿和宠物够不着的地方;⑤小儿睡觉时应取下助听器或耳模,因为此物较坚硬,易把耳道压痛、压伤;⑥切勿让助听器接触到喷胶、油等一类东西,如在每日化妆前,切勿佩戴助听器;⑦保持耳道清洁卫生,如助听器外有耳垢,可用干布或小刷子清洁,切勿使用酒精、清洁剂。

（肖晓鸿）

复习思考题

1. 简述助听器的定义及分类。
2. 简述助听器的基本构造及工作原理。
3. 简述助听器的性能及指标。
4. 简述助听器的选配原则及选配助听器的适应证与禁忌证。
5. 简述助听器的选配步骤。
6. 简述佩戴助听器后的注意事项。

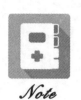

第五节　助　视　器

一、助视器的概述

（一）助视器的定义

凡是能够帮助改善或提高视力功能障碍患者（尤其是低视力患者）的视觉能力、增强其活动能力、扩大其活动范围的任何工具、装置或设备都可通称为助视器。助视器与助听器相似,助听器能使听力差的人听到他原来听不到的声音,而助视器可以使低视力患者看清楚他原来看不到或看不清的东西。也就是说:①助视器只是一种能够帮助视力障碍患者的工具,它并没有任何治疗作用,不会使视力本身得到改善;②助视器不仅可提高视觉功能,而且还可改善视力功能障碍患者的活动能力;③没有一种助视器能够取代正常眼球的全部功能;④视力功能障碍患者因工作、生活及学习有各种不同的需求,往往需要一种以上的助视器;⑤在视力功能障碍患者的保健及其康复中,助视器只是一部分,而不是全部。

知识链接

视力残疾的分级:视力残疾一般分为盲和低视力两类（表 4-5-1）。

表 4-5-1　我国视力残疾的分类标准与世界卫生组织（WHO）制定的标准对照

中国标准		WHO 标准		最佳矫正视力值 a
类别	级别	类别	级别	
盲	一级盲	盲	5	无光感
			4	光感≤a<0.02 或视野半径<5°
	二级盲		3	0.02≤a<0.05 或视野半径<10°
低视力	一级低视力	低视力	2	0.05≤a<0.1
	二级低视力		1	0.1≤a<0.3

注:①盲或低视力是对双眼而言的,若双眼视力不同,则以视力较好的一眼为准;②如仅有一眼为盲或低视力,而另一眼的视力达到或优于 0.3,则不属于视力残疾范围;③最佳矫正视力是指以适当镜片矫正所能达到的最好视力,或以针孔镜所测得的视力;④视野小于 5°者,不论其视力如何均属于盲。

（二）助视器的分类

按工作原理助视器可分为光学助视器、非光学助视器和电子助视器。①光学助视器:一种借助光学原理以帮助提高视觉活动水平的设备或装置。光学助视器按功能可分为近用和远用助视器两类,如放大镜、望远镜等。②非光学助视器:不是通过凸透镜或光学系统的放大作用,而是通过改变周围环境来提高患者的视力,它的种类很多,如大字印刷品、改善照明的护眼台灯等;③电子助视器:运用投射放大的原理达到高倍放大的效果,如闭路电视放大器（简称 CCTV）、特殊的计算机辅助软件等(表 4-5-2)。

表 4-5-2　助视器的分类

助视器	光学助视器	远用 (望远镜系统)	单筒手持望远镜、夹式望远镜、卡式望远镜、双眼眼镜式、双焦望远镜等
		近用	眼镜助视器、近用望远镜、立式放大镜、手持式放大镜、闭路电视助视器等
	非光学助视器 (包括非视觉性的辅助设备或装置)		太阳帽、眼镜遮光板(控制光线传送)、照明改善、阅读裂口器(控制反光)、滤光镜片(加强对比度)、大字印刷品(相对体积放大)、阅读支架、盲杖、导盲犬、触觉阅读器、水杯报警器、自动穿线器等
	电子助视器		闭路电视放大器、电子阅读机、低视力增强系统(LVES)、全球定位系统(GPS)等

(三)助视器的作用原理

助视器的作用原理主要有以下几点:①调整焦点或成像的清晰度;②调整视网膜成像大小;③调整亮度和对比度。光学助视器是助视器中应用最多的,它主要就是将目标外观予以增大,即增大目标在视网膜上的成像,从而提高辨别能力。有四种方法可以增大视网膜成像,即产生放大作用(图 4-5-1)。

1. 相对体积的放大作用　在这种放大中,是目标实际的体积或大小增大了。当目标成倍增大时,视网膜上的成像亦随之增大,视网膜上较多的视细胞受刺激而兴奋,即有更多的神经冲动由视神经传入大脑,使大脑获得更多的视觉信息,能够辨认目标。所以当外界目标增大时,视网膜成像亦随之增大,二者的关系是正比关系,即目标增大几倍,视网膜成像也增大几倍,相应的例子有大字书、大字报等。

2. 相对距离放大作用　也称移近放大作用,即将目标(例如书本)向眼前移近而产生放大作用。当目标向眼前移近时,视网膜成像亦随之增大。如目标从原来位置向眼前移近 1/2,则视网膜成像亦随之增大为原来的 2 倍。相应的例子如一般的眼镜助视器,是由于镜片的焦点很近,能够把物体放在近处看清,也就是移近放大作用。

3. 角性放大作用　目标通过光学系统后在视网膜上成像的大小,与不通过光学系统视网膜成像的大小之比称为角性放大率,这种作用称为角性放大作用。当目标离眼太远或目标无法向眼前移近时,可以利用角性放大作用。

4. 投影放大作用　把目标放大投影到屏幕上,如电影、幻灯以及闭路电视等,称为投影放大。

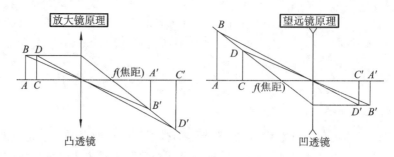

图 4-5-1　光学助视器的工作原理示意图

(四)常用的助视器的种类和特点

1. 光学助视器　它可以是凸透镜、凹透镜、三棱镜、平面镜或电子设备等。透镜可以改变目

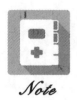

标的大小,改变程度取决于该透镜屈光度的大小;三棱镜或平面镜可以改变目标在视网膜上的成像位置。光学助视器的种类很多,它主要分为三类:远用、近用和远近两用。远用助视器主要包括:在低视力康复中常用的是单筒望远镜、双目望远镜、指环式望远镜。近用助视器主要有眼镜正透镜助视器、近用望远镜助视器、手持式放大镜、手持照明放大镜、立式放大镜、可折叠近用助视器、胸挂式放大镜、球形放大镜等,最常用的是眼镜正透镜助视器和手持式放大镜。常用的光学助视器种类及特点具体如下。

(1)近用眼镜式助视器:近用助视器又称为放大镜,将所看物体放在它的物距处,即可使所看物体被放大的正立虚像处于人眼的明视距离附近。近用眼镜式助视器是放大镜的一种,它的外观和原理和普通老花镜基本一致,只是度数更高一些。主要是用于帮助低视力患者看清近处物体。如在日常学习和生活中看书、看报、写字等。由于凸透镜的屈光作用缩短了物距,从而增大了目标在视网膜上的成像,从而提高了对目标的辨别能力。常用的近用眼镜式助视器放大范围从+4度至+32度(放大1倍至8倍)不等,和普通手持式放大镜相比,它的放大倍数可以更大,同时因为不用手持而使阅读更方便。最大的缺点是阅读距离近,对照明要求严格,易产生视觉疲劳(图4-5-2)。

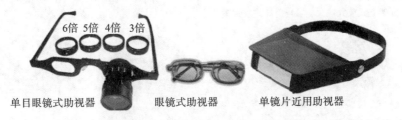

图 4-5-2 近用眼镜式助视器示意图

(2)近用望远镜:在望远镜的物镜上加一个不同度数的正透镜,称为"阅读帽"。优点:①不加阅读帽时看远,加了阅读帽时看近或中距离使用,无需占用双手;②比同样大倍数的眼镜助视器的阅读距离或工作距离远;③中距离望远镜适合一些特殊工作,如低视力学生进行电脑操作、手工、劳动技术操作以及低视力人士阅读乐谱、画图、修理工作等。缺点:视野范围比较小,找寻目标比较困难(图 4-5-3)。

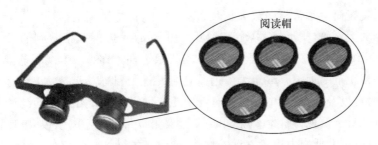

图 4-5-3 近用望远镜示意图

(3)各类放大镜:放大镜主要分手持式、立式等几种。有的放大镜还带有灯光辅助照明,在学生阅读时能起到良好的辅助作用。①手持式放大镜:由镜片和手柄构成,有多种放大的倍数和形状。优点:可根据使用者的情况任意改变阅读距离,移动灵活,使用方便,可用来看较小的字,如注释、公式、字典等,目前有的手持式助视器考虑到照明度的问题,还加装了光源,使阅读时的效果更好,但使用时需注意调整光源,避免光线直射入眼或产生眩光、暗影等影响视物效果。缺点:必须放在正确的焦距才能获得最好的放大效果,阅读速度慢,不适用于有双眼单视者;需单手使用,不适用于手震颤者。使用技巧:把手持式放大镜放在阅读物上,慢慢离开阅读物,直到影像周边变形最轻为止,将患眼与放大镜之间的距离自行调整到最佳。②立式放大镜:其放大倍数同手持式放大镜,但它有固定的焦距,有利于以最佳的距离固定地放置在读物上移动,容易维持清晰的图像,用手扶不必手持,比较适合视野小的和一些肢体运动能力较差,不能保持物体与放大镜之间距离的视力残疾儿童,也比较适合一边阅读一边书写的需要,但如果书页不平,在读物上移动时会影响成像的清晰度(图4-5-4)。

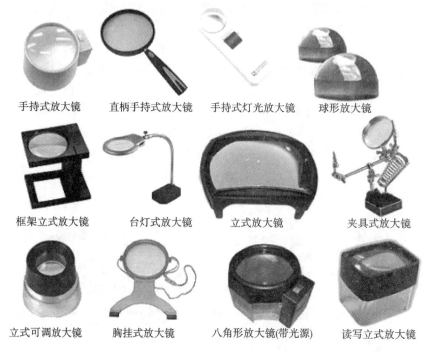

| 手持式放大镜 | 直柄手持式放大镜 | 手持式灯光放大镜 | 球形放大镜 |

| 框架立式放大镜 | 台灯式放大镜 | 立式放大镜 | 夹具式放大镜 |

| 立式可调放大镜 | 胸挂式放大镜 | 八角形放大镜(带光源) | 读写立式放大镜 |

图4-5-4 各类放大镜示意图

(4)远用单筒望远镜:单筒望远镜式助视器是由目镜、镜筒和物镜三部分组成的,一般还有挂绳。单筒望远镜式助视器的基本原理是当观察者与目标之间的距离固定不变时,缩短低视力者与目标间的视觉距离,放大视网膜影像,使所观察的物体变大变近,借此提高远视力。常用的单筒望远镜为调焦式望远镜,放大倍数一般是4倍、6倍,最大可达10倍。视力范围从33 cm到无限远。在望远镜镜筒上常常标明放大倍数、视野大小,例如镜筒上标明6×16,9.50,说明该望远镜可以使目标放大6倍,望远镜的物镜直径为16 mm,通过望远镜看到的最大视野是9.50。目前常用的有4×12、12.50,视距范围为23 cm至无限远;6×16、9.50,视距范围为30 cm至无限远;8×21、7.20,视距范围为40 cm至无限远。它可使远处目标移近放大,当镜筒调短时可以看远处,镜筒调长时可以看近,调到中间位置时看中距离目标。由此可见望远镜对于低视力来说既可看远也可看近。对于低视力学生来说,单筒望远镜可以帮助他们阅读板书、观看投影和演示试验等。此外,还可以帮助低视力患者看远处物体,如看车牌、标志、公交车线路、楼号等户外标志,有非常实用的价值。优点:①单筒望远镜比较小巧,便于随身携带使用;②增加了阅读距离;③而且由于大部分低视力者都是一只眼睛优于另一只眼睛,使用时一般用视力较好的一只,因此单筒更加适合他们。缺点:①视野狭小、景深短,且放大倍数越大,视野越小,不利于寻找目标;②同时目标因变近、变大而容易使低视者难以估计使用者与目标的实际距离和所看物的真实大小;③手持使用,长时间易疲劳。

(5)双筒眼镜式望远镜:可调焦距,可调焦范围是−5~+5D,调距范围是0.5 m到无限远,常用的望远镜放大倍数为2.5倍、2.8倍。它可套在普通眼镜上使用,有屈光不正者也可单独使用,用于看远处物体,如黑板、交通路标等,也适合看近物。优点:①由于调焦后可以不再使用双手,因此双手可自由活动,减少了身体的疲劳;②价格便宜。缺点:①外形欠美观,较笨重且视野小,使用不方便;②视野不足,低倍率,不适合移动中佩戴(图 4-5-5)。

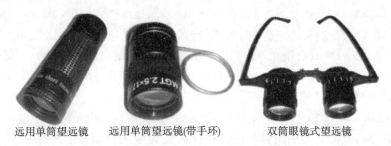

远用单筒望远镜　　远用单筒望远镜(带手环)　　双筒眼镜式望远镜

图 4-5-5　望远镜示意图

2. 非光学助视器　非光学助视器不是通过光学系统的放大作用,而是通过改善周围环境的状况(例如照明、控制反光、控制光线传送、加强对比度)来增强视功能的各种设备或装置。它们可以单独应用,也可以与各种光学性助视器联合运用。视力残疾儿童常使用的非光学助视器包括特殊照明装置(如台灯)、阅读架、加强对比度装置(如阅读裂口器)、滤光镜、颜色器、(彩色)大字体印刷材料、大字体键盘、大字体电话、粗线笔、粗黑线条纸、写字板、护目镜、侧面遮光眼镜、太阳镜/帽、眼镜护板、签名和书写定行器及非视觉性的辅助设备或装置,如盲杖、导盲犬、触觉阅读器、水杯报警器、自动穿线器等(图 4-5-6)。

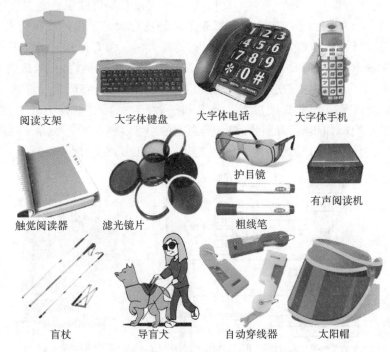

阅读支架　　　大字体键盘　　　大字体电话　　　大字体手机

触觉阅读器　　　滤光镜片　　　护目镜　　　粗线笔　　　有声阅读机

盲杖　　　　导盲犬　　　自动穿线器　　　太阳帽

图 4-5-6　非光学助视器示意图

非光学助视器的重要性常常因为它们的简单而被忽略。事实上,在许多情况下,低视力者用非光学助视器能得到更大的帮助,而光学助视器却不能提供这样的帮助。例如放大材料的运用不需要太多高科技和成本,但却非常实用,不论是书本、电话还是键盘,适当放大便能取得与配镜相同的效果,但需要注意的是材料放大的字号并不是越大越好,字号太大反而会降低阅读效率,字号的大小以低视力患者能看清为原则。

【注】太阳镜(帽)也是助视器,是因为它能改善低视力患者的视觉功能,因而是一种重要的非光学助视器。太阳镜(帽)的主要颜色如下:①灰色(从浅灰~深灰):均为 100%阻止紫外线进入眼内防止眩光,看外界景物为自然色。②琥珀色(从浅~深):100%阻止紫外线及 92%、98%或

100％阻止红外线,85％、90％、100％阻止蓝光,适合于室内及阴天戴,可防止眩光及提高视力。③黄色(淡黄～深黄):100％阻止紫外线,50％或100％阻止红外线,50％或100％阻止蓝光,防眩光,可因提高对比度而提高视力。④橘黄色(浅橘黄～深橘黄):100％阻止紫外线,100％或50％阻止红外线,100％或84％阻止蓝光,可防止眩光,因提高对比度而提高视力。⑤绿色(从浅绿～深绿):100％阻止紫外线,90％～100％阻止蓝光及红外线,可防眩光,仅对光敏感者,由于颜色过深,可见光进入眼内减少,可使视力下降。⑥红色(从粉红～红色):适合于色盲患者。

3. 电子助视器 现代的电子助视器,主要由电脑及系统、图像放大处理软件、摄像系统、X/Y滑动台等部分构成。它是用摄像机将物体摄入放大后在显示器上显示出来,实际是投影放大作用的原理。由于它放大倍数高,视野大,可在正常阅读距离,对比度可以改变,并且随着多媒体信息技术的进步,各种信息都可以放大后显示出来。电子助视器包括影像放大器、闭路电视及多种便携式电子助视设备等。该类助视器在功能上既有单纯近用的,又有近用和远用两种功能的;在形式上有一体机、折叠式、便携式等多种。这类助视器性能稳定、功能先进,能够较好地弥补低视力患者的视力功能缺陷,为患者提供很大的帮助,使独立阅读变得更简单可行,但是价格较为昂贵。

(1) CCTV助视器(闭路电视助视器):目前在国内最常见的低视力电子助视器。优点:①普通近距离低视力助视器的最高倍率为10倍,超过10倍就会出现视野缩小,工作距离过短,视野景深变浅及光学像差程度加大等一系列不良反应,而电子助视器则能很好地克服这些问题,其放大倍数高,可放大60倍以上,无任何光学变形现象。②视野大。③供严重视力及视野损害患者使用,如视力在0.01～0.02,光学性助视器难以提高视力时。④有正常的阅读距离,可以较长时间保持舒适的体位。⑤有图像反转的改变,可以选择一般书刊的黑底白字,或者变换成黑底白字,不易产生视疲劳。⑥对比度、亮度可以根据需要改变。⑦对于有严重视野缩小者更为适用,比如晚期青光眼或视网膜色素变性患者。⑧有利于教学,尤其对低视力儿童的学习最有益。⑨可借以从事其他工作,如集邮、看照片、辨认药瓶上的小字、绣花、织毛衣等。缺点:①放大倍数高时,视野小,阅读速度降低。②体积较大不易携带,价格也较昂贵(图4-5-7)。

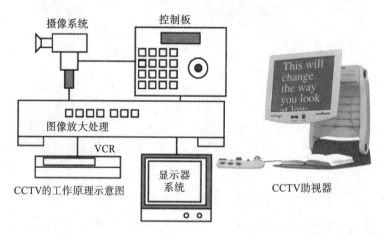

图4-5-7 CCTV助视器示意图

(2) 鼠标式电子助视器:专为广大中、老年及弱视群体设计的电子助视产品,是提高弱视儿童阅读兴趣的最大工具。该助视器可连接带AV接口的显示器及电视机等显示设备,将所摄取的内容直接在显示屏上进行放大。优点:①经济实用,调整放大倍数更方便;②体积小,节省工作空间;③白底黑字、黑底白字、彩色三种显示模式可互相转换;④采用LED补光,不受光源限制;⑤防抖动定格功能;⑥产品设计符合人机工程学,手感更加舒适(图4-5-8)。

【使用方法】①插上电源,连接VIDEO线到显示设备上,包括电视、显示器;②按下模式按键

Note

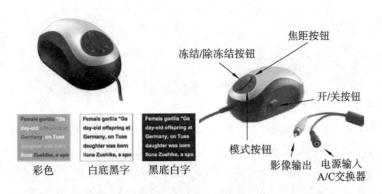

图 4-5-8　鼠标式电子助视器

3 秒钟不动开机,开机响一声为放大的彩色图像;③再按一下,响二声为黑白模式的图像;④再按一下,响三声为白底黑字,高对比度的图像(去掉黑色杂质,观看的字体为白底黑字);⑤再按一下,响四声为黑底白字,高对比度的负片图像(去掉白色杂质,观看的字体为黑底白字);⑥长按 3 秒关机。

【注意事项】①禁止在高温、高湿的环境下使用,尤其是不要在高温的冲凉房中使用,本机最佳工作温度为−10～40 ℃;②避免将机器放置于阳光直射的地方(如停在空旷地带的车辆、沙滩上);③勿使用稀释剂或其他化学洗涤剂擦拭;④仅限使用指定的 AC 适配器及电源;⑤请勿使用其他电源,以免引起此产品严重的损伤;⑥当不使用此产品时,请关闭电源,勿擅自拆卸本机。

(3)便携式电子助视器:这是一款在图像定格状态下可以调整放大倍数和色彩模式的助视器。它既可看远又可看近,在室内看近、可读书看报、写字、看电视、操作电脑等,户外可以看远处景物等。优点:①图像画面清晰锐利,无网格锯齿和毛刺,最高可放大 32 倍;②画面全真色彩显示,并有黑底白字、白底黑字和色盲校正等高对比配色方案供选择;③只需一个按键,即可将显示的画面定格便于移动阅读;④设备可以在相对黑暗的环境下主动发光使助视器在各种场合下都拥有优异的表现;⑤独特的支架,可将镜头支撑固定,使用户在阅读或书写时不用长时间手持式放大设备,轻松感受电子放大所带来的舒适和便捷;⑥内置的视频扩展接口可将画面外接至电脑屏幕或其他大屏幕显示输出设备上,满足不同场合的特殊需要。缺点:①价格昂贵;②需细心保管,防止受潮和受热(图 4-5-9)。

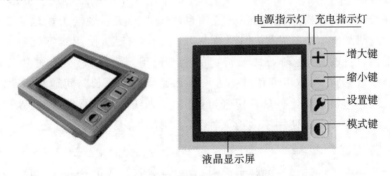

图 4-5-9　便携式电子助视器

除了以上介绍的专门的电子助视设备外,还有许多为视障人士专门设计的放大软件,这些软件包括 Windows 系统自带的"放大镜"、有网上资源共享的放大软件以及付费的商业性软件。广义的电子助视器还包括用于阅读的语音软件和语音辅助的操作系统软件。这些助视设备和软件的应用不仅仅使低视力者看得更好,而且为全体视障人士跟上信息时代的步伐、提高生活和工作能力提供了技术支持。

二、助视器的选配

（一）影响助视器适配的因素

各式助视器各有优劣，应该根据低视力患者的视觉能力，尤其是视力的需要，遵循实用的原则来选配。影响助视器适配的因素如下。

1. 患者的剩余视觉能力和需要　①须在检查患者的视力和其他视觉能力后，再根据患者的需要去决定为患者选配什么类型和什么倍数的助视器，如写字的时候用眼镜式放大镜，看书阅读的时候用立式放大镜，查看字典时用高倍数的手提式放大镜；②外借助视器给患者试用，如根据患者在家里、在户外或在学校试用后的效果再决定选配哪些助视器较为理想。

2. 患者不同的视觉能力　①当视力较好时，用倍数较低的助视器，当视力较差时，用倍数较高的助视器；②影响助视器选择的因素还有眼睛的屈光度、调节能力、眼病的情况、对比敏感度、光暗的适应能力和视野等。

3. 目标的大小和目标与眼睛的距离　①如果剩余视力是 0.1，要看的字需要 1.0 的视力，那么就要用 1.0÷0.1 等于 10 倍的放大镜。如果要看的字需要 0.5 的视力，那么需要 0.5÷0.1 等于 5 倍的放大镜。字越大需要的视力越小，字越小需要的视力越大，所以同样的视力，可能一个幼儿园的学生不用放大镜，但是中学生就要用放大镜，这是因为他们课本上字的大小不同；②由于不同工作要求的工作距离不同，如弹钢琴和写字比较，弹钢琴比写字要更远的距离，所以不能用一般的眼镜，要用装了望远镜的眼镜。

4. 患者的工作性质、剩余视力和使用环境　①用什么助视器也要看工作的要求、使用者的剩余视力，还有助视器的设计和使用限制。如写字要求的距离较远，要预留一些空间给铅笔，还要双手同用，所以眼镜较立式和手提式放大镜更合用。但是用来写字的放大镜的倍数不高，一般是 1～4 倍，所以若他的视力较差要用高倍数，如 5 倍的时候，就要用近看的望远镜来增加距离；②望远镜的视野范围较小，适合比较固定、移动范围较小和移动速度较慢的工作；③有些助视器需要调校和增加光源以提供足够的光线，尤其是高倍数的放大镜。

5. 助视器的特性　在助视器的适配过程中，患者需了解助视器的性能，助视器的基本特性如下。①放大率：放大率越大，放大倍数越大，放大能力越强，但同时也令使用的难度增大。助视器适配时应本着能满足其需求的条件下，尽量选用放大率较小的助视器。②工作距离：工作距离越短，即镜片离眼越近，则视野越大，观察的范围也越大。但实际最佳工作距离要看患者在什么距离阅读时他的眼睛最舒服。③焦距：焦距越小，放大能力越强，使用难度就越大。可以先使用焦距较小的助视器，使低视力逐渐习惯于特定的距离使用，然后过渡到能使用焦距较大的助视器。④助视器的重量：助视器越重使用越不方便。如儿童常常要长时间地使用助视器来读书，因此助视器不能太重。塑料透镜比玻璃透镜轻，但表面易划伤。⑤助视器外观：助视器的外观样式越奇异越易引人注意。应尽量使用不太惹人注意的式样。

（二）助视器的验配步骤

低视力患者首先应该进行详细的各种眼科检查，并进行正确的诊断。实际上，许多低视力患者可以通过手术治疗恢复视力，例如白内障患者的复明术。一些眼病造成的低视力，可以通过药物或非手术疗法提高视力，例如角膜炎、眼底病（视神经炎、视网膜炎等）的药物治疗。但无论什么眼病造成的低视力，首先应该考虑如何治疗或验配普通眼镜，只有当验配眼镜或治疗后视力仍不见改善时，才考虑给患者配助视器，用以改善视力，提高患者的生活、工作及学习能力。助视器的验配步骤如下（图 4-5-10）。

1. 询问病史　了解患者视力下降的时间、起因及治疗经过，并了解患者就诊的目的、要求。对儿童患者特别要重视母亲孕期的健康状况、分娩的情况、新生儿期有无全身病及先天性、遗传

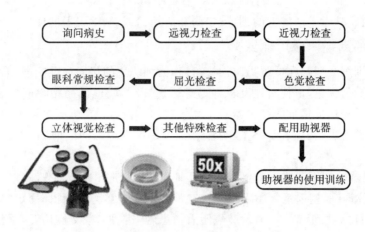

图 4-5-10　助视器的验配步骤示意图

性眼病家族史。

2. 远视力检查　成人采用国际标准远视力表,也可用适用于低视力患者的低视力表。视力低于 0.9,进行试镜矫正,并记录裸眼及矫正视力。儿童适合用图形视力表检查,而且应时常变换图形,引起儿童兴趣以求合作。在低视力筛查中,测得双眼的矫正视力小于 0.3 者,对于患了无法治疗的进行性眼病的患者,才是进行功能性视力训练及指导使用助视器进行康复的对象。

3. 近视力检查　测近视力的目的,是为了鉴定患者能否适应近距离工作,工作或环境是否需做某些改变,或是否有必要配助视器。

【注】如果低视力患者通过验光已佩戴普通眼镜,视力达到 0.3 或以上时,已不属于低视力,一般情况下就不需要再使用助视器。但如果在工作学习上要求比 0.3 更佳视力,则可根据患者需要选用助视器。如果佩戴普通眼镜后,视力仍然达不到 0.3,则对患者的学习、生活、工作会带来困难,而且视力越低困难也会越大,这些低视力患者就需要使用助视器。

4. 眼科常规检查　包括裂隙灯、眼底镜等检查。重点在于决定诊断及确定病变是否活动,是否还有药物或手术治疗的机会。

5. 屈光检查　在低视力康复工作中,验光(验光师)起着至关重要的作用。每个患者来到低视力康复机构首先是要检查视力,视力低于 5.0(1.0)者均要进行屈光的测定(验光)。因为低视力患者的视力损害不一定全部是由于某些眼病所致,也可能与屈光不正有关,所以屈光的测定不容忽视。经过仔细的屈光检查,约 20% 的低视力患者其视力均有不同的提高或较明显的改善。屈光检查包括散瞳验光、角膜散光检查等。角膜曲率计可用于某些低视力患者的屈光检查,以确定散光轴及屈光度。

6. 色觉检查　包括色盲本检查法和 D-15 色觉检查法等。

7. 视野检查　视野检查是视功能检查的主要手段,视野检查不仅对眼底病与视路病的诊断有重要意义,而且可以区分一个患者属于盲还是低视力,同时对低视力患者视功能的评估及康复训练也都是重要的。

8. 立体视觉检查　包括同视机、颜氏立体视觉检查图等。

9. 其他特殊检查　对比敏感度、眩光、视觉电生理检查、眼底血管荧光造影检查等。

10. 配用助视器　根据上述检查的情况,考虑患者生活、工作、学习的需求,针对性验配助视器。低视力患者可以通过应用助视器(眼镜式、手持式望远镜和立式、手持式放大镜),电子助视器等并经过康复训练来提高视力和生活自理能力,参与正常的社会活动。

11. 助视器的使用训练　低视力康复训练主要针对低视力患者的具体情况进行助视器使用训练和佩戴助视器后的功能性视力训练。①低视力儿童的康复训练包括:视觉训练、听觉、触觉或触-运动知觉、嗅觉与味觉、自我照顾或独立生活能力、运动发育等方面的训练;②老年低视力

Note

者的康复训练包括:日常生活能力的训练、定向和活动的训练、助视器的使用与保养。

（三）常用的助视器使用训练

助视器使用训练一般都在低视力门诊进行,作为训练用的房间应该安静、简单、整洁、照明良好,墙为浅色,地面为深色,以使对比度良好。进行训练时,应遵循循序渐进的原则,由简单到复杂、由室内到室外、先用低倍数的助视器后用高倍数的助视器。在训练过程中记录患者使用助视器时的困难并帮助解决,在患者掌握基本技术之后,每次训练的间隔时间,患者都要在家中自行练习。

1. 远用助视器的使用训练 主要有以下几种方法,具体如下。

（1）目标定位训练:望远镜要用带子连接在手腕上或挂在胸前,目标固定时可用三脚架。指导者先以患者为目标,相距 2～3 m,调节焦距看清患者,然后二者交换位置,反复多次后,患者就能掌握这种简单的定位目标。如有中心暗点,则需进行旁中心注视训练,由于视网膜最佳区域可能在上方20°处,所以患者需向下注视20°左右。先用裸眼训练旁中心注视,再用助视器进行。

（2）注视训练:注视训练是以目标定位为基础的,开始训练时,患者面对墙而坐,距离2～2.5 m,墙上挂有目标,然后让患者讲看到了什么。患者开始因不会调焦而看不清目标,指导者可做调焦动作,让患者观察,然后患者自行练习调焦,但不对准目标,熟练之后对目标进行调焦训练,并渐渐提高寻找目标的难度。

（3）定位注视联合训练:包括先不用望远镜找目标,再用望远镜找目标,使目标与眼成为一条线中的两点,然后对目标进行调焦,直到看清楚为止。

（4）跟踪训练:指导者在黑板上画一条直线,此线全都在患者视野之中,先不用望远镜看到此线,然后使用望远镜看到此线。再画一条更长的线,练习用眼从线的开始看起,沿着线看下去,直到末端,患者可以控制自己的头部(不是眼)慢慢均匀运动来实现。进一步可以练习看几何图形及不规则图形。

（5）追踪训练:跟踪训练是跟踪一个静止目标,而追踪训练是追踪一个运动的目标。由于患者无法控制目标运动的速度,而患者头部(眼前有望远镜)的运动速度及方向完全取决于目标的运动速度和方向,所以它比跟踪目标更难一些。可先训练看直线运动的目标,再训练看曲线运动的目标。

（6）搜寻某一目标的训练:用望远镜在周围环境中搜寻某一目标的训练,具体方法是患者戴上望远镜式助视器,面对黑板,其上画一个搜寻图形,患者练习跟踪此图方向由左到右,由上到下地搜寻目标,熟练之后是实地训练,在拥挤的人群中搜寻所熟悉的人、十字路口的红绿灯、街道牌,甚至天空的飞鸟等。

2. 近用助视器的使用训练 基本上也是按照上述步骤来进行的,只是近用助视器的种类很多,训练一般在桌面上进行。

（1）近用眼镜式助视器的使用训练:①把读物移近和移远找到焦距,焦距是由放大镜的度数决定的,如100.00度的焦距是10 cm,20.00度的焦距是5 cm;②如果需要的话,把手指作为指引以方便寻找目标;③用黑色的直尺或裂口器帮助阅读;④保持光线充足,调校光源避免反光和暗影。

【注意事项】①这种眼镜一般只在阅读时使用,而在其他活动时不要佩戴;②使用时的阅读距离一般都很短,但不会因此而造成眼睛的近视;③当眼镜的度数较高时(10度以上),由于眼睛和阅读面的距离很近,双眼所看的事物无法重合,因而会产生互相干扰的问题。这种情况下应当使用单眼阅读,如果两只眼睛视力差别较大,在配镜和使用时往往只考虑优眼的情况。有人可能会担心低视学生经常使用一只眼睛会不会造成被遮挡眼睛视力变差,这种担心不太必要。因为这些儿童读书的时间是有限的。

（2）手提式放大镜的使用训练：①把放大镜从读物上慢慢提高到取得满意的放大率；②可以把持镜的手放在读物上，帮助固定镜和读物之间的距离；③然后慢慢把镜和读物一同移近或移远以取得满意的视野；④光线要充足，可以用有内置光源的手提式放大镜。

（3）立式放大镜的使用训练：①要佩戴合适的眼镜来提供足够的调节力；②把镜放在一个合适的位置上以取得舒服的坐姿；③改变眼睛和镜面的距离以取得满意的视野；④如果需要的话，可以用有内置光源的立式放大镜；⑤调校光度和光源以提供足够光线，避免反光，光线直射入眼和暗影等。

（4）近用望远镜的使用训练：①选择合适倍数的望远镜，不需要太高的倍数，因为倍数越高，视野越小，找目标更困难；②把物镜向着目标，目镜向着眼睛，不然的话目标会缩小而不是放大；③用拿镜的手顶着额头以稳定望远镜；④调校焦距以看清楚目标；⑤如果找目标有困难，可以用拿望远镜的手的手背挡着另一只眼的视线。例如，右眼看的话用左手拿镜，左手拿镜则右眼看；⑥使用近用望远镜时尽量把望远镜和读物之间调成一个直角；⑦有可变焦和不可变焦的近用望远镜，使用可变焦望远镜时，可先把读物放在最理想的位置然后才调校焦点。

【注意事项】①近用望远镜需在专业人士的指导下选配合适的屈光度，并在低视力训练教师的指导下进行训练后使用；②使用时要注意焦距的调节技巧，要避免长时间使用造成视觉疲劳。

（四）助视器的保养

许多光学助视器是由玻璃或塑料透镜制成的。塑料制品比玻璃制品在耐磨及抗划伤性能方面都要差一些，即使玻璃制成的透镜，如放大镜、望远镜，由于镜头长期磨损，也会变得不透明，像"毛玻璃"似的，透明度大大降低，从而影响助视器的性能。因此，无论是放大镜、眼镜或望远镜式助视器，使用时除应保持镜片或镜头的清洁外，还要注意不使它们与其他物体接触，以免镜头磨损。眼镜助视器使用后应放入镜盒内，通常不要把镜片朝下放在桌面上或其他物体上，这样可保持镜头不被磨损。另外，无论是眼镜式助视器还是望远镜，均应系上一条带子，不用时可套在颈部，以免摔坏。

（肖晓鸿）

复习思考题

1. 简述助视器的定义及分类。
2. 简述助视器的作用原理。
3. 简述常用的助视器的种类和特点。
4. 简述影响助视器的适配的因素。
5. 简述助视器的验配步骤。
6. 简述常用的助视器使用训练方法。
7. 简述助视器的保养方法。

第六节 姿势辅助器

一、姿势辅助器的概述

（一）姿势辅助器的定义

姿势辅助器又称姿势保持器或摆位辅助器具（简称摆位辅具），就是帮助患者随时保持日常生活活动中正确姿势,矫正不良姿势,预防畸形,使患者发挥最大功能的康复辅助器具。在正常情况下,神经肌肉系统会自动地调整人体的张力,以保持人体一个良好的姿势。但对于神经肌肉系统受损的患者而言,就会无法提供这些张力的变化,因此,需要靠外在的支撑力来达到或保持日常生活活动中必需的姿势变化,姿势辅助器就是帮助肢体功能障碍患者最大限度地保持日常生活活动中姿势正确,矫正不良姿势,预防畸形,使患者发挥最大功能。

(二)姿势辅助器的种类及特点

常见的姿势辅助器依姿势分为三类:卧姿辅助器、坐姿辅助器和站姿辅助器。

1. 卧姿辅助器 卧姿辅助器又称卧姿摆位辅具,它是一类用于辅助患者保持卧姿的康复辅助器具。卧姿一般有三种,即仰卧位、俯卧位和侧卧位。卧姿辅助器的基本功能如下:①仰卧位是患者最常用的休息姿势,也是帮患者换尿布、清洁与更衣最常采用的姿势,仰卧时最需要注意的是降低伸直张力的影响,避免姿势异常;②矫正的俯卧位姿势则有利于头部、躯干的控制、近端稳定度与眼手协调的发展;③侧卧位可避免过度弯曲与伸直,降低异常姿势的产生。常用的卧姿辅助器有滚筒、楔形垫、侧卧板等(图 4-6-1)。

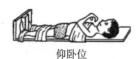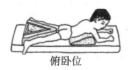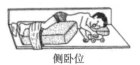

仰卧位　　　　　　　　俯卧位　　　　　　　　侧卧位

图 4-6-1　卧姿辅助器示意图

2. 坐姿辅助器 又称坐姿摆位辅具,它是一类用于辅助患者躯干保持坐姿稳定的康复辅助器具。坐姿是直立姿势的开始,坐姿辅助器通常是配合椅子或轮椅使用的,主要适用于重症的肢体残疾人,特别适用于重症的肢残患儿,用以保持适当的坐姿,解放双侧上肢,以利于患者完成日常生活活动和保持身心健康。良好的坐姿是指骨盆维持在正中水平的位置,身体直立,两侧对称,腰部稍微前曲,髋、膝、踝等关节弯曲成90°。坐姿辅助器的基本功能如下:①提供适当的承托以获得最大的稳定性和平衡性,增进头部与上躯干的控制;②帮助矫正坐姿;③防止脊髓骨骼变形和挛缩的情况恶化;④减少不正常反射,促进正常发育;⑤有助于体能发展及在生活训练中发挥效用,坐姿可以让患者把双手空出来做功能性活动,且坐姿是饮食最重要的姿势,可以提供给患者更多与社会互动的机会。常用的坐姿辅助器有包括各式各样的坐姿椅、移位椅、轮椅、喂食椅、倾斜桌、三角椅等。坐姿辅助器的种类如下。

(1)按形式分类:坐姿辅助器分为普通式、躺椅式和立式等(图 4-6-2)。

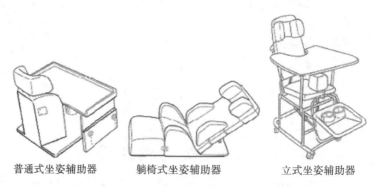

普通式坐姿辅助器　　　　躺椅式坐姿辅助器　　　　立式坐姿辅助器

图 4-6-2　坐姿辅助器按形式分类

(2)按控制身体的部位分类:坐姿辅助器分为躯干坐姿辅助器、头躯干坐姿辅助器、躯干下肢坐姿辅助器、头躯干下肢坐姿辅助器、躯干下肢足坐姿辅助器、头躯干下肢足坐姿辅助器(图 4-6-3)。

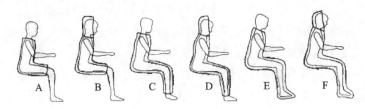

图 4-6-3 坐姿辅助器按控制身体的部位分类
A.躯干坐姿辅助器;B.头躯干坐姿辅助器;C.躯干下肢坐姿辅助器;
D.头躯干下肢坐姿辅助器;E.躯干下肢足坐姿辅助器;F.头躯干下肢足坐姿辅助器

3. 站姿辅助器 又称站姿摆位辅具或站立架,它是一类用于辅助患者保持站立稳定的康复辅助器具。站姿是很重要的直立姿势,站姿辅助器的基本功能如下:①在站姿下可以让伸肌群有抗重力、主动、阻力性的收缩,预防废用性萎缩;②让下肢屈肌有被牵拉的机会,维持伸展度;③符合功能、社会性与情绪上的需求;④增加成长中骨骼的致密度;⑤给患者提供站立的机会,保持良好的站立姿势,并让患者可以在站姿从事一些活动;⑥帮助头颈控制能力、下肢承重能力,并刺激体内本体感,有助于视觉运动的发展。站姿辅助器分为仰卧式站立架、直立式站立架和俯卧式站立架。

(三)姿势辅助器的基本功能

1. 有利于患者的身体健康 ①促进残存的躯干、四肢的神经肌肉系统的功能发挥,有利于提高肢体的代偿功能,有利于减少骨骼肌肉运动系统的废用性萎缩;②配合各种物理治疗、矫形器治疗和手术治疗,可以预防继发性骨关节挛缩、畸形,也有利于预防压疮。

2. 有助于日常生活能力的提高 ①稳定了姿势可以帮助患者改善从事各种作业的能力;②稳定和较舒服的姿势可以改善患者的耐久力,有助于全面提高患者的日常生活能力。

3. 有助于患者的心理健康 ①肢体的功能改善有利于促进肢体协调功能的改善,也有助于患儿认知功能、学习功能的改进;②稳定姿势可帮助患者扩大生活范围,更好地参与社会,提高生活质量。

二、姿势辅助器的选配和使用

(一)姿势辅助器的适配原则

1. 由近至远的原则 由近端姿势固定先开始,如骨盆的固定要在躯干与肩胛之前,因近端的固定会影响远端肢体的活动,由近端开始,避免过度支持的现象。

2. 给予最少有效支持的原则 如此才能让患者表现出最大的主动控制与功能。

3. 矫正功能性畸形的原则 选择材质较硬,如木头或塑胶包上泡沫海绵,可以有矫正功能,为了更好地发挥效果,矫正力量须大于异常张力。

4. 顺应结构性畸形的原则 若已发生而无法矫正的畸形,可以采用由硬质的泡沫海绵制成的一体成型造形层,如弹性波纹的泡沫海绵,由于与身体的接触面积增加,可提供较大的支持力,所以它可避免身体进一步变形。

(二)姿势辅助器适配前的评估

1. 姿势辅助器适配前的评估内容 ①搜集患者资料:包括诊断、病史、未来病程、对姿势辅助器的需求和期望。②了解肌张力及反射的形态与强度,如何影响姿势及功能表现。③肌肉骨骼状态:脊椎、上下肢之关节活动度是否有挛缩、限制,有无固定性的变形或可矫正的变形。④皮肤与本体感觉是否正常,对于全身骨突出点,更须小心评估,同时慎重选取姿势压垫的材质。⑤了解患者动作控制能力和肌力、体能情况。⑥视知觉及认知能力:评估视野、空间概念及代偿

Note

能力。⑦居家环境:包括家庭、学校、职场、交通工具等都须考量姿势辅助系统与环境的兼容性及使用者的操控性。⑧辅具附件的需求及配合:如沟通辅具、餐桌板、饮料架等。⑨其他:成长、年龄、照顾者、经济、社会资源、过度使用症候群等变量。

2. 评估工具　①评估姿势辅助器:协助个别化身体尺寸、角度资料取得。模拟问题姿势解决的方法,避免凭空想象可能产生的错误。让个案与照顾者了解处方的情况,避免认知的差异或期望的落差。②测量及取模系统:利用电子数位信号辅助测量身体轮廓,计算机控制泡沫海绵切削成型,最能满足严重变形个案摆位与减压的需求,可完全依照患者身体的形状与摆位的需求定制。③压力测试仪:测试所使用的坐垫材质的分压效果,以便考虑是否需要调整处方。

(三) 姿势辅助器的选配

1. 卧姿辅助器的适配　卧姿辅助器的适配原理如下。①仰卧摆位:最需要的是减低伸直张力的影响,避免不对称的姿势产生,为此须借助于一些卧姿辅助器如楔形垫、滚筒或更精密的摆位组合,如蝌蚪摆位组合、草上精灵摆位组合及多功能摆位系统来达到较好的仰卧姿势。②俯卧摆位:让患者趴在撑起的前臂或楔形垫上,有利于头部、躯干控制、近端稳定度与眼手协调的发展。在胸下垫高是俯卧摆位较容易实行的方法,可以利用枕头、滚筒或楔形垫来做。对于弯曲张力太强的患者则可以加上安全带来固定骨盆、胸部,如含有安全带的楔形垫。为使俯卧摆位能成为一个功能性的姿势,须提供给患者一个适当高度的游戏或工作平台,让患者的手可以操作。一些较精致的组合摆位板如双向楔形垫、治疗用楔形垫组合、蝌蚪摆位组合、草上精灵摆位组合、多功能摆位系统等可以满足这样的需求。③侧卧摆位:可避免患者过度弯曲与伸直,降低很多不良姿势的产生。侧卧摆位时头要微向前弯,转向中间;双肩与手臂要向前伸并摆向中线以利眼手协调的发展;在上方的腿,要用摆位板垫起来,保持髋与膝微弯的姿势,下方的腿则要伸直。这样的姿势通常要借助姿势辅助器以抗重力的拉力才可得到,有一些特别设计的姿势辅助器如侧卧板、特殊侧卧板、草上精灵摆位组合、蝌蚪摆位组合、多功能摆位系统皆可使用。

常用卧姿辅助器的种类及特点如下。

1) 滚筒　滚筒主要是提供"滚动"及"摇动"的动作,通常最适合用在牵伸、协调训练、肢体和躯干张力控制训练时的摆位;此外,滚筒也是感觉统合中前庭刺激最好的工具。滚筒的种类:①按其结构可分为实心和空心;②按其形状可分为圆形、半圆形和T形等;③按其材质可分为泡沫海绵型、充气型、凝胶型、木制型和复合型等。滚筒的特点:①颜色鲜艳、柔软但坚固、使用舒适;②其形状有利于摇动与滚动的产生,适合于摆位与协调能力训练;③除了10 cm大小的滚筒外,一般有硬轴在内,以防止塌陷,外层无接缝,不渗水,易清洗。滚筒的功能:①预防关节挛缩;②矫正身体畸形;③预防压疮;④控制关节强直;⑤减轻相关的背部疼痛等。适用于运动治疗室、康复中心、特教教室、感觉统合治疗室、家庭康复等进行摆位辅助与协调训练,改善躯干、上肢及下肢间的肌张力与肌力。

(1) T形滚筒:用于控制身体在仰卧摆位的卧姿辅助器(图4-6-4)。

(2) 圆形滚筒:用于控制身体在仰卧摆位和侧卧摆位的卧姿辅助器(图4-6-5)。

(3) 间隔式滚筒:用于控制仰卧摆位的卧姿辅助器。如果需要调节控制下肢外展的力量,可以调节间隔滚筒的间隔之间的挡块宽度。注:若控制下肢内收挛缩最好选用T形滚筒,在某些情况下,间隔滚筒比圆形滚筒控制能力更好(图4-6-6)。

(4) 单面滚筒:既具有滚筒的特性,又有楔形垫的稳定度,增加了的摆位选择,如跨坐、侧卧或俯卧摆位时,它都可提供一个稳定的基面。小型的单面滚筒可用来做膝或踝弯曲及颈部拉长。底部的粘接扣带可在主动或被动治疗时用来维持滚筒的适当位置(图4-6-7)。

2) 楔形垫　当患者头部控制不好,坐姿平衡差及调整躯干能力差时,可利用楔形垫在半坐卧的姿势下训练,也可适用于一些大动作活动及翻滚活动。楔形垫的形状都是为了提供患者被

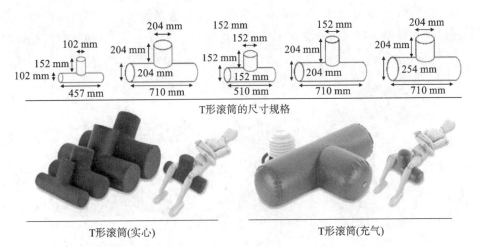

图 4-6-4　T 形滚筒

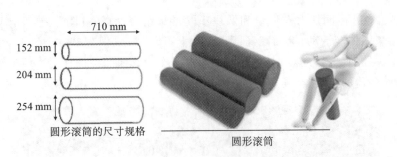

图 4-6-5　圆形滚筒示意图

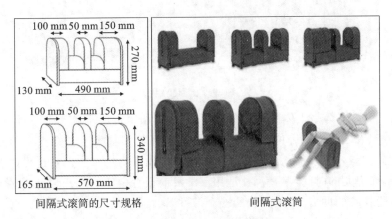

图 4-6-6　间隔式滚筒示意图

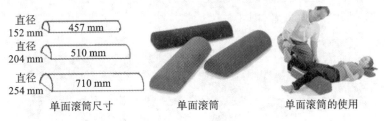

图 4-6-7　单面滚筒

动支持,让功能障碍患者得到适当的体位和姿势。有些楔形垫上附有安全带,可起到摆位时的固定作用。楔形垫的选择是根据患者的体型来决定的,一般患者趴在上面时,垫面的长度能涵盖其胸骨至膝盖；另外还可以根据患者的情况用楔形垫组合作适当的摆位。不过楔形垫的使用方法及选择还是以治疗师做治疗时的需要而定的。楔形垫适用于智力低下、脑瘫和神经肌肉功能障碍患者(图 4-6-8)。

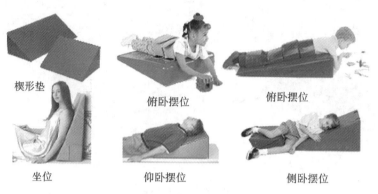

楔形垫　　俯卧摆位　　俯卧摆位
坐位　　仰卧摆位　　侧卧摆位

图 4-6-8　楔形垫

3) 楔形垫组合　由两块大楔形垫和两块小楔形垫组合而成，并附带有固定带，具有多种造型和组合，可用来做体能活动，例如翻身、翻筋斗、上下斜坡，或创造出一个舒适的阅读和工作环境，当患者缺少头控制、平衡或躯干控制能力时，也可作为其他摆位选择。适用于智力低下、脑瘫和神经肌肉功能障碍的患者(图 4-6-9)。

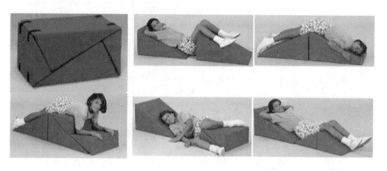

图 4-6-9　楔形垫组合

4) 侧卧板　侧卧姿势是人体发育过程中翻身、平衡和爬行的基础。侧卧板可将无法自主维持在侧卧姿势的患者摆放成侧卧位。侧卧摆位可帮助降低如脑瘫患者不正常的张力，使肩膀向前，双手可以摆到中线，对患者粗、细动作及知觉技巧的发展帮助很大。它还可以减少治疗师、家长和老师监护脑瘫患儿的时间，单一尺寸适用于学龄前至青少年的患儿。有 V 形和 L 形两种侧卧板，重力可成为摆位的助力；两条柔软的安全带可以做最细微的调整，外层无缝，不渗尿且易清洗；附带两块 8 cm×13 cm×28 cm 的板块可当成头枕板与腿靠板使用。主要功能：①降低过度伸直与弯曲的动作形态；②诱发头部向前与双上肢的中线定位；③诱发眼手协调的发展。适用于脑瘫与其他神经肌肉功能障碍患者(图 4-6-10)。

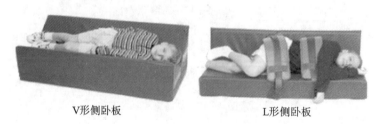

V形侧卧板　　L形侧卧板

图 4-6-10　侧卧板

5) 草上精灵摆位组合　它包含 17 个形状不同的板块。1 块铺有泡沫海绵的橇板底座，上有可固定脚轮,长为142 cm;1块大型楔形垫,20 cm高;1块小型楔形垫,15 cm高;1块楔形板;2个四分滚筒;1个中央外展板;2个侧外展板;122 cm长的圆木滚筒;1个梯形板,13 cm×46 cm;1个长方形板,14 cm×28 cm;2条安全带;1条髋部带;1条拉动带;1条侧卧带。草上精灵摆位组合可以解决治疗师对儿童至青少年的摆位需求。主要功能:①铺有泡沫海绵的滑板底座,可以让患儿在移动时仍维持适当的支持;②利用此摆位组合,可以做出侧躺、趴卧、仰卧、长坐、滚筒坐姿等几个摆位;③若在底座加上一个圆木滚筒,还可以成为前庭刺激活动中一个主动治疗系统。适用于学校、家庭及治疗场所,为脑瘫、智力低下或其他神经肌肉功能障碍患者提供多功能摆位(图4-6-11)。

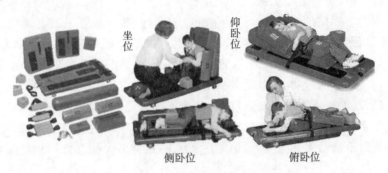

图 4-6-11　草上精灵摆位组合

6)蝌蚪摆位组合　专为0~3岁早期介入计划设计的幼儿摆位组。多用途组合可以有很多有创意的摆位方法。①俯卧摆位:利用单面滚筒及两个侧支持板,可以诱发出主动的身体伸直、头部前弯、胸部抬起及双手前撑以得到手接触中线的功能。另一个有镜面的组件,可以用来引发患儿在此姿势下的好奇探索;若在底面加上一个圆木滚筒,就可以用来做前庭活动了。②坐姿摆位:利用底座加上不同的楔形垫可以做出长坐与滚筒跨坐的摆位,依坐姿需求来选择楔形垫的两面。再加上桌架,可以当成额外的支持面,也可用来做眼手协调活动。③侧卧摆位:将圆形滚筒固定在底座上,让患儿侧卧,可诱发头和躯干动作的控制。将底座近脚部抬高,可以得到改善呼吸的姿势。主要功能:提供患者俯卧、坐姿、侧卧的摆位。适用于脑瘫、智力低下、神经肌肉功能障碍及其他发展迟缓患儿使用(图4-6-12)。

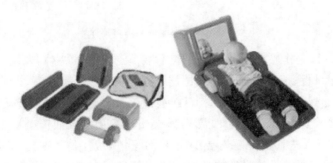

图 4-6-12　蝌蚪摆位组合

2. 坐姿辅助器的选配

1)坐姿辅助器适配原理　坐姿辅助器需根据患者的坐姿控制能力进行适配(表4-6-1)。坐姿控制能力包括放手坐姿能力、手撑坐姿能力和支撑坐姿能力。

表 4-6-1　坐姿辅助器的选择

坐姿控制表现	坐姿辅助器的选择
放手坐姿者:不靠双手支持可以长时间坐着	平面系统;简单体廓造形系统

续表

坐姿控制表现	坐姿辅助器的选择
手撑坐姿者:须靠一手或双手支撑来保持坐姿。需靠某些骨盆或躯干支持才能用双手来从事日常生活活动	从简单到复杂的身体轮廓造形系统
支撑坐姿者:在骨盆与躯干无重大支撑无法坐着。通常需要头部支持。有重度的结构或功能性畸形	复杂的身体轮廓造形系统;量制系统

【注】坐姿辅助器根据所能提供的支持量由低至高可分为三类。①平面系统:由平面式的坐垫与靠背组成,因为可提供的支持较小,适合稳定度较好,畸形较轻微的儿童使用,如放手坐姿者。这种坐垫与靠背,可以是帆布制的或皮制的,也可以是硬板再包上海绵,如角椅、摆位椅等。②身体轮廓造形系统:坐垫与靠背表面,按照人体的轮廓加上由硬质泡沫海绵制成的一体成型造型层,借助于身体接触面的增加(尤其是两侧)来提供更多的支持。适用于姿势能力尚可,具中度畸形的患儿。体廓造形可以简单或复杂,依患儿的能力来增减。简单的造形如喂食椅可用于手撑坐姿者,也可用于放手坐姿者,用于后一类主要是为了增加舒适与稳定度,而复杂造形者如凯立系统座椅,则可以给某些支撑坐姿者,稳定度较差的儿童更大的支持。③量制系统:按患者的体型,个别取模制造,可提供的支持量最大也可减轻身体各突出面的压力。适用于支撑坐姿者,稳定度很差或畸形较严重的儿童。摆位时,除了按患者的坐姿需求来选择座椅外,还须按维持良好身体基准线的需要加入附件,如头部支持板,躯干、髋部及膝部的侧面支持板,膝部的内支持板,足挡板,桌面及各部位的安全带等(图 4-6-13)。

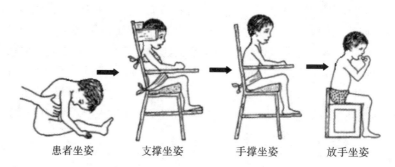

| 患者坐姿 | 支撑坐姿 | 手撑坐姿 | 放手坐姿 |

图 4-6-13　坐姿辅助器的选择示意图

2) 坐姿辅助器设计制作要求　①支撑壳体:保持身体姿势的主体,要求具有足够的刚性、支撑性能,多用木板、塑料板、钢管制成。②缓冲层:主要作用是分散压力,多使用塑料海绵制作。③表面覆盖层:主要起保护作用。一般要求表面覆盖层具有防水性能,易清洁,抗细菌,抗真菌,不会引起皮肤过敏,4 个方面可以延伸,变形时不会出现皱褶。表面覆盖层多用各种天然皮革、人造皮革等材料制成。④表面吸湿散热层:多用棉的织物制成。

3) 坐姿辅助器的主要结构与附件的选配　坐姿辅助器一般有轮椅桌、轮椅桌附件、头部附件、胸部附件、小腿与足部附件和各种带子等。坐姿辅助器的主要附件及用途见表 4-6-2 和图 4-6-14。

表 4-6-2　坐姿辅助器主要附件及用途

附件分类	品种名称	主要用途
轮椅桌	无边桌	
	三边桌	
	全边桌	

续表

附件分类	品种名称	主要用途
轮椅桌附件	胸垫	防止躯干前倾
	肘挡	抑制肩肘的不随意运动
	竖手把	抑制手的不随意运动,保持躯干的正确位置
	横手把	同上
头部附件	头托	保持头部于正中位置
	头托	同上
	颈托	同上
胸部附件	肩垫	防止肩部上抬,防止躯干前倾
	肩胛垫	抑制肩胛骨向中线靠拢
	腰垫	支持腰部
	骨盆挡	固定骨盆
	外展挡	防止髋关节外展
	内收挡	防止髋关节内收
	胸挡	防止躯干前倾
	侧板	防止躯干的侧向移动
	骶部垫	防止骨盆向后移动
	躯干挡	防止躯干的侧向移动
小腿与足部附件	小腿托板	托小腿
	足踏板	支撑双足
	膝部垫	防止膝部向前移动
	足隔板	防止足交叉
	足套	帮助足底的全面接触,预防和矫正马蹄足
各种带子	胸带	防止躯干前倾
	肩胸带	防止躯干前倾,保持躯干正中位
	Y字形带	同上
	V字形带	同上
	髋带	防止骨盆的前移
	膝带	防止膝部前移,防止膝部伸展,固定骨盆
	踝带	防止膝部伸展,防止足部的横向移动
	腕带	抑制手的随意运动

4)常用的坐姿辅助器的种类及特点

(1)万能泡沫海绵坐姿辅助器:使用容易,坐起来舒适,是坐姿摆位的选择之一。宽广的底座可预防伸肌反冲时的翻倒,椅座上的外展柱可用来支持桌板。利用髋部摆位带及H形鞍带得到适当摆位后,有垫的椅座,可增加坐姿的舒适感。弹玻外层,好看、舒适且易清理。底座大小是50 cm×71 cm,椅背高度48 cm,单一尺寸适用于身高152 cm以内的儿童与青少年。主要功能:

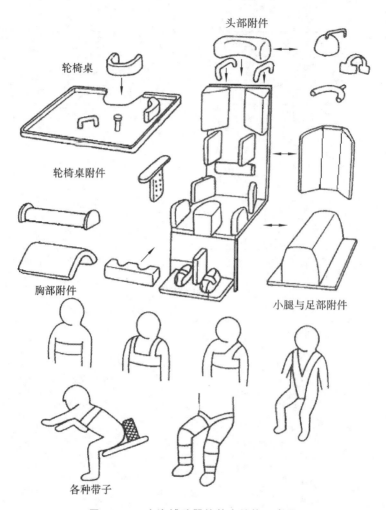

图 4-6-14 坐姿辅助器的基本结构示意图

①平面坐姿支持;②环形椅背,提供躯干两侧支持;③抑制伸肌反张;④增加坐姿的平衡。适用于智力低下、脑瘫及其他神经肌肉功能障碍患者(图 4-6-15)。

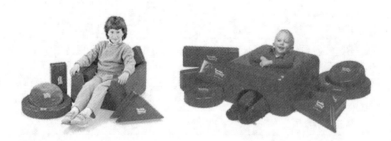

图 4-6-15 万能泡沫海绵坐姿辅助器

(2)角椅:角椅靠背为三角形,为患者提供躯干支持,底部为一平面座椅,可增加坐位的稳固性,座椅附带有安全带,可稳固骨盆和躯干,并可协助抑制过度伸直的动作,对痉挛性麻痹或徐动型脑瘫患儿很有帮助。当患儿坐着有稳固的支撑时,就可以把双手空出来做两侧性动作,精细动作技巧及手眼协调训练;另一方面也使下肢均匀承重,促进头与躯干的控制。其结构形式有固定式、可调式和移动式等。主要功能:①平面式坐姿支持;②三角形椅背,提供躯干侧支持;③抑制伸肌反张;④增加坐姿的平衡。适用于智力低下、脑瘫及其他神经肌肉功能障碍的儿童(图4-6-16)。

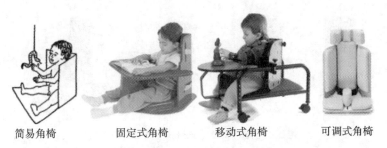

简易角椅　　固定式角椅　　移动式角椅　　可调式角椅

图 4-6-16　角椅示意图

（3）滚筒座椅：它有助于降低下肢张力，椅背及桌面可增进躯干的伸直。平底加坐垫的滚筒凳集舒适、稳定、对称与抑制张力等多项功能于一身。主要功能：①平面式坐姿支持；②跨坐摆位，降低下肢伸直张力。适用于脑瘫、神经肌肉功能障碍患者（图 4-6-17）。

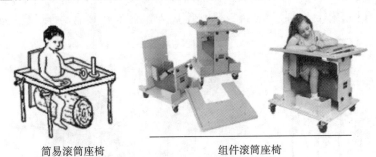

简易滚筒座椅　　　　　　　组件滚筒座椅

图 4-6-17　滚筒座椅

（4）喂食椅：喂食椅可以提供喂食时对孩子的摆位控制，特别对于坐姿平衡差、头与口腔控制不良的脑性麻痹患者有相当好的帮助。稍向后倾的喂食椅方便口腔控制不良的患者进食，椅子上的胸带与腰带可以提供适当的摆位，让患者骨盆紧贴椅子且使背部与椅座形成 90°的良好姿势。喂食椅组合是喂食椅再配上适当的桌子可方便患者休息、游戏、学习和工作。另外还有轮式喂食椅是在喂食椅上加装了有轮子的活动型椅座，摆位之后方便移动，且借助移动有助于患者了解身体所处的空间方位及熟悉所处的环境。主要功能：①简单的体廓造形坐姿支持；②增进头部控制与坐姿平衡。适用于脑瘫、神经肌肉功能障碍患者等（图 4-6-18）。

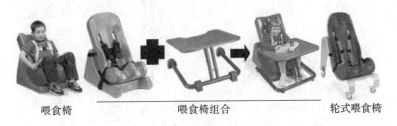

喂食椅　　　　　　喂食椅组合　　　　　　轮式喂食椅

图 4-6-18　喂食椅示意图

（5）携带式座椅：携带式座椅附有可调整脚踏板、C 形头靠和桌板，椅背设计倾斜 120°以顺应不正常的躯干张力。附有固定带装置可用来将携带式座椅固定在普通椅子或汽车椅座上。可在家、学校、工作单位或要用车接送患者时使用，方便地解决了患者日常生活的坐姿问题。椅子外形符合人体曲线，同时也提供躯干侧面的支撑。另外目前还有附带便器的携带式座椅和轮式携带式座椅，更加增加了患者日常生活的便利性。主要功能：①复杂体廓造形坐姿支持；②提供坐姿时由头至脚的整体摆位；③增加坐姿的支持与稳定度；④为患者学习工作和转移提供安全保障和便利。适用于脑瘫和其他神经肌肉障碍患者（图 4-6-19）。

（6）坐姿椅：可调整坐深、被靠倾斜角度及脚踏板高度，提供适当的稳定性与正确的摆位。

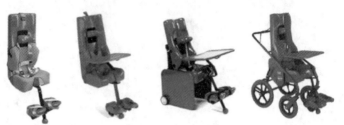

携带式座椅　携带式座椅(带桌板)　携带式座椅(带便器)　携带式座椅(轮式)

图 4-6-19　携带式座椅

有许多附件,如活动式桌板等;另外也可与倾斜桌搭配使用。它的设计兼顾了效率、功能与舒适,椅座与椅背皆包有海绵垫。椅背可在 90°～70°之间调整。有凸边的桌面是一个功能性附件,可创造出一个安全的工作台面。主要功能:①平面式坐姿支持;②增加坐姿的稳定度与舒适感;③提供安全的学习和工作台面。适用对象:智力低下、脑性瘫痪及其他发育迟缓儿童(图 4-6-20)。

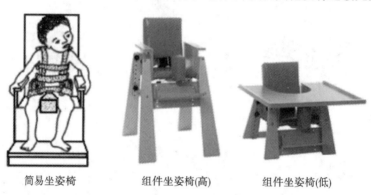

简易坐姿椅　　　　　组件坐姿椅(高)　　　　组件坐姿椅(低)

图 4-6-20　坐姿椅示意图

3. 站姿辅助器和站立架的选配

1)站姿辅助器的适配原理(图 4-6-21)

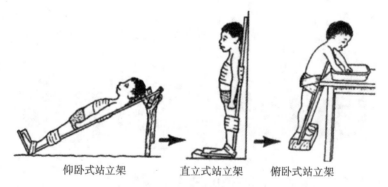

仰卧式站立架　　　　直立式站立架　　　　俯卧式站立架

图 4-6-21　站姿辅助器示意图

　　(1)仰卧式站立架:可以提供下肢与躯干的载重训练,载重的程度与支持面的角度成正比,姿势固定主要在躯干、髋与膝部分。因背靠而立,不能提供上肢的载重,且对下肢的摆位不方便,所以较少只因摆位的目的来使用,多用于脑血管病变,脊髓损伤、脑外伤及智力低下的患者。常用的有仰卧站立架、倾斜床等。

　　(2)直立式站立架:通常适用于手与躯干控制较好,但仍无法独立站立的患者。姿势支持主要靠胸与臀的宽形固定带及膝泡沫海绵板、可调式的脚踏鞋或足挡板,附加的桌面可用于增加躯干的支持。为了使用安全,较小的患儿可以使用底面积小的垂直站立架,年纪较大的患儿或成年人则必须加大支持面,才能防止倾倒。常用的有直立式站立架、直立式站立桌等。

（3）俯卧式站立架：对于张力不足，头与上半躯干控制较差或近端稳定度不佳的患者，如脑瘫与智力低下儿童，适合使用此种站立架。可以提供不同倾斜度至垂直角度的站立，姿势控制主要靠胸托及侧面挡板如骨盆托与膝部挡板、外展鞍板与足挡板。桌面的使用则有助于对上半身的支持、对称性与手部活动的进行。常用的如俯卧站立架、俯卧站立车等。

2）常用的站姿辅助器种类及特点

（1）倾斜床：可将患者固定在一定角度的仰卧姿势，并可调整 0°～90° 角度的平板床。主要功能：①可以适度地使患者部分承重，让患者的肌群能主动收缩，从而诱发肌肉活动；②对刚下床或卧床过久的患者，可以增加其直立的机会，以增进呼吸、循环系统的功能，治疗姿势性低血压；③对于意识不清的患者（例如车祸脑伤昏迷者），倾斜床也可让患者感受到一些外来刺激；④对于骨折患者或下肢功能障碍的患者，适度的承重有助于增加骨质密度。适用于中风、颅脑伤、脊髓损伤的患者或下肢功能障碍的患者（图 4-6-22）。

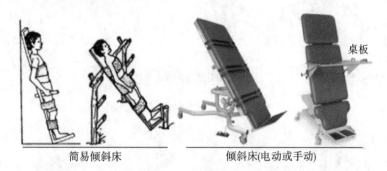

桌板

简易倾斜床　　　　倾斜床(电动或手动)

图 4-6-22　倾斜床示意图

（2）俯卧式站立架、车：可让患者保持在俯卧站姿位的站立架、车。胸部挡板、膝部挡板可调整与足踏板完全垂直。调节支持杆的长度可移至任何所需的位置。脚踏板上的可调尼龙搭扣式摆位鞋板，用以控制下肢内旋、外旋、外展、内收。站立车带有刹的小脚轮既可移动方便，又可预防滚动或旋转。较小患儿或幼童使用时可将膝板取下。站立架另有许多附加器具，可依患者需求选用，如多功能桌面、活动直立靠板、腿部分隔板、安全带、膝部托板（防止膝盖弯曲）等。主要功能：①提供俯卧站立的机会，使下肢承重以利于骨骼、肌肉成长发育；②增进躯干、上肢和下肢的载重；③可控制下肢异常的外旋、内旋、外展、内收姿势；④卧床时间过长需增加活动视野及体能；⑤长期卧床活动量不足，需稳定血压及促进肠胃功能；⑥肌张力高，需正确站立摆位防止肌肉紧缩、关节挛缩、变形；⑦加强前庭平衡感觉的刺激。适用于智力低下、脑瘫、偏瘫和截瘫患者（图 4-6-23）。

（3）垂直站立架：可让患者保持在直立站姿位的站立架。它一般有胸托、臀托、膝部挡板和站立板，臀托上带有可调式髋部垫，增加了对患者支持力量和舒适度，尼龙布制成的固定带，使用钢环与尼龙搭扣固定，提供臀部、胸与膝部的支持。侧方附带有扶手或支持板，膝部挡板用合成橡胶或泡沫海绵做成，可以固定及舒适地支持双腿，并可调整腿的外展或内收，站立板上有可调式鞋板，可使踝关节背屈或跖屈。底座可固定横杆形成一个更稳定的底面。主要功能：①提供垂直站立的机会，减少各种坐卧所造成的并发症；②增进站立学习与活动的丰富性。适用对象：智力低下、脑瘫及其他神经肌肉功能障碍者（图 4-6-24）。

（4）站立桌：类似站立架功能的桌子。目前也有电动站立桌，可辅助患者由坐姿到站姿。主要功能：①可提供垂直站立的机会，增进躯干、上肢和下肢的承重；②可控制下肢外转、内转与外展、内展的姿势；③方便患者在站立的姿势下学习与从事各种上肢的活动。适用对象：智力低下、脑瘫及其他神经肌肉功能障碍患者（图 4-6-25）。

（5）平躺式站立架、车：可提供头、躯干、骨盆、膝与足部的支撑。使用手调节杆可将站立架

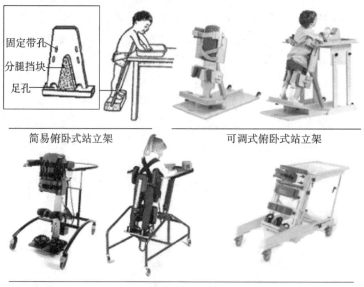

固定带孔
分腿挡块
足孔

简易俯卧式站立架 | 可调式俯卧式站立架

俯卧式站立车

图 4-6-23　俯卧式站立架、车示意图

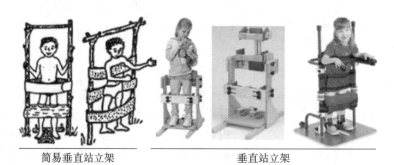

简易垂直站立架 | 垂直站立架

图 4-6-24　垂直站立架示意图

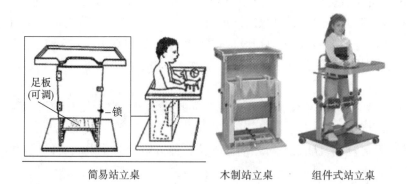

足板
(可调)
锁

简易站立桌 | 木制站立桌 | 组件式站立桌

图 4-6-25　站立桌示意图

简易又安全地调在水平与垂直间的任意角度。对于头部控制良好的患者,可将顶端 35.6 cm 长的头枕板取下。扶手可向下折叠便于放入及调整桌面的倾斜度。伸缩架脚,使用时可伸长增加稳定度,也可回缩方便储放。足踏板可以向上折叠收起。站立车的双重带刹的小脚轮既可以移动方便,又可防止站立车滚动及旋转。背后的挡板内含垫子、足踏板、可调式扶手、两条 10 cm 宽的腿部固定带、一条 10 cm 宽的髋部固定带、一条 10 cm 的胸部固定带及两对侧支持板。主要功能:提供各种角度平躺站立的机会;提供下肢载重训练;丰富站立活动的经验。适用于智力低下、

Note

脑瘫、脊髓损伤与脑血管病变的患者等(图 4-6-26)。

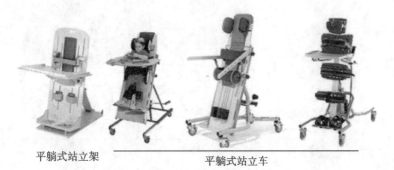

平躺式站立架　　　　平躺式站立车

图 4-6-26　平躺式站立架、车示意图

(6)多功能站立架:可做垂直、俯卧与仰卧等多站姿摆位的多功能站姿辅助器。调节倾斜杆可使站立架角度在 15°~90°范围内进行调整。躯干、髋部、膝部和足部均有可调式的靠垫固定。另有高度与倾斜度都可调整的桌架以供选用。主要功能:提供平躺、仰卧与垂直位的多种站姿;增加站立学习与活动的丰富性。适用于智力低下、脑瘫和其他神经肌肉功能障碍等的患者(图 4-6-27)。

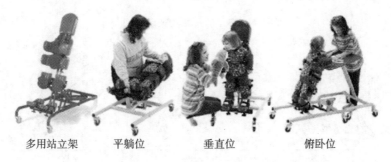

多用站立架　　　平躺位　　　　垂直位　　　　俯卧位

图 4-6-27　多功能站立架示意图

(7)动态站立架:这种站立架可以利用手动进行行走,手动一般借助于类似手动轮椅的手推轮或推杆,并依靠站立架的胸托、臀托和膝部挡板将人体固定站立,双手用力推手推轮或推杆就可以慢慢行走。主要功能:①利用自身力量,患者可以完成行走过程;②提供垂直站立和行走的机会;③增进全身直立承重和行走的经验。适用于脊髓损伤、脑瘫、下肢功能障碍与其他神经肌肉功能障碍患者(图 4-6-28)。

4. 姿势辅助器的综合应用(以脑瘫患儿为例)　良好正确的姿势,可使肌张力正常,这样才会有正常的动作。对于脑瘫患者而言,康复治疗最重要的是姿势要正确。脑神经系统的病变,使脑瘫患者身上呈现出肌肉张力异常(过高或过低),导致运动障碍和姿势异常。因此,要维持一个正确而有用的姿势,对于脑瘫患者来说是相当不容易的。而在日常生活活动中,都必须要有正确的姿势,才能让骨骼肌肉正常收缩,带动关节活动进而产生想要做的动作。下面介绍脑瘫患者的姿势辅助器。

1)脑瘫患儿最常见异常姿势　①卧姿:仰卧位时角弓反射,全身僵直,不易弯曲;身体不对称。俯卧位时全身绻曲,头抬不起来,手撑不起来。②坐姿:背挺不起来,侧坐困难,骨盆后斜,坐在椅子上,双脚蹬直,常易溜下椅子。③站姿:上半身前倾,腰背部无法挺直,下肢弯曲呈剪刀形,脚跟不能着地(图 4-6-29)。

2)脑瘫患儿常用的姿势辅助器　矫正姿势用的姿势辅助器大致分静态姿势辅助器与动态姿势辅助器两类,其功用主要是维持正确的姿势,降低肌张力,使患者能做出正确的动作与行动自由。

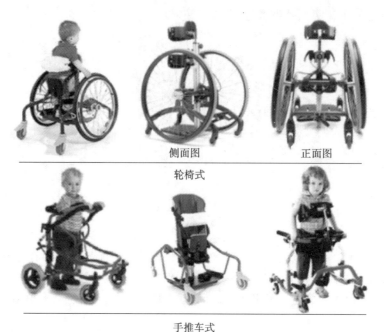

图 4-6-28　动态站立架示意图

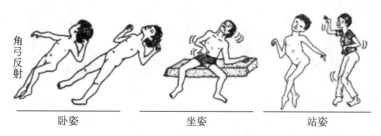

图 4-6-29　脑瘫患儿最常见的异常姿势示意图

（1）静态姿势辅助器：①侧卧位：用侧卧板，适用于较严重的患者，可以使患者较容易放松，同时鼓励患者双手合用。②俯卧位：用楔形垫或摆位组合，可训练患儿抬头挺胸收背的能力。③仰卧位：用楔形垫、仰卧架或吊床，矫正角弓张力太强的患儿。④坐位：用滚筒座椅、三角座椅、矫正椅、汽车椅、轮椅和喂食椅等，主要功能是维持良好的坐姿，有利于提高患儿日常生活活动及学习能力；当孩子斜靠在轮椅内时，利用楔形垫使髋关节保持弯曲90°，并利用"H"形带来固定躯干，以增加患儿在轮椅上的安全度。⑤站立位：用站立桌、站立训练架、直立站立架或俯卧站立架等，用以帮助患儿维持正常的站立姿势，帮助头、颈、腰背部伸直（图4-6-30）。

（2）动态姿势辅助器：协助患者在正确的姿势下自由行动，主要包括俯卧姿势用的滑板与滚筒、坐姿用的轮椅及助行器等（图4-6-31）。

【姿势辅助器的选配注意事项】①专业人的评估、设计与检查：姿势辅助器是根据患者个别需要而特别定制的，而不是到店里购买现成的，否则不仅不适用，而且还会造成副作用，此外，没有经由专业人员的指导，错误地使用也可能使家长以为姿势辅助器不适用，而将姿势辅助器弃而不用，浪费资源。②选购时须考虑的因素：使用方便与否、价格、材质、重量及售后服务等。③掌握正确的操作方法：在治疗师指导下使用，并要求家长、患者反复操作练习。④定期检查：由治疗师定期追踪检查，尤其是患儿是否适合姿势辅助器的尺寸。⑤每次使用前后的检查：包括患者身体皮肤有无压伤或姿势辅助器结构是否有损坏等。

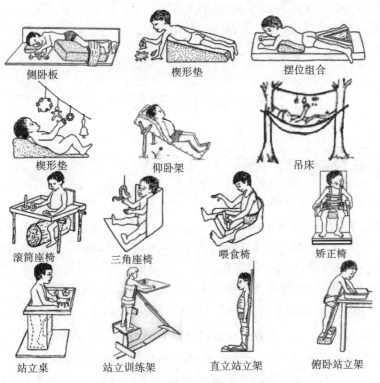

图 4-6-30　静态姿势辅助器示意图

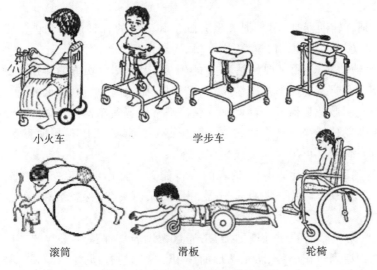

图 4-6-31　动态姿势辅助器示意图

（肖晓鸿）

复习思考题

1. 简述姿势辅助器的定义与分类。
2. 简述姿势辅助器的基本功能。
3. 简述姿势辅助器的适配原则。
4. 简述姿势辅助器适配前的评估方法。
5. 简述卧姿辅助器的适配原理、常用的种类及特点。

6. 简述坐姿辅助器适配原理、常用的种类及特点。

7. 简述站姿辅助器的适配原理、常用的种类及特点。

第七节　康复训练辅助器具

一、康复训练辅助器具的概述

（一）康复训练辅助器具的定义

康复训练辅助器具（rehabilitation training equipment）又称康复训练器具，是指通过使用、训练来代偿因损伤或疾病导致的功能障碍和功能低下，达到预防、改善、恢复功能障碍和自身的能力的康复辅助器具。在开展康复训练时，治疗师通常要借助相应的康复训练辅助器具来对患者进行训练，或者由治疗师帮助、指导患者利用康复训练辅助器具进行训练。

（二）康复训练辅助器具的分类

目前国内市场上所能见到的康复训练辅助器具大约有 80 种，一般有 40 种左右，常用的康复训练辅助器具约 20 种。根据不同的分类标准，康复训练辅助器具可以有不同的分类方法。

1. 按习惯分类　上肢运动训练类、下肢运动训练类、全身运动训练类、康复治疗辅助训练类、儿童康复训练类、特殊康复训练类（包括感统训练、听力训练、吞咽训练）。

2. 按功能分类

（1）卧、坐位训练辅助器具：用来训练患者卧位和坐位的各种肢体功能。常用的有训练台、运动垫、平衡板、姿势矫正椅、梯椅、滚筒、楔形垫、姿势镜等。

（2）站立训练辅助器具：用来改善站立功能障碍和因为站立功能障碍所导致的身体并发症。常用的有：站立架、倾斜台、踝关节站立矫正板、平行杠、钻滚筒、平衡板、肋木等。另外，此类器具还有辅助站立轮椅、下肢矫形器等。辅助站立轮椅平常作普通轮椅使用，患者不论乘轮椅走到哪里，都可以随时控制轮椅从坐位转变为站立，并进行站立训练；或用于帮助患者进行只有在站立状态下才能进行的活动，又可随时恢复成坐位状态。

（3）步行训练辅助器具：用来训练患者的步行能力。常用的有：平行杠、阶梯、步行训练斜板、姿势镜、抽屉式阶梯等。另外还有步行器、拐杖、保护头盔、保护腰带、下肢假肢、下肢矫形器等。

（4）矫正姿势、防止畸形的训练辅助器具：通过帮助肢体保持在正常的功能位，或通过给肢体施加矫正力，从而起到矫正姿势、防止畸形的作用。常用的有：肋木、姿势镜、姿势矫正椅、踝关节矫正站立板、分指板、训练球、楔形垫、滚筒、钻滚筒、站立架、倾斜台、沙袋、悬吊架、墙壁拉力器、训练台、运动垫等。另外还有肩吊带、握木、握球、内旋矫正板、内收矫正板、内翻矫正板、外翻矫正板、矫形器等。上述康复训练辅助器具有的起直接作用，有的则起间接的辅助作用。

（5）肌力、耐力训练辅助器具：让患者通过肢体进行抗阻力或主动运动等，来训练其肌力和耐力。常用的有支撑器、沙袋、哑铃、悬吊架、墙壁拉力器、股四头肌训练器、手指肌训练台、平行杠、肋木、阶梯、步行训练斜板、抽屉式阶梯、磨砂台、肩关节旋转运动器、前臂内外旋运动器、腕关节旋转运动器、训练台、运动垫等。另外还有滑轮训练器、挂式沙袋、粘木、腕关节掌屈运动器、腕关节旋转运动器、踝关节跖屈背屈运动器。多功能组合运动器，如划船器、功率自行车、跑步机、肩梯、手持拉力器等。

（6）关节活动度训练辅助器具围绕肢体功能障碍的关节，按一定规律进行被动或主动运动，可以起到训练关节活动度的作用。常用的有肩关节旋转运动器、前臂内外旋运动器、腕关节旋转运动器、肩梯、手指阶梯、体操棒、滚筒、磨砂台、平行杠、肋木、套圈、抽屉式阶梯、训练台、运动垫、悬吊架、墙壁拉力器、股四头肌训练器、手指肌训练台、训练球、钻滚筒、阶梯、步行训练斜板、木钉盘、铁棍插盘、手功能综合训练板、梯椅等。另外还有腕关节掌屈运动器、髋关节旋转运动器、踝关节跖屈背屈运动器、多功能组合运动器、滑轮训练器、偏瘫综合康复器、划船器、功率自行车、跑步机、粘木、爬行架、钻笼、蹦床、球浴等。

（7）平衡、协调性训练辅助器具：用来训练患者的平衡能力和动作的协调、控制能力。常用的有平衡板、木钉盘、铁棍插盘、手功能综合训练板、套圈、磨砂台、滚筒、钻滚筒、楔形垫、训练球、姿势镜、平行杠、训练台、运动垫、梯椅等。另外还包括粘木、生活自助具、取物器、穿衣板、防洒碗、玩具等。

（8）综合基本动作训练辅助器具：综合基本动作康复训练要调动全部上肢、下肢甚至躯干共同完成，需要同时面对多处、多方面的功能障碍。这种训练与日常生活活动训练是有区别的，综合基本动作是日常生活活动动作的预备性、基础性动作，而不是日常生活活动动作本身。常用的有训练台、运动垫、抽屉式阶梯、支撑器、梯椅、手功能综合训练板、训练球、滚筒、钻滚筒、楔形垫、平行杠、阶梯、步行训练斜板、磨砂台、套圈、木钉盘、铁棍插盘、手指阶梯、肩梯、体操棒、悬吊架、手指肌训练台等。另外还包括爬行架、钻笼、蹦床、球浴、玩教具、粘木、滑轮训练器、划船器、功率自行车、跑步机、拐杖、假肢、矫形器等。

（9）辅助治疗训练辅助器具：在针对某种功能障碍进行的训练中，辅助治疗训练辅助器具对改善这一障碍所起的作用是间接的、辅助性的，但同样是重要的、不可缺少的。常用的有 PT 凳、训练台、运动垫、平行杠、肋木、姿势镜、滚筒、楔形垫、抽屉式阶梯、体操棒、支撑器、沙袋、梯椅等。另外还包括治疗台、固定带式训练台、训练枕、轮椅、轮椅桌、轮椅垫、拐杖、保护头盔等。

（10）日常生活活动训练辅助器具：日常生活活动训练是在单项功能训练及综合基本动作训练的基础上进行的。它涉及日常生活的各个方面，所用器具范围很广，许多器具不是典型的康复训练辅助器具，而是典型的残疾人日常生活辅助器具及普通的日用品。严格说来，卧位坐位训练、站立训练、步行训练都属于日常生活活动训练，因为具有一定的重要程度、内容丰富而相对完整，所以分别独立出来，作为与日常生活活动训练并列的专门的训练门类。日常生活活动训练辅助器具常用的有训练台、运动垫、手功能综合训练板、支撑器、姿势矫正椅、梯椅、抽屉式阶梯、楔形垫、生活自助具、取物器、穿衣板、防洒碗、轮椅、轮椅桌、轮椅垫、步行器、腋杖、肘杖、手杖、四足手杖、功率自行车、爬行架、保护头盔、个人卫生用具、如厕训练装置、假肢、矫形器等。

（11）儿童康复训练辅助器具：专门用于残疾儿童康复训练的器具。常见的有爬行架、坐姿矫正椅、手眼协调能力玩具、木楞床、儿童安全椅、平衡训练器具、钻笼、钻滚筒、直角梯、滑梯、认知玩具、儿童蹦跳器、球池、矫形带、儿童运动保护用品。

（三）康复训练辅助器具的主要功能

康复训练辅助器具种类不同和使用部位不同，它们的作用也有所区别，主要分为代偿功能、辅助生活、康复训练等。

1. 代偿功能　部分代偿患者所丧失的功能。如轮椅是肢体残疾人的代步工具，借助轮椅可以走出家门，参与社会生活。

2. 辅助生活　帮助患者完成一些日常生活活动，从而达到辅助生活的目的。

3. 康复训练　可以帮助患者锻炼和恢复部分功能。如各类训练肌力的器具，可帮助偏瘫、脑瘫的患者训练体能；各类益智玩具，可帮助智力残疾人训练基本生活技能等。

4. 促进早日康复　康复训练辅助器具一方面可以帮助患者提高个人能力，另一方面可以创造无障碍环境，以降低患者参与社会生活的难度，从而满足个人生存的需求，达到促进康复的目的。

二、常用的康复训练辅助器具的种类和功能

（一）上肢康复训练辅助器具

上肢康复训练辅助器具是指用于肩关节、上臂、前臂和手部的康复训练器具，包括肩梯、腕关节屈伸训练器、前臂旋转训练器、滑轮吊环训练器等。

1. 肩抬举训练器 用途：①用于提高上肢抬举能力的训练；②通过将棍棒放置于不同高度，训练上肢抬举功能；③可在棍棒两端悬挂沙袋，以增加抗阻力（图 4-7-1A）。

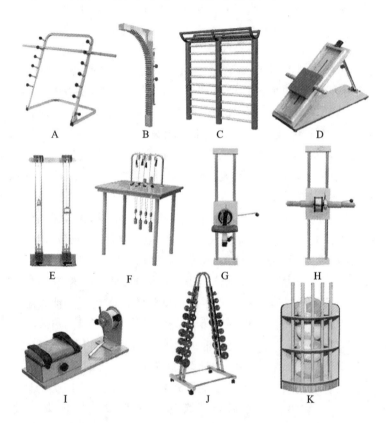

图 4-7-1 上肢康复训练辅助器具示意图

A. 肩抬举训练器；B. 肩梯；C. 肋木；D. 上肢推举训练器；E. 复式墙拉力器；F. 手指肌力训练桌；
G. 前臂旋转训练器；H. 腕关节屈伸训练器；I. 腕关节旋转器；J. 系列哑铃；K. 体操棒与抛接球

2. 肩梯 用途：①用于各种原因引起的肩关节活动障碍患者的训练；②通过手指沿着阶梯不断上移，逐渐提高肩关节的活动范围，减轻疼痛（图 4-7-1B）。

3. 肋木 用途：①用于上下肢的关节活动和肌力训练，坐、站、立训练，平衡及躯干牵伸训练，也可与肩梯同用；②矫正驼背、脊柱侧弯、帕金森综合征等前屈姿势；③肌力、耐力和平衡训练；④肩周炎等关节活动受限者的关节活动度训练；⑤不能独立站立的脊髓损伤者进行稳定膝关节和站立训练（图 4-7-1C）。

4. 上肢推举训练器 用途：①用于上肢肌力、协调活动力的训练；②提高上肢伸肌肌力；③提高上肢关节活动度（图 4-7-1D）。

5. 复式墙拉力器 用途：①用于全身肌肉、关节的训练；②肌力训练，通过抗阻主动运动，提高肌力；③关节活动度训练，预防畸形。关节活动受限者通过训练活动关节，防止、矫正畸形（图 4-7-1E）。

6. 手指肌力训练桌 用途：①用于对手指活动、手指肌力和关节活动度的训练；②手指屈伸

肌抗阻训练;③改善关节活动范围(图 4-7-1F)。

7. 前臂旋转训练器　用途:①用于前臂内外旋转运动的训练;②关节活动度训练。预防和改善前臂旋转功能受限;③肌力、耐力训练。通过患者在不同阻力下的抗阻运动实现(图 4-7-1G)。

8. 腕关节屈伸训练器　用途:①用于腕关节的屈伸训练;②改善腕部关节活动范围及肌力训练(图 4-7-1H)。

9. 腕关节旋转器　用途:①用于腕关节功能的训练;②训练腕关节旋转,改善关节活动度;③增加肌力、耐力(图 4-7-1I)。

10. 系列哑铃　用途:①用于增强肌力和耐力;②适用于肌肉麻痹等肌力低下者训练;③可用于单一肌肉训练,也可作为肌肉复合动作训练(图 4-7-1J)。

11. 体操棒与抛接球　用途为提高上肢活动范围,提高肢体协调控制能力和平衡能力,通过带棒做操和抛接球活动来实现,分立式和卧式两种(图 4-7-1K)。

(二) 下肢康复训练辅助器具

下肢康复训练辅助器具是指用于训练下肢的康复训练器具。包括下肢康复训练器、重锤式髋关节训练器、股四头肌训练板、踝关节屈伸训练器等。

1. 髋关节旋转训练器　用途:①用于髋关节旋转的训练;②通过足的画圈运动,改善髋关节的旋转功能;③适用于髋关节受限者(图 4-7-2A)。

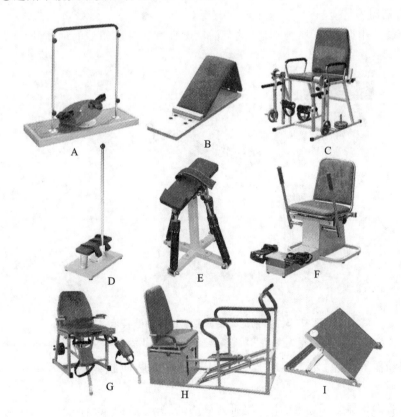

图 4-7-2　常用的下肢康复训练辅助器具示意图

A. 髋关节旋转训练器;B. 股四头肌训练板;C. 股四头肌训练椅;D. 踝关节屈伸训练器;
E. 踝关节背屈训练器;F. 坐式踝关节训练器;G. 重锤式髋关节训练器;H. 下肢康复训练器;I. 踝关节矫正板

2. 股四头肌训练板　用途:用于膝关节活动受限者进行股四头肌的主动运动训练(图 4-7-2B)。

3. 股四头肌训练椅　用途:①用于大腿股四头肌的训练。②肌力训练:患者坐在座椅上,调

Note

整主轴与膝关节轴线一致,调整足挂的位置与小腿的长度相适应,根据所需阻力大小调整重锤的位置、重量以及运动杆、抵抗杆之间的夹角。然后,用小腿的前面分别驱动两侧运动杆,克服重锤阻力,可以进行股四头肌的抗阻力主动运动。把运动杆调到上方,用手拉运动杆,可以进行上肢的抗阻力主动运动。③关节活动度训练:膝关节运动受限者,进行股四头肌的抗阻力主动运动,同时也进行了膝关节的关节活动度训练(图 4-7-2C)。

4. 踝关节屈伸训练器 用途:①用于矫正下肢姿势,防止畸形;②偏瘫等踝关节肌肉控制异常者矫正姿势时使用,矫正足下垂、足内外翻等;③站立功能障碍者的站立功能训练(图 4-7-2D)。

5. 踝关节背屈训练器 用途:①用于踝关节活动度的训练;②踝关节屈伸训练器,用于踝关节活动范围的主动性训练(图 4-7-2E)。

6. 坐式踝关节训练器 用途:①矫正下肢姿势,防止出现畸形;②矫正姿势,防止足下垂、足内外翻等畸形;③站立训练(图 4-7-2F)。

7. 重锤式髋关节训练器 用途:用于髋关节内收、外展肌力的训练(图 4-7-2G)。

8. 下肢康复训练器 用途:用于改善下肢关节活动范围和协调功能的训练(图 4-7-2H)。

9. 踝关节矫正板 用途:用于矫正足下垂、足内翻、足外翻等畸形(图 4-7-2I)。

(三)综合康复训练辅助器具

综合康复训练辅助器具是指用于上肢下肢、肩背肌肉、关节等多部位的训练器具,包括肋木、站立架、偏瘫康复器等。

1. 系列沙袋 用途:用于肌力训练、关节活动度训练和关节屈伸的训练(图 4-7-3A)。

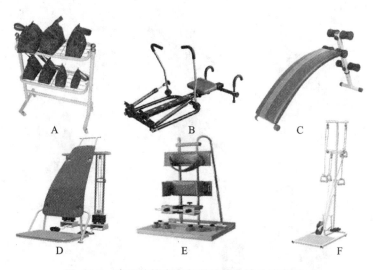

图 4-7-3 常用的综合康复训练辅助器具示意图
A. 系列沙袋;B. 划船运动器;C. 弧形腹肌训练器;D. 胸背部矫正运动器;E. 站立架;F. 偏瘫康复器

2. 划船运动器 用途:用于腰背部、上肢屈肌群、下肢伸肌群的肌力和耐力训练(图 4-7-3B)。

3. 弧形腹肌训练器 用途:①用于腹肌力量的训练;②借助弧形面进行腹肌肌力的训练(图 4-7-3C)。

4. 胸背部矫正运动器 用途:①用于胸背部畸形患者的康复训练;②配合复式墙拉力器使用,防止、矫正胸背部畸形;③训练上肢、胸部肌肉力量和耐力(图 4-7-3D)。

5. 站立架 有脑瘫儿童站立训练架、单人截瘫站立架、双人截瘫站立架、四人截瘫站立架等。用途:①用于患者站立功能的训练;②脑瘫、截瘫等站立功能障碍患者使用;③预防改善骨质疏松、压疮、心肺功能降低(图 4-7-3E)。

6. 偏瘫康复器　用途:①用于偏瘫患者对患侧肢体的训练;②利用健肢帮助患肢进行功能训练(图 4-7-3F)。

(四) 平衡及步行训练辅助器具

平衡及步行训练辅助器具是指用于进行身体平衡机能训练和步行训练的器具,包括平衡杠、平衡板、辅助步行训练器、训练用阶梯等。

1. 抽屉式阶梯　用途:①简易的训练阶梯;②功能同训练用阶梯;③还可作为不同高度的坐具(图 4-7-4A)。

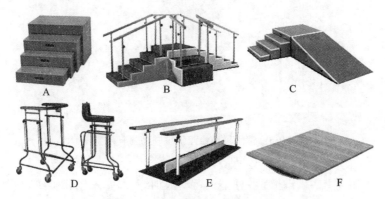

图 4-7-4　常用平衡及步行训练器具
A. 抽屉式阶梯;B. 训练用阶梯;C. 步行训练用斜板;D. 辅助步行训练器;E. 平衡杠;F. 平衡板

2. 训练用阶梯　用途:①用于患者步行功能训练,阶梯扶手的高度可根据患者需要进行调整;②利用阶梯扶手或拐杖进行上下阶梯的步行训练;③上下阶梯可以锻炼和增强躯干和下肢肌力,活动下肢关节;④利用上下阶梯可提高偏瘫、截瘫患者屈膝、屈髋的能力;⑤有双向和三向两种(图 4-7-4B)。

3. 步行训练用斜板　用途:用于患者进行上下楼梯和步行训练(图 4-7-4C)。

4. 辅助步行训练器　用途:①神经骨关节系统损伤患者的室内外代步工具;②增加上肢支撑面积,提高辅助步行的效果;③有普通、带刹带座和可折叠式三种类型(图 4-7-4D)。

5. 平衡杠　用途:①站立训练:帮助已完成坐位平衡训练的患者,从坐位上站立起来,训练立位平衡和直立感觉,提高站立功能。②步行训练:用于所有步行功能障碍者,如偏瘫、截瘫和其他下肢麻痹患者,截肢患者,类风湿、下肢骨折、外伤等下肢疼痛者,以及步态失调患者。患者练习步行时,手扶杠体,可以帮助下肢支撑体重,保持身体稳定性,或减轻下肢负重。在患者挂拐步行的初期,为防止跌倒,可以让患者先通过平行杠练习行走。③肌力训练:利用平行杠做身体上举运动,可以训练挂拐杖步行所需要的背阔肌、上肢伸肌肌力。也可用于步行所需臀中肌、腰方肌肌力的训练。④关节活动度训练:下肢骨折、偏瘫等患者,将健足登在 10 cm 高的台上,手握住平行杠,前后左右摆动患者侧下肢,做保持或增大髋关节活动度的训练;⑤训练辅助:与平衡板、内翻矫正板、外翻矫正板等配合使用,在相应的训练中起辅助作用(图 4-7-4E)。

6. 平衡板　用途:①用于患者平衡功能的训练;②适用于偏瘫、脑瘫等运动失调者的平衡训练;③可与平行杠合用,在平衡板上进行中心转移、肢体负重和平衡练习;④有带扶手和不带扶手两种(图 4-7-4F)。

(五) 辅助治疗训练辅助器具

辅助治疗训练辅助器具是指治疗师为患者做康复训练时所用的辅助器具,包括训练床、PT凳、组合软垫、楔形垫等。

1. 楔形垫　用途:①用于基本功能的综合训练;②适用于头不能自控、坐不稳、自动调节体

361

位能力低下的患者(图 4-7-5A)。

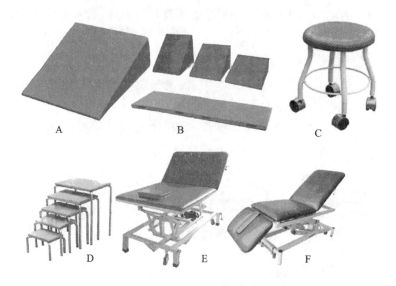

图 4-7-5　常用辅助治疗训练辅助器具示意图
A. 楔形垫；B. 组合软垫；C. PT 凳；D. 组合套凳；E. PT 训练床；F. 治疗床

2. 组合软垫　用途：①用于患者各种垫上运动的训练；②基本动作训练，包括卧、跪等；③长坐位平衡及耐力训练；④与肋木配合，进行站立、蹲起等训练；⑤防护作用。还有组合皮软垫及高级防潮软垫(图 4-7-5B)。

3. PT 凳　用途：治疗师对患者进行手法治疗时坐的可移动坐具(图 4-7-5C)。

4. 组合套凳　治疗师进行手法治疗时的坐具。按需要有不同的高度，也可作为患者上肢锻炼的工作台面(图 4-7-5D)。

5. PT 训练床　用途：①进行基本动作的训练，如卧、坐位训练，并可与悬吊架配合使用；②综合基本动作训练：用于截瘫、偏瘫、四肢瘫、小儿脑瘫、类风湿等四肢活动不便的患者。可以在训练床上进行仰卧位前后左右移动、翻身、起坐、俯卧位移动，还可以训练从轮椅到床上的转移动作。③平衡训练：可以进行坐位、手膝位的平衡训练。④训练辅助：治疗师可以在训练床上对患者进行一对一的多种徒手训练。也可以与功能网架配合使用。⑤有普通、电动升降和电动升降可折叠等类型(图 4-7-5E)。

6. 治疗床　用途：治疗师对患者进行各种手法治疗、牵伸治疗时，用于固定患者不同部位，防止其跟随性动作(图 4-7-5F)。

(六) 儿童康复训练辅助器具

1. 儿童肌力及关节康复训练辅助器具　用于增强儿童肌力和关节活动度的训练辅助器具。包括儿童肋木、分指板、儿童坐式踏踩器、重锤式髋关节训练器等。

(1) 分指板：有带方向轮、不带方向轮及弧形三种。用途：①矫正手指姿势、防止畸形。②用于脑瘫、四肢瘫、小儿瘫、痉挛手等手指变形患者进行矫正。将手指分别放到分指块之间的指槽内，使手指呈分离状态，固定手掌，保持一段时间。训练手指的伸展，防止指间关节挛缩变形，防止手的屈肌挛缩。③每次穿戴不超过 20 分钟(图 4-7-6A)。

(2) 粘木：用于上肢肌力低下的患儿进行手指抓握的训练(图 4-7-6B)。

(3) 踏步器：①训练儿童的下肢关节活动度；②训练儿童踏步的平衡和协调能力(图 4-7-6C)。

(4) 儿童液压踏步器：用于患儿下肢活动度和肌力的训练(图 4-7-6D)。

(5) 儿童股四头肌训练椅：用于大腿股四头肌的训练。①肌力训练：调整重锤的位置、重量

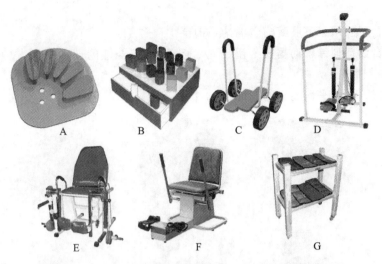

图 4-7-6　常用儿童肌力及关节康复训练辅助器具示意图

A.分指板;B.粘木;C.踏步器;D.儿童液压踏步器;E.儿童股四头肌训练椅;F.儿童坐式踝关节训练器;G.儿童沙袋

来进行股四头肌的抗阻主动运动。②关节活动度训练:适用于膝关节受限(图 4-7-6E)。

(6)儿童坐式踝关节训练器:用于踝关节屈伸功能的恢复,可做主动和被动训练(图 4-7-6F)。

(7)儿童沙袋:分绑式和挂式两种。用途:用于肌力训练、关节牵引(图 4-7-6G)。

2. 儿童平衡及步行训练辅助器具　用于儿童康复训练身体平衡能力和步行能力的训练辅助器具。包括儿童扶梯、儿童站立架、坐姿矫正椅、儿童安全椅等。

(1)儿童滚筒:用于偏瘫、脑瘫等运动失调的平衡、协调训练(图 4-7-7A)。

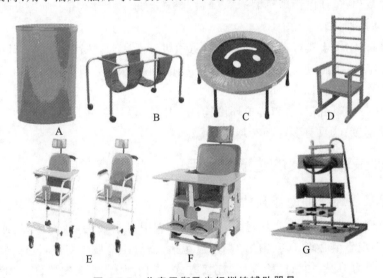

图 4-7-7　儿童平衡及步行训练辅助器具

A.儿童滚筒;B.爬行架;C.儿童蹦跳器;D.儿童梯椅;E.儿童安全椅;F.坐姿矫正椅;G.儿童站立架

(2)爬行架:用于脑瘫或发育迟缓的患儿的上肢支撑和爬行训练(图 4-7-7B)。

(3)儿童蹦跳器:有带扶手和不带扶手两种类型。用于下肢肌力和平衡能力的训练(图 4-7-7C)。

(4)儿童梯椅:用于患儿坐站转移、站立和平衡训练(图 4-7-7D)。

(5)儿童安全椅:残疾儿童的安全座椅,并有一定的姿势矫正作用(图 4-7-7E)。

(6)坐姿矫正椅:用于 2～6 岁脑瘫患儿进行坐位保持、坐位平衡、矫正姿势,防止和治疗畸形(图 4-7-7F)。

（7）儿童站立架：用于下肢瘫痪者的站立训练(图 4-7-7G)。

3. 儿童综合治疗训练辅助器具 用于儿童多部位、综合性的训练器具，包括钻滚筒、钻笼、训练系列、儿童滑梯等。

（1）儿童滑梯：用于平衡能力的训练(图 4-7-8A)。

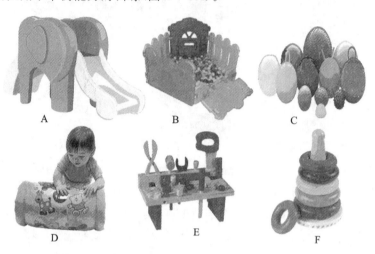

图 4-7-8　常用儿童综合治疗训练辅助器具示意图
A. 儿童滑梯；B. 儿童球池；C. 训练球系列；D. 儿童滚筒；E. 儿童工作台；F. 训练套圈

（2）儿童球池：通过在池内进行各种运动，利用触觉、色觉等刺激，促进感觉和运动功能的恢复(图 4-7-8B)。

（3）训练球系列：包括巴氏球、圆柱球、弹跳球、花生球。用途：用于脑瘫儿童的平衡感觉反射调节的训练，缓解肌肉痉挛(图 4-7-8C)。

（4）儿童滚筒：①用于爬行训练；②用于预防和纠正不良直立姿势(图 4-7-8D)。

（5）儿童工作台：①通过儿童模拟利用工具工作，训练手眼协调能力。②训练上肢关节活动度和手指精细动作的能力(图 4-7-8E)。

（6）训练套圈：套圈由靶、棍和若干环圈构成。用途：①训练手眼协调能力；②训练上肢、下肢肌力和关节活动度；③具有多样性和趣味性(图 4-7-8F)。

三、康复训练辅助器具的选配与使用

（一）选配康复训练辅助器具的要点

1. 刚度 若刚度不好，弹性变形过大，则使用过程中可出现晃动、震颤，从而可影响训练的效果，患者还会出现恐惧心理。可能的影响因素包括：①与评价强度类似，包括材料种类、材料用量、结构合理性、受力情况、加力试验等；②连接方式、连接间隙、标准连接件。如果连接间隙大、连接方式差、连接件规格小，则刚度较低。

2. 强度 强度出现问题会导致安全事故的发生。可能的影响因素包括：①材料的种类；②材料的用量是否充足；③制作工艺如何；④结构设计是否合理；⑤受力情况；⑥标准件、连接件规格。

3. 可靠性 可靠性差则故障率高，影响使用效果，并可能导致安全事故。可能的影响因素包括：①越是简单的器具越可靠；②结构设计合理性差，则可靠性差；③连接件紧密，则可靠性高；④焊接质量好，则可靠性高；⑤强度、刚度越好，可靠性越高。

4. 稳定性 稳定性差会导致安全事故。可能的影响因素包括：①结构设计是否合理；②受力情况；③加力试验。

5. 安全性设计　可能的影响因素包括：①防护措施是否到位；②外表设计的人性化程度如何；③用电安全性。

6. 可调整性　为适应不同的患者、满足不同的病情，许多器具都应设计调整装置，并且还要求调整范围足够、调整方便自如。

7. 耐磨性与寿命　可能的影响因素包括：①所使用的材料的理化性质；②结构设计是否合理；③加工制作的质量；④表面是否做了防腐处理。

8. 振动、噪声和平稳性　依靠自我感觉来进行评价，振动、噪声越小越好，运动越平稳越好。

9. 可维护性　可能的影响因素包括：①是否容易进行拆卸和安装；②是否备有专用工具；③工艺的标准化程度；④是否备有易损配件以便随时更换。

10. 外观　可能的影响因素包括：①造型设计如何；②外观上有无明显的缺陷；③表面处理的质量；④焊接缝加工的质量。

11. 重量　一般要求在满足功能的情况下，越轻越好。

12. 可独立操作性　同样使用，需要他人的帮助越少，说明器具性能越好。

13. 其他　说明书和注意事项的内容方面是否完整等。

（二）康复训练辅助器具的安全使用要点

1. 建立安全意识　残疾人最害怕再次损伤，训练中一定要把安全放在首位。

2. 防止器具故障　复杂、含有运动件、受力大、重量大、速度快、重心高、含有电器的产品，要注意防止器具故障。措施如下：①首先是选购正确的产品；②使用前仔细阅读有关器具安装的说明材料，正确组装和安装产品；③使用过程中注意对器具的保养、维护；④留心器具在使用中出现的各种异常情况，发现问题及时进行维修；⑤如无专业人员指导，未经培训的人员不得自行拆卸器具，以免造成损坏；⑥注意与生产厂家保持联系，如有解决不了的问题，应及时请厂家协助。

3. 使用方法要得当　因为使用者都存在一定的身体障碍，所以出现安全问题的概率要比健全人高一些。措施如下：①新购置的器具应先仔细阅读使用说明书，然后由健全人试用，在确认没有问题后才能交给残疾人使用；②残疾人使用前应接受一定的培训和指导，对使用中的注意事项要予以强调和重视，应通过培训达到熟练操作后才让单独使用；③器具的使用要循序渐进，尤其是一些重症患者，体位、载荷的突然变化有可能导致危险。以站立床为例，先应采取较小的倾斜度，然后逐渐加大到 $90°$，否则许多患者是无法承受的；④正确使用固定带和防护带；⑤训练时着装要简洁，特别是女性患者使用复杂器具时头发应盘起或放在帽子里，以防止头发被机械挂扯而造成损伤；⑥儿童、情感认知障碍者进行器具训练时，旁边应有大人或专业人员陪伴并进行指导；⑦训练中应减少无关人员进出和走动，以免伤及他人。

4. 应具备必要的环境条件　措施如下：①场地要足够大，所使用的训练器具与其他器具、墙壁、障碍物之间要留有足够的空间，防止使用者和器具的磕碰损伤；②要求有必要的照明条件，防止因看不清楚而导致误操作；③训练场所要相对安静，防止使用者发生注意力转移而导致误操作。

5. 注意用电安全　措施如下：①要检查供电线路的电压、电流是否能满足器具供电要求；②开关、电线的安装和布置应在使用者身体的可触及范围之外；③要懂得一些用电的基本常识，尽早发现问题。

6. 要注意使用者的身体、精神状态　精神和身体状态不佳者均应避免进行器具训练，以防因误操作发生意外。

（肖晓鸿、赵彬）

复习思考题

1. 简述常用康复训练辅助器具的名称及主要功能。
2. 简述选配康复训练辅助器具的要点。
3. 简述康复训练辅助器具的安全使用方法。

Note

第五章　康复工程新技术

第一节　康复机器人

一、康复机器人的概述

康复机器人(rehabilitation robot)作为医疗机器人的一个重要分支,它的研究贯穿于康复医学、生物力学、机械学、机械力学、电子学、材料学、计算机科学以及机器人学等诸多领域,已经成了国际机器人领域的一个研究热点。把先进的机器人技术引入康复工程中的康复机器人,体现了康复医学和机器人技术的完美结合。目前,康复机器人的研究主要集中在康复机械手、医院机器人系统、智能轮椅、假肢、矫形器和康复治疗机器人等几个方面。这不仅促进了康复医学的发展,也带动了相关领域的新技术和新理论的发展。

康复机器人是工业机器人和医用机器人的结合,其原理就是在患者和环境之间建立一种"机械臂",通过这个"机械臂"来部分或全部地实现患者力所不能及的操作功能。第一次尝试把为残疾人服务的机器人系统产品化是在20世纪的60年代到70年代。20世纪80年代是康复机器人研究的起步阶段,美国、英国和加拿大在康复机器人方面的研究处于世界的领先地位。1990年以后康复机器人的研究进入全面发展时期。康复机器人设计需要满足安全性、有效性和舒适性的要求:①安全性体现了安全第一的设计准则;②有效性体现了康复机器人的设计目的;③舒适性则是面向应用的关键因素。按康复机器人机械臂的安装位置划分,可将康复机械手分为如下三类。

1. 基于桌面工作的机械手　这种机械手安装在一个彻底结构化的控制平台上,在固定的空间内操作。目前此类机器人已经达到了实用化,此种类型的机械手是早期的工业机器人在康复领域的一次成功应用。1987年,英国人研制了Handy1康复机器人样机,使一个患有脑瘫的11岁男孩第一次能够独立就餐。随后他对样机的人机界面进行了改造,并且又研制了能够满足更多用途的配套器械,从而发明了历史上最成功的康复机器人(图5-1-1)。

367

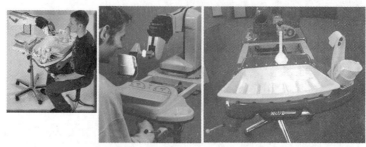

Handy 1康复机器人　　　　　　　吃、喝托盘

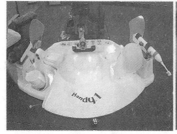
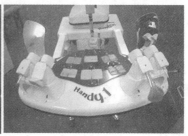

洗脸、刷牙、剃须托盘　　　　　　化妆托盘

图 5-1-1　Handy1 康复机器人原型机(基于桌面工作的机械手)示意图

2. 基于轮椅的机械手　这种机械手安装在轮椅上,因轮椅的移动而扩大了机械手的操作范围,同时由于机座的改变导致机械手刚性下降和抓取精度降低,而且这种机械手只适用于那些可以用轮椅的患者。智能轮椅作为下肢残疾者和失去行走能力的老年人的主要交通工具,近年来发展得非常迅速。将智能机器人技术应用于电动轮椅上,融合机构设计、传感技术、机器视觉、机器人导航和定位、模式识别、信息处理以及人机交互等先进技术,从而使轮椅变成了高度自动化的移动机器人,所以智能轮椅也称智能轮椅式移动机器人。自 1986 年英国开始研制第一辆智能轮椅以来,包括美国、法国、德国、加拿大、西班牙、日本等许多国家投入大量资金研究智能轮椅,中国也制定了"863 计划"智能机器人智能轮椅项目。随着机器人控制技术的发展,移动机器人技术大量应用于轮椅,智能轮椅在更现实的基础上有了更好的交互性、应变性和自主性。智能轮椅一般由以下三部分组成:环境感知和导航系统、运动控制和能源系统以及人机接口(图5-1-2)。

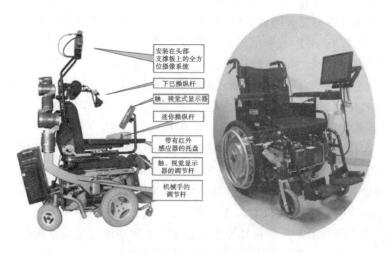

安装在头部
支撑板上的全方
位摄像系统

下巴操纵杆

触、视觉式显示器

迷你操纵杆

带有红外
感应器的托盘

触、视觉显示
器的调节杆

机械手的
调节杆

图 5-1-2　智能轮椅示意图

3. 基于移动机器人的机械手　这类机械手是目前最先进的康复机械手,这种机械手安装在移动机器人或自动、半自动的小车上,扩大了机械手活动空间并提高了抓取精度。日本人研制了

一种移动式康复机器人MELDOG,作为"导盲狗"以帮助盲人完成操作和搬运物体的任务。法国人研制了一种移动式康复机器人ARPH,使用者可以从工作站实施远程控制,使移动机器人实现定位和抓取操作,这种机械手系统一般由视觉、灵巧操作、运动、传感、导航及系统控制等子系统组成(图5-1-3)。

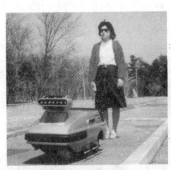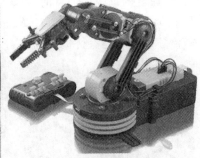

MELDOG机器人 ARPH机器人

图 5-1-3 基于移动机器人的机械手示意图

二、康复机器人的临床应用

康复机器人是康复医学和机器人技术的完美结合。康复机器人不仅是辅助患者的工具,而且是提高临床康复效率的新型治疗工具。由于康复机器人在运动控制的稳定性、准确性和快速性以及操作的可靠性方面有出色的表现,所以康复机器人在康复领域得到了广泛的应用,也取得了很好的临床效果。

1. 医院机器人系统 主要是指医院内部的移动机器人,其主要功能是搬运患者去卫生间或更换床单等工作,从而把医护人员从繁重的体力劳动中解放出来。医院机器人系统有时也用来运送食物、药品及一些医疗器械、患者病例档案等。2009年3月,日本已成功研制出康复机器人"RI-MAN",该机器人身高158 cm,重100 kg,一些关键技术如停靠、行走、抓取、液压执行器、能源供给及人机界面等都已解决,该机器人不仅具有视觉、听觉、嗅觉等能力,而且还可以轻松平稳地将患者从床上托起,并将其送往卫生间、浴室或餐厅等地,能照顾老年人。美国研制的"Help-Mate"机器人的设计就是用来满足医院点对点传送物品的需要的。这种机器人不但能24小时在医院内完成运送食品和药品的工作,而且可以在基于传感器和路径规划算法的基础上实现自主行走,同时系统也能发现并避开障碍物。目前这种机器人已经在多家医院使用,类似的机器人正在进一步研发中,功能将更加全面和智能,服务也更人性化,在未来几年,将陆续上市(图5-1-4)。

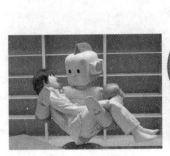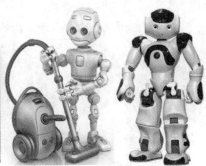

"RI-MAN"机器人 医院机器人

图 5-1-4 医院机器人示意图

2. 康复治疗机器人 其成果包括以下三方面技术。①手部康复训练机器人:用于手及腕部康复训练。②手臂康复训练机器人:用于手臂康复训练。③下肢康复训练机器人:用于行走功能

Note

康复训练。

（1）持续被动运动（continuous passive motion，CPM）机：对肢体功能障碍患者进行康复治疗的机械装置。早在20世纪60年代初期就有医学团体运用CPM机进行术后康复治疗的医学实践，此后也有用于膝、肩、肘关节等康复的CPM机出现。但由于受技术水平的限制，这类CPM机长期停留在"大关节"康复的范围内。目前，市场上已经有了用于腕关节和手指关节这样的"小关节"康复的CPM机，但还不能像"大关节"CPM机那样实现精确的控制，不能对手指抓握等精巧的动作进行训练，治疗的效果还有待提高（图5-1-5）。

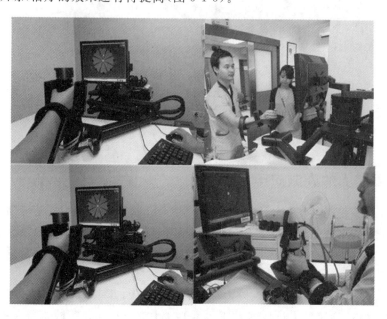

图 5-1-5　Rolyan 公司的手关节和腕关节 CPM 机示意图

（2）神经功能康复治疗机器人：目前这类机器人的研究比较活跃，用来治疗与神经运动功能有关的疾病，包括卒中、帕金森病和脑瘫。美国麻省理工学院研制了一种帮助卒中患者康复治疗的机器人 MIT—MANUS，它有2个自由度，可以实现患者的肩、肘和手在水平和竖直平面内的运动。在治疗过程中，把患者的手臂固定在一个特制的手臂支撑套中，手臂支撑套固定在机器人臂的末端。患者的手臂按计算机屏幕上规划好的特定轨迹运动，屏幕上显示出虚拟的机器人操作杆的运动轨迹，患者通过调整手臂的运动可以使两条曲线尽量重合，从而达到康复治疗的目的。如果患者的手臂不能主动运动，机器人臂可以像传统康复医疗中临床医生的做法那样带动患者的手臂运动（图5-1-6）。

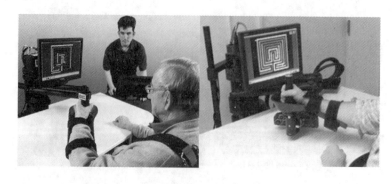

图 5-1-6　MIT—MANUS 治疗卒中患者示意图

（3）口腔功能康复治疗机器人：英国一个研究团体的研究表明，用喂食机器人帮助残疾人进食的过程能促进患者口腔和肢体运动功能的增强。日本早稻田大学研制了一种临床训练患者张嘴、闭嘴的康复机器人,临床结果表明,该机器人能使患者口腔开合范围由 36 mm 提高至 41 mm (图 5-1-7)。

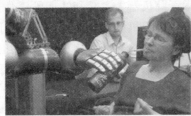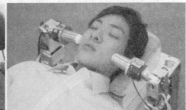

进食机器人　　　　　　　　　　口腔训练机器人

图 5-1-7　口腔功能康复治疗机器人示意图

(4) 运动训练康复机器人:对于偏瘫、卒中患者而言,上肢或下肢其中一个有残疾,就会严重影响患者的活动和操作能力。美国加利福尼亚大学的科研人员对需用双手完成的日常工作进行了理论分析,并研制了恢复双手协调操作能力的样机,试验结果证实了该装置的有效性。

已有关于运动训练康复机器人的研究表明,儿童能通过操作电动轮椅适当提高视觉、空间的技能和运动能力,同样可以用类似的器械来提高老年人甚至成年人的运动能力。值得注意的是,康复机器人还有一个重要领域——职业训练,如对运动损伤的康复治疗、针对性辅助训练,以及像宇航员这种特殊职业的模拟训练等。国外在这一领域已经有了较广泛的研究与应用,国内尚处于起步阶段。随着体育和职业教育两大产业的发展,协调运动训练康复机器人在这一领域的应用前景将十分广阔(图 5-1-8)。

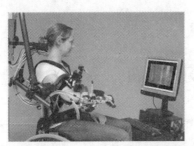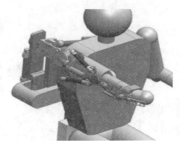

上肢协调运动训练康复机器人

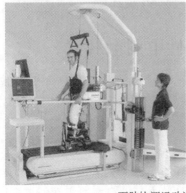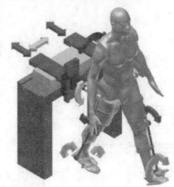

下肢协调运动训练康复机器人

图 5-1-8　运动训练康复机器人示意图

3. 未来康复机器人　随着康复医学的发展和相关技术的进步,机器人技术将深入医学康复的更多领域,包括在人体的四肢和器官结构和功能上的重建、助残、康复治疗以及职业技能训练等诸多层面。其未来发展呈现出以下几个趋势。

(1) 先进的机器人技术广泛应用到康复领域:轻型臂和灵巧手在灵巧性、柔顺性和动态响应特性等方面要远远优于现有的康复机器人的手臂和手爪,它们应用到康复领域将会极大地提高康复机械手和假肢的操作能力和控制水平;目前传感技术、导航技术和避障技术等移动机器人技术已经开始应用于康复领域,它们在康复机械手、医院机器人系统和智能轮椅等领域的应用将会增强康复机器人的自制能力、扩大患者的作用空间;计算机技术和虚拟现实技术已经在康复治疗机器人中得到应用。另外,随着各种先进的机器人控制技术、人机接口技术、电子产品集成技术、遥控操作技术、微驱动与微操作技术等引入康复领域,康复机器人的技术水平将会迅速得到提高。

(2)康复理论的发展催生新的康复机器人:用于运动学习方面的康复治疗机器人的发展是基于运动学习理论的发展而发展的。运动学习理论目前有很多学说和流派,而理论不同,制造出来的康复治疗机器人就可能不同,因而运动学习理论的丰富和发展也为相应的康复治疗机器人的发展提供了发展的潜力。

(3)仿生学的发展指引康复机器人的未来:随着生物学和仿生学的发展,假肢和假器官会从外形、功能甚至组织结构上更加接近于真的肢体和器官。目前,人工晶状体、人工肌肉、人造组织和人造骨骼等研究已相当深入,人体肌电信号和神经信号的提取已在实验室初步得到实现。人类将来会"克隆"出人的肢体和器官,这也许是机器人在康复领域应用的最高境界。

在当今这样一个"以人为本"的社会里,人类的健康是社会的首要问题,这就为康复机器人的发展提供了一个非常好的发展机遇,以往在康复领域的费时、费力以及人力所不能及的工作必将更多地为康复机器人所取代。随着技术的进步,康复机器人必将创造出良好的医疗效果和巨大的商业利益。

(肖晓鸿、雷靳灿)

复习思考题

1. 简述康复机器人的工作原理及种类。
2. 简述康复机器人的临床应用。

第二节　功能性电刺激技术

一、功能性电刺激的概述

(一)功能性电刺激的原理

功能性电刺激(functional electrical stimulation,FES)是指利用一定强度的低频脉冲电流,通过预先设定的程序来刺激一组或多组肌肉,诱发肌肉运动或模拟正常的自主运动,以达到改善或恢复被刺激肌肉或肌群功能的目的。该方法是 Liberson 等在 1961 年发明的,其原理是:在患侧摆动期开始时,足跟离地,放在鞋后跟里的开关接通,电流刺激腓神经或胫骨前肌,使踝背屈;进入站立期后,开关断开,电刺激停止(图 5-2-1)。

功能性电刺激产品已发展了 40 多年,市场上也有许多小型的家用电刺激装置出售,国内外的新产品多是与计算机技术结合的计算机化的 FES 系统,它可以同时协调地刺激多块肌肉,使肢体产生协调动作。但单独的 FES 只能使肌肉收缩,对改善神经-肌肉系统效果不大。将 FES

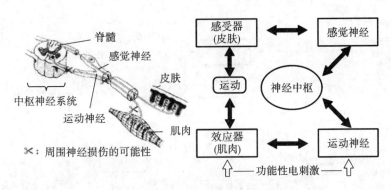

图 5-2-1　功能性电刺激原理示意图

系统与生物反馈（肌肉电信号）的结合，也就是将电刺激产生的运动和自主运动的结合，随着康复进程，自主运动成分逐渐加大，这是进行神经-肌肉康复的重要途径（图 5-2-2）。

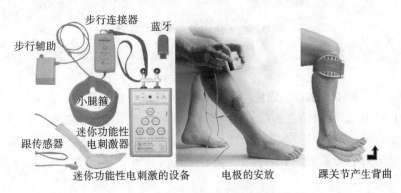

图 5-2-2　小型功能性电刺激装置示意图

（二）FES 的物理特性

（1）频率：理论上 FES 的频率为 1～100 Hz。

（2）脉冲：常在 100～1000 mV 之间，多使用 200～300 mV。

（3）占空比：大多数为 1:（1～3）之间。

（4）波升/波降：波升是指达到最大电流所需要的时间，波降是指从最大电流回落到断电时所需的时间，波升、波降通常取 1～2 秒。

（5）一般 FES 使用表面电极时，其电流在 0～100 mA 之间。使用肌肉内电极时，其电流强度在 0～20 mA 之间。

（三）FES 的机制

（1）周围神经系统机制：促进提高肌力、肌肉的紧张度和增加肌肉的长度。

（2）中枢治疗机制：皮质重组、中枢的可能作用、损伤节段的重组、神经电活动的传导、Hebb 突触循环的建立、对锥体束和前角细胞 Hebb 突触循环的作用等。

（四）FES 的治疗作用

（1）功能替代或矫正：替代或矫正肢体和器官已丧失的功能。

（2）功能重建：FES 在刺激神经肌肉的同时，也刺激传入神经，加上不断重复的运动模式信息，传入中枢神经系统，在皮质形成兴奋痕迹，逐渐恢复原有的运动功能（图 5-2-3）。

二、功能性电刺激的临床应用

（一）上运动神经元瘫痪

上运动神经元瘫痪包括脑血管意外、脑外伤、脊髓损伤、脑性瘫痪、多发性硬化等。功能性电

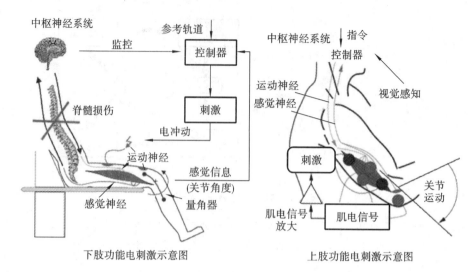

中枢神经系统 参考轨道

监控 控制器

脊髓损伤 刺激

电冲动

运动神经

感觉信息

（关节角度）

感觉神经 量角器

下肢功能电刺激示意图

中枢神经系统 指令

控制器

运动神经

感觉神经 视觉感知

刺激

关节运动

肌电信号放大 肌电信号

上肢功能电刺激示意图

图 5-2-3　FES 的治疗作用示意图

刺激（FES）治疗的目的是帮助患者完成某些功能活动，如步行、抓握、协调运动，加速随意控制的恢复。

1. 辅助站立、行走和下肢功能训练　最早应用单侧单通道刺激，用以纠正足下垂。对截瘫患者，可用 4 通道刺激。在双站立相（即双足同时站立时），刺激双侧股四头肌；在单侧站立相，一个通道刺激同侧股四头肌，同时对侧处于摆动相，一个通道刺激胫骨前肌。后来有人在此基础上，再增加了两个通道，分别刺激双侧臀中肌或臀大肌，控制骨盆活动。这样，患者使用 FES 可以站立、转移、行走。

1986 年 Petrofsky 等设计了一个 FES 系统，与交替迈步矫形器（RGO）配合使用，能使患者行走的效率、速度均提高，减少能量消耗。1987 年 Peckham 等成功设计了多达 26 通道的 FES 系统，控制整个下肢。它的程控化很高，能使患者上、下楼梯。以后各种高科技的功能性电刺激下肢功能训练器材应运而生（图 5-2-4）。

2. 控制上肢运动　上肢的运动比下肢复杂许多。应用 4～8 通道的 FES 系统刺激手和前臂肌肉，可使患者完成各种抓握动作。因为手和前臂肌肉较小，一般用植入式电极，通过同侧肩部肌肉或对侧上肢来控制开关。Cooper 等人（1988 年）发明了声控的 FES 系统。他们先将上肢运动程序输入电脑，然后训练电脑使其能识别 10～25 个词的发音，这些词是用来控制上肢运动的。患者为 C_5～C_6 脊髓损伤的四肢瘫，经训练后患者能较好地完成手的抓握、放松等动作（图 5-2-5）。

（二）呼吸功能障碍

用于控制和调节呼吸运动的 FES 系统为膈肌起搏器。一对植入电极埋入双侧膈神经上（亦可用体表电极置于双侧颈部膈神经运动点上），与固定于胸壁上的信号接收器相连。控制器发出无线电脉冲信号，由接收器将其变为低频电流，经电极至麻痹的呼吸肌。

（三）排尿功能障碍

1. 尿潴留　当骶髓排尿中枢遭到破坏或 S_2～S_4 神经根损伤后，膀胱逼尿肌麻痹，出现尿潴留。当损伤部位在骶髓以上，则出现反射性膀胱，排尿不能受意识控制。

FES 对尿潴留的治疗都是采用植入式电极刺激逼尿肌，使其收缩，并达到一定的强度，克服尿道括约肌的压力，使尿排出。电极植入的位置和刺激部位有几种：①直接刺激逼尿肌；②刺激脊髓排尿中枢；③刺激单侧骶神经根；④刺激骶神经根的部分分支。典型的刺激参数是频率 20 Hz，脉冲宽度 1 毫秒。

2. 尿失禁　由于下运动神经元损伤，尿道括约肌和盆底肌无力，出现排尿淋漓不尽，或腹压

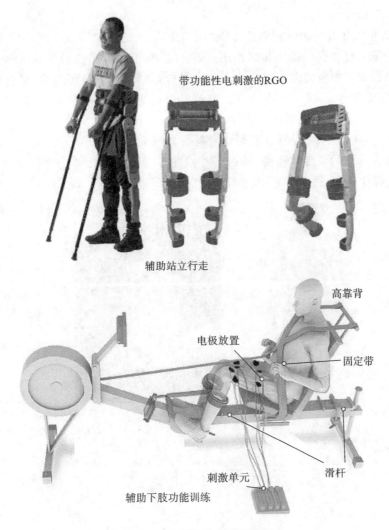

带功能性电刺激的RGO

辅助站立行走

高靠背

电极放置

固定带

刺激单元

滑杆

辅助下肢功能训练

图 5-2-4　FES 的临床应用示意图一

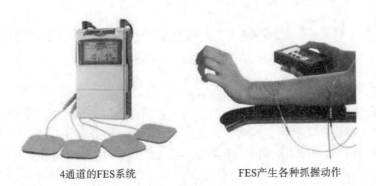

4通道的FES系统

FES产生各种抓握动作

图 5-2-5　FES 的临床应用示意图二

轻微增高就排尿。FES 刺激尿道括约肌和盆底肌,增强其肌力。对男性患者可用体表电极或直肠电极;对女性患者可用阴道电极。刺激参数为频率 20 Hz,波宽 0.1~5 毫秒,通断比为 8：15,波型为交变的单相方波或双相方波。FES 治疗尿失禁的有效率为 60%~70%。

（四）特发性脊柱侧弯

本病常见于青少年,病因不明。传统的治疗方法是佩戴脊柱侧弯矫形器。但因佩戴时间太长(每天需 23 小时),矫形器限制患者的活动,使患者感觉不舒服,影响患者的形象,患者往往不

Note

375

愿佩戴,从而影响治疗效果。

20世纪70年代开始对用电刺激替代矫形器的研究。这种能替代矫形器的FES称为"电子矫形器"。由于植入电极有危险性和副作用,20世纪80年代以来改用体表电极。①方法:用双通道仪器,将电极置于侧弯的两个曲线最高的顶椎旁,刺激菱形肌、三角肌、竖脊肌、肋间肌和髂腰肌。每晚睡觉后治疗,每天8~10小时。电流以引起肌肉强收缩而又不引起疲劳为限。②电流参数:频率25 Hz,脉冲宽度0.2毫秒,通断比6:6,上升时间1.5秒,下降时间0.8秒,强度60~80 mA。连续治疗6~42个月,或直到患者的骨骼成熟为止。③疗效:与矫形器的效果一致。患者的年龄、脊柱弯曲的位置和程度、是否有并发症等都能影响疗效。一般来说Cobb角在20°~40°之间的进行性侧弯,适合用FES进行治疗(图5-2-6)。

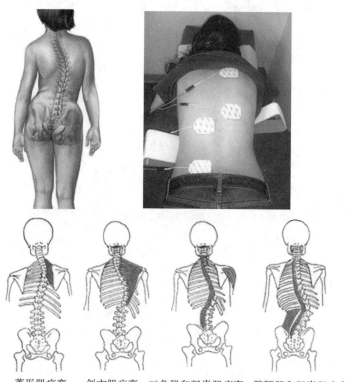

菱形肌痉挛　　斜方肌痉挛　　三角肌和竖脊肌痉挛　　髂腰肌和竖脊肌痉挛

图 5-2-6　FES 的临床应用示意图三

(五)肩关节半脱位

肩关节半脱位常见于脑血管意外、四肢瘫、吉兰-巴雷综合征,是由于冈上肌、三角肌无力所致。可出现疼痛、上肢肿胀等症状。本病的治疗多用矫形器、吊带来托住上肢,但这会限制上肢的活动。FES可以替代矫形器、吊带治疗肩关节半脱位,不影响上肢运动。方法是用双相方波刺激冈上肌和三角肌后部。FES频率为20 Hz,波宽为0.3毫秒,通断比为1:3。逐渐增大电流和治疗时间,5天后患者可以耐受连续6~7小时的刺激,以后再逐渐增加通电时间,减少断电时间。通过对肩关节X线片观察,发现FES能显著减轻肩关节半脱位的程度。

(六)设备和方法

FES治疗仪多种多样。在医疗机构使用的一般是大型精密的多通道仪器。电极的放置和仪器操作较复杂。还有一种便携式机,一般为单通道或双通道输出,患者可以戴着仪器回家治疗或一边工作一边治疗。操作时治疗参数的选择,已如前述,必须因人因病而异,必须循序渐进,持之以恒(图5-2-7)。

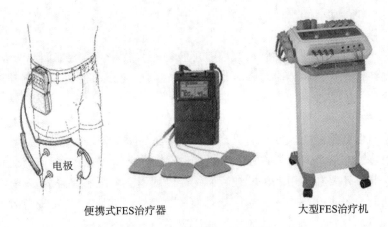

便携式FES治疗器　　　　　大型FES治疗机

图 5-2-7　FES 治疗设备示意图

（肖晓鸿）

复习思考题

1. 简述功能性电刺激的原理。
2. 简述功能性电刺激的临床应用。

第三节　假肢矫形新技术

一、智能假肢

（一）智能下肢假肢

智能假肢（intelligent prosthesis）是 20 世纪后十年发展起来的具有高性能的新一代假肢，与普通假肢相比，其主要功能特点是能根据外界条件变化和工作要求，自动调整假肢系统的参数，使其工作可靠，运动自如，具有更好的仿生性（图 5-3-1）。

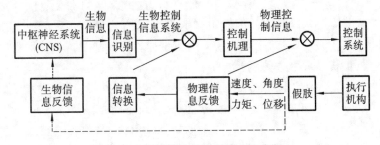

图 5-3-1　智能假肢的控制模式示意图一

1. 智能假肢的组成　除了假肢本体以外，还应有以下组成部分。

（1）敏感元件：即各种传感器。它们的作用是将外界条件变化转换成可提取的信号，一般为模拟电信号。

（2）信息处理单元：通常是微型计算机，其作用是读取敏感元件发出的信号，并进行识别和决策，并发出控制指令给可控制元件。

（3）可控制元件：一般安装在假肢本体内部，用于调整假肢运动参数、力参数、结构参数等，使假肢按要求工作。

目前已开发出的或正在研究的智能假肢有下肢智能假肢和上肢智能假肢两大类。上肢假肢的智能主要体现在假手抓持物体时对物体形状和力的自适应控制能力；下肢假肢的智能主要体现在膝关节力矩控制和对外界冲击及时反应等能力。

2. 以智能膝关节为例　膝关节是膝上假肢系统的核心部件，是保证截肢者能站立和行走的关键所在。随着对假肢性能要求的不断提高，下肢假肢不仅要满足能够站立和行走两个基本功能，还要求步态自然，与健侧对称性好；能适应步行状态的变化，例如步行速度变化，路况（坡道，楼梯）的变化等；此外还要在使用者可能被障碍物绊倒的紧急情况下保证安全等。这些功能是普通假肢无法实现的。解决这些问题的途径就是使膝关节"智能化"。人在步行时可以由视觉、触觉等反馈信息，通过大脑控制肌力，使肢体运动适应不同情况（图 5-3-2）。

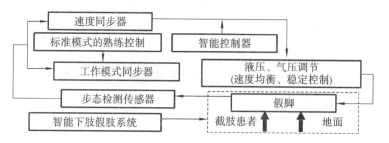

图 5-3-2　智能假肢的控制模式示意图二

（1）膝关节力矩变化模式：在假肢膝关节中，人们是用膝力矩来控制小腿运动的。膝关节力矩包括助伸力矩和阻尼力矩两个部分。助伸力矩是使小腿摆动的主动力，可以由助伸弹簧或其他液动、气动机构提供。阻尼力矩的作用是使小腿运动柔和，特别是在摆动期后期，为了减少脚跟触地时的冲击力，需要小腿速度很快降下来。因此膝关节力矩是需要改变的，摆动期的初期需要助伸力矩，摆动期的后期则需要大的阻尼力矩。不仅如此，膝关节力矩还与步行的速度、路面状态有关。例如，步行速度快时，助伸力矩要大，以便小腿能跟上步行速度。否则小腿摆不出去，就不能快速行走。为了减少冲击力，快速行走时，阻尼力矩也应相应加大。

（2）力矩可控装置：力矩可控装置的类型有变机械摩擦式、液压式、气动式、磁粉离合器式、电流变液阻尼式等。变机械摩擦式阻尼与摩擦离合器原理相似，它通过一定的机械装置改变离合器两边相接触面的正压力，来控制摩擦力矩的大小。磁粉离合器可通过改变加在磁场上的电压来改变传递的力矩。电流变液是一种新型智能材料，这种流体的黏度可随施加在其上的电压而变化，而且响应速度很快，可控性好，因此可作为力矩可控的材料。液压或气压式阻尼器是通过改变进气（油）或排气（油）门的开度来控制输出力矩。因此除了气缸、油缸外，还要有驱动系统，目前已有的智能假肢多采用这种装置。

3. 力矩控制方法　早期的电控假肢是人工智能假肢的前身，其控制系统是由分立元件和逻辑门电路组成的简单开关逻辑控制。实现的功能是对关节的锁紧和解锁。

开关控制信号源一般取自足底压力信号或膝关节转角信号、踝关节转角信号等。随着微处理器性能提高，特别是单片机的出现，为假肢控制提供了更为灵活有效的手段，电控假肢也由开关控制时代进入微机控制时代。

2006 年 5 月在德国莱比锡国际展览会上亮相的新版 C-Leg 智能仿生腿采用了人工智能科学的原理，整合计算机科学、仿生学、力学、机械学等一系列相关学科的内容，不仅可以实现普通假肢代偿下肢站立行走的功能，保证行走的稳定性、安全性和动态性能，而且，由于"人工智能"科学原理的应用，它突破了机械产品的局限性，具有"思考"和反馈的功能，可以更好地配合人体的功能需求，就像截肢者长出新的肢体一样。

智能假肢的最大特点是具有识别功能,即在运动中随时测量与步速或环境有关的参数,利用测量信息,进行辨识,根据辨识结果,对膝关节的力矩不断进行调整。这种控制方法能很好地解决假肢的自适应性,因此对改善步态、提高步行速度和降低体能消耗有很大的潜力,已成为各国假肢研究的方向。

日本 Hyogo 康复中心于 1995 年研制成功的气流阀式摆动期控制智能膝关节是世界上首先投入使用的人工智能下肢假肢,具有跟踪步态速度变化的力矩控制系统。这样就实现了假肢对步行速度的适应性,具有人工智能假肢的特性。很显然,有了这种控制系统,患者步行时,可以快慢自如,不会出现使用普通假肢想快走时假肢甩不出去,想慢时假肢又快速摆动的尴尬局面。

4. 假肢控制的信息源　假肢控制的信息源可分为两类,一类是与运动信息有关的物理量,如足底压力、步态周期、关节角度等,另一类是与人类生物信息有关的物理量,如肌电信号、脑电信号等。目前的智能下肢假肢主要用前者作为信息源。20 世纪 90 年代后期,随着信号处理技术和电子技术的发展,人们开始关注肌电控制的下肢假肢。因为在对路况的辨识方面,采用其他信息源难以实现。清华大学在利用大腿肌肉的肌电信号识别不同路况(包括上、下坡道,上、下楼梯)方面取得了成功,从而为发展具有路况识别功能的智能假肢打下了基础。

5. 支撑期控制原理与方法　摆动期的智能控制,主要影响步速、步态。支撑期的控制对于使用安全性十分重要。特别是在发生意外情况时,如脚遇到障碍物有绊倒危险时,应实现膝关节的自动锁紧。德国 OTTO BOCK 公司的 3C100,英文名为 C-leg,中文名为智能仿生腿,是一种全功能的智能大腿膝关节,不仅在支撑期有最高的安全性,而且在摆动期,通过角度传感器侦测假肢摆动的角度、速度、假脚的高度等,自动控制步态,使步态更加美观逼真,在此类假肢中通常有力传感器,例如测量踝关节处的瞬时压力来识别被绊的情况,从而自动将膝关节锁紧,避免患者摔倒(图 5-3-3)。

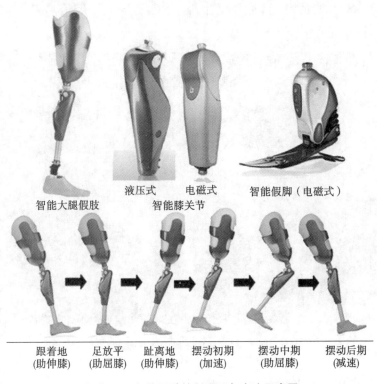

| 智能大腿假肢 | 液压式　电磁式
智能膝关节 | 智能假脚(电磁式) |

| 跟着地
(助伸膝) | 足放平
(助屈膝) | 趾离地
(助伸膝) | 摆动初期
(加速) | 摆动中期
(助屈膝) | 摆动后期
(减速) |

图 5-3-3　智能下肢控制原理与方法示意图

（二）智能上肢假肢

人类的上肢结构十分精细,动作极其精巧,主要动作都是由人的中枢神经直接控制的,按照人的意志实现个别或协调动作,能完成多种功能的输入和输出,上肢具有各种感觉(触、压、痛、热等),因此在上肢假肢发展中,动作的精巧、灵活、准确的控制方式是人们不断追求的目标。从康复工程的角度来看,在上肢假肢发展中,人们始终致力于完善功能,使运动和控制方法仿生性更好和提高其可靠性。肌电控制上肢假肢就是由于运动控制仿生性能好而受到青睐的。

近几十年来,肢体表面记录的肌电信号被广泛用于上肢假肢的控制中,但是肢体截肢后,肌电信息源是有限的,截肢的程度越高,残留的肢体肌肉越少,需要恢复的肢体动作就越多,因此,这种传统的肌电控制方式不能实现假肢的多自由度控制,另外,目前的肌电假手操控方法也不符合人们"自然"使用肢体的方式。所以,目前的肌电假手存在着训练过程漫长、动作笨拙、患者存在精神负担大等不足。据统计,在拥有肌电假手的患者中,只有不到50%的人经常使用他们的假肢。

智能上肢假肢又称智能假手或智能手,它是将微电子技术、计算机控制技术与生物医学工程技术以及传感器技术等一系列高新技术融合在一起,制作出的能够模仿人手的感觉和动作的仿生手。其主要特点是能够根据外界环境的变化自动调整运动参数,使其按要求进行工作和感知。普通假手取物时,由使用者通过视觉观察取物状态,以确认物品是否被抓住。这种假手在可靠性方面有一定缺陷。目前智能上肢假肢主要用于保证握物的可靠性,实现的方法是在假手与被握物体接触部分装上滑觉传感器,这种传感器通常由阻敏材料或压敏材料制成,可在物体与手部接触面之间产生相对滑动时输出相应信号。当微型计算机接收到此类信号时,发出指令,使假手的驱动电机动作,以增加握取力。它具有适应性强和仿生性好等特点。随着新材料、新技术的发展,对假手的研究将不断完善,智能假手研究的最终目标是使其外形与人手相仿、功能与人手接近、具有类似人手皮肤的感觉、能对抓取动作进行实时控制。以神经控制上肢假肢为例,神经控制上肢假肢就是在中枢神经系统和周围神经系统上植入电极,提取神经信号,将信号传给假手,控制假手的运动。该方法的理论(神经电生理)基础是运动神经信息可以通过对肌电信号(EMG)解码得到(图5-3-4)。

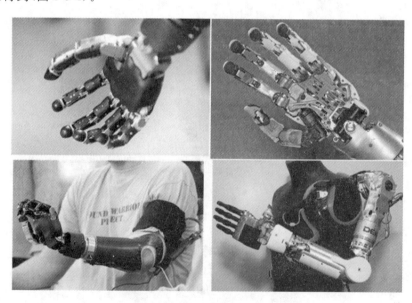

图 5-3-4　智能上肢假肢示意图

二、神经控制的上肢假肢

它和功能性电刺激有密切联系,但并不等同。功能性电刺激(FES)和肌电(EMG)假肢技术已发展得相当成熟并在康复治疗中得到普遍应用。传感器或电极是这两项技术中不可缺少的关键装置,是电刺激器或假肢控制器与肌体之间的连接环节。电极形式及其位置的选择和定位将直接影响康复治疗效果,在电刺激技术中可使用的电极有皮表电极、经皮电极和埋入电极三种形式。由于皮表电极使用方便,容易安装和调整位置,目前在电刺激和肌电假肢中普遍应用,但要准确确定电极位置却需要较高的临床经验,而且皮表电极要求输入的电压为埋入电极的 5~7 倍,长时间使用时,电极贴附于皮肤的表面积至少应有 4 cm² ,以防止皮肤受损、骨植入式肌电假肢皮表电极将给安装和固定带来不便(图 5-3-5)。

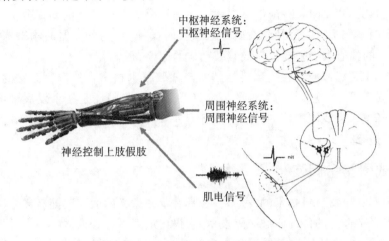

图 5-3-5 神经控制的上肢假肢示意图一

目前,随着微型技术的发展,将微传感器、微电极和高密度电路与医学相结合,将给神经系统的康复带来革命性的变化。利用这些微系统建立与损伤神经之间精确直接的接口,可直接接收由周围神经甚至中枢神经传出的信号。运用这些信号控制 FES 系统,可使神经肌肉系统功能恢复达到更高的层次。围绕这种康复技术,一些关键装置已开始形成产品。特别是与生物相容性材料相结合的、能方便植入体内的微型电极及其处理系统,已由美国 Chronic 公司开发成功。这种电极为针板式,其基板由 4.2 mm×4.2 mm×0.25 mm(厚)的薄硅片制成,板上有按阵列分布的 16~100 根长 0.2~1.5 mm 的硅针电极,针尖直径 1~3 μm,镶钛。这种密集型针板电极,由于触点多、材料生物相容性好、体积微小易于固定,可用于感觉皮层和运动皮层,也可用于脊髓和周围神经纤维提取微弱的神经信号,还可用于视网膜。

脑电控制上肢假肢是利用脑-机接口(brain-computer interface,BCI)方法直接从大脑皮质测量神经电信号或从头皮表面测量脑电信号作为假肢控制信号;周围神经控制上肢假肢是利用周围神经接口(peripheral nerve interface,PNI)方法通过植入肢体内的电极直接测量周围神经所传输的神经电信号,并将测量的信号传输到体外作为假肢控制信号(图 5-3-6)。

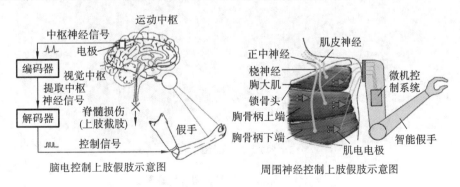

图 5-3-6 神经控制的上肢假肢示意图二

当截肢患者通过想象,用他们的"幻觉(phantom)"肢体做不同动作时,来自大脑的运动神经信号使残存肌肉收缩产生肌电（EMG）信号；用体表电极记录 EMG 信号，并用模式识别方法解码，得到截肢患者想要做的肢体动作类型；根据识别的动作类型操控假肢完成相应的动作。利用这种控制方法，截肢患者可以自然而直接地选择和完成他们想要做的各种不同肢体动作。因此，该控制方法可以克服传统肌电假肢控制的不足，实现有直觉、多自由度假肢的仿生控制。基于肌电解码的多功能假肢控制系统主要由两个级联的部分组成：EMG 特征提取与动作分类。特征提取是从 EMG 信号中提取一组特征信息描述 EMG 模式；动作分类是通过解码 EMG 特征信息，预测动作类型。首先，用 EMG 特征信息训练一个基于模式识别算法的动作分类器。然后，用训练后的分类器实时解码 EMG 信号。在肌电假肢实时操控中，用分类器的输出选择假肢的动作类型，而用 EMG 的幅值大小来调控完成假肢动作的速度。

综上所述，人工智能假肢是现代高科技技术与假肢技术相结合的产物。它的发展可为患者提供性能优良、安全可靠、更具有仿生性的假肢产品。由于我国还是一个发展中国家，各方面能力有限，研究和开发适合我国国情的智能假肢还是一个艰巨的任务，还需要各方面共同努力，以为我国广大患者造福。

三、植入式骨整合假肢

随着生物工程和生物材料技术的发展，一种具有革命意义的假肢装配新概念于 20 世纪末开始冲击沿袭了半个多世纪的传统假肢装配技术，它提出甩掉不符合人体生物力学规律、受力不合理的人-机接口，利用生物活性材料将假肢与残肢骨直接连接，实现经皮骨植入式的假肢装配技术，这就是植入式骨整合假肢。根据解剖学原理：人体主要通过骨骼和肌肉承受体重和传递外力，而传统假肢是通过软组织和接受腔传力。不仅受力不合理，而且给患者带来一系列的不适。植入式骨整合假肢可在进行截肢手术的同时将由生物相容材料制成的中间植入体植入残肢骨腔内，伸出端采用生物活性材料做经皮密封，植入体内的一端与患者残端骨骼长成一体，另一端在体外与假肢连接。植入式骨整合假肢系统可实现人工植入体与截肢者残端骨部分的整合（即生长在一起），没有原来接受腔安装带来的受力不合理、透气性不好、制作复杂等缺点，还有许多可进一步开发的技术潜力，例如实现神经控制等。目前，这种装配技术已在瑞典和英国进行试装配，已取得初步成果。但还存在一些需要进一步研究解决的问题，主要是经皮密封的可靠性和植入式假肢结构设计上还存在若干关键技术有待解决（图 5-3-7）。

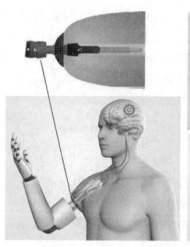
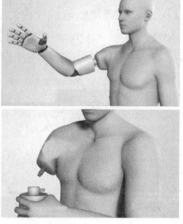

图 5-3-7　植入式骨整合假肢示意图

四、人体仿生硅胶材料

自然界中存在的天然生物材料经过了亿万年的进化,有着人工材料无法比拟的优越性能。1960 年 9 月在美国召开的第一届仿生学国际会议上 J. Steele 正式提出了仿生学这一概念。仿生材料是受生物启发或模仿生物的结构、功能或者形成过程而开发的材料。近年来,仿生材料已成为材料科学与工程发展的重要研究发展方向之一。

仿生材料的一个重要应用领域就是生物医用材料。生物医用材料要求具有安全无毒、组织相容、血液相容和一定的机械强度等性能,而这些都是天然生物材料所特有的。所以从材料的角度来研究天然生物材料的结构和性质,再对其模仿,进行仿生设计,研发仿生材料,如仿生骨、仿生皮肤、仿生肌腱和仿生血管等。

在众多的合成橡胶中,硅橡胶是其中的佼佼者。它具有无味无毒,不怕高温和抵御严寒的特点,在 300 ℃和－90 ℃时"泰然自若""面不改色",仍不失原有的强度和弹性。硅橡胶还有良好的电绝缘性、耐氧抗老化性、耐光抗老化性以及防霉性、化学稳定性等。由于具有了这些优异的性能,硅橡胶在现代医学中广泛发挥了重要作用。

近年来,人体仿生硅胶材料广泛应用在假肢与矫形器技术中。如用其制作的大腿和小腿假肢的硅胶接受腔穿着舒适,可为骨突、敏感部位、残肢疼痛部位提供缓冲减震作用,帮助残肢实现全面接触和固定形状;因其具有弹性,并能释放硅油,在与残肢接触过程中可改善残肢的血液循环,减轻残肢肿胀;因其表面光滑,与皮肤附着能力较强,可减少与皮肤的相对移动,防止假肢脱落,增强对假肢的悬吊能力,还可以对皮肤和新增或敏感的皮肤瘢痕起到重要的保护作用。人体仿生硅胶材料还广泛应用于其他医疗用品方面(图 5-3-8)。

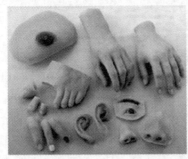
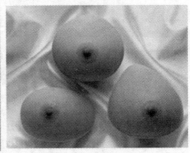

图 5-3-8　人体仿生硅胶材料的部分应用示意图

(1)硅橡胶防噪声耳塞:佩戴舒适,能很好地阻隔噪声,保护耳膜。

(2)硅橡胶胎头吸引器:操作简便,使用安全,可根据胎儿头部大小变形,吸引时胎儿头皮不会被吸起,可避免头皮血肿和颅内损伤等弊病,能大大减轻难产孕妇分娩时的痛苦。

(3)硅橡胶人造血管:具有特殊的生理功能,能做到与人体"亲密无间",人的机体也不排斥它,经过一定时间,就会与人体组织完全结合起来,稳定性极好。

(4)硅橡胶鼓膜修补片:其片薄而柔软,光洁度和韧性良好,是修补耳膜的理想材料,且操作简便,效果颇佳。

(5)还有硅橡胶假眼、美容手、假乳房、假鼻子、假臀部、假耳朵、人造气管、人造肺、人造骨、硅橡胶十二指肠管等,其功效都十分理想。

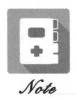

假肢矫形技术常用的材料

制作任何物品都需要使用材料，假肢矫形技术也不例外。制作假肢与矫形器的材料种类繁多，有金属材料、高分子复合材料、木材和皮革材料等。但是，由于假肢与矫形器是患者贴身使用的体外装置，因此，其所应用的材料必须具备以下特性：①在保证材料的强度、刚性的前提下，重量要轻；②能抗腐蚀、耐磨损、抗冲击；③无毒、无刺激、无皮肤过敏反应、透气性好、容易清洁；④支撑性能好，不会发生突然断裂、安全可靠；⑤便于加工、检查、穿戴，容易调整。

由于假肢矫形技术的不断发展，人们在假肢与矫形器上开发的新功能和新装置越来越复杂，这就引起了假肢与矫形器重量的增加，而如何减轻假肢与矫形器的重量，就成为当代假肢矫形技术研发的一个重要课题。在减轻假肢与矫形器重量的研发过程中，首先便是采用强度高、质量轻的材料来制造假肢与矫形器零部件，其中高强度铝合金、钛合金、碳素纤维复合材料是当代假肢矫形技术中采用最广泛的。其中碳素纤维不仅可作为假肢与矫形器接受腔的增强材料，也可应用于与树脂混合后在高温高压下通过模具压塑成型，制作成假肢与矫形器的支撑构件或支撑管。下面简要介绍金属材料、高分子复合材料和皮革材料等在假肢矫形技术方面的用途。

1. 金属材料　制作假肢、矫形器的金属材料有钢和有色金属两大类。

1) 钢　含碳量在1.35%以下的铁碳合金，基本优点是强度高、延展性好、抗疲劳、寿命长、易于加工。钢可分为碳素钢、合金钢和不锈钢。合金钢除了拥有钢的基本特性外，还具有耐磨、耐腐蚀、无磁性等特点。不锈钢属于特种合金钢，其主要性能特点是表面具有良好的防锈功能，而一般碳素钢制品表面都需要防锈处理。钢在假肢与矫形器中多用于制造关节体、连接件、支条、铰链、冲压件和控制索等部件。

2) 有色金属

(1) 铝合金：常见的、具有代表性的轻金属。高强度铝合金加工性能好、塑性好、抗腐蚀、密度小、有光泽、耐腐蚀，常用来制造飞机，也是当代假肢矫形技术中采用最广泛的材料之一。高强度铝合金可用于制造假肢与矫形器的关节体、支条、连接件等。

(2) 钛合金：钛合金具有密度小、比强度高、抗腐蚀性强、耐用性好、耐高温、耐低温、无磁性等诸多优点。其强度和钢大致相同，但密度只有钢的2/3。钛合金既是宇航业的贵重金属，也是制作假肢与矫形器的理想材料。目前，国际上假肢与矫形器高档产品的金属构件大量采用钛合金制造。钛合金是假肢与矫形器实现高性能的重要材料，前景广阔。但是，由于钛的冶炼和钛合金加工的难度较高，钛合金部件价格昂贵。

2. 塑料（高分子材料）　按照成型工艺性能，塑料分为热固性塑料和热塑性塑料。

1) 热固性树脂增强塑料　亦称层叠塑料，是由热固性树脂与纤维织物交联固化而成。热固性树脂增强塑料的机械性能取决于增强材料的机械性能，常用的增强材料有腈纶袜套、涤纶袜套、玻璃纤维套和碳纤织物等。在热固性树脂增强塑料中，碳纤维复合材料以其高强度、高弹性模量、高抗冲击性能、高抗疲劳性能、重量轻的特色广泛应用于宇航业，应用于假肢矫形技术。

增强热固性树脂主要用于制造各种假肢与矫形器的接受腔、零部件。目前常用的热固性树脂增强塑料的树脂单体主要有三种。

(1) 丙烯酸树脂（PMMA）：配合各种增强纤维织物用于制造各种残肢的接受腔。丙烯酸树脂制品机械强度好，对人体很少产生过敏。分软树脂、硬树脂两种，不同比例的混合使用可以制成不同硬度的塑料制品。

（2）不饱和聚酯树脂：基本性能、用途与丙烯酸树脂相近，但是操作中毒概率较高。

（3）环氧树脂：制品的机械性能最好，但是直接接触皮肤容易引起皮肤过敏，操作中毒概率高。

2）热塑性塑料板材　假肢与矫形器中使用的热塑性塑料以板材为主。这类板材的特点是有良好的变形性能，经过一定温度加热以后变得透明、软化，通过抽真空系统在石膏阳型模具上负压模塑成型，可以制造出与石膏阳型模具非常伏贴的接受腔。制作假肢矫形器的板材有以下几种。

（1）聚乙烯板（PE）：有高分子质量、中高分子质量、低分子质量之分。目前最为常用的是低分子质量聚乙烯板，呈乳白色、半透明，有良好的柔韧性，成型温度约为165 ℃，主要用于制造膝上假肢软性内接受腔；中高分子质量聚乙烯由于具有良好的机械性能，可用于制作假肢的接受腔，上肢、下肢与脊柱矫形器，成型温度约185 ℃。

（2）聚丙烯板（PP）：聚丙烯板的强度、硬度和刚性好于聚乙烯板，主要用于制作假肢接受腔和下肢矫形器，成型温度约为185 ℃。

（3）低温热塑板：一类低温（60～80 ℃）下即可塑化的热塑板材，并可被任意成型的外固定材料。根据其性能可分为：可塑性板材（K板），适合于四肢及腰背部位需较高强度的矫形器制作；记忆性板材（P板），适合于上肢及手部矫形器的制作。根据其结构可分为有网眼和无网眼两大类，有网眼的透气性好。低温热塑板重量轻、塑性好、弹性佳、强度适中、穿着舒适、具有形状记忆能力、完全透射线，利于观察愈合情况，容易清洁，正因为具有上述特性，所以其制成品制作工艺简单、快速，易于加工、修改。

低温热塑板在60～80 ℃下加温3～5分钟即可软化，然后直接在肢体上塑型，在室温下冷却5分钟后即可硬化成型。但是，低温热塑板的耐用性能、抗压性能、抗变形性能较差，不能承受负重压力，与高温矫形器及传统石膏绷带相比，优点是制作简单快速、方便调整、轻、舒适、透气性好。缺点是强度相对较小。因此，主要用于制作不负重或负重力小的上肢、躯干矫形器，以及临时性假肢接受腔。

3）聚乙烯（PE）塑料泡沫板：多为聚乙烯经发泡、切片成型后的板材，质轻，多为肤色，可以热塑成型，热塑成型温度约为110 ℃，主要用于制造假肢与矫形器的软性内接受腔、衬垫、鞋垫和压力垫。

4）乙烯-醋酸乙烯聚合物（EVA）泡沫板：与聚乙烯泡沫材料相比，乙烯-醋酸乙烯聚合物泡沫材料在较宽的温度范围内具有良好的柔软性、耐冲击性、耐环境应力开裂性、耐低温及无毒特性。制成的发泡材料具有一定的硬度，在假肢矫形技术中应用广泛，可以制作内衬套、软垫、矫形鞋垫等。EVA硬质发泡材料可以制成硬质热塑性材料用于制作各种压力垫和足垫。其支撑负荷大，加工方便。

5）聚氨酯（PU）泡沫塑料：以树脂为主要原料制成的内部具有无数微孔的塑料。质轻、绝热、吸音、防震、耐腐蚀。有软质和硬质之分。

（1）硬质聚氨酯泡沫塑料：为两组分的模型材料。制作时，置两组分的液体于干燥杯中，常温下混合、浇注、发泡成型，主要用于制造膝下假肢接受腔与踝足部件、膝上假肢接受腔与膝关节部件之间的连接体，具有重量轻、加工性能好的特点。

（2）软质聚氨酯泡沫塑料：俗称海绵，是一种密度很低、开孔的泡沫塑料，呈块状或肢体形状，有良好的回弹性，重量很轻，是假肢外形塑造材料。

6）聚乙烯醇（PVA）薄膜：无色、透明，易溶于水，可用其水溶液黏合边缘，再用热熨斗热合制成聚乙烯醇薄膜套。这种套子放在湿手巾内20分钟后即可具有良好的延伸性能，主要用于假肢与矫形器层叠塑料接受腔真空成型制造中的分离层。

3. 纤维织物　假肢与矫形器的制造、装配、穿用,需要应用各种类型的纤维织物,这里介绍常用的各种纤维织物。

(1) 涤纶、丙纶、尼龙、棉等纤维织物,常用于制造悬吊带、取型袜套。

(2) 腈纶、丝绸、麻棉等纤维织物,常用于制造残肢袜套。

(3) 涤纶、丙纶、尼龙、玻璃纤维和碳素纤维等纤维织物均是制作接受腔的增强材料。碳素纤维的抗拉强度非常高,甚至超过了钢,由其制成的复合材料的比强度、比模量综合指标在所有纤维复合材料中最高,碳素纤维复合材料的制成品与铝合金相比,重量轻1/2,现在广泛地应用于制作假肢与矫形器的接受腔和零部件。使用碳纤材料,可以最大程度地实现假肢和矫形器轻量化,在大大减少患者身体负担的同时,还能达到高强度要求。

(4) 尼龙、莱卡纤维等织物,多用于制作假肢装饰袜套,如果在装饰性外套织物的外面再喷涂一层弹性的聚氨酯树脂,则假肢可以具有良好的防水性能。

(5) 尼龙搭扣,主要用于悬吊装置的搭接。

4. 石膏模型材料　石膏是气硬性胶凝材料,分散在水中搅拌后为浆状,逐渐凝固、硬化后成为具有一定强度的固体。石膏是制作假肢与矫形器接受腔的模具的模塑材料,有石膏粉与石膏绷带之分,制作假肢与矫形器阳型模具用的是模型石膏粉,制作假肢与矫形器阴型腔体的是石膏绷带。石膏绷带是将石膏溶液浸入纤维织物内而成的。

石膏阳型模具的制取工艺流程:首先,用石膏绷带在患者的残肢上制取石膏模型腔体(称为石膏阴型);然后,往已取得的石膏阴型里浇灌由石膏粉末掺水搅拌而成的石膏浆,待石膏浆凝固、硬化后剥去石膏阴型,即得到石膏阳型粗坯;最后,按处方要求对石膏阳型粗坯进行技术处理,修整出适合患者使用的用于制作接受腔的石膏阳型模具。

5. 弹性橡胶　弹性橡胶分为天然橡胶和合成橡胶。天然橡胶在假肢制造中主要用于制造假脚和踝部活动的缓冲部件、矫形器的鞋底、鞋垫和缓冲制品。这类制品便宜、耐用,但是都比较重。

合成橡胶种类繁多,在假肢矫形器制造中应用最多的是聚氨酯合成橡胶,聚氨酯合成橡胶弹性体可以用于制造假肢与矫形器的弹性部件、关节铰链的缓冲部件;聚氨酯合成橡胶的泡沫体不但重量轻而且具有相当良好的耐磨、耐拉伸性能,应用于制作假肢的外装饰体。

硅橡胶是众多合成橡胶中的佼佼者,具有无毒无味、抗张强度高、伸长率高、不怕高温和抵御寒冷的特点,可以制成半透明的具有良好屈服性能的弹性体,柔软、舒适、易清洁。医用硅橡胶由于具有优良的生物相容性,与皮肤接触具有卫生、不刺激等特点,对身体没有影响,广泛应用于整形外科、假体制作,如假乳房、假眼睛、假耳廓、假鼻梁;在假肢与矫形器中主要用于制造假手的外部手套、假手指、残肢套、内接受腔、残肢末端和骨凸起的均压垫,以及矫形器的鞋底、鞋垫、衬套。

6. 皮革材料　皮革是一种良好的天然材料。皮革分为面皮、里皮、带子皮。它具有天然的材质特性,色泽优美,感觉舒适、透气、透水,而且经久耐用。在假肢矫形技术中用于制作接受腔、内衬、背带、吊带等。对于直接与皮肤接触的皮革,要求对皮肤无刺激性,有较好的透气性,易清洁。对制作背带和吊带的皮革,要求有较好的强度和耐磨性。

7. 木材　木材是一种良好的天然材料,具有好加工、透气吸汗性能好、容易雕刻、重量轻的特点,是传统假腿、假手制造的常用材料。现代假肢矫形器技术中,木材主要用于制造假肢的膝、踝足部件和假脚的龙骨。

8. **胶黏剂**　胶黏剂又称黏合剂,能使一个物体的表面与另一个物体的表面结合在一起。现代假肢与矫形器中使用的黏合剂主要是以高分子化合物为基础的合成黏合剂,如聚氨酯胶、氯丁胶、聚丙烯酸酯胶和环氧树脂胶等。具体如下:①聚氨酯胶可用于金属、塑料、玻璃、陶瓷结构连接,以及皮革与橡胶、皮革与聚氨酯鞋底的黏合;②氯丁胶主要用于皮革与皮革、皮革与橡胶、皮革与纺织物、橡胶与纺织物之间的黏合,有一定的毒性;③聚丙烯酸酯胶(常用的有501、502)在常温下凝固速度快,常用来黏结面积小的结构;④环氧树脂胶对许多金属和非金属材料具有良好的黏结性能,有万能胶之称,使用时需加入固化剂。

五、3D 打印技术在假肢矫形技术中的应用

3D 打印(3 dimensional printing,3DP)技术是快速成型技术的一种,它是一种以数字模型文件为基础,运用粉末状金属或塑料等可粘合材料,通过逐层打印的方式来构造物体的技术。3D 打印技术被公认为是推进第三次工业革命的技术之一,该技术在珠宝、鞋类、工业设计、建筑、工程和施工(AEC)、汽车、航空航天、牙科和医疗产业、教育、地理信息系统、土木工程、枪支以及其他领域都有应用。康复医学是 3D 打印技术推广应用的新天地,尤其是康复辅助器具因其多样性和个体化更是需要 3D 打印技术。

(一) 3D 打印技术的原理

3D 打印技术出现在 20 世纪 90 年代中期,我国科研人员在开展个体化骨科植入物 CAD/CAM 技术研究中及时引入 3D 打印技术,并在 2004 年获得国家科技进步奖二等奖。它与普通打印工作原理基本相同,3D 打印机内装有金属、陶瓷、塑料、砂等不同的"打印材料",是实实在在的原材料,打印机与电脑连接后,通过电脑控制可以把"打印材料"一层层叠加起来,最终把计算机上的蓝图变成实物,这种打印技术称为 3D 立体打印技术。3D 打印存在着许多不同的技术。3D 打印常用材料有尼龙玻纤、聚乳酸、ABS 树脂、耐用性尼龙材料、石膏材料、铝材料、钛合金、不锈钢、镀银、镀金、橡胶类等材料。

(二) 3D 打印过程

1. 3D 设计　3D 打印技术的设计过程:先通过计算机建模软件建模,再将建成的 3D 模型"分区"成逐层的截面,即切片,从而指导打印机逐层打印。

设计软件和打印机之间协作的标准文件格式是 STL 文件格式。一个 STL 文件使用三角面来近似模拟物体的表面。三角面越小,其生成的表面分辨率越高。PLY 是一种通过扫描产生的3D 文件的扫描器,其生成的 VRML 或者 WRL 文件经常被用作全彩打印的输入文件。

2. 切片处理　打印机通过读取文件中的横截面信息,用液体状、粉状或片状的材料将这些截面逐层地打印出来,再将各层截面以各种方式粘合起来从而制造出一个实体。这种技术的特点在于它几乎可以造出任何形状的物品。

打印机打出的截面的厚度(即 Z 方向)以及平面方向即 X-Y 方向 的分辨率是以 dpi(像素每英寸)或者微米来计算的。一般的厚度为 100 μm,也有部分打印机可以打印出 16 μm 薄的一层。而平面方向则可以打印出跟激光打印机相近的分辨率。打印出来的"墨水滴"的直径通常为50～100 μm。用传统方法制造出一个模型通常需要数小时到数天,根据模型的尺寸以及复杂程度而定。而用 3D 打印技术则可以将时间缩短为数小时,当然,这是由打印机的性能以及模型的尺寸和复杂程度而定的。

传统的制造技术如注塑法可以以较低的成本大量制造聚合物产品,而 3D 打印技术则可以

以更快、更有弹性以及更低成本的办法生产数量相对较少的产品。一个桌面尺寸的 3D 打印机就可以满足设计者或概念开发小组制造模型的需要。

3. 完成打印 3D 打印机的分辨率对大多数应用来说已经足够(在弯曲的表面可能会比较粗糙,像图像上的锯齿一样),要获得更高分辨率的物品可以通过如下方法:先用当前的 3D 打印机打出稍大一点的物体,再稍微经过表面打磨即可得到表面光滑的"高分辨率"物品。

3D 打印技术可以同时使用多种材料进行打印,在打印的过程中还会用到支撑物,比如在打印一些倒挂状的物体时需要用到一些易于除去的东西(如可溶的东西)作为支撑物。

(三) 3D 打印技术在假肢矫形技术中的应用

假肢和矫形器制作比较复杂,传统的工艺必须由有经验的技师逐个定制,工艺顺序为:石膏绷带取模型→石膏阴型的灌注→石膏阳型修型→假肢和矫形器成型→假肢和矫形器试样和拍片→完成假肢和矫形器。在传统的工艺过程中,工艺过程复杂、精确性较差,假肢和矫形器的舒适性和适配性完全依靠假肢师和矫形师的经验和水平,同时制作出来的假肢和矫形器成品透气性不好,患者尤其是孩子一般较难配合穿戴和使用。如何通过 3D 打印技术制作假肢和矫形器呢?首先,将患肢的几何形状和尺寸通过数据采集与输入系统输入计算机,模型设计软件根据相关的生物力学原理自动生成患肢的模型,该软件还提供人机互动界面,技术人员可以利用模型设计软件在计算机上对模型进行加工与修型,直至得到一个理想的模型,最后将模型数据传给 3D 打印机,3D 打印机直接将数字化的接受腔加工成实物的接受腔。这个过程取代了传统的石膏取型、修型和接受腔成型等过程。

第一步 测量数据:3D 扫描、拍照(图 5-3-9)。

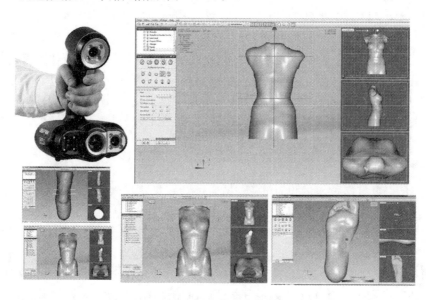

图 5-3-9 3D 人体扫描示意图

第二步 数据输入:将 3D 扫描测量数据输入计算机系统,从接受腔参考形状库中选择接受腔的基本形状,建立患者的接受腔模型。

第三步 人机交互:通过人机交互平台进行接受腔的修型和调整。

第四步 数据输出:处理完成后的模型数据发送到数控机床铣出接受腔的阳型,这个过程又称计算机辅助设计与制造技术(computer aided design & computer aided manufacturing,CAD/CAM),它主要由数据采集与输入系统、模型设计软件和数控加工系统组成。首先,将患肢的几何形状和尺寸通过数据采集与输入系统输入计算机,模型设计软件根据相关的生物力学原理自动生成患肢的模型,该软件还提供人机互动界面,技术人员可以利用模型设计软件在计算机上对模型进行加工与修型,直至得到一个理想的模型,最后将模型数据传给数控加工系统,将数字化的模型加工成实物模型。

第五步　接受腔成型:在实物模型上通过真空成型制作出接受腔,或将设计好的接受腔阳型的形状和数据输出给 3D 打印机,进行接受腔的 3D 打印加工。

第六步　将接受腔从实物模型上取下,然后进行人工精加工和配件安装,交付患者试样或试穿。

我们以脊柱侧弯矫形器的 3D 打印技术为例:①建立完善的人体数字化矫形器模型;②3D 扫描仪扫描患者身体,并进行身体拍照,建立健全患者资料;③人机交互——进行矫形器模型设计;④将模型数据传给数控加工系统加工成矫形器模型,在模型上通过真空成型制作出 3D 打印设计好的模型;⑤将打印好的矫形器试样后精加工、安装配件后交付患者(图 5-3-10)。

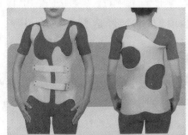
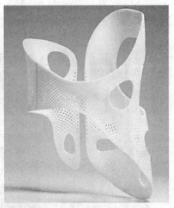

普通的脊柱侧弯矫形器

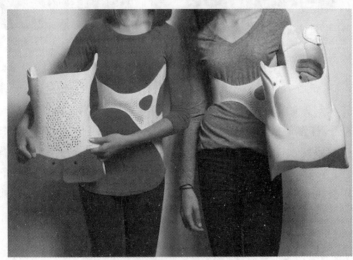

3D打印的脊柱侧弯矫形器

图 5-3-10　脊柱侧弯矫形器的示意图

(四) 存在的问题和发展

1. 目前 3D 打印康复辅助器具存在的问题

(1) 对临床需求的反应速度:与手术模型和导板相比,康复辅助器具对打印制作的时间要求通常较为宽裕,但在有些场合反应速度落后于传统方法。

(2) 辅具的强度:和现在传统辅具材料相比,3D 打印辅具通常需要采用增强尼龙材料,这导致其价格比传统辅具高。

(3) 矫形器很难调整修改。在实际临床应用中,很多矫形器特别是矫正功能的矫形器,在安装到人体后往往需要根据情况与需要对矫形进行局部调整,传统的热塑板材矫形器可以实现再加热塑型,而3D打印材料由于材料不具可塑性无法实现调整。

(4)存在竞争技术。目前市场上推出的低温热成型标准板材可在现场裁剪,在低温下软化,通过贴伏于患者的体表快速成型,具有极好的"量体裁衣,度身定做"效果,将会瓜分掉一部分3D打印的辅具市场。

2. 目前3D打印康复辅助器具具备的优势

(1)物美价廉:相比传统工艺制作的假肢和矫形器而言,3D打印技术制作的假肢和矫形器适配性好、重量轻、价格低廉、技术水平要求低,能够实现远程操作,还具有更加美观、更加透气、隐蔽、小巧等特点,患者尤其是小孩愿意配合佩戴和治疗,最后的康复效果也得到保证。

(2)高效快捷:3D打印技术提高了假肢与矫形器的设计与制造效率,一旦3D扫描患肢得到尺寸和形状,即可以进行修型、成型;大大降低了生产与制作成本,一是它可以远距离进行加工,无须患者亲自前来;二是制作者可以省掉中间的取型、修型和成型等加工过程(图5-3-11)。

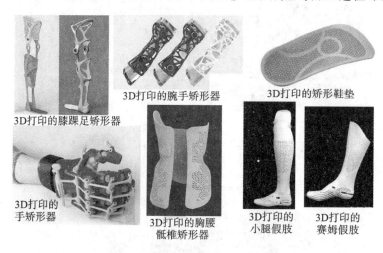

图 5-3-11　3D打印的假肢和矫形器

虽然3D打印技术制作的辅具的透气性、尺寸紧凑性、美观性等是传统石膏取型技术无法取代的,但值得注意的是,许多假肢师与矫形器师仍然倾向于使用传统的制作方法,主要是因为在他们看来3D打印技术系统不能给他们提供更多的信息,尤其在最为关键的模型修型和成型等方面,仍需要依赖于个人的经验积累和主观判断,而计算机和3D打印机不可能做到这一点。可以预见的是3D打印技术是未来康复辅助器具制作的发展方向,它将给康复辅助器具技术和其他制造业带来技术性的革命。

(肖晓鸿)

复习思考题

1. 简述智能下肢假肢的特点。
2. 简述神经控制的上肢假肢的原理。
3. 简述植入式骨整合假肢的特点。
4. 简述人体仿生硅胶材料的特点及临床应用。
5. 简述3D打印技术在假肢矫形技术的应用特点。

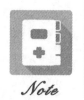

第四节 肌内效贴扎技术

一、肌内效贴扎技术的概述

（一）肌内效贴扎技术的定义

肌内效贴布（kinesio）这个名词是来自于运动机能学（kinesiology）。肌内效贴布主要是为治疗关节和肌肉疼痛而开发的贴布，简称为肌贴。肌内效贴扎（kinesiology taping）技术又简称贴扎技术，目前已被广泛使用在康复医学及运动医学领域，成为一门新兴的治疗技术，是一种将有弹性的胶布贴于体表以达到保护肌肉骨骼系统、促进运动功能的非侵入性治疗技术。该技术是通过特别的摆位与贴扎的技巧，以无药无针的方式缓解疼痛、降低水肿、改善血液循环、矫正姿势、帮助肌肉收缩与放松等。

肌内效贴布是一种弹性贴布，它的最主要的功效是来自于本身具有拉力与弹性的设计，无论是贴布本身上层的"布"或是下层贴于皮肤的"胶"，均依照生物力学以及生理机制进行设计制造，因此其品质的好坏对于治疗的效果影响甚大。除了贴布本身之外，决定贴扎治疗效果的最重要因素是治疗师的经验与技术，同样的一卷贴布，看样学样的贴扎，外观似乎相似，而其治疗效果可能相差甚远，更何况依照不同患者不同的症状所做的贴扎时的"设计"与"微调"。这种贴布多用于运动员身上，因为他们一旦出现关节扭伤，肌肉拉伤，还不得不运动时只能进行贴扎。这种贴布对于非运动员遇到肌肉酸痛、劳损等情况，也可以使用。

肌内效贴扎技术是由日本整脊治疗师加濑建造博士在20世纪70年代创用，起初常应用于运动损伤的防治，20世纪80年代后期日本排球运动员正式开始使用肌内效贴布，20世纪90年代被引入欧美及我国台湾地区。经过多年的发展，肌内效贴扎技术已经广泛地被运动医学科的医生、物理治疗师所使用。2008年北京奥运会上，50000卷胶布被捐赠给58个国家的代表队。肌内效贴布开始在一些知名运动员的身上出现，如赛琳娜·威廉姆斯、贝克汉姆等。2012年伦敦奥运会上，肌内效贴布被广泛应用，德国沙滩排球运动员伊尔卡·塞姆勒、希腊柔道选手伊利亚迪斯、中国跳水选手何姿等都使用了此种贴布。近年来，肌内效贴扎技术的应用越来越普遍。

（二）肌内效贴扎技术的作用

肌内效贴布背部采用水波纹设计，粘贴后能引起皮肤皱褶，皱褶的空间能维持皮下淋巴液的正常循环，根据肌动学及生物力学的原理，肌内效贴布产生的水平拉力和垂直应力能够减轻疼痛与水肿，进而维持组织的正常排列，达到提高肌肉表现、增加关节活动与预防伤害的功能。其作用机理如下：①肌内效贴扎可增加皮肤与肌肉之间的间隙，促进淋巴及血液循环，减少导致疼痛的刺激物质；②其张力可以减轻肌肉紧张及疲劳，支撑软弱的肌肉组织；③如配合正确的部位使用，可减轻疼痛、肿胀，促进康复机能及增进运动表现等效果。

肌内效贴布主要影响人体五大生理系统：①皮肤；②筋膜；③循环、淋巴系统；④肌肉；⑤关节。主要作用：①缓解疼痛；②改善循环；③减轻水肿；④促进愈合；⑤支持软组织；⑥放松软组织；⑦训练软组织；⑧矫正姿势；⑨改善不正确的动作形态。

1. 作用于皮肤 皮肤是人体表面积最大的器官，且具有一定的韧性和弹性，表皮的角质层能抑制细菌和病毒的生长。皮肤层内亦有许多感受器（如触觉、压力、疼、冷、热），毛根神经丛（机械）以及环层小体（深部压力）感受外在环境的刺激，并把这些刺激传达到大脑形成知觉。

肌内效贴作用于皮肤和浅筋膜而调节疼痛：肌内效贴产生的压力刺激机械性感受器，而去除

Note

压力则减少感染和减轻机械性感受器的刺激,两者均可减轻疼痛;根据门阀控制理论,肌内效贴施用于皮肤上所提供的触觉感觉输入,能有效地减轻疼痛(图 5-4-1)。

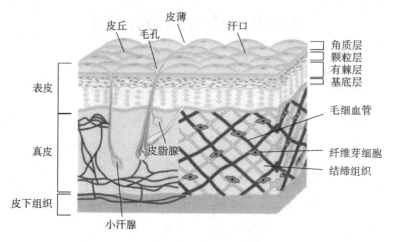

图 5-4-1　人体皮肤结构示意图

2. 作用于筋膜　皮下筋膜组织可分为浅层皮下筋膜及深层皮下筋膜。浅层皮下筋膜位于皮肤层及肌肉层之间,其中交织着不规则网状分布的微血管、淋巴管及末梢神经,富含胶状基底质及组织液。它不仅能维持皮肤与肌肉间的正常活动,适时移除组织间因活动产生的摩擦热,亦可抵抗入侵的异物,故炎症反应多在此区域发生,是建构人体的防御系统的重要角色,同时也是营养供给、废物代谢的重要转运站。

肌内效贴作用于筋膜产生褶皱和引流效应。①褶皱效应:肌内效贴所形成的间隙会影响皮肤及筋膜走向。②引流效应:肌内效贴施于皮肤,增加淋巴液流动的间隙,促进组织层的液体交换,减轻水肿和疼痛,均衡体温,促进体内平衡。

3. 作用于肌肉　肌肉在一定范围内不断地过度收缩与拉长,会因无法立即回复而发炎,导致肿胀,此时皮肤与肌肉或筋膜间的空隙会缩小,进而阻碍淋巴系统的正常工作,而皮下的感受器也会被挤压,引发出痛觉。

肌内效贴作用于肌肉产生抑制和促进效应。①抑制效应:贴布由远端向近端贴(肌肉止点向起点),贴布从起点弹回来抑制肌肉伸展。②促进效应:贴布由近端向远端贴(肌肉起点到止点),贴布从起点弹回来促进肌肉伸展。

肌内效贴布对肌肉的作用有:减轻疼痛,改善长度与张力比率而产生最佳的力量,加速组织的恢复,减少疲劳。

4. 作用于关节　肌肉一般都以两端的肌腱附着于骨头上,中间跨越一至数个关节。肌肉收缩时,通常是一骨的位置相对固定,另一骨的位置相对移动,从而产生动作。肌内效贴可改善主动肌与拮抗肌之间的失衡,减少肌肉防护性和疼痛,为韧带和肌腱提供辅助,促进肌肉的运动知觉意识,从而影响关节的生物力学,增加关节活动度(图 5-4-2)。

(1)缓解疼痛:肌内效贴对于运动损伤引起的急性疼痛有一定的疗效,在贴扎后效果即时显现。

(2)改善关节活动度:患者在贴扎肌内效贴的情况下主动活动,贴扎部位的血液循环加快,从而改善关节活动度。更多学者认为肌内效贴放松了紧张的肌肉,增加了患处的感觉输入,减轻了患者的疼痛和心理上的恐惧,是改善关节活动度的主要原因。

(3)增加肌力:肌内效贴在不同的贴扎方向下对皮肤和筋膜会产生不同方向的作用力,自肌肉的起点向止点贴扎时,作用在皮肤的拉力和肌肉收缩方向相同,可产生促进肌肉收缩的效果;反之,由肌肉的止点向起点贴扎时,则会产生相反的拉力,而达到预防肌肉挛缩、促进伸展的

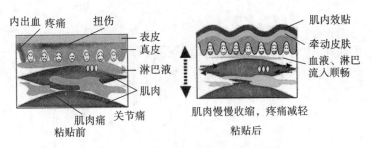

图 5-4-2 肌内效贴作用效果示意图

效果。

（4）增强本体感觉：无弹性的固定贴布，通过对皮肤的压力刺激可以增加局部的感觉输入，改善本体感觉。有弹性的肌内效贴通过对皮肤的压力和拉力刺激皮肤机械感受器，可增强关节的位置觉和运动觉。肌内效贴可以增加感觉输入、纠正身体力线，改善姿势控制。

（5）消除水肿：多爪形且不施加任何拉力的肌内效贴布，其持续的自然回缩力及形状特性，类似于治疗师用双手在患处进行轻柔的按摩，从而能适度增加皮肤与肌肉之间的间隙，促进深层淋巴及血液循环。

二、肌内效贴扎技术的临床应用

1. 肌内效贴扎技术的使用方法 肌内效贴扎技术在长期临床贴扎实践中形成了一些专有名词和术语。①锚：指贴扎起端，为最先贴扎端、固定端。②尾：指固定端贴妥后，远离固定端向外延伸的一端，或称尾端。③延展方向：指"锚"固定后，尾端继续延展贴扎的方向。④回缩方向：指贴布"尾"向"锚"弹性回缩的方向。⑤自然拉力：指对贴布不施加任何外加拉力或仅施加小于10%的拉力。⑥中度拉力：指对贴布施加 10%～30% 的拉力。⑦极限拉力：指对贴布施加超过30%的拉力。

在使用肌内效贴前，要先确定贴布的固定端（锚点）、延展方向以及拉力大小。锚点不应施加任何拉力。锚点贴于皮肤上时，因施加的拉力不同，从尾端向锚点回缩的程度不同。使用肌内效贴时，可采用不同形状的贴扎方法，具体如下：

（1）"I"形：贴布不裁剪，或在脐眼等特殊解剖位置处镂空，依需求决定宽度及"锚"的位置。①给软组织明确的促进动作指令，促进肌肉运动及支持软组织。②针对关节活动面或拉伤的软组织进行不同程度的固定。

（2）"Y"形：促进或放松较次要或较小的肌群。可针对特殊形状的肌肉（如放松腓肠肌时）或包绕特殊解剖结构时使用。

（3）"X"形：可促进"锚"所在位置的血液循环及新陈代谢，达到止痛的效果，也就是所谓的"痛点提高贴布"。某些特殊部位如胸部的丰胸贴扎也可采用"X"形。

（4）爪性（即散形、扇形）：①消除肿胀，促进淋巴、血液循环；②爪行贴布需尽量包覆组织液滞留的肢体或血液淤积的区域；③增加感知觉的输入。

（5）灯笼形：贴布两端不裁剪，中段裁剪为多分支；①贴布两端均为固定端，故稳定效果良好（临床经验：大的关节多用两个"Y"形贴布实现）；②灯笼形贴布兼具爪形的特征。

【注】以上贴布若有重叠多层贴扎，一般是裁剪得越多贴在越里层（即从里到外为爪形、灯笼形→"X"形→"Y"形→"I"形）。在同一解剖部位，不应贴扎层次过多，以免给予软组织的"指令"太杂甚至相互矛盾，或隔离太厚，影响疗效（图 5-4-3，图 5-4-4）。

2. 肌内效贴扎技术的临床应用

（1）常见骨科疾病及运动损伤：①腰部肌肉拉伤：放松腰部拉伤肌肉、增加感觉输入、减轻疼痛、促进核心稳定。②急性颈椎关节周围炎：减轻疼痛，放松紧张肌肉。③手腕部腱鞘炎：促进局

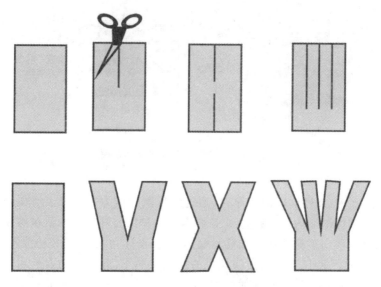

图 5-4-3　肌内效贴扎技术的不同形状示意图

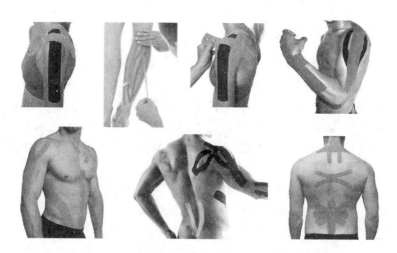

图 5-4-4　肌内效贴扎技术的贴扎示意图

部血液循环,减轻因疼痛造成的活动受限。④网球肘:缓解疼痛并使肌群休息放松。⑤肩峰撞击综合征:与传统物理治疗相比,可以快速提高上肢功能,缓解患者在日间、夜间或运动中的疼痛,可以作为一般理疗方法的替代治疗。⑥急性踝关节拉伤:肌内效贴结合常规理疗能快速改善患者踝关节肿胀、疼痛等症状。⑦膝关节骨性关节炎:肌内效贴在短期内可缓解疼痛、关节肿胀等主要症状,同时改善肌肉、关节整体情况,促进日常活动(图 5-4-5)。

　　(2)常见神经科疾病:①小儿脑瘫:肌内效贴可以作为辅助治疗方法结合其他物理治疗方法应用,有利于改善患儿的坐姿。②脑卒中:肌内效贴结合其他康复治疗方法,对于改善脑卒中后肩痛、软组织炎症、肌肉力弱以及姿势不良起到重要作用。③其他,如针对偏瘫步态,可激活核心肌群,稳定骨盆,引导屈髋肌肉收缩,放松髋内收肌、伸膝肌及小腿三头肌,促进腓骨长短肌、胫前肌收缩,增强足底本体感觉输入。

　　(3)乳腺癌根治术后淋巴水肿:肌内效贴结合空气气压(PC)治疗,可以有效地消除术后肿胀,尤其对于需要较长时间维持治疗的患者,肌内效贴治疗可有更好的接受性。

　　肌内效贴在减轻疼痛、增加感觉输入、改善肌肉活动、消肿等方面都有一定的疗效。又因其操作简单,安全、无痛苦,适用于身体各个部位,不影响关节运动等特点,在预防和治疗运动损伤时有其独特的优势。随着康复医学的发展以及人们对于整体康复更多层面的需求,肌内效贴扎

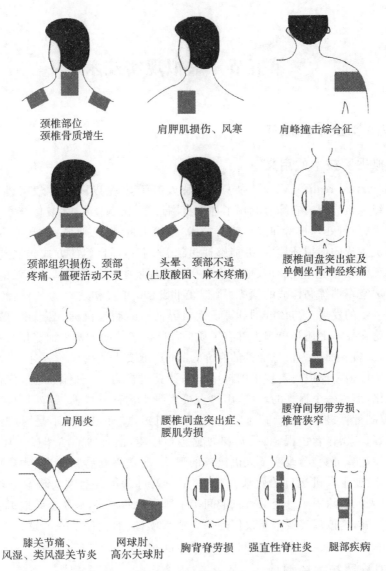

颈椎部位
颈椎骨质增生

肩胛肌损伤、风寒

肩峰撞击综合征

颈部组织损伤、颈部
疼痛、僵硬活动不灵

头晕、颈部不适
(上肢酸困、麻木疼痛)

腰椎间盘突出症及
单侧坐骨神经疼痛

肩周炎

腰椎间盘突出症、
腰肌劳损

腰脊间韧带劳损、
椎管狭窄

膝关节痛、
风湿、类风湿关节炎

网球肘、
高尔夫球肘

胸背脊劳损

强直性脊柱炎

腿部疾病

图 5-4-5　肌内效贴扎技术在常见的骨科疾病及运动损伤的应用示意图

技术不仅可以作为康复科常见疾病的治疗技术,还可以为患者家庭自我治疗提供一个有效的选择。

【注意事项】①遇到毛发部位应避开;②应避免直接贴于发炎或伤口处;③使用中如有发红症状,应暂时停止使用,先使发红症状消退;④如肌肤持续发红不退,应就医;⑤使用贴布前,应先清洁肌肤表面;⑥切勿在贴布上粘贴不透气的物质;⑦撕开贴布时,应轻缓撕开;⑧孕妇避免直接使用于腹部。

(肖晓鸿)

复习思考题

1. 简述肌内效贴扎技术的作用。
2. 简述肌内效贴扎技术的应用和注意事项。

第五节 虚拟现实技术

一、虚拟现实技术的概述

（一）虚拟现实技术的定义

虚拟现实（virtual reality，VR）简称 VR，也称人工环境，是以浸没感、交互性和构想为基本特征的计算机高级人机界面。它综合利用了计算机图形学、仿真技术、多媒体技术、人工智能技术、计算机网络技术、并行处理技术和多传感器技术，模拟人的视觉、听觉、触觉等感官功能，使人能够沉浸在计算机生成的虚拟环境中，并能够通过语言、手势等自然的方式与之进行实时交互，制造出逼真的人工模拟环境，并能有效地模拟人在自然环境中的各种感知的高级的人机交互技术。它最早源于美国空军训练和作战的模拟系统，20 世纪 90 年代初逐渐为各界所关注并且在商业领域得到了进一步的发展。与传统的计算机人机界面（如键盘、鼠标、图形用户界面等）相比，虚拟现实技术无论在技术上还是思想上都有了质的飞跃。传统的人机界面将用户和计算机视为两个独立的实体，而将界面视为信息交换的媒介，由用户把要求或指令输入计算机，计算机对信息或受控对象做出反馈。虚拟现实技术则将用户和计算机视为一个整体，通过各种直观的工具将信息进行可视化，形成一个逼真的环境，用户直接置身于这种三维信息空间中，自由地使用各种信息，并由此控制计算机。它具有以下特点：①计算机提供"环境"，而不是"数据、信息"，改变了人机接口的内容；②操作者由视觉、听觉和力觉感知环境，由自然的动作操作环境，而不是与屏幕、键盘、鼠标和计算机交互，改变了人机接口的形式；③逼真的感知和自然的动作，使人产生身临其境的感觉，改变了人机接口的效果。这样，用户就可以用自然方式与虚拟环境进行交互操作，这改变了过去人类除了亲身经历就只能间接了解环境的模式，从而有效地扩展了自己的认知手段和领域。另外，虚拟现实技术不仅仅是一个演示媒体，而且还是一个设计工具，它以视觉形式产生一个多维信息空间，为人们创建和体验虚拟世界提供了有力的支持。

（二）虚拟现实技术的组成

虚拟现实系统包含操作者、机器、软件及人机交互设备四个基本要素，其中机器是指安装了适当的软件程序，用来生成用户能与之交互的虚拟环境的计算机，内存有大量图像和声音的数据库。人机交互设备则是指将虚拟环境与操作者连接起来的传感与控制装置。虚拟现实技术利用计算机技术生成逼真的，具备视、听、触、嗅、味等多种感知的虚拟环境。虚拟现实系统包括如下三种基本技术。①三维计算机图形学技术：专业图形处理计算机。②采用多种功能传感器的交互式接口技术：应用软件系统、输入设备。③高清晰度显示技术：2D 或 3D 演示设备等。虚拟现实技术的特征之一是人机之间的交互性。为了实现人机之间充分交换信息，必须设计特殊输入工具和演示设备，以识别人的各种输入命令，且提供相应反馈信息，实现真正的仿真效果。不同的项目可以根据实际的应用有选择地使用这些工具，主要包括头盔式显示器、跟踪器、传感手套、屏幕式、房式立体显示系统、三维立体声音生成装置。一个完整的虚拟现实系统由虚拟环境，以高性能计算机为核心的虚拟环境处理器，以头盔显示器为核心的视觉系统，以语音识别、声音合成与声音定位为核心的听觉系统，以方位跟踪器、数据手套和数据衣为主体的身体方位姿态跟踪设备，以及味觉、嗅觉、触觉与力觉反馈系统等功能单元构成（图 5-5-1，图 5-5-2）。

头盔式显示器：与虚拟现实系统关系最密切的人机交互设备，这种设备是在头盔上安装显示器，利用特殊的光学设备来对图像进行处理，使图像看上去立体感更强。绝大多数头盔式显示器

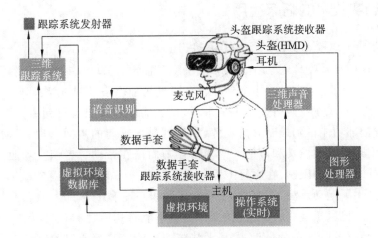

图 5-5-1　虚拟现实系统的组成

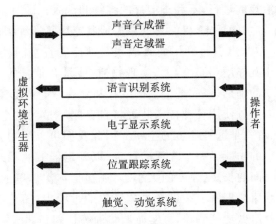

图 5-5-2　标准虚拟现实系统的一般体系结构

使用两个显示器,能够显示立体图像。为了实现逼真的效果,满足人的视觉和听觉习惯,虚拟环境的图像和声响应是三维立体的。虚拟现实系统利用头盔显示器把用户的视觉、听觉和其他感觉封装起来,产生了一种身在虚拟环境中的错觉。头盔式显示器将观察者的头部位置及运动方向告诉计算机,计算机就可以调整观察者所看到的图景,使得呈现的图像更趋于真实。

　　数据手套:虚拟现实系统中最常用的人机交互设备,它可测量出手的位置和形状,从而实现环境中的虚拟手及其对虚拟物体的操纵。数据手套通过手指上的弯曲、扭曲传感器和手掌上的弯度、弧度传感器,确定手及关节的位置和方向。数据手套可能使手产生放在水中或者泥巴中的感觉。

　　当戴上头盔时,多媒体计算机就把立体图像通过头盔的显示器显示给你。戴上数据手套,你的手一动,有很多传感器就测出了你的动作(比如去开门)。计算机接到这一信息,就去控制图像,使门打开,你眼前就出现了室内的图像景物,并给出相应的声音及运动感觉。当你的妻子恰巧在房中,看到你的出现,她张开双臂亲昵地向你飞奔而来,随之你的腰被紧紧地搂住。切记,此时仅是数据紧身服在收缩罢了,只是这一切来得那么自然,那么逼真,那么不露痕迹。数据服也是虚拟现实系统中用的人机交互设备。一件虚拟现实的数据紧身服可使你有在水中或泥沼中游泳的感觉。

　　虚拟现实系统的软件:一般有 Unity3d、Quest3d、Virtools 和 Flalsh3d。

二、虚拟现实技术的临床应用

（一）虚拟现实技术在康复医学中的作用

康复医学是一门涉及物理医学、医疗体育、康复工程学、心理学、护理学、老年学、社会学及建筑学等多种学科的一门新兴学科。康复治疗旨在通过物理疗法、作业疗法、康复工程、言语疗法、文体疗法、心理疗法和职业技能培训等多种手段，使老弱病伤残患者得到最大限度的功能改善，使身体的部分或全部功能得到最充分的发挥，以达到最大可能的生活自理、劳动和工作等能力，最终回归社会，实现人生的意义和价值。康复治疗师们已在帮助患者恢复功能方面做了很多工作，但由于客观技术条件的限制，在康复工程方面还存在一些不尽如人意的缺憾。现在的康复治疗过程，虽然也采用了运动疗法、作业疗法、功能评测和心理治疗等手段，在治疗过程中也较注意心理治疗的重要性，但由于现有康复器械的局限，还不能将功能评测、运动治疗（或作业治疗）及心理治疗这三方面有机地贯穿在一起，尤其无法将心理治疗贯穿康复治疗的始终。在传统的运动疗法中，患者处于被动的地位，训练过程中的动作反复、单调枯燥，很容易使患者产生厌烦情绪，在一定程度上延缓了治疗的进行，不利于治疗的继续和深入。同时，在每次治疗前，又不可能对受损部位的功能做一个客观的评定，以便有的放矢地制定康复训练指标。

在康复人-机-环境系统中，患者可利用尚有或残存的能力直接同社会环境、自然环境、健全人用机器设备相互联系，相互作用，相互沟通，实现物质、能量和信息的交流。当力所不能及时，则需要依赖特殊界面、接口的辅助，来实现他们的生存和发展。虚拟现实技术就是指用计算机生成的一种特殊环境，人可以通过使用各种特殊装置将自己"投射"到这个环境中，并操作、控制环境，实现特殊的目的，即患者就是这种环境的主宰。因此我们可以利用虚拟现实技术，在患者康复训练前，对患者受损部位的功能做一个客观的评定，以确定器械的状态（器械的技术指标），如关节活动度的大小、训练时间的长短、速度的大小等，还包括本次训练的运动状态是主动运动还是被动运动，以便准确指导康复训练。在患者身体恢复的过程中，随着身体状况的变化，所能承受的强度也会发生变化，及时做功能测评，可实时调整训练计划和训练强度。在整个运动治疗的同时，利用音乐、画面和语言提示等进行心理治疗。音乐治疗能影响人的情绪，为人们提供一个情绪的发泄口，帮助释放或控制情绪，使患者改善与外界的交流。选择合适的音乐，能让患者在欣赏音乐的过程中，通过音乐的旋律、节奏、和声、音色等因素影响人的神经系统，达到治疗的作用。播放合适的画面，如祖国的大好河山等，可开阔患者的视野，体会到生活的美好，鼓起患者生活的勇气和信心，对患者配合治疗也起着很好的作用。在训练过程中，加上相应的语言提示，对患者取得的每一点进步都及时鼓励。每次运动疗法结束前可将有关的指标（如心跳、呼吸、肌力、力度和关节度等）记录下来，及时反映训练效果，并便于下次训练时使用。

（二）虚拟现实技术的临床应用

1. 在运动疗法中的应用　身体康复训练一般是利用一些器械对肢体进行主动或被动牵引的过程，目前的康复治疗过程过于单调、枯燥，患者很难产生兴趣，因此效果不理想。虚拟身体康复运动训练是指用户通过输入设备（如数据手套、动作捕捉仪）把自己的动作传入计算机，并从输出反馈设备得到视觉、听觉或触觉等多种感官反馈，最终达到最大限度地恢复患者的部分或全部机体功能的训练活动。虚拟身体康复运动训练有可能实现三个结合。一是游戏和治疗相结合，也就是由屏幕提供一种人工环境，使使者如同置身于游戏或旅游的环境中，使治疗过程充满乐趣，提高患者的乐观情绪。二是心理引导和生理治疗相结合，利用屏幕技术，可以用语言和文字对患者进行种种心理提示和诱导，充分调动患者的精神作用，反过来强化生理治疗的作用。三是可以使康复器械产生被动牵引和主动训练相结合的治疗作用。因为康复器械本身已经是一种和电脑屏幕结合成一体的智能系统，可以很方便地实现主动和被动互相转换的效果。

对于康复患者的训练来说,运动量是否合适,运动是否平稳,运动方式是否符合一般的生活习惯,功能训练是否主动参与等是决定康复训练是否成功的关键。要使训练过程充满乐趣,可以应用虚拟现实技术,使训练能达到预定的效果,这种器械必须能实现康复运动训练过程中所需要的四种运动方式,即被动运动、主动-辅助运动、主动运动和抵抗运动。我们认为虚拟现实技术在运动康复训练中的应用体现在表 5-5-1 所列的几个方面。

表 5-5-1　虚拟现实技术在运动康复训练中的应用

应用的范围	对象	所用虚拟现实的技术手段
上肢康复训练	上肢手术后恢复或上肢锻炼	器械及多媒体虚拟环境
下肢康复训练	下肢手术后恢复或下肢锻炼	器械及多媒体虚拟环境

1) 虚拟现实技术在上肢康复训练中的应用　根据虚拟现实技术能使用户像在真实环境中一样操纵虚拟环境中的对象(或物体)这一作用,虚拟现实技术可以用于上肢和手的训练。在进行上肢和手的训练时,需要很多如圆锥体、泡沫塑料分指板等物体。这些物体都可以通过虚拟环境生成虚拟物体来实现,患者可通过对所生成的虚拟物体的抓握或使用来进行手指精细动作的训练。虚拟物体的形状和大小,可根据患者的手的大小和恢复情况来确定。这样,需要的训练物体可根据康复情况发生变化,软硬程度也可调整,还可随时对患者的训练情况进行科学评价,且不需要平时储存很多训练物品,又省去专人管理。

2) 虚拟现实技术在下肢康复训练中的应用　如"虚拟跑步器"和"虚拟健身车"等。虚拟现实技术训练器主要包括如下几个部分(图 5-5-3,图 5-5-4)。

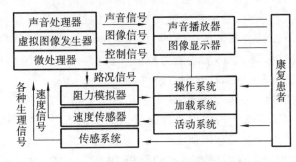

图 5-5-3　虚拟现实技术训练器的组成框图

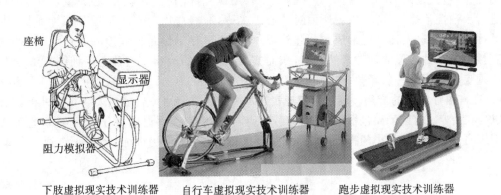

下肢虚拟现实技术训练器　　自行车虚拟现实技术训练器　　跑步虚拟现实技术训练器

图 5-5-4　虚拟现实技术训练器示意图

(1) 主体:这部分由操纵装置、阻力加载系统和运动系统组成。操纵装置是为用户能操纵虚拟环境而设置的,为了让用户在虚拟环境中漫游,操纵装置应能产生上下左右的运动控制信号。阻力加载系统和运动系统是实现康复训练四种运动方式的基础。虚拟现实技术训练器操纵装置的设计也是一个比较重要的部分,要能感受使用者所施加的力度和幅度。幅度大则产生的操纵信号强,否则就弱;而且,操纵装置的设计也应该考虑操纵的方便和舒适。

(2)处理器系统:这部分由微处理器、图像发生器、声音发生器、图像显示器和声音播放器组成。这部分是实现虚拟现实技术的核心部分,它将由各种传感器获得的运动控制信号、速度信号加以分析处理,分析操纵者在虚拟环境中的位置及观察角度,并根据已建立的虚拟环境的模型来快速产生图形,最终由图像发生器产生相应的图像,由声音发生器产生各种音响,为使用者创造一个和谐的训练环境。

(3)信号分析处理系统:这部分由阻力模拟器和传感器及其处理电路组成。阻力模拟器根据微处理器产生的"虚拟健身车"行驶过程中的不同路况信号,发生阻力信号,控制阻力加载系统产生模拟阻力;传感器包括操纵器中的各种传感设备、速度传感器以及各处生理参数测量传感器,这些传感器可以感知操作者的控制信号、速度信号和各种生理信号,并由处理电路处理各种传感器产生的信号,传递给微处理器使用。对于一般的患者来说,随着身体情况的变化,在训练过程中所承受的负荷也有所变化。在开始训练时由于患者体力极差,不能进行主动运动的情况下,为了防止机体功能的退化,可以采用器械主动牵引,患者被动运动的方式。而在以后的训练过程中,这种阻力要随着训练的深入而加大。阻力模拟系统是实现康复训练过程中四种运动方式的关键部分。

2. 在作业疗法中的应用 建立一个和日常生活环境一致的虚拟环境,患者戴上头盔、手套等,采用有目的作业活动(工作、劳动以及文娱活动等各种活动),使患者在作业中获得功能锻炼,以最大限度地促进患者身体、精神和社会参与等各方面障碍的功能恢复,如使用吸尘器打扫房间,用洗衣机洗衣服等,吸尘器、洗衣机等房间中的设备都是虚拟的,在作业中出现失误,也不会对患者的身体造成损坏,这种环境可用于慢性病治疗和心理治疗。这种方法着眼于帮助患者尽可能恢复正常的生活和工作能力,是患者实现回归家庭和社会的重要途径。作业疗法治疗的患者多有个体活动能力低下及社会参与能力障碍,虚拟现实技术训练对其有重要影响。特别是对于运动功能障碍、认知功能障碍、个体活动能力障碍和社会参与能力障碍患者,可提高其生活能力和社会适应能力,为其回归家庭和社会创造条件。

3. 在心理康复中的应用 狭义的虚拟心理康复训练是指利用搭建的三维虚拟环境治疗诸如恐高症之类的心理疾病。广义上的虚拟心理康复训练还包括搭配"脑-机接口系统"、"虚拟人"等先进技术进行的脑信号人机交互心理训练。这种训练就是采用患者的脑电信号控制虚拟人的行为,通过分析虚拟人的表现实现对患者心理的分析,从而制订有效的康复课程,治疗患者的各种心理困扰,包括情绪、认知与行为等问题。多采用认知疗法、行为疗法、心灵重塑疗法、家庭疗法等进行干预性治疗,以解决患者所面对的心理障碍,减轻焦虑、抑郁、恐慌等精神症状,建立良好的人际关系,促进人格的正常成长。此外,还可以通过显示设备把虚拟人的行为展现出来,让患者直接学习某种心理活动带来的结果,从而实现对患者的治疗。这种心理训练方法为更多复杂的心理疾病指明了一条新颖、高效的训练之路。

4. 在言语疗法中的应用 通过虚拟现实技术可对各类言语障碍的成人和儿童进行言语障碍评定、诊断、治疗。言语障碍包括失语症、构音障碍、儿童语言发育迟缓、发声障碍和口吃等。听力语言训练的方法是通过虚拟的言语治疗师对患者进行一对一的听力训练、发音训练、语言训练等。

(肖晓鸿)

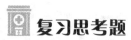 **复习思考题**

1. 解释虚拟现实技术的定义。
2. 简述虚拟现实技术的组成。
3. 简述虚拟现实技术的临床应用。

参 考 文 献

CANKAOWENXIAN

[1] 肖晓鸿.假肢与矫形器技术[M].上海:复旦大学出版社,2009.

[2] 肖晓鸿,方新.康复工程技术[M].武汉:华中科技大学出版社,2012.

[3] 肖晓鸿.康复工程技术[M].北京:人民卫生出版社,2014.

[4] 方新.假肢师[M].北京:中国社会出版社,2006.

[5] 方新.矫形器师[M].北京:中国社会出版社,2006.

[6] 王茂斌.神经康复学[M].北京:人民卫生出版社,2009.

[7] 泽村诚志.截肢与假肢[M].孙国凤,译.北京:中国社会出版社,2010.

[8] 赵辉三.假肢与矫形器学[M].北京:华夏出版社,2005.

[9] 崔寿昌,赵辉三,赵利,等.对截肢者康复问题的探讨[J].中国康复理论与实践,2002,8
(3):169-171.

[10] 罗来礼,罗伟.初装假肢应当怎样做[J].中国残疾人,2000,5:43.

[11] 王冰水,易男,李玲.穿戴临时假肢训练[J].中国临床康复,2002,6(24):3640-3641.

[12] 中国劳动和社会保障部、民政部.假肢师国家职业标准[M].北京:中国社会出版
社,2006.

[13] 李放.截肢者的康复评定与治疗[J].中国临床康复,2003,7(29):3994-3995.

[14] 崔寿昌,赵辉三.对截肢者康复问题的探讨[J].中国康复理论与实践,2002,8(3):
196-171.

[15] 吴明方.下肢截肢安装假肢患者的运动处方[J].中国临床康复,2002,6(18):
2682-2685.